BASTEI
LÜBBE

Von Diana Beate Hellmann sind bei Bastei Lübbe Taschenbücher lieferbar:

11478 Zwei Frauen
12522 Laras Geschichte
14559 Das Kind, das ich nie hatte
61524 Ich fang noch mal zu leben an
66387 Leben ohne Alkohol

Über die Autorin:
Diana Beate Hellmann, 1957 in Essen geboren und dort aufgewachsen, erkrankte als Mädchen an Leukämie. In ihrem Weltbestseller ZWEI FRAUEN, der auch erfolgreich verfilmt wurde, schilderte sie, wie sie diese tückische Krankheit besiegte. Auf vielen Lesereisen und durch ihren Einsatz für krebskranke Kinder hat sie vielen anderen Menschen Mut und Hoffnung gegeben. In ICH FANG NOCH MAL ZU LEBEN AN griff sie ein Tabuthema unserer Gesellschaft auf und beschrieb ihren eigenen Kampf gegen den Alkoholismus. Seit 1994 lebt Diana Beate Hellmann in Los Angeles, USA, wo sie sich unter anderem in der Hospiz-Bewegung engagiert hat.

Diana Beate Hellmann

Aus Liebe zu ihm

Es begann mit
einer harmlosen Untersuchung
und wurde zu einem Weg
durch die Hölle

BASTEI
LÜBBE

BASTEI LÜBBE TASCHENBUCH
Band 61617

1. Auflage: Juli 2007

Bastei Lübbe Taschenbücher in der Verlagsgruppe Lübbe

Originalausgabe

Umschlaggestaltung: Marina Boda
Titelillustration: © mauritius images/The Copyright Group
Satz: Textverarbeitung Garbe, Köln
Druck und Verarbeitung: Ebner & Spiegel, Ulm
Printed in Germany
ISBN 978-3-404-61617-6

Sie finden uns im Internet unter
www.luebbe.de

Der Preis dieses Bandes versteht sich einschließlich
der gesetzlichen Mehrwertsteuer.

Ich widme dieses Buch allen Frauen, die ihre Männer lieben, ihre Väter, ihre Brüder, ihre Söhne.

Dieser Tatsachenroman beruht auf einer wahren Begebenheit. Alle hier geschilderten Ereignisse haben sich in der einen oder anderen Form so zugetragen. Die Namen der Beteiligten wurden verändert, um die Persönlichkeitsrechte der Betroffenen zu schützen.

KAPITEL 1

Im Norden von Los Angeles, eine Autostunde von der Innenstadt enfernt, liegt Camarillo. Dort gibt es die nahezu unberührte Natur des *Channel-Islands*-Nationalparks und der Berge von Santa Monica.

Die eigentliche Sehenswürdigkeit von Camarillo ist weit majestätischer als die Gebirgskämme über der Bucht von Santa Monica. Auch die Channel Islands haben so viel nicht zu bieten – ein paar vom Aussterben bedrohte Seevögel, Brutstätten für ungefähr zwanzigtausend verschiedene Robben, die größte Meereshöhle der Welt und das nahezu vollständig erhaltene Skelett eines Zwergmammuts. Das ist zwar alles schön und gut, doch es verblasst neben dem eigentlichen Juwel von Camarillo, den *Camarillo Premium Outlets*.

Wenn die eleganten Kaufhäuser in Beverly Hills zu Beginn einer Saison zehn neue Modelle eines bestimmten Designers einkauften, im Verlauf der Saison aber nur sieben dieser Modelle weiterverkauften, so landeten die verbliebenen drei am Ende der Saison in einem der einhundertfünfundzwanzig Outlets in Camarillo – und kosteten dort dann nur noch dreißig Prozent des ursprünglichen Ladenpreises.

BCBG, Calvin Klein, Donna Karan, Hugo Boss, Kenneth Cole, Ralph Lauren, St. John, Tommy Hilfiger, Gianni Versace … Kate und ich hatten an jenem 27. April 2004 kaum ein Geschäft ausgelassen, so kam es mir zumindest vor.

Ich suchte verzweifelt nach einem Geschenk für Irene, und Kate brauchte dringend eine schwarze Abendhose und Sandalen, hatte bisher aber nur Jeans, Bettwäsche, einen Bademantel, Parfum und Körperlotionen gekauft, die ihr meines Erachtens bis ans Lebensende reichen würden. Und jetzt ließ sie sich gerade furchterregende Wildlederstiefel verpacken.

»Sie sind vielleicht ein itzi-bitzi bisschen zu eng«, meinte sie und strich liebevoll über die fast zehn Zentimeter hohen Pfennigabsätze. »Aber ich habe ja jetzt auch geschwollene Füße. – Weißt du, was da wunderbar zu passen würde, Lea? Dieses schwarze Kostüm, das wir heute Morgen bei Saks gesehen haben. Wenn es dir nichts ausmacht, würde ich da gern noch mal eben –« Sie hielt inne und sah mich forschend an. »Es macht dir was aus.«

Ich lächelte gequält. Ich war todmüde und hatte mein eigentliches Tagwerk noch vor mir.

»Nicht, dass ich drauf rumreiten möchte, Kate, aber du bist nur mitgekommen, um mir zu helfen, das Geschenk auszusuchen, und du wolltest nur ganz nebenbei …«

Kate machte ein schuldbewusstes Gesicht und griff nach dem Kassenbon, der gerade ausgedruckt worden war.

»Was?«, entfuhr es ihr im nächsten Moment. »Ich dachte, die wären siebzig Prozent reduziert, die Stiefel!«

»Das sind sie, Kate. Nur haben sie ursprünglich zweitausend Dollar gekostet, sodass es sich immer noch läppert.«

»Läppert?«, wiederholte Kate.

Mir schwante Fürchterliches. Ich kannte Kate Megully seit sieben Jahren, und ich liebte sie heiß und innig. Doch war sie zurzeit schwer zu ertragen, denn sie war verliebt – »verliebt« wie verwirrt, egozentrisch, redselig, launisch, infantil, eitel, besessen und theatralisch.

Er hieß Scott Crane und war Nachrichtensprecher bei Kates Sender. Er war elf Jahre jünger als Kate und zugleich ihre erste Liebe nach zwölf Jahren Enthaltsamkeit.

»Lea, meinst du nicht, dass sechshundertzweiundvierzig Dollar und achtundsechzig Cents ein itzi-bitzi bisschen zu viel ist für ein Paar Stiefelchen?«

Ich rollte die Augen, und Kate kicherte.

»Scott sagt das immer, weißt du? Alles ist bei ihm ein itzibitzi bisschen. Klingt niedlich. Findest du nicht?«

»Konzentriere dich bitte auf die Stiefel!«

Sie stöhnte. Kate hasste es, Entscheidungen zu treffen. Das lag ausnahmsweise nicht an Scott, sondern war eine Art Berufskrankheit.

Kate recherchierte für einen großen amerikanischen Fernsehsender bizarre, herzergreifende oder auch einfach nur lustige Ereignisse, die dann mit Bildmaterial in die täglichen Nachrichtensendungen eingebaut wurden. Sie suchte weltweit nach diesen Geschichten und legte sie inhaltlich in Redaktionssitzungen vor, doch andere entschieden, welche der Geschichten im Endeffekt genommen wurden. Kate blieb diese Qual der Wahl erspart, und deshalb hatte sie nach meinem Dafürhalten im Laufe der Jahre jedwede Fähigkeit verloren, irgendeine Wahl zu treffen.

Doch war das der einzige Nachteil ihres Jobs, ansonsten bot er nur Vorteile. Neben fürstlicher Bezahlung bestand der größte darin, dass Kate weitgehend zu Hause arbeiten und sich so um ihre anderthalbjährige Tochter Anastasia kümmern konnte. Einen Vater hatte Anastasia nicht, nur einen anonymen Samenspender, und damit war die Kleine eine lebendige Kurzbeschreibung ihrer Mutter.

Kate war das einzige Kind einer irischstämmigen Amerikanerin und eines Mexikaners. Sie war eine schöne Frau. Groß gewachsen wie ihre Mutter, hatte sie die schwarzen Haare und Augen und den dunklen Teint ihres Vaters. Sie war auch eine kluge Frau und hatte in zweiundvierzig Lebensjahren ein gehöriges Maß an Lebenserfahrung gesammelt.

In ihren Zwanzigern war sie zweimal verheiratet gewesen. Ihr erster Mann hatte aus Kathleen Hernandez Kate Stix gemacht, und das allein wäre laut Kate schon ein Scheidungsgrund gewesen. Ehemann Nummer zwei machte eine gehörnte Ehefrau und Kate Megully aus ihr, und so entsagte sie nach ihrer zweiten Scheidung den Männern, denn es konnte namenstechnisch nur noch schlimmer werden, und eigentlich wollte sie auch gar keinen Mann, sondern nur ein Kind.

Zwölf Jahre lang tat sie alles, was frau tun kann, doch alle Bemühungen scheiterten. Bis ein genialischer Gynäkologe namens Rupert DeAngelo das Problem beseitigte, und neun Monate später kam Anastasia zur Welt.

Seither war Kate eine rundum glückliche Frau. Das heißt, sie war rundherum glücklich gewesen, bis sie sich in diesen Scott Crane verliebt hatte. Jetzt war sie ein itzi-bitzi bisschen irre, und das war ja auch okay, nur konnte ich mir davon meine Pläne nicht durcheinanderbringen lassen. Und ich brauchte ein Geschenk für Irene. Jetzt.

»Hör zu«, bat ich Kate. »Ich gehe jetzt raus, setz mich da draußen auf die Bank und rauche eine Zigarette. Und wenn ich damit fertig bin und du nicht da bist –«

Ich ging nach draußen und zündete mir eine Zigarette an. Dabei zählte ich leise vor mich hin: »Ein Mississippi, zwei Mississippi, drei Mississippi ...«

Bei neun trat Kate aus der Tür – mit den Stiefeln.

»So, und jetzt darfst du mich zu einer Salzbretzel einladen, denn die kann ich mir nun nicht mehr leisten.«

»Später vielleicht«, antwortete ich und sprang auf.

»Ich habe aber Hunger, Lea. Wo willst du denn hin?«

»Waterford.« Ich lief so schnell, dass Kate Mühe hatte, Schritt zu halten.

»Verdammt noch mal, Lea, nun hetz doch nicht so!!!«

»Ich hetze keineswegs, Kate, ich renne lediglich der Zeit nach, die du damit vertan hast, mindestens fünfzig Paar Schuhe anzuprobieren.«

Sie zuckte mit den Achseln, als müsse ich dafür Verständnis haben. »Das ist alles so krank. Wo gibt es das denn, dass die Geliebte der Ehefrau ein Geburtstagsgeschenk macht? Anständige Leute tun so was nicht, Lea. Wenn ihr anständige Leute wäret, hätte Irene dich längst erschossen. Oder sie hätte Noah erschossen. Oder du hättest Noah dazu überredet, Irene zu erschießen. – Du, ich glaube, wir werden verfolgt.«

»Nein, Kate, ich bleibe jetzt nicht stehen, um mir dafür eine Erklärung anzuhören.«

»Ich meine es ernst, Lea«, raunte sie. »Ein roter Ford. Fährt uns schon den ganzen Tag nach.«

»Ich weiß sogar, wer den Wagen fährt, Kate. Das ist der Killer, den Irene auf mich angesetzt hat für den Fall, dass ich ihr dieses Jahr nichts zum Geburtstag schenke.«

KAPITEL 2

Knappe drei Stunden später erreichte ich völlig entnervt das Klinikgelände. Im letzten Moment hatte Kate mich doch noch dazu überredet, eben kurz zu Saks zurückzugehen. Tatsächlich hing das schwarze Kostüm, das sie am Morgen dort gesehen hatte, immer noch da, und tatsächlich probierte Kate es an, doch war es zu eng. Da hingen aber noch andere Kostüme …

Während Kate ein Teil nach dem anderen anprobierte und am Ende zwei neue Nachtgewänder erstand, fand ich plötzlich Gefallen an jenem schwarzen Donna-Karan-Kostüm, das Kate zu klein war. Mir passte es, und die schwarzen Via-Spiga-Pumps passten mir ebenfalls. Und so hatte ich, eh ich mich versah, nicht nur vierhundert Dollar ausgegeben, die ich gar nicht hatte ausgeben wollen, ich hatte es auch geschafft, so spät von Camarillo wegzufahren, dass ich im Berufsverkehr auskam.

Aber ich hatte zumindest ein Geschenk für Irene, eine fünfzehn Zentimeter hohe Waterford-Vase. Einhundertneunzehn Dollar und sieben Cents. Wenn ich Kostüm und Schuhe dazurechnete, beantwortete sich eine gewisse Frage ganz von allein: Ja, ich fühlte mich trotz allem immer noch unsicher in Irenes Gegenwart.

Ich parkte meinen Wagen in der Tiefgarage des Ärztehauses. Klinik- und andere Ärzte hatten in diesem Haus ihre Praxen, und Noahs lag in der elften Etage des Westflügels.

Das Wartezimmer war leer, und Penny war offenbar auch schon nach Hause gegangen.

Klopfen Sie nicht an die Scheibe!

Das Zettelchen mit dieser Aufschrift war immer noch das gleiche wie vor Jahren. Ich klopfte nicht, sondern benutzte das, was ich einstmals »die Schleuse« getauft hatte. Diese Schleuse war eine Tür ohne Klinke und ohne Knauf. Neben dieser Tür waren an der Wand kleine Namensschilder angebracht, und darunter befanden sich Knöpfe. Ich drückte den Knopf unter Noahs Namen und betätigte damit einen Lichtschalter. In seinem Büro ging jetzt eine Signallampe an, sodass er wusste, dass da draußen jemand war.

Noah öffnete mir die Tür.

»Ich bin am Telefon«, sagte er und eilte gleich wieder zurück in sein Büro.

Ich ging ins Bad und zog mich um. Jeans und Turnschuhe landeten in der Tüte, und die Bluse, die ich anhatte, passte hervorragend zu dem neuen Kostüm und den Schuhen.

»Das ist eine allgemeine Fehleinschätzung«, hörte ich Noah sagen und stellte fest, dass er die Tür zu seinem Büro nicht verschlossen hatte. »Es erscheint uns nur geistesgestört, wenn jemand Menschen tötet aus purer Lust am Töten. Wissenschaftlich gesehen ist so einer nur in den seltensten Fällen geistesgestört. Es gibt prozentual unter Serientätern nicht mehr Psychotiker als unter dem Rest der Menschheit.«

Ich lugte vorsichtig um die Ecke, und Noah winkte mir zu, ich solle ruhig hereinkommen.

»Hat auch nichts mit Geisteskrankheit zu tun«, sagte er ins Telefon. »Ein Opfer zu töten, dann wiederzubeleben, um es noch einmal töten zu können, spricht lediglich –«

Abrupt drehte er seinen Stuhl um einhundertachtzig Grad.

»Er will seine Opfer beherrschen, Tim. Beherrschen und kontrollieren. Sie gehören ihm für diese kurze Zeit, da er sie quält und umbringt. Sind sie tot, ist es für ihn vorbei. Dann ist er wieder allein, einsam und verlassen.«

Ich setzte mich aufs Sofa. Wie schön war es doch gewesen, als mein Mann noch Alkoholkranke und Drogenabhängige behandelt hatte! Jetzt arbeitete er vornehmlich im Bereich Forensik, manchmal für das LAPD, das Los Angeles Police Department, manchmal für die Staatsanwaltschaft. Hin und wieder als Profiler, zumeist als Sachverständiger.

»Das könnte ich bei den paar Anhaltspunkten nur raten«, lachte er und drehte sich neuerlich mit seinem Stuhl. »Und das kann es ja wohl nicht sein. – Richtig. – Bis dann.«

Noah legte auf und erhob sich sofort von seinem Stuhl.

Ich stand ebenfalls auf, und wir umarmten einander.

»Muss ich mich fürchten, wenn ich abends über die Straße gehe?«, fragte ich leise.

»Das müssen wir alle, Lea.«

Ich seufzte. »Gefallen dir die Schuhe? Und das Kostüm?«

»Mmh.«

»Ich brauche nur mal eben eine Schere, weil da noch die ganzen Etiketten dranhängen.«

Während ich ihm von der Vase für Irene berichtete, erledigte Noah die leidige Sache mit den Etiketten.

»Seit wann bist du denn so dünn, dass du Größe vier trägst?«

»Manches fällt schon mal größer aus.«

»Siehst du, ich hatte gestern meine Jahresuntersuchung, da hättest du gleich mitgehen können.«

KAPITEL 3

Wenn ich mir als junges Mädchen den Mann meiner Träume zusammengedacht hatte, so war dieser mittelgroß, mittelschlank, mittelmäßig muskulös und ansonsten in jeder Hinsicht ein Ausbund von Superlativen gewesen: sehr empfindsam, extrem verständnisvoll, blitzgescheit, hochgebildet, umwerfend witzig und zärtlich wie ein Kind.

Noah Lehman war größer, schwerer und muskulöser als der Traummann meiner Mädchenjahre, doch war er auch alles andere weit mehr, als ich es mir jemals hätte ausmalen können. Er war der väterliche Freund, der mir Sicherheit und Geborgenheit schenkte; er war der leidenschaftliche Liebhaber, der mir das Gefühl vermittelte, die schönste und begehrenswerteste Frau zu sein, die diese Welt je hervorgebracht hatte. Und wie ein guter Lehrer förderte er meine vorhandenen Fähigkeiten, während er zugleich unablässig nach neuen forschte. Noah war zuverlässig, vertrauenswürdig, und er liebte mich bedingungslos und machte keinen Hehl daraus – nicht mehr.

Zu Anfang unserer Beziehung war das anders gewesen. Denn zu Anfang unserer Beziehung war er mein Psychiater. Zwei Jahre lang ließ ich mich von diesem Mann reparieren, ohne auch nur ein einziges Mal einen Mann in ihm zu sehen. Dann beendete ich die Therapie, lebte drei Monate friedlich vor mich hin, und dann geschah's: Ich traf Noah zufällig im Supermarkt, und wir lachten beide darüber, plauderten – und ich verlor mein Herz.

Ich gestand ihm meine Gefühle, und er gestand, dass er sie zwar erwiderte, sie aber nicht erwidern dürfe. Kaliforniens Gesetze waren scharf. Er gab mir weder weitere Erklärungen, noch machte er mir irgendwelche Hoffnungen.

Damals teilte ich ihm mit, dass ich einen Anwalt aufgesucht und die Gesetzeslage erkundet hatte. Und ich sagte ihm, dass er es mir zwar wert sei, diesen Albtraum durchzustehen, doch hätte ich Angst, dass da vielleicht noch etwas anderes sei, nicht nur der Gesetzgeber.

Noah zögerte eine ganze Weile.

»Was sagt dir denn dein Gefühl?«, fragte er mich dann.

»Meine Gefühle sagen mir, dass du mich ebenso liebst und begehrst, wie ich dich liebe und begehre. Nur mein Verstand, der –«

»Vertrau deinem Gefühl!«

Das waren für zwei lange Jahre die letzten Worte, die ich von Noah Lehman hörte. Vierundzwanzig Monate lang sahen wir einander nicht, sprachen nicht miteinander, schrieben weder Briefe noch E-Mails. Nichts.

Zwei Jahre, und die Ärztekammer des Bundesstaates Kalifornien erklärte ein Psychiater/Patienten-Verhältnis als verjährt. Siebenhundertunddreißig Tage. Am siebenhunderteinunddreißigsten Tag hinterließ ich eine kurze Nachricht auf Noahs Anrufbeantworter, und er rief mich prompt zurück, und seine ersten Worte waren:

»Ich hatte schon Angst, du hättest es vergessen.«

Seit jenem Tag, der mittlerweile viereinhalb Jahre zurücklag, waren Noah und ich ein Paar, allen Widrigkeiten zum Trotz. Denn nur weil er jetzt nicht mehr seine Lizenz verlieren oder gar im Gefängnis enden konnte, waren noch längst nicht alle Widrigkeiten ausgeräumt.

Noah und Irene waren seit neunzehn Jahren verheiratet und hatten zwei Kinder. Janina war wenige Stunden nach der Hochzeit zur Welt gekommen, nicht weil sie es so eilig gehabt hätte, wohl aber weil ihre Eltern den Gang zum Standesamt immer wieder hinausgeschoben hatten.

Sie kannten einander nicht wirklich. Irene arbeitete als Krankenschwester in der Notaufnahme, Noah war Stationsarzt in der Psychiatrie. Man sah einander hin und wieder und hatte nach einer feuchtfröhlichen Silvesterfeier ein einziges Mal miteinander geschlafen. Damals waren sie beide dreiunddreißig Jahre alt, also keine Kinder mehr.

Irene war zwar überglücklich, schwanger zu sein, allerdings nicht gewillt, nur deshalb zu heiraten. Monatelang verschwieg sie Noah, dass ihre Nacht nicht ohne Folgen geblieben war, und als sie es ihm endlich anvertraute, dachte er, sie suche lediglich einen Dummen, der Alimente bezahlte.

Nun, Janina war ihrem Vater wie aus dem Gesicht geschnitten, und die so skeptisch eingegangene Ehe erwies sich als äußerst funktionstüchtig. Nach anderthalb Jahren wurde Jacob geboren, und man erwarb ein Anwesen.

Erst als die Kinder begannnen, eigene Wege zu gehen, erst da stellten die Eltern fest, dass sie nur als Bestandteile einer Familie zueinanderpassten. Ein Paar waren sie nicht.

Am Ende hatten sie einander nicht nur nichts mehr zu sagen, sie konnten auch die Gegenwart des anderen kaum mehr ertragen. Also zog Noah ins Gästehaus, während Irene mit den Kindern weiter im Haupthaus lebte. Und dann kam ich.

Der Lehman'sche Herrensitz, wie Noah das Haus gern spöttisch nannte, lag in den Hügeln von Hollywood und bot einen atemberaubenden Blick auf die Innenstadt von Los Angeles.

Kurz nach Jacobs Geburt war Irenes Vater gestorben, und von ihrem Erbe hatten sie die Anzahlung auf das Haus geleistet. Seither kämpfte Noah mit den Hypotheken und den monatlichen Instandhaltungskosten.

Mit meinem Waterford-Tütchen in der Hand stieg ich aus dem Wagen und sah Noah dabei zu, wie er das Auto einparkte. Es hatte nämlich auf eine ganz bestimmte Art und Weise vor der Garageneinfahrt zu stehen, sonst schickte Irene ihn zurück, um es zu richten.

Zwischen Beifahrertür und Hecke durften maximal drei Zentimeter Luft sein. Nur dann war gewährleistet, dass noch ein Wagen daneben und zwei weitere davor passten. Eigentlich einleuchtend. Unsinnig wurde es erst durch den Umstand, dass Irene niemals noch jemanden einlud, wenn Noah und ich im Haus waren. Doch hätte natürlich mal zufällig wer kommen können.

Ich seufzte und sah die Straße hinab. Die Sonne ging unter und tauchte die Wolkenkratzer der Innenstadt in ein berückendes Rot. Rot war auch das Auto, das sich die kurvige Steigung emporquälte. Es war ein roter Ford, und für einen kurzen Moment erinnerte ich mich, dass Kate am Nachmittag behauptet hatte …

»Kommst du, Lea?«

Irene war noch oben im Schlafzimmer, als wir eintraten.

»Zwei Minuten!«, antwortete sie auf Noahs »Hallo!«, und wir wussten beide, wozu sie diese zwei Minuten brauchte. Sie musste aus dem Schlafzimmer ins Gästezimmer gehen, die Balkontür öffnen und ins Freie treten. Von dort aus konnte sie dann sehen, ob Noah ordnungsgemäß geparkt hatte.

Aus dem Wohnzimmer drang Musik. Die enervierenden Schmerzensschreie elektrischer Gitarren wurden begleitet von menschlichem Gebrüll. Jacob entspannte sich, nicht etwa vor der Stereoanlage, sondern unter dem Walkman.

»Um Gottes willen«, entfuhr es Noah, »mit zwanzig ist der taub!«

Im Gegensatz zu Jacob bemerkte Janina zumindest, dass da jemand gekommen war, und sie vergewisserte sich sogar, dass nur wir es waren. Das war es aber auch schon. Kein Gruß, kein Kuss, nicht einmal ein Handzeichen. Das hatte sie entweder den Genen ihres Vaters zu verdanken, oder aber sie war wirklich zu sehr in ihr Telefongespräch vertieft.

Ich hörte Irene die Treppe herunterkommen und zupfte an Noahs Hemdsärmel. Ich brauchte ihn an meiner Seite, sonst schaffte ich das jetzt nicht.

Irene war eine gut aussehende Frau, mittelgroß, dunkelhaarig, üppig proportioniert, wie sie selbst es nannte. Noah behauptete indes, dass sie nur angezogen üppig, ausgezogen jedoch einfach nur dick war. Und weil sie dick war, brauchte sie einen Büstenhalter, Stützstrumpfhosen und Korsett, und die ersten schlaffen Stellen an den Oberarmen wurde unter langen Ärmeln versteckt, das ausladende Gesäß mittels hüftlanger Strickjacke optisch gestreckt – und deshalb war es immer so unangenehm kühl im Haus.

An jenem Abend trug Irene ein maisgelbes Kostüm und passende Schuhe.

»Wow«, sagte ich sofort, »großartig sieht es aus, das Geburtstagskind.«

Irene lächelte. Sie wusste um mein nahezu krankhaftes Harmoniebedürfnis, ging aber – gottlob! – nie weiter darauf ein.

»Danke schön!«, erwiderte sie nur und umarmte mich.

»Herzlichen Glückwunsch, Irene, und alles, alles Liebe!«

»Danke schön!«, wiederholte sie sich und nahm das Waterford-Tütchen in Empfang. »Für mich?«

Noah stöhnte. »Nein, für den Präsidenten.«

Irene blitzte ihn böse an. »So etwas nennt man Smalltalk. Wer will sich schon ständig über Persönlichkeitsstörungen unterhalten?«

Noah verkniff sich eine Antwort.

»Daddy!«, rief Janina. Sie lief mit weit geöffneten Armen auf ihren Vater zu und schmiegte sich eng an ihn. »Hast du schon gehört? Wir fliegen nach Europa. Stell dir das vor, Dad! London, Paris, Rom! Ist das nicht toll?«

Bevor Noah nach Luft schnappen und sich nach Einzelheiten erkundigen konnte, gab's die nächste Überraschung.

»Wenn Jan nach Europa darf, krieg ich ein neues Auto, das ist ja wohl klar.«

Jacob schrie das mehr, als dass er es sagte. Die laute Musik machte dem Jungen wirklich das Gehör kaputt.

»Natürlich ist das klar!«, erwiderte Noah nur. »Woran hattest du denn gedacht? Ferrari? Porsche? Oder tut's schon ein BMW?«

»Verarsch mich nicht!«, knurrte Jacob.

»Tu ich nicht.«

»Natürlich verarscht er uns!«, schimpfte Janina und löste sich aus den Armen ihres Vaters. »Er erzählt uns jetzt gleich das Märchen vom Esel, der angeblich in unserem Keller wohnt und den wir nur richtig füttern müssen, damit er uns nachts die Dollars scheißt. Oder er drückt uns eine Zeitung in die Hand, damit wir uns einen Job suchen.«

»Andere Leute tun so was, Janina. Die arbeiten und sparen, und wenn sie genug Geld gespart haben, dann erfüllen sie sich damit einen Traum.«

»Ich bin aber nicht andere«, motzte sie.

»Und ich sehe nicht ein, warum ich immer noch mit der alten Karre fahren soll«, stimmte Jacob mit ein.

Plötzlich griff Irene nach meinem Arm und fragte, ob ich wohl so nett sei, ihr ein wenig in der Küche zu helfen. »Und das Geschenk muss ich ja auch noch auspacken. Hübsches Kostüm hast du an, Lea. Hast du das selbst gemacht?«

Zwei Stunden später hatten wir alles hinter uns: den ewigen leidigen Streit ums Geld und Irenes Gemüseauflauf.

»Weißt du, was das Schlimmste ist?«, fragte Noah, während wir fuhren. »Diese Kinder haben mich mal geliebt, Lea. Ich habe sie herumgeschleppt, mit ihnen gespielt, versucht, ihnen die Welt zu erklären, und sie haben mich geliebt.«

»Das tun sie immer noch. Red dir da nichts ein, Noah!«

»Ich rede mir nichts ein. In zehn, fünfzehn Jahren sieht das wieder anders aus, das weiß ich. Aber im Moment …«

KAPITEL 4

Für mich waren die regelmäßigen Einkaufstouren in die Innenstadt eine willkommene Abwechslung. Ich fuhr immer schon zeitig los, denn nur bis etwa elf Uhr morgens war das Gewühl in den Geschäften und Straßen erträglich.

Die Innenstadt war nahezu vollständig hispanisiert. Von jedem Stand, aus jedem Laden drang andere mexikanische Musik, die Produkte kamen aus El Salvador oder Kolumbien, und das Wort »Familie« hatte noch eine Bedeutung, die der weiße amerikanische Angeleno schon lange nicht mehr kannte.

In die Geschäfte war ab elf also nur noch schwer hineinzukommen, und auf den Bürgersteigen ging es erst recht chaotisch zu. Teilte man den Bürgersteig thereotisch mit drei Frauen, so hatte man es praktisch mit drei Frauen, drei Kinderwagen und zwölf bis vierundzwanzig unberechenbaren kleinen Beinen zu tun. Es bedurfte einer gesteigerten Aufmerksamkeit, diese Beinchen weder zu treten noch über sie zu stolpern, und an jenem 30. April 2004 konnte ich dafür kaum mehr Aufmerksamkeit aufbringen. Hatte ich doch schon genug damit zu tun, mich und meine schweren Einkaufstaschen vor all den Dingen zu schützen, die da wild herumgeschwenkt wurden: angetaute Eistüten, angebissene Melonenscheiben, klebrige Dauerlutscher.

»Entschuldigung!«, rief ich alle paar Sekunden.

Es war hoffnungslos. Das Kindergeschrei übertönte alles, vielleicht, weil es gar nicht wirklich Geschrei war, sondern Gesang. Es war das Lied der Zukunft. Noch fünfzig Jahre, und die Stadt war fest in hispanischer Hand, und das hatten sich einzig und allein die zuzuschreiben, die in Beverly Hills, Pacific Palisades und anderswo zu viel vom Leben wollten, statt welches zu geben.

Gedanken wir diese hatte ich oft, und sie stimmten mich nicht gerade fröhlich. Ich selbst hatte keine Kinder, durfte aber stolz auf sieben Fehlgeburten zurückblicken, und von dem Geld, das ich im Verlauf von zwanzig trüben Jahren für ovulationsanregende und ovulationsauslösende Medikamente ausgegeben hatte, hätte ich mir spielend ein Haus in Beverly Hills kaufen können.

Es hatte alles nichts genutzt. Es hatte einfach nicht sein sollen. Und jetzt war ich sechsundvierzig, in den Wechseljahren, und damit war es nun auch endgültig zu spät.

Ich erreichte den Parkplatz und verstaute meine schweren Tüten im Auto. Ich konnte nicht fassen, dass es schon halb zwölf war. Die Zeit war mir davongelaufen, und ich hatte es nicht bemerkt, und das passierte mir in den letzten Wochen immer häufiger. Vielleicht bewegte ich mich langsamer als sonst, weil ich immer so müde war und ständig diese Rückenschmerzen hatte. Ich beschloss, bei nächster Gelegenheit den Arzt darauf anzusprechen.

Meine Wohnung war mein ganzer Stolz. Sie lag im zehnten Stock eines Hochhauses und bot vom Wohnzimmer einen ähnlichen Ausblick wie der Lehman'sche Herrensitz. Gemietet hatte ich die Wohnung allein, und damals war sie mir groß vorgekommen. Seit Noah und ich sie teilten, kam sie mir dagegen winzig vor.

Meine Katze begrüßte mich mit missbilligendem Miau. Immerhin hatte ich mich vier Stunden außer Haus herumgetrieben, und das gehörte sich nicht. Ich nahm sie auf den Arm, entschuldigte mich in aller Form und schmuste ein bisschen mit ihr. Samantha mochte zwar nach außen hin eine Katze sein, doch war sie für mich weit mehr als das. Sie war mein Kind-Ersatz, meine beste Freundin, ein anderes Wort für Liebe.

Gemeinsam rückten wir meinen Einkaufstüten zu Leibe. Ich zog die Stoffballen heraus, und Samantha rollte sich darin ein. Ich rügte sie dafür, doch scherte sie das nicht, und meine Rückenschmerzen wurden schlimmer, als sie es ohnehin schon waren, und so gab ich schließlich auf. Zuerst musste ich jetzt dieses

Kleid fertig bekommen, denn nur weil mir gewisse Zutaten für dieses eine Kleid gefehlt hatten, war ich am Morgen in die Stadt gefahren.

Das Kleid steckte auf einer Schneiderpuppe, die mitten im Wohnzimmer stand. Es war ein gigantisches Kleid, der weiße Traum einer jeden Braut, ein Märchen aus zwanzig Metern Stoff und über fünfhundert einzeln aufgenähten Stoffrosen. Sie schmückten den Ausschnitt, den Rocksaum, der einen Umfang von fünf Metern hatte, und die sieben Meter lange Schleppe. Das Kleid hatte einen beträchtlichen Materialwert, würde aber auch einen ziemlich hohen Verkaufspreis erzielen, davon war ich überzeugt.

Ich hockte mich auf den Boden und begann zu nähen. Noch etwa fünfzig Rosen fehlten am Saum. Samantha setzte sich auf meinen Schoß und schnurrte. Ihre kleine Katzenwelt war also wieder in Ordnung. Und damit es in meiner Welt auch nicht schäbig zuging, schaltete ich den Fernsehapparat ein.

Es liefen gerade die Mittagsnachrichten, und die befassten sich ausgiebig mit Michael Jackson. Am Vormittag war er offiziell angeklagt worden, und das schien viele Menschen weit mehr zu interessieren als der Krieg im Irak.

Dieser Krieg wurde an jenem Freitagmittag nur gestreift, und außerdem waren da wohl irgendwelche Fotos aufgetaucht, Fotos von grinsendem amerikanischem Militärpersonal, das entkleidete irakische Häftlinge demütigte. Was es genau damit auf sich hatte, begriff ich nicht, denn die Nachrichtensprecherin gab rasch weiter an die Lokalsender.

Im nächsten Moment wünschte Scott Crane auch schon einen schönen Freitagnachmittag.

Niemals würde ich begreifen, welchen Narren meine Freundin Kate an diesem Mann gefressen hatte! Der fand sich dermaßen unwiderstehlich, der brauchte keine Frau. Dem reichte ein Spiegel. Aber vielleicht war es ja diese jungenhafte Jugendlichkeit, die Kate so magisch anzog, dieses ewige Gelächel, das ich so unangebracht fand, in diesem Augenblick mehr denn je.

Scott Crane ließ seine strahlend weißen Beißerchen blitzen und berichtete dabei, in Inglewood habe in der vergangenen Nacht ein Mann zuerst seine Ehefrau getötet und danach Selbstmord begangen. Man lächelte doch nicht bei einer solchen Meldung. Der Polizeibeamte, den man zum Sprecher erkoren hatte, lächelte zumindest nicht.

Das Ehepaar in Inglewood war vierzig und einundvierzig Jahre alt gewesen und hinterließ keine Kinder. Es hatte vermutlich einen Streit gegeben, doch schien es dafür weder Indizien zu geben, noch hatte irgendjemand etwas gesehen oder gehört.

»Nach unseren ersten Erkenntnissen hat der Täter das Opfer zunächst erwürgt und dann versucht, es wiederzubeleben.«

Ich ließ Nadel, Faden und Rocksaum sinken und starrte auf den Bildschirm. Scott Crane lächelte zwar immer dümmlich, doch war er alles andere als auf den Kopf gefallen, das wurde mir jetzt klar. Das Inglewood-Ehepaar war der dritte Fall dieser Art in zwei Monaten: Ein Ehemann tötete zuerst seine Frau und beging danach Selbstmord.

»Ist es nicht auffällig«, fragte Crane, »dass in allen drei Fällen die Frau erwürgt wurde, der Mann sich aber erschossen hat?«

Dem Polizeibeamten war nicht wohl in seiner Haut, das war ihm anzusehen, doch überspielte er das: »Dazu kann ich Ihnen zurzeit keine Angaben machen, da die Ermittlungen in allen drei Fällen noch nicht abgeschlossen sind.«

»Gibt es sonst irgendwelche Verbindungen zwischen den Fällen?«

»Auch dazu kann ich Ihnen zurzeit noch keine weiteren Angaben machen.«

»Zwischen dem ersten und dem zweiten Fall lagen sieben Wochen, und zwischen dem zweiten Fall und diesem neuen fünf Wochen. Hat das Ihres Erachtens etwas zu bedeuten?«

Detective Timothy O'Neill zuckte nicht mit der Wimper.

»Tut mir leid, aber dazu kann ich Ihnen zurzeit noch keine weiteren Angaben machen, da die Ermittlungen in allen drei Fällen noch nicht abgeschlossen sind.«

Ich zündete mir eine Zigarette an und vernahm, dass wir, die Öffentlichkeit, aufgefordert wurden, uns mit der nächsten Polizeiwache oder mit Detective O'Neill in Verbindung zu setzen, falls wir letzte Nacht vielleicht doch etwas gehört oder gesehen hatten. Alsdann wies Scott darauf hin, dass Menschen oftmals etwas hörten oder sahen, ohne sich bewusst zu sein, was sie gehört oder gesehen hatten, ja, bisweilen wussten sie nicht einmal, dass sie etwas gehört oder gesehen hatten. Während er das von sich gab, lächelte er ohne Unterlass. Und ich lächelte auch. Allerdings hatte ich im Gegensatz zu Scott auch Grund dazu.

Es ist schwer, die Frau eines Psychiaters zu sein. Andere Männer kommen abends heim und erzählen von ihrer Arbeit. Noah jedoch sprach niemals darüber – über seine Patienten sowieso nicht, und nur so wenig wie möglich über seine Klienten, jene Patienten, die er nicht in der Praxis oder im Krankenhaus, sondern im Gefängnis oder Polizeipräsidium betreute. Von denen bekam ich nur zufällig schon mal was mit, wenn er sich beispielsweise auf einen Gerichtstermin vorbereitete und ich dann in den Nachrichten hörte, dass im Prozess gegen Herrn Soundso der Psychiater sein Sachverständigengutachten vorgelegt hatte.

Kein Wunder also, dass ich jetzt vor mich hin lächelte. Noah hatte am Dienstag etwas von einem Täter gesagt, der sein Opfer erst tötete und dann wiederbelebte, um es danach neuerlich töten zu können. Während eines Telefongesprächs hatte er das gesagt, und der Mensch am anderen Ende der Telefonleitung war ein gewisser Tim gewesen … Ich fragte mich, ob es da wirklich einen Zusammenhang gab oder ob ich mir das nur einredete.

Plötzlich hörte ich ein vertrautes Geräusch, nur kam es zu einer ungewöhnlichen Zeit.

»Was ist los?«, rief ich und lief Noah entgegen. »Hat dich ein Patient versetzt?«

Er antwortete mir nicht. Ich hörte, wie die Tür ins Schloss fiel, und als Nächstes sah ich Noah, der mitten in der Diele stand.

»Was ist?«

Er sagte immer noch nichts, er sah mich nur an, und so hatte er mich noch nie angesehen. Ein Gefühl von Panik erfasste mich. Etwas Schreckliches war geschehen. Irgendjemand war gestorben, verunglückt …

»Was ist passiert?«

Endlich rührte er sich. Er atmete, er schluckte, dann nahm er mich in die Arme.

»Nichts«, sagte er. »Noch ist nichts passiert, Lea.«

KAPITEL 5

Drei Buchstaben sollten mein Leben verändern, drei Buchstaben, die ich an jenem 30. April 2004 zum ersten Mal in meinem Leben in dieser Aneinanderreihung hörte: PSA.

Am Montag war Noah bei einer Routineuntersuchung gewesen. Die Gesundheitsbehörde verlangte von jedem, der auf einem Krankenhausgelände arbeitete, einmal im Jahr einen Tuberkulose-Test, ein EKG, eine Lungenaufnahme und ein Blutbild. Dieses Blutbild beinhaltete bei Männern über fünfzig den so genannten PSA-Test, die Bestimmung des prostataspezifischen Antigens. Und dieser Wert war bei meinem Mann erhöht.

»In meinem Alter dürfte er maximal zwischen 3,3 und 3,5 liegen«, erklärte er mir, »und er ist bci mir 5,9.«

Wir saßen auf dem Sofa, dicht beieinander, und Noah hielt meine Hände in seinen.

»Und was bedeutet das?«

»Ich war heute Morgen beim Urologen, und sicher ist, dass meine Prostata nicht vergrößert ist. Da ist aber ein Knötchen, Lea, das hat er gespürt. Und jetzt müssen wir herausfinden, was es damit auf sich hat.«

»Kann das von einer Entzündung kommen?«, flüsterte ich.

Er wagte kaum zu atmen, ganz so, als hätte er mehr Angst vor meinen Gefühlen als um seine eigenen. Er senkte den Blick, schaute nieder auf unsere eng umschlungenen Hände.

»Theoretisch schon. Nur habe ich keine Bakterien im Urin, und ich habe auch keine Beschwerden, das heißt, ich muss nicht ständig pinkeln, und da brennt auch nichts …«

Mir wurde ganz sonderbar zumute.

»Denken sie, dass es bösartig ist?«, wisperte ich.

Noah drückte meine Hände so fest, dass es schmerzte.

»Der Urologe hat den PSA heute noch mal wiederholt, und er hat auch den freien PSA genommen. Und am Montag –«

»Was ist das?«

»Der freie PSA ist noch mal ein anderer Bluttest. Und am Montagmorgen habe ich einen Termin für einen transrektalen Ultraschall und eine Nadelbiopsie.«

Mit einem Mal war mir, als gefriere mein gesamter Körper zu Eis. Sie wussten, dass es bösartig war. Das war mir schlagartig klar. Noah wusste es vielleicht noch nicht, aber sein Urologe war sich sicher und musste nur noch die nötigen wissenschaftlichen Beweise sammeln.

Alles in mir krampfte sich zusammen. Meine Großeltern waren an Krebs gestorben. Mein Vater war an Krebs gestorben. Meine Mutter war an Krebs gestorben. Ich selbst hatte als junges Mädchen Krebs gehabt. Mein gesamtes Leben war von diesem einen Wort überschattet worden. Noch einmal würde ich das nicht ertragen. Das konnte ich nicht noch einmal ertragen.

Draußen schien die Sonne, der Himmel war wolkenlos, und die Palmen auf dem Hollywood Boulevard wiegten sich im Wind. Da waren Kinderlachen in der Ferne, Fetzen von Musik, das Hupen eines Autos.

Vielleicht musste ich es nicht noch einmal ertragen. Vielleicht gab es einen Ausweg.

So plötzlich, wie die Kälte gekommen war, so schnell verließ sie mich auch wieder. Eh ich mich versah, wurden sogar meine Hände wieder warm, und ich löste sie aus Noahs Umklammerung.

Er war zweiundfünfzig Jahre alt und hatte immer nur gearbeitet und für andere gesorgt. Als ich ihn kennenlernte, hatte er dunkelblondes, leicht krauses Haar gehabt. Jetzt war er auf der Stirn kahl, und die Schläfen waren ebenso grau wie sein Sigmund-Freud-Bart, den er so hingebungsvoll pflegte.

Ich legte meine Hände auf Noahs Wangen und küsste ihn auf den Mund. Dann schlang ich meine Arme um seinen Hals und presste mich so fest an ihn, wie es eben möglich war.

Bitte, Gott!, betete ich dabei lautlos vor mich hin. *Wenn du schon einen von uns haben willst, dann nimm mich! Bitte, nimm mich!*

Ich spürte, wie Noah meinen Körper umfasste. Es fühlte sich an, als wolle er ihn zusammenhalten, damit er nicht auseinanderbrach.

»Ich habe Angst«, flüsterte ich nach einer Ewigkeit.

»Ich auch, Lea.«

Das Wochenende verbrachten Noah und ich wie Gestrandete auf einer einsamen Insel. Als Arzt hatte er Zugriff auf Internet-Literatur, die dem Normalsterblichen versagt blieb, und so saß er stundenlang vor seinem Computer und las und machte Notizen. Derweil putzte ich die Wohnung, als müsse sie absolut keimfrei gemacht werden, kochte drei Menüs, und wenn Noah den Computer gerade mal nicht belagerte, setzte ich mich davor – sehr zu seinem Missfallen zwar, doch missfiel mir auch so manches im Leben, und danach fragte auch keiner.

Gleichgültig, ob ich die Suchmaschinen nach erhöhtem PSA-Wert oder nach einem Knoten in der Prostata befragte, die Ergebnisse waren immer die gleichen: Hunderte von Seiten, die sich mit Prostatakrebs befassten. Den erkannte man nämlich an einem erhöhten PSA oder an tastbaren Verdickungen im Prostatagewebe. So schwand meine letzte Hoffnung, Noah könne irgendeine Kleinigkeit haben.

Gleich kam es noch dicker. Die meisten Prostatakrebs-Patienten waren siebzig und älter, und da der Tumor – zumeist ein Adenokarzinom – sehr langsam wuchs, konnte ihnen die Krankheit kaum etwas anhaben. Sie starben eines natürlichen Todes, lange bevor der Krebs sie dahinraffen konnte.

Bei den sechzig- bis siebzigjähringen Prostatakrebs-Patienten sah das schon ein bisschen anders aus. Ihre natürliche Lebenserwartung überstieg die Lebenserwartung, die der Krebs ihnen ließ, und so behandelte man diese Männer mit Strahlen, Hormonen und machmal auch operativ.

Operation war bei Männern in Noahs Alter die bevorzugte und scheinbar auch die einzig wirksame Behandlungsmethode, und das las ich voller Schrecken und las gleich im nächsten Satz solche Worte wie »Impotenz« und »Inkontinenz«. Das fand ich zu grausam, doch wurde es gleich noch grausamer, durften sich Männer zwischen fünfzig und sechzig doch glücklich schätzen, wenn man sie überhaupt operieren konnte. Das Adenokarzinom konnte sich nämlich auch ausbreiten wie ein verheerender Flächenbrand, und operativ konnte man Prostatakrebs nur zu Leibe rücken, solange der Krebs auf die Prostatakapsel beschränkt war. Hatten die Krebszellen die Kapsel erst einmal gesprengt und war der Krebs in die Prostataloge vorgedrungen, war eine Operation nicht mehr sinnvoll, und den Patienten drohte ein Metastasieren der Krankheit in den gesamten Körper, vornehmlich in die Knochen. Dann stand ihnen ein langes und qualvolles ... Man konnte aber palliativ ... und die heutzutage effektiven Schmerzbehandlungen ... Hospize waren spezialisiert ... Ich schaltete den Computer ab. Fürs Erste reichte es mir an Informationen.

In der Nacht von Freitag auf Samstag schliefen Noah und ich gar nicht; wir lagen nur schweigend da und hielten einander bei den Händen. In der Nacht von Samstag auf Sonntag lenkten wir uns zunächst mit *Das Schweigen der Lämmer* und mit *Hannibal* ab, schliefen in den frühen Morgenstunden endlich ein und wurden kurze Zeit später geweckt. Mehr oder weniger zeitgleich läuteten Noahs Handy und der Pager.

Es war noch dunkel draußen, und so tastete Noah nach dem Handy, das wie immer griffbereit auf dem Nachttisch lag. Ich blinzelte auf die Uhr. Es war kurz vor fünf. Wehe, wenn das kein wirklicher Notfall war!

Noah schlurfte aus dem Schlafzimmer und schloss die Tür hinter sich. Seufzend schmuste ich mit Samantha, die wie immer zwischen unseren Kopfkissen lag.

»Bist du wach, Lea?«

Ich war es jetzt und öffnete mühsam die Augen. Draußen war es inzwischen hell, und mein Mann saß neben mir auf der Bettkante und konnte seine Erregung kaum verbergen.

»Weißt du, was ich mir immer am meisten gewünscht habe?«

»Du … du wolltest immer ein eigenes Flugzeug«, gab ich schlaftrunken von mir.

»Den Größenwahn meine ich nicht, Lea. Was habe ich mir beruflich in den letzten Jahren sehnlich gewünscht?«

Das konnte ich leicht beantworten. »Einen Serienkiller zu schnappen.«

»Ganz genau, Lea. Indizien sortieren, ein richtiges Profil anlegen und das so gut machen, dass die Polizei nur noch den richtigen Moment abpassen muss.«

Ich setzte mich auf. »Was ist los, Noah?«

»Sie haben mir einen Fall angeboten, der all das zu sein scheint, was ich immer wollte.«

»Wer hat dir das angeboten?«

»Kannst du uns was zum Frühstück machen?«, fragte er.

»Um fünf Uhr morgens willst du frühstücken?«

»Es ist gleich zehn.«

Ich war entsetzt, als ich feststellte, dass es wirklich stimmte. Ich fühlte mich bestenfalls wie zehn nach fünf, aber keineswegs wie fünf vor zehn. Da waren die Rückenschmerzen, die Erschöpfung und dieses Gefühl, aufgebläht zu sein. Doch nahm ich an, dass das auf den Stress zurückzuführen war.

Ich kletterte aus dem Bett und folgte meinem Mann ins Arbeitszimmer.

»Schaffst du das alles unter den gegebenen Umständen?«

Noah saß hinter dem Schreibtisch und sortierte Papiere.

»Noch wissen wir ja gar nicht, mit was für Umständen wir es zu tun haben«, entgegnete er, ohne aufzublicken.

»Und wenn es hart auf hart kommt?«

»Wenn ich Krebs habe und operiert werden muss?«

»Wenn es hart auf hart kommt?«, wiederholte ich und zwang mich, ruhig zu bleiben.

»Dann kann ich den Fall immer noch abgeben, Lea.«

Ich setzte mich zu ihm auf den Boden und versuchte zu denken. Vielleicht war das hier ein Wink des Himmels. Vielleicht beschäftigte ich mich viel zu früh mit einer möglichen Krebsdiagnose, und das hier sollte mir zeigen, dass das gar nicht nötig war. Vielleicht ging alles gut aus. Schon meine Mutter hatte immer beklagt, dass ich die Angewohnheit hatte, das Kind mit dem Bade auszuschütten. Vielleicht kamen Noah und ich noch einmal davon.

»Kannst du mir was über den Fall erzählen, oder darfst du das nicht?«

Mein Mann blickte auf und überlegte eine ganze Weile.

»Das sollte ich sogar«, meinte er schließlich. »Nur nicht jetzt, Lea. Noch habe ich nicht zugesagt, das mache ich erst morgen.«

Norman Seidler war Chefarzt der onkologischen Urologie und betrieb daneben eine Privatpraxis. Sie lag zwei Stockwerke unter Noahs Praxis, und allein schon deshalb war es lächerlich und vor allem völlig überflüssig, dass ich meinen Mann am Montagmorgen begleitete.

»Es ist doch bloß ein Ultraschall, Lea. Ein Ultraschall und ein Nadelpiekser.«

»Einen Piekser würde ich die Biopsie nicht gerade nennen.«

»Was willst du denn da? Dich ins Wartezimmer setzen und Zeitung lesen? Das kannst du zu Hause. Oder willst du etwa mit reinkommen und mir Händchen halten?«

»Natürlich will ich mit –«

»Kommt ja überhaupt nicht infrage! Ich mache mich da doch nicht zum Affen.«

Ich musste an mich halten. Bisher hatte ich nur geahnt, dass mein Noah sich fürchtete, doch jetzt wusste ich es; und daran, dass ich es jetzt wusste, daran war er selbst schuld. Er war es schließlich, der bei jeder Gelegenheit das Verhalten anderer analysierte.

»Zorn beruht immer auf Angst, Lea! – Nur ein unsicherer Mann benimmt sich, als sei Heldentum sein Vorname! – Wirkliche Stärke erkennt man daran, dass Menschen fähig sind, sich zu ihren Schwächen zu bekennen!«

Ja, mein Noah kannte sich aus, nur fiel es ihm offenbar schwer, das viele Wissen für sich selbst zu nutzen. Er hätte mir seine Furcht gestehen und wir hätten darüber reden können, doch er zog es vor, Schrank- und Zimmertüren zuzuknallen.

Ich hatte nicht nur Verständnis für seine derzeitige Unsicherheit, ich hätte sie ihm vielleicht sogar teilweise nehmen können. Doch sollte ich ihn stattdessen schweigend in seiner heroischen Männlichkeit bewundern. Der einsame Wolf machte sich auf zum Duell mit dem Schicksal.

Er stand schon an der Wohnungstür, den Autoschlüssel in der Hand.

»Wie wäre es mit einem Kompromiss?«, fragte ich und stellte mich ihm in den Weg. »Wir fahren mit meinem Wagen, und ich warte in deiner Praxis, bis es vorbei ist. Sollte was passieren, bin ich in zwei Minuten da, und solltest du hinterher nicht selbst fahren wollen, kann ich –«

»Was sollte denn da passieren, Lea? Es ist doch nur ein Nadelpiekser!«

»Noah!!!«

Misstrauisch sah er mich an. »Wehe, du lässt dich da unten blicken, Lea. Ich will das wirklich nicht.«

Schon am Freitag hatte Noah alle Termine für den Montagvormittag abgesagt. Und am Morgen dieses 3. Mai 2004 beschloss er, auch alle Nachmittagstermine abzusagen.

»Das war ein bisschen kurzfristig«, klagte die arme Penny, seine Sprechstundenhilfe, als ich um kurz vor zehn in der Praxis auftauchte.

»Darf ich fragen, was passiert ist?«, erkundigte sie sich.

Noah wollte nicht, dass sie oder irgendjemand anderer etwas erfuhr, bevor er nicht selbst Klarheit hatte.

»Nichts Dramatisches«, log ich deshalb. »Es ist nur zeitaufwendig und kann nicht aufgeschoben werden.«

Penny nickte verständnisvoll. »Sie sind schmal geworden. Absichtlich? Sie waren doch schon so schlank.«

Ich lächelte gequält. »Ich glaube nicht, dass ich abgenommen habe. Sieht sicher nur so aus.«

»Nein«, beharrte Penny, »Sie sind viel dünner als beim letzten Mal. Wann war das? Letzten Monat?«

Das konnte angehen, doch war es bedeutungslos. Ich hatte ein Wochenende mit wenig Schlaf hinter mir, und obwohl ich viel gekocht hatte, hatte ich kaum etwas gegessen. Stress verschlug mir immer den Appetit.

»Haben Sie Kaffee?«, wechselte ich das Thema.

Sie schenkte mir eine Tasse ein, und ich dankte.

»So, und jetzt will ich Sie nicht länger von der Arbeit abhalten, Penny. Doktor Lehman wird irgendwann anrufen, stellen Sie mir das dann bitte durch.«

Ich ging zu Noahs Büro, öffnete die Tür und stieß im nächsten Moment einen Schrei des Entsetzens aus.

Fünf große Umzugskartons standen mitten im Raum.

»Ach, das habe ich ganz vergessen, Ihnen zu sagen«, rief Penny. »Das haben die von der Polizei heute Morgen gebracht. Sie haben gesagt, der Doktor wüsste Bescheid.«

Nun, ich wusste jetzt auch Bescheid. Noah hatte den Fall also angenommen und nicht, wie geplant, mit seiner Entscheidung gewartet. Ich setzte mich auf einen der Kartons und versuchte, mir einzureden, dass dies – wieder mal – ein gutes Zeichen war. Nur wir selbst kannten unseren Körper wirklich. Noah spürte vermutlich, dass der Knoten in seiner Prostata gutartig war.

Obwohl ich gezielt versuchte, mir das einzureden, ging ich in den folgenden anderthalb Stunden durch ein Wechselbad der Gefühle.

Ich erinnerte mich an die Bronchoskopie meines Vaters. Schon der Schnellschnitt der Gewebeprobe bestätigte, dass er Krebs hatte, und man gab ihm eine Lebenserwartung von sechs bis zwölf Wochen. Er starb zehn Wochen später.

Ich erinnerte mich auch noch gut an die Röntgenuntersuchungen meiner Mutter, die bewiesen, dass ihr Gebärmutterkrebs in die Leber metastasiert hatte. Der Arzt schätzte die Zeit, die uns noch blieb, auf vier bis sechs Monate. Sie starb vier Monate später.

Diese Erinnerungen schmerzten so sehr, dass mir die Tränen kamen. Sie stiegen aus irgendeiner Tiefe empor, und zuerst schmerzte es im Bauch, dann in der Brust, schließlich zog sich mein Hals zusammen, und ich spürte diesen gewaltigen Kloß in meiner Kehle. Mehr passierte nicht. Ich hatte offenbar keine Tränen mehr. Diese fortdauernde Dürre, die sich umgangssprachlich »mein Leben« nannte, hatte meine Seele ausgetrocknet.

Ich versuchte, mir auszumalen, was uns bevorstand. Aber mir blieb ja immer noch die Badewanne. Wenn Gott und die Welt mich verließen, blieb mir immer noch dieser Ausweg. Ich würde mir ein Bad einlaufen lassen, eine Handvoll Schlaftabletten schlucken und mich in die Wanne legen. Dann hatte ich es hinter mir. Dann hatte Gott mich am Hals, und das hatte der sich dann ganz allein zuzuschreiben.

Ich blickte aus dem Fenster in den Himmel und stieß die wildesten Flüche aus. Ich wollte nicht sterben, und ich wollte Noah nicht verlieren, und ich wollte, dass Noah gesund war und dass endlich dieses verdammte Telefon klingelte …

Es klingelte nicht. Aber um kurz nach elf flog Noahs Bürotür weit auf, und mein Mann stand mitten im Türrahmen.

Mit einem Satz war ich auf meinen Füßen. »Was ist?«

Noah antwortete nicht. Er stand nur da und sah mich ganz eigenartig an, sein Blick war irgendwie starr.

Ich ging auf ihn zu. »Was ist passiert? Weißt du schon was? Was hat er gesagt?«

Nahezu im Zeitlupentempo trat Noah mir entgegen, erst einen Schritt, dann einen zweiten, schließlich schloss er die Tür hinter sich und lehnte sich dagegen.

»O Gott!«, entfuhr es mir. »Es ist bösartig.«

»Das ist noch nicht raus.«

Ich griff nach seinem Arm. »Komm, setz dich hin und lass uns erst einmal –«

»Lieber nicht, Lea!«

»Was?«

»Setzen will ich mich lieber nicht.«

Erst jetzt dämmerte es mir. Die Biopsie war also doch mehr als nur ein Nadelpiekser gewesen.

»Und er konnte dir noch nichts sagen?«

»Das dauert ein paar Tage. Und die Ergebnisse der anderen PSA-Tests hatten sie auch noch nicht.«

Ich legte meine Hände auf Noahs Wangen und sah ihm tief in die Augen. »Hat es sehr wehgetan?«

Noahs Augen wurden feucht, und er nickte. Er legte seine Arme um meine Taille und gab mir einen Kuss auf die Wange.

»Sind das die Unterlagen vom LAPD?«, fragte er mit starrem Seitenblick auf die Umzugskartons.

Ich nickte.

Er bat mich, den ersten Karton zu öffnen. »Fass so weit rein, wie du kannst, heb es raus und gib es mir.«

Ich tat es artig.

»Und jetzt heb bitte mal den Karton an und guck, ob du den so tragen kannst.«

»Kann ich«, gab ich stolz bekannt.

»Dann lass uns jetzt nach Hause fahren.«

»Bist du sicher?«

»Irgendwie schaff ich das schon. Wenn du fährst …«

Die letzten Worte waren ihm peinlich, das konnte ich nicht nur hören, das sah ich auch seinem Gesichtsausdruck an.

»Klar«, sagte ich so beiläufig wie möglich.

Zwei Tage später erfuhren wir die Ergebnisse sämtlicher Untersuchungen. Da war zunächst der normale PSA-Test. Er hätte bei der ersten Untersuchung zwischen 3,3 und 3,5 liegen sollen, war aber 5,9 gewesen, und jetzt, nur wenige Tage später, lag er bei 6,1.

Der PSA-Quotient war erstmals ermittelt worden, und da sprach das Ergebnis Bände. Der PSA-Quotient zeigte das prozentuale Verhältnis des freien prostataspezifischen Antigens zum gesamten prostataspezifischen Antigen. Lag dieser Quotient über 20 Prozent, so war davon auszugehen, dass es sich um eine gutartige Erkrankung handelte. Lag der Quotient indes unter 15 Prozent, musste man sich auf eine Krebsdiagnose einstellen. Noah war schockiert, als er das Ergebnis hörte: 12 Prozent.

»Und was ist mit der Biopsie?«

»Hat er heute Mittag.«

»Ruft er dich an?«

»Ich gehe hin.«

»Ich gehe mit, Noah.«

Diesmal hatte mein Mann keine Einwände.

So gingen wir an jenem Nachmittag Hand in Hand in Dr. Seidlers Praxis, und Hand in Hand saßen wir auf den beiden Stühlen vor dem großen Mahagoni-Schreibtisch und warteten auf das, was da unweigerlich kommen würde.

Norman Seidler war ein mittelgroßer Mann etwa in Noahs Alter. Er hatte dunkelblondes Haar, trug eine elegante Goldbrille, und seine offenen, weichen Gesichtszüge waren mir auf Anhieb sympathisch.

»Noah«, begrüßte er meinen Mann mit einem nur angedeuteten Lächeln.

»Norman«, klang es zurück.

Die beiden Männer kannten einander seit Jahren. Doch als Arzt und Patient begegneten sich die beiden zum ersten Mal.

»Norman, das hier ist –«

»Deine Frau?« Seidler streckte mir seine Hand entgegen.

»Nein, das ist Lea. Meine Freundin. Lea Reich.«

Ich ergriff Seidlers Hand und und beließ es zum Gruß bei einem nervös verzerrten Grinsen.

»Schön, dass Sie mitgekommen sind«, sagte Norman Seidler, und dann setzte er sich hinter seinen gewaltigen Mahagoni-Schreibtisch und sah Noah mit festem Blick an.

»Du ahnst es sicher schon.«

Noah nickte.

»Der Tumor ist bösartig. *Gleason Score* ist 7. Und wenn weiterführende Tests nicht –«

»Was ist das?«, fiel ich Seidler ins Wort. »Tut mir leid. Aber ich muss verstehen, wovon geredet wird.«

»Das ist wahr«, meinte Seidler und fuhr fort, das *Gleason Grading System* ermögliche es ihnen, festzulegen, wie aggressiv ein Tumor sei.

»5 bis 6 ist das Niedrigste, das hat also die besten Heilungsaussichten, während 8 bis 10 das Höchste und sehr viel schwerer zu behandeln ist.«

Ich sah ihn an und spürte, wie es unter meiner Hirnschale nur so ratterte. 5 bis 6 war zu heilen, 8 bis 10 war nur noch zu behandeln. Hier sollte sich mal bloß keiner einbilden, dass ich die feinen Unterschiede nicht mitbekam.

»Ein *Gleason* von 7 ist mittelprächtig«, meinte Seidler. »Kann aber besiegt werden, Noah. Du darfst dich nur nicht falsch beraten lassen.«

Die beiden Männer tauschten vielsagende Blicke.

»Es *ist* in deinem Alter die einzige Möglichkeit«, sagte Seidler. »Mach dir bitte nichts vor. Du bist zu jung, um es mit Bestrahlungen oder Hormonen zu versuchen.«

Mein Mann saß wie versteinert da, die Arme vor der Brust verschränkt.

»Er muss sich operieren lassen, Lea, eine andere Wahl hat er nicht. Das will er nicht, das weiß ich, aber …«

Noah beugte sich vor und vergrub das Gesicht in den Händen. »Wie ist es denn mit diesen ganz neuen Behandlungen? Da gibt es doch jetzt diese –«

»Vergiss es!«, schnitt Seidler ihm das Wort im Munde ab. »Wenn du noch ein bisschen leben willst, bleibt dir nur das Messer, Noah. Wir müssen noch ein paar weitere Tests machen, und du willst dir sicher eine zweite Meinung holen, aber ich glaube nicht, dass dir irgendein verantwortungsvoller Arzt etwas anderes sagt als ich.«

»Dann sei so gut, Norman, und erzähl meiner Freundin im Detail, was eine Operation für sie bedeutet. Damit ich es ihr nicht sagen muss.«

Seidler nickte und wandte sich dann neuerlich an mich.

»Sie wissen, was eine Prostatektomie ist?«

»Ich habe am Wochenende darüber gelesen.«

»Haben Sie etwas über die Komplikationen gelesen?«

Ich konnte mich nicht erinnern. Oder vielleicht wollte ich mich auch einfach nur nicht erinnern.

»Es gibt zwei verschiedene Vorgehensweisen bei dem Eingriff«, erklärte Seidler. »Es gibt die radikale Prostatektomie, und es gibt die nerverhaltende Alternative. In Noahs Alter würde ich unbedingt zu dem nerverhaltenden Eingriff raten, vorausgesetzt, die weiteren Tests sprechen nicht dagegen. Wir werden dann während der Operation versuchen, jene Nerven zu erhalten, die dem männlichen Glied die Erektion ermöglichen. Verstehen Sie das?«

Ich verstand.

»Hör aber bitte genau hin, was er sagt«, warf Noah da auch schon ein. »Sie werden das versuchen. Ob sie es im Endeffekt auch schaffen, ist was anderes.«

»Wir haben ziemlich gute Erfolge«, fuhr Seidler fort. »Aber es kann leider trotzdem passieren, dass Noah nach der Operation impotent ist.«

»Und impotent bleibt«, fügte Noah hinzu. »Es ist auch möglich, dass ich für den Rest meines Lebens Windeln tragen muss. Weil ich das Wasser nicht mehr halten kann.«

»Ja«, bestätigte Seidler, »das ist auch möglich. Und ich weiß nicht, wie alt Sie sind, Lea, aber Kinder kann Noah nach der Operation auch keine mehr haben. Wir können aber vorher –«

»Ich konnte noch nie Kinder haben«, brachte ich das Thema zu Ende. »Sonst noch was?«

»Nicht, dass es mir im Moment einfiele.«

»Kann er bei der Operation sterben?«

Der Herr Doktor seufzte. »Wie bei jedem Eingriff ist die Anästhesie mit einem gewissen Risiko verbunden, aber … er ist ein gesunder Mann … Nein.«

Noah saß auf seinem Stuhl wie ein armer Sünder. Wie ein genervter armer Sünder. Die Wut stand ihm ins Gesicht geschrieben.

»Also, so weit mich das betrifft«, sagte ich dann, »ich … ich brauche Sex höchstens zweimal im Jahr. Und wenn ich darauf in Zukunft verzichten muss, werden wir uns wohl irgendwie arrangieren können. Meinst du nicht auch, Noah?«

Mein Mann blickte zu mir herüber und konnte bei aller Tragik nicht umhin, zu grinsen.

»Zweimal im Jahr?«, wiederholte er.

Verlegen biss ich mir auf die Unterlippe. Wir waren beide nicht gerade sexuell aktive Menschen, und vielleicht war das ja der Grund für diese ganze Misere. Erst kürzlich hatte ich im Fernsehen gehört, dass Männer, die zwanzigmal oder häufiger Sex im Monat hatten, wesentlich seltener an Prostatakrebs erkrankten als die Männer, die es seltener taten. Wir hatten bestenfalls zweimal im Monat Sex, und das auch nur, weil Noah es wollte. Ich selbst wollte so gut wie nie, sodass er sich im Laufe der Jahre angewöhnt hatte, Avancen mit einem besonderen Code einzuleiten: »Lea, stell dir vor: Das Jahr ist schon wieder um!«

Norman Seidler erhob sich von seinem Stuhl.

»Der Sex sollte im Moment noch eure geringste Sorge sein«, sagte er. »Es gibt heutzutage die tollsten Hilfsmittel, damit verglichen ist die Natur nur Hohn.«

Noah erhob sich ebenfalls.

Mir war so elend, dass ich Mühe hatte aufzustehen. Wenn sich herausstellte, dass der Krebs bereits metastasiert hatte, konnten sie nicht mehr operieren.

»Kannst du mir jemanden empfehlen für eine zweite Meinung?«

»Uniklinik«, antwortete Seidler, »Levitan.« Dann lächelte er mich an. »Hat mich gefreut, Sie kennenzulernen.«

KAPITEL 6

Ein jedes Menschenleben beginnt mit sechsundvierzig Chromosomen, darunter zwei Geschlechts-Chromosomen. Bei Frauen sind es zwei X-Chromosomen, bei Männern ein X- und ein Y-Chromosom, und dieses Y-Chromosom ist auch bekannt unter der Bezeichnung »der Anfang allen Elends«.

Über dieses Elend sind Bücher geschrieben und Filme gedreht worden. Dabei reicht ein einziger Satz aus, den fundamentalen Unterschied zwischen Männern und Frauen zusammenzufassen: »Wenn eine Frau sagt: ›Ich ruf dich an!‹, dann meint sie damit, dass sie sich meldet, bevor sie schlafen geht; wenn ein Mann sagt: ›Ich ruf dich an!‹, dann meint er damit, dass er sich meldet, bevor er stirbt.«

Vor die Wahl gestellt, entweder gleich am Tag nach unserem Besuch bei Dr. Seidler einen anderen Arzt aufzusuchen oder erst zwei Wochen später, entschied sich mein Noah spontan dafür, die zwei Wochen zu warten, und er zögerte auch die weiteren Untersuchungen noch um eine Woche hinaus.

»Warum tust du das?«, klagte ich und raufte mir das Haar.

»Weil mein Leben noch aus etwas anderem besteht als aus Prostatakrebs.«

»Du machst es aber doch nur schlimmer, wenn du wartest.«

»Davon verstehst du nichts, Lea. Das ist ein Adenokarzinom. Das wächst ganz langsam.«

»Na, so langsam kann es nicht wachsen, sonst wäre dein PSA nicht weiter gestiegen.«

»Bist du jetzt Expertin in der Auswertung von Laborbefunden?«

Mir stand der Verstand still. Dieser Mann, der jahrelang Medizin studiert hatte und sonst immer so umsichtig und so vorsichtig war, dieser Mann verhielt sich plötzlich wie ein ungebildeter Narr.

»Das nennt man positives Denken«, behauptete Kate, bei der ich mich tagaus, tagein ausweinte. »Die Hausfrauen, die ihre Lebensweisheiten aus den Nachmittags-Talkshows beziehen, die machen das alle so. Du musst gute Gedanken ins Universum schicken, dann schickt dir das Universum zum Dank Lottogewinne und wundersame Heilungen.«

»Der Krebs wird ihn umbringen, wenn er ihn sich nicht herausschneiden lässt.«

»Lea, der Mann braucht Zeit, um das zu verdauen. Lieb ihn einfach und bedräng ihn nicht!«

Wie ich später feststellte, war dieser Rat nicht nur gut gemeint, es war auch der beste Rat, den mir jemals ein Mensch gegeben hatte. Obwohl es nach außen hin nicht den Anschein hatte, beschäftigte Noah sich intensiv mit seiner Diagnose und mit seiner Zukunft. Er tat das nur anders, als ich es erwartet hatte.

»Ich kaufe uns ein Haus!«

Das verkündete er mir zwei Tage nach unserer Unterredung mit Dr. Seidler.

»Was?«, erwiderte ich gedehnt.

Wir hatten diese Möglichkeit schon mehrmals erwogen, doch war sie finanziell einfach nicht durchführbar.

»Jetzt ist eh schon alles egal«, meinte Noah. »Ich nehme auf die Praxis einen Kredit auf, und davon kaufen wir uns ein schönes Haus am Meer. In Malibu. Da wollte ich immer schon leben.«

Ich war sprachlos, ein Zustand, der vorerst anhielt, denn Noah sprach nicht nur davon, ein Haus zu kaufen, er hatte bereits eine Maklerin mit der Suche nach einer geeigneten Immobilie beauftragt.

»Noah … dir ist schon klar, dass ich nur deshalb so viel nähe, weil wir sonst nichts im Kühlschrank hätten?«

»Das wird besser, wenn ich den Kredit kriege.«

»Dann werden aber doch auch die monatlichen Ausgaben höher. Du hast die wahnsinnige Praxismiete, den Unterhalt für Irene und die Kinder, euer –«

»Ich werde wieder unterrichten, Lea.«

»Wenn du operiert bist und nicht so arbeiten kannst wie sonst, dann –«

»Lass uns jetzt nicht schon wieder über den verdammten Krebs sprechen!«

Die weiteren Untersuchungen schienen zu bestätigen, dass Noahs Krebs noch nicht metastasiert hatte. Mir gefiel die Formulierung nicht. Nichts war hundertprozentig, alles schien lediglich hundertprozentig zu sein.

Noah nahm die Kunde – es schien ja eine frohe zu sein – kommentar- und ausdruckslos zur Kenntnis.

»Bist du gar nicht erleichtert?«, erkundigte ich mich.

Ich selbst war erleichtert gewesen, insbesondere über den negativen Knochenscan. Doch da Noah so überhaupt nicht erleichtert wirkte, hatte ich plötzlich Sorge, ich sei nur erleichtert, weil ich nicht ausreichend informiert war.

Er sah mich an, als sei ich nicht mehr ganz bei Trost.

»So weit sinke ich nicht«, gab er mir dann zur Antwort. »Das wird dein Gott nicht erleben, dass ich hier dankbar bin, weil er es nur auf die Hälfte von mir abgesehen hat und nicht auf das Ganze. Kommst du, Lea?«

Der Pacific Coast Highway, kurz PCH genannt, erstreckte sich von Santa Monica im Süden über Malibu nach Oxnard im Norden. Berühmt war die Schnellstraße für dreierlei: Erstens schlängelte sie sich durch eine überwältigend schöne Natur, sodass zweitens viele Stars aus Film, Fernsehen, Musik und Politik Häuser an der Strandseite besaßen, und drittens galt sie als eines der verruchtesten Nadelöhre im ohnehin schon chaotischen südkalifornischen Straßenverkehr.

Die wirklich großen Anwesen Malibus lagen in den Bergen über dem PCH. Und dann gab es seit kurzer Zeit die Oceangate-Kolonie, eine völlig neue Wohnanlage im Norden von Malibu. Sie lag auf einer Landzunge, in einem Gelände, durch das sich der PCH nicht unmittelbar am Strand entlangschlängelte. Vielmehr musste man vom PCH Richtung Meer in eine Umgehungsstraße einbiegen, die am Ende wieder in den PCH mündete. Von dieser Umgehung gingen drei Zufahrtsstraßen ab: North Oceangate, Oceangate und South Oceangate.

Lediglich North Oceangate war an jenem 13. Mai 2004 bereits fertiggestellt, und nach Aussage der Maklerin, einer rassigen Schönheit namens Maria Moralez, waren wir die Ersten, denen sie die Häuser zeigte.

Während Noah ihr berichtete, dass er den Tipp einem Kollegen verdankte, sah ich mich ehrfurchtsvoll um.

North Oceangate war noch nicht asphaltiert und, bedingt durch den Pazifik, eine Sackgasse. Der Bungalow im Wendekreis und die beiden rechts und links angrenzenden Häuser lagen unmittelbar am Meer. Auf beiden Straßenseiten waren dann noch einmal je drei Häuser, und die waren wesentlich größer als die anderen.

»Die sind für Familien gedacht«, sagte die Maklerin.

Noah interessierten die so genannten Kopfhäuser. Nachdem er das geäußert hatte, legte Maria die entsprechenden Grundrisse auf der Kühlerhaube ihres Autos aus.

»Sehen wir uns das nicht besser in natura an?«

»Ich will Ihnen nur eben die kleinen Unterschiede aufzeigen, Doktor Lehman.«

Während Noah in der Folge artig lauschte, dass im linken Haus dies seitenverkehrt und im rechten Haus jenes größer, dafür das aber etwas kleiner war, erlebte ich, was ein Stickerschock war. Im rechten oberen Eck des jeweiligen Grundrisses klebte nämlich ein roter Sticker, und darauf war der Verkaufspreis des

Hauses vermerkt. Zuerst glaubte ich, nicht richtig zu sehen – vorübergehende Sehschwäche war das erste Anzeichen für einen Stickerschock –, dann glaubte ich, nur nicht richtig zu lesen. Als sich der Verdacht auf plötzliche Legasthenie auch nicht bestätigte, bekam ich die ersten körperlichen Symptome. Was ein Aufschrei hatte werden sollen, verhallte zu einem tonlosen »Huch«, und meine Hände zogen mit unkontrollierten Bewegungen an Noahs Strickjacke.

»Was?«, erkundigte sich mein Mann.

»Hast … hast du gesehen, wie teuer die sind?«

»Lea!«, erhielt ich strafend zur Antwort.

»Aber das können wir uns doch nicht –«

»Wir würden uns jetzt wirklich gern das rechte Kopfhaus ansehen«, sagte Noah zu Maria Moralez.

»Natürlich.« Sie raffte ihre Grundrisse zusammen, schenkte uns ein breites Lächeln, und dann folgten wir.

Das rechte Kopfhaus war etwas kleiner als das linke und preiswerter als die beiden anderen.

»Das können wir uns zwar auch nicht leisten«, flüsterte ich Noah ins Ohr, »aber wir –«

»Nun guck es dir doch erst mal an, Lea!«

Obwohl ich mir nicht vorstellen konnte, dass das Haus vom Anschauen billiger wurde, ließ ich mich darauf ein. Denn Kate hatte ja gesagt, ich sollte Noah einfach nur lieben und nicht bedrängen …

Ein schmiedeeisernes Tor führte in einen kleinen Vorgarten. Geradeaus war die Haustür, rechts ging es in eine geräumige Doppelgarage.

Maria Moralez öffnete uns die Tür, und wir standen gleich im Wohnzimmer. Es war kleiner als unser Wohnzimmer in Hollywood. Zu meiner Linken war die Küche. Die war größer als meine Küche. Weiße Lackschränke, Kühlschrank, Herd und Waschmaschine aus mattiertem Chrom, weiße Marmorfliesen: Es war schon irgendwie beeindruckend.

Aus der dem Küchenfenster gegenüberliegenden Tür gelangte man in den Essbereich des Wohnzimmers, und auch der war kleiner als unser Essbereich in Hollywood.

Das Wohnzimmerfenster bot eine atemberaubende Aussicht aufs Meer. Tiefblau und majestätisch tat sich der Pazifische Ozean vor uns auf. Ich war sprachlos.

Rechts neben der Haustür tat sich ein Korridor auf. Der führte ins Arbeitszimmer, ins Bad und in einen weiteren Korridor. Das Arbeitszimmer war geräumig, sehr viel größer als unseres in Hollywood.

»Das musst du dir ansehen!«, rief Noah, der schon ins Schlafzimmer vorausgeeilt war. »Das glaubst du nicht, Lea!«

Das Schlafzimmer hatte Einbauschränke und ein angrenzendes Badezimmer mit Doppeldusche und Bidet. Was Noah so begeisterte, tat sich jenseits des riesigen Schlafzimmerfensters auf. Ich folgte ihm ins Freie und fand mich auf einer weiß gefliesten Terrasse wieder. In der Mitte dieser Terrasse war zurzeit noch ein gewaltiges, kobaltblau geklinkertes Loch, doch war klar zu erkennen, dass es schon morgen ein kleiner Pool sein konnte.

»Vorausgesetzt, man kann die Wasserrechnung bezahlen«, stichelte ich.

»Ist das alles, was dir dazu einfällt?«

Noahs Stimme klang auf einmal ganz traurig, und er sah auch traurig aus. Gleich schämte ich mich für mein Benehmen. Mein Mann war krank, schwer krank sogar.

Ich schmiegte mich an ihn. »Entschuldige, bitte!«

Er nahm mich in die Arme und gab mir einen Kuss auf die Stirn. »Schon gut. Gefällt es dir wirklich nicht?«

»Es gefällt mir schon, Noah.«

»Nur zu teuer?«

»Zu teuer und zu klein.«

»Das ist doch nicht klein, Lea!« Noah streckte beide Arme aus, als wolle er die Welt umarmen. »Das ist doch riesig!«

Die Terrasse war in der Tat riesig. Sie reichte von Hauswand zu Hauswand, und eine Begrenzungsmauer trennte sie vom Strand.

Die Mauer war so niedrig, dass sie den Meerblick nicht verbaute. Mit einem Schritt konnte man darübersteigen und stand mit den Füßen im schönsten, weißen, weichen Sand.

»Der Zugang zum Strand ist hier«, sagte Maria Moralez und zeigte uns ein eisernes Törchen am Ende der Terrasse.

Noah hatte sich auf die Strandmauer gehockt und beobachtete mich aufmerksam. Ich wollte, dass er glücklich war. Nur durften wir uns nicht langfristig unglücklich machen, nur damit er kuzfristig glücklich war.

Ich hockte mich zu ihm.

»Können wir uns das wirklich leisten?«

»Geh noch mal in Ruhe allein durchs Haus«, bat er mich. »Und dann entscheiden wir uns. Okay?«

Das war zwar keine Antwort auf meine Frage, doch tat ich ihm den Gefallen. Mir war klar, dass Noahs Glück nicht wirklich von diesem Haus abhing. Es hätte stattdessen auch eine neue Frau, eine neue Arbeit oder ein Leben in einem neuen Land sein können, und wenn ich mir das vor Augen hielt, konnte ich dankbar sein, dass es nur ein Haus war. Eine Zeit seines Lebens drohte zu enden, vielleicht endete gar bald sein ganzes Leben. Dem machtlos ausgeliefert, schlug er dem Schicksal ein Schnippchen, indem er etwas Neues begann. Das würde nicht mit untergehen. Das Haus war Noahs Rettungsboot. Das Schiff drohte zu sinken, und er ließ das Schlauchboot ins Wasser, und ich durfte auf keinen Fall … selbst wenn es mir noch so haarsträubend …

Mein Gedankenfluss versiegte. Zuerst sah ich nur durch die Augenwinkel, dass da ein Auto den North Oceangate hinunterfuhr. Dann fiel mir plötzlich auf, dass es sich um ein rotes Auto handelte. Es war ein roter Ford Taurus.

Aus einem eigentümlichen Impuls heraus stellte ich mich neben das Fenster an die Wand. So konnte man mich von draußen nicht sehen. Der rote Ford Taurus fuhr so langsam, dass man es kaum noch fahren nennen konnte. Er rollte vor das Haus, blieb einen Moment stehen, rollte dann am Haus vorüber, in den

Wendekreis … Ich konnte nicht sehen, wer am Steuer saß. Im nächsten Moment gab der Fahrer des roten Ford Taurus Gas und brauste davon.

»Und?«

Noah lehnte im Türrahmen und sah mich erwartungsvoll an.

Ich hatte ihn gar nicht kommen hören und war verwirrt.

»Noch immer keine Meinung?«

»Doch«, erwiderte ich, »nur –«

»Bitte, Lea: Ich will leben – nicht rechnen.«

KAPITEL 7

Noch am gleichen Nachmittag leistete Noah eine Unzahl von Unterschriften, und am nächsten Morgen ging er dann die Bankgeschäfte an. Danach stand der Anzahlung auf North Oceangate 101 nichts mehr im Wege, und wir hatten endgültig keine Rücklagen mehr.

In nackter Verzweiflung rief ich Kate an und jammerte ihr vor, wie schrecklich alles war.

»Du siehst das viel zu schwarz«, meinte meine Freundin dazu. »Männer sind nun mal so. Scott sagt immer …«

Es folgte ein langer Monolog über Scott. Im mega-maxi Detail – ja, man war inzwischen von »itzi-bitzi« auf »mega-maxi« umgestiegen – wurde mir berichtet, was Scott zu sagen, zu tun und zu denken pflegte.

»Du kannst dafür leicht Verständnis aufbringen«, brachte ich Kates Scottomanie schließlich zu Ende, »ihr habt ja getrennte Kassen! Bei uns kommt aber alles aus einem Topf, und was da jeden Monat drin ist, hat jetzt schon nie gereicht. In Zukunft ist die monatliche Hypothek für das Haus aber doppelt so teuer wie die Miete hier in Hollywood. Kannst du mir sagen, wie das gehen soll?«

Kate seufzte mitfühlend.

»Willst du die Wohnung kündigen?«, fragte sie dann.

»Sicher.«

»Lea, da solltest du jetzt einen kühlen Kopf bewahren.«

Und gleich begann sie neuerlich, über Scott zu sprechen. Der hatte Kate nämlich eine völlig neue Lebensperspektive eröffnet. Bisher war sie – ebenso wie ich – überzeugt gewesen, man müsse eine Tür schließen, um eine andere Tür öffnen zu können.

»Scott hat mir beigebracht, dass das ein mega-maxi Blödsinn ist, Lea. Man macht die neue Tür auf und guckt erst mal, wie es dahinter aussieht. Und erst wenn sich herausgestellt hat, dass das hinter der neuen Tür was taugt, erst dann schließt man die andere Tür. Verstehst du, was ich meine?«

»Ich soll meine Wohnung nicht kündigen?«, schlussfolgerte ich. »Wer soll das bezahlen, Kate? Hypothek und Miete.«

Kate stöhnte. »Denk nicht so weit in die Zukunft, Lea! Mach es doch erst mal für ein, zwei Monate, und dann seht ihr vielleicht schon weiter.«

Obwohl ich es nicht zugab, war das gar kein dummer Gedanke. Wir zahlten für die hiesigen Verhältnisse eine extrem niedrige Miete und würden so etwas nicht so schnell wiederfinden. Und dass Noahs Traumhaus-Traum zu einem finanziellen Albtraum werden würde, schien vorprogrammiert.

»Wann will er denn umziehen?«, fragte Kate. »Sofort?«

Das konnte ich ihr nicht beantworten.

»Wie verhält sich denn eigentlich seine Frau?«

Ich stöhnte. »Irene hat noch von nichts eine Ahnung. Sie und die Kinder wissen weder von Noahs Krebs noch von dem Haus, und er will auch nicht, dass sie was erfahren.«

»Der dreht mega-maxi durch im Moment. Pass auf, Lea, als Nächstes wird er dich dauerficken.«

»KATE!!!«

»Tut mir leid, ein besseres Wort fiel mir gerade nicht ein. Scott sagt das immer …«

Die Frage, wann Noah umziehen wollte, klärte sich rascher, als mir lieb war. Mit einem meterhohen Stapel Umzugskartons kam er am Freitagabend heim.

Am nächsten Morgen blickten Noah und ich dem Untier Umzug gemeinsam ins Auge.

»Das geht ganz genau auf!«, frohlockte mein Mann. »Du musst die Wohnung heute zum 1. Juni kündigen, dann hältst du die Zwei-Wochen-Frist ein.«

»Okay«, sagte ich.

»Und am 31. Mai ist *Memorial Day*, da wird also nicht gearbeitet, deshalb müssen wir den Möbelwagen schon für den 28. Mai … Nein, da ist so viel Verkehr, für den 27. Mai müssen wir ihn bestellen. Das mach ich. Dann haben wir also noch genau zwölf Tage Zeit.«

»Wenn du nur die Möbel transportieren lassen willst«, wandte ich vorsichtig ein, »und alles, was in den Möbeln und in den Schränken steckt, vorher selbst nach Malibu transportieren willst, dann solltest du vielleicht –«

»Na, so viel ist das doch nicht!«

Ich spürte, wie mein Unterkiefer herunterklappte.

»Mach dich doch nicht immer vor allem so bange, Lea! Da packen wir abends ein paar Kartons, fahren sie eben rüber, und in zwölf Tagen –«

»Vergiss bitte nicht, dass du möglicherweise mal eben operiert werden musst!«

»Das vergesse ich schon nicht –«

Bevor er zu Ende sprechen konnte, läutete sein Handy.

»Doktor Lehman hier! – Ja. – Einen Moment mal eben.«

Noah verschwand im Arbeitszimmer. Als er ein paar Minuten später zurückkam, teilte er mir mit, er müsse jetzt weg.

»Wo gehst du denn hin?«

»Arbeiten.«

Ich rollte entnervt die Augen, und er sah es ein.

»Lea, da draußen ist jemand, der dringend Hilfe braucht.«

Er nahm mich in die Arme und strich mir liebevoll über den Rücken.

»Meinst du, dass du zum Abendessen zurück bist?«

»Wenn nicht, rufe ich dich an.«

Noah ging, und ich setzte mich erst mal hin und rauchte in Ruhe eine Zigarette. Mein Mann verdrängte seine Sorgen mit Arbeit und Zukunftsplänen. Vielleicht war er sogar noch einen Schritt weiter und hatte inzwischen so viel Arbeit und so viele Zukunftspläne, dass ihm gar keine Zeit mehr blieb, sich noch zu sorgen. Und vielleicht war das ja ein wünschenswerter Zustand.

Noahs Krebs beschäftigte mich Tag und Nacht. Er war in Noahs Körper, und meines Erachtens hätte er da nicht mehr sein müssen, weil man ihn schon längst hätte herausschneiden können.

Vor der Operation hatte ich Angst. Ich hatte Angst, Noah könnte dabei sterben oder aber in so kläglichem Zustand aus ihr hervorgehen, dass er seinen Lebenswillen verlor. Und wenn dann noch finanzieller Ruin …

So konnte es nicht weitergehen. Ich konnte mich nicht von früh bis spät mit Visionen quälen. Ich musste es Noah gleichtun und mich irgendwie ablenken. Und dazu brauchte ich gar nicht in die Ferne zu schweifen, denn das Gute lag so nah: Ich machte mich an die Umzugskartons.

Dass dies eine Aufgabe war, die man abends ganz nebenbei erledigen konnte, war natürlich nichts als eine klassische männliche Fehleinschätzung. Das Packen der Kartons war noch das wenigste. Erst dann wurde es interessant.

Um einen Eindruck zu gewinnen, wie interessant, zog ich das volle Programm am Nachmittag dieses 15. Mai 2004 einfach mal durch. Ich schnappte mir einen Karton mit Videokassetten, trug ihn aus der Wohnung zum Fahrstuhl und in der Tiefgarage wieder aus dem Fahrstuhl heraus.

Den Karton zum Auto zu bringen dauerte etwa zwei Minuten. Ich stellte ihn in den Kofferraum und – wer hätte das gedacht – konnte den Kofferraum nicht mehr schließen. Dann öffnete ich den Umzugskarton wieder und verstaute den Inhalt lose im Kofferraum. Auf die Art und Weise konnte ich zwei bis drei Kartons pro Fahrt nach Malibu bringen.

Ich hatte keinerlei Vorstellung, wie viele Fahrten das bedeuten würde, und das war sicher gut so.

Man brauchte von Hollywood zum North Oceangate 101 genau fünfunddreißig Minuten. Das hatte Noah am Morgen errechnet, vermutlich in der Annahme, die Regierung stelle uns aus purem Mitgefühl einen F-16 Kampfjet zur Verfügung.

Mit meinem Auto schaffte ich an jenem Samstagnachmittag mal gerade die Hälfte der Strecke. Dann waren die fünfunddreißig Minuten um. Den PCH erreichte ich erst zehn Minuten später, und ich wusste sofort, dass ich angekommen war, denn wo der Pacific Coast Highway begann, da begann auch der Stau.

Nach insgesamt einer Stunde und fünfundvierzig Minuten bog ich endlich in den North Oceangate ein. Geschafft! Im nächsten Moment wurde mir auch schon unbehaglich zumute. Ich war ja allein. Außer mir war hier keine Menschenseele, darüber hatte ich bisher noch gar nicht nachgedacht.

Da es bis zur offiziellen Schlüsselübergabe noch einige Zeit dauern würde, hatten Noah und die Immobilienfirma eine stille Übereinkunft getroffen. Links am Haus entlang führte ein Schleichweg zum Strand. Von dort gelangte man auf die Terrasse, und in jenem kobaltblauen Loch, das dereinst ein kleiner Pool werden sollte, klebte ein Briefumschlag, und darin waren die Hausschlüssel.

Ich ging zurück, wie ich gekommen war, warf dabei einen Blick auf das Nachbarhaus, das mittlere der drei Kopfhäuser. Vor einem der Fenster war eine Gardine. Sie war neu. Vielleicht war ich also nicht ganz allein hier. Und vielleicht waren Noah und ich auch nicht die Ersten, die einzogen. Das beruhigte mich irgendwie.

Ich schloss die Haustür auf und versuchte, mir vorzustellen, dass dies nun bald mein neues Zuhause sein sollte. Es gelang mir nicht. Die Wohnung in Hollywood war mein Zuhause, und deshalb war es gut, dass ich sie vorerst nicht kündigte.

Zehn Jahre waren vergangen, seit ich aus Deutschland nach Los Angeles umgesiedelt war. Viel war seither geschehen, und diese Erinnerungen hingen in Hollywood an den Wänden. Sie gaben mir Kraft und Zuversicht, dass ich auch die Zukunft ertragen, durchstehen und überleben konnte. Hier in Malibu fühlte ich nichts. Hier war alles leer.

»Noch!«, sagte ich laut zu mir selbst, und dann ging ich zum Auto und erledigte den zweiten Teil der unendlichen Geschichte der Umzugskartons eins bis drei. Was lose im Kofferraum lag, packte ich gemäß Kartonaufschrift hinein, und zuletzt schleppte ich die Kartons noch ins Wohnzimmer.

Ein Blick auf die Uhr bestätigte mir meine düstersten Befürchtungen: Wenn ich für die Rückfahrt genauso lange brauchte wie für die Hinfahrt, dauerte es knapp vier Stunden, mal eben drei Kartons nach Malibu zu bringen.

Noah arbeitete den ganzen Samstag, und am Sonntagmorgen ging er früh schon wieder weg.

»Lässt sich nicht ändern«, sagte er zum Abschied.

»Ich weiß«, antwortete ich im Halbschlaf, denn ich wusste es wirklich – oder glaubte es zumindest zu wissen.

In den Samstagsnachrichten hatte man von einem »Unglück« in Burbank gesprochen. Dort hatte es zwischen Eheleuten einen Streit gegeben, der damit endete, dass der Mann zuerst seine Frau tötete und anschließend Selbstmord beging. Das war jetzt der vierte Fall.

In einer Sondersendung gab ein Sprecher des *Los Angeles Police Department* erstmals zu, dass es einen Zusammenhang zwischen den einzelnen Fällen gab, dass es eben keine »Mord-Selbstmorde«, sondern einwandfrei Doppelmorde waren.

Um die Ermittlungen nicht zu gefährden, wollte er darauf aber nicht weiter eingehen. Stattdessen versuchte er, die Öffentlichkeit damit zu beruhigen, dass es im Burbank-Fall erstmals Zeugen und auch Verdächtige gebe und dass die Mitglieder der unlängst gegründeten Sonderkommission Tag und Nacht arbeiten würden, um die Fälle zu lösen.

Nun, dass die Mitglieder der Sonderkommission Tag und Nacht arbeiteten, konnte ich bestätigen. Und ich fand es schade, dass ich die Frauen der anderen Mitglieder der Sonderkommission nicht kannte, denn sie hätten mir beim Umzug helfen können. So stand ich allein da mit meinen Kartons und der Qual der Wahl.

Garderobe wollte ich erst mal nicht nach Malibu bringen. Nach Handtüchern und Bettwäsche stand mir auch nicht der Sinn. Gläser und Porzellan kamen erst recht nicht infrage, denn die waren schwer.

Ich brach in Tränen aus. Weinend lief ich durch die Wohnung und suchte meine Samantha. Sie döste auf dem Fensterbrett im Wohnzimmer und fand es gar nicht lustig, dass ich sie aufweckte, um mit ihr zu schmusen.

»Ich brauch das jetzt«, entschuldigte ich mich, und dann legte ich mich mit Samantha im Arm auf das Bett und weinte so heftig wie seit Jahren nicht mehr.

Wenn es nach mir gegangen wäre, hätte Noah die Operation bereits hinter sich gehabt.

Wenn es nach mir gegangen wäre, hätten Noah und ich seit dem Tag seiner Diagnose kein anderes Gesprächsthema mehr gehabt als seinen Prostatakrebs.

Wenn es nach mir gegangen wäre, hätte ich meinem Mann schon längst all das gesagt, was ich fühlte, wie sehr ich ihn liebte, was er mir bedeutete, wie dankbar ich ihm war, und was ich mir für unsere Zukunft wünschte und für den Fall, dass wir keine Zukunft mehr hatten.

Wenn es nach mir gegangen wäre …

Meine Tränen versiegten abrupt. Auf einmal konnte ich etwas fühlen, in meinem Bauch fühlen, was ich bisher nur hin und wieder gedacht hatte. Es ging hier überhaupt nicht um mich. Was ich wollte, war zurzeit völlig belanglos. Meine Gefühle musste ich im Augenblick zurückstellen. Es ging hier ausschließlich um Noah, und den brauchte ich nicht zu fragen, was er wollte, denn das sagte er mir nicht nur freiwillig, er lebte es mir förmlich vor.

Ich entließ Samantha aus meiner Umklammerung, wischte mir die Tränen vom Gesicht und ging ins Arbeitszimmer. Und dann packte ich Noahs Ärztejournale in die Umzugskartons.

Drei Fuhren, siebeneinhalb Stunden Autofahrt und sechs Umzugskartons später waren sämtliche Journale in Malibu, und ich war völlig erschöpft.

Noah erging es ähnlich. Er kam an jenem Sonntag erst kurz vor Mitternacht nach Hause und fiel sofort ins Bett. Doch während er selig durch die Nacht schlummerte, tat ich kein Auge zu. Mein Rücken schmerzte mehr denn je, und außerdem hatte ich Durchfall. Jede Stunde rannte ich zur Toilette, bekam Krämpfe in den Füßen, schluckte alle möglichen Tabletten, nichts half.

»Das sind nur die Nerven«, beruhigte ich mich. »Morgen weißt du mehr, Lea.«

KAPITEL 8

Am Montag, dem 17. Mai 2004, um fünfzehn Uhr dreißig hatte Noah seinen Termin bei Professor Levitan. Wir meldeten uns bei der Sekretärin an, sie bat Noah um sämtliche Unterlagen, und dann schickte sie uns in den Warteraum.

»Es kann ein bisschen dauern, Doktor Lehman.«

»Siehst du, Lea, wir hätten später gehen sollen.«

Ich rollte die Augen und setzte mich auf den erstbesten freien Stuhl.

Noah setzte sich neben mich. »Was nervt dich jetzt?«

»Nichts nervt mich«, sagte ich leise und sah ihm dabei fest in die Augen. »Im Gegenteil. Ich möchte es genießen, dass wir mal ein paar Minuten einfach nur dasitzen und nichts tun.«

Noah presste die Lippen aufeinander, und dann griff er nach meiner Hand und rieb sie zwischen seinen Händen.

»Du bist ja ganz kalt«, sagte er.

»Kommt von innen«, antwortete ich.

»Kalte Hände, warmes Herz.«

Mit einem Schlag wurde mir warm. Und ich wusste zwar, dass es eines der schlimmsten Dinge war, die ich meinem Mann antun konnte, doch musste es einfach sein. Ich beugte mich vor und küsste ihn.

»Nicht doch!«, beschwerte er sich im Flüsterton.

Noah hasste Zärtlichkeitsbekundungen in der Öffentlichkeit. Dass er meine Hand hielt, war schon ein Zugeständnis, der Kuss ging ihm effektiv zu weit.

Wir waren nicht das einzige Händchen haltende Paar im Warteraum der urologischen Universitätsklinik. Da saßen noch andere, und sie machten alle keinen fröhlichen Eindruck. Nacheinander wurden sie aufgerufen und verschwanden. Nur wir blieben. Um achtzehn Uhr dreißig war es endlich so weit.

Zweieinhalb Wochen hatte ich mich vor diesem Augenblick gefürchtet. Drei Stunden hatten wir auf diesen Moment gewartet. Jetzt war alles in wenigen Minuten vorbei.

Professor Levitan war ein kleiner, schwarzhaariger Mann mit sonnengebräuntem Teint. Er begrüßte uns, bot uns einen Platz an, und dann griff er nach Noahs Krankenblatt und wies auf die verschiedenen Röntgen- und Tomografie-Bilder, die vor der Lichtleiste neben seinem Schreibtisch klemmten.

»Ich habe mir das alles in Ruhe angesehen, Herr Kollege, und ich kann Doktor Seidler nur beipflichten. Ich habe ihm das schon gesagt, aber falls Sie noch Fragen haben …«

Noah stutzte einen Moment, dann zog er einen Zettel aus der Hosentasche.

»Eine Frage habe ich. Diese neue Methode, diese Kryoablation, bei der man den Tumor mit flüssigem Stickstoff einfriert, wo wird das hier –«

»Doktor Lehman, Sie haben Angst vor Impotenz und Inkontinenz, und das ist verständlich. Nur macht es überhaupt keinen Unterschied, ob Sie sich operieren, bestrahlen, mit Hormonen behandeln lassen oder sich einer Kryoablation unterziehen. Impotenz und Inkontinenz sind immer das Risiko, und ob Sie es mir glauben oder nicht, dieses Risiko ist bei einer Prostatektomie noch geringer als bei den anderen Behandlungsmethoden.«

Das war es. Mehr hatte uns der Mann nicht zu sagen, denn mehr gab es nicht zu sagen.

Als wir eine Stunde später nach Hause kamen, fand ich eine Nachricht von Dr. Seidler auf unserem Anrufbeantworter: »Levitan hat mir kurz Bescheid gegeben, Noah, und ich habe einen OP-Termin für dich gemacht, und zwar jetzt am Freitag, dem 21. Mai, um acht. Ruf mich bitte an, um das rückzubestätigen.«

Im ersten Moment zeigte Noah keine Regung. Er stand im Türrahmen, als ich den Anrufbeantworter abhörte, und starrte durch mich hindurch an die Wand des Arbeitszimmers.

Die Hast, mit der Dr. Seidler über den Kopf des Patienten hinweg den Operationstermin angesetzt hatte, behagte mir überhaupt nicht. Wenn ich Pech hatte, fand Noah jetzt irgendeine absurde Erklärung dafür, den Termin nicht wahrzunehmen. Das durfte nicht passieren. Ich musste mit allen Mitteln versuchen –

»Machst du uns bitte was zu essen!«

»Wie?«

»Ich geh noch mal eben kurz weg, Lea, bin gleich wieder zurück. Mach du uns bitte was zu essen!«

Das Y-Chromosom, auch bekannt als »der Anfang allen Elends«, zeigte mir wieder mal seine Krallen.

Männer waren nicht am Boden zerstört! Wäre Noah eine Frau gewesen, die soeben erfahren hatte, dass ihr am Freitagmorgen die Brust amputiert werden sollte, so wäre er in Tränen ausgebrochen, denn er hatte zwar gewusst, dass der Knoten im Busen bösartig war, und er hatte auch damit gerechnet, dass man die Brust abnehmen musste, doch kam jetzt trotzdem alles irgendwie plötzlich, und so etwas hinterließ eine Frau am Boden zerstört.

Männer waren zu derartigen Gefühlsausbrüchen nicht fähig, was jedoch keineswegs bedeutete, dass sie diese Gefühle nicht hatten. Der Ausbruch fand nur nicht nach außen hin statt, sondern tief drinnen in diesem so genannten männlichen Innenleben. Dort gab es einen geheimen Raum. Der war hundertprozentig schalldicht und hatte wie die Gummizelle in der geschlossenen Psychiatrie weich gepolsterte Wände und dicke Schaumstoffmatten als Bodenbelag.

Was immer mein Noah scheinbar auch tat, während ich den Tisch deckte, Nudeln kochte und den Gulasch auftaute, in Wahrheit hatte er sich in seine persönliche Gummizelle begeben. Dort rannte er jetzt gegen die Wände, schrie, was das Zeug hielt, und trommelte auf den Fußboden. Der Schmerz, den eine Frau in die

Welt hinausschrie, den sperrte ein Mann ausbruchsicher ein und versuchte, ihn mit geballter Faust zu zertrümmern.

Etwa eine halbe Stunde nachdem er fortgegangen war, kam Noah zurück.

»Gulasch, mmh!« Er setzte sich an den Tisch, als sei dies ein Abend wie jeder andere.

Die einzigen Worte, die fürs Nächste gesprochen wurden, waren: »Lecker! – Hast du Gurken? – Sehr lecker. – Hast du auch Senfgurken? – War das lecker!«

Dann schob er seinen Teller zurück und sah mich liebevoll an. »Keine Angst, wir ziehen das am Freitag durch.«

Bis dahin hatte sich mein Körper angefühlt wie eine gnadenlos überspannte Violinsaite. Jetzt legte sich das, und ich sank spürbar ich mich zusammen, schloss die Augen.

»Lea, ich muss dich um etwas bitten!«

»Ich werde alles tun, was ich kann. Das weißt du hoffentlich.«

»Ja, das weiß ich.«

»Aber?«, hakte ich nach, weil seine Antwort irgendwie nach »Aber« geklungen hatte.

Er kämpfte mit einem Grinsen. »Aber bist du auch bereit, alles zu tun, obwohl das Jahr noch nicht um ist?«

Ich brauchte einen Moment, um das zu verarbeiten. Zuerst dachte ich, das könnte ja gar nicht sein, denn unter den gegebenen Umständen konnte mein Mann doch unmöglich an Sex denken. Dann machte ich mir klar, dass Männer ja oft mit Sex in Verbindung brachten, was für Frauen ausschließlich mit Gefühlen zu tun hatte und mit Nähe und Zärtlichkeit. Schließlich wurde mir dann bewusst, dass die gegebenen Umstände es durchaus zuließen, mit Sex in Verbindung gebracht zu werden, und dass wir vielleicht zwei Fliegen mit einer Klappe schlagen konnten: Es bot sich mir hier eine Chance, meinen Gefühlen freien Lauf zu lassen und zugleich mein so verzweifeltes Bedürfnis nach Nähe und Zärtlichkeit zu stillen.

»So lange du willst, Noah. So oft du willst. So viel du willst!«

Noahs Grinsen wurde breiter. »Sei vorsichtig, was du sagst. Ich hab mir nämlich gerade Viagra geholt.«

Für einen normalen Mann zwischen fünfzehn und fünfundsiebzig war Sex ebenso lebensnotwendig wie Essen und Trinken, und deshalb tat er es mindestens dreimal täglich, sieben Tage die Woche, zweiundfünfzig Wochen im Jahr.

Hatte der normale Mann gerade keinen Sex, so dachte er doch zumindest über Sex nach. Sex war das Einzige, was Männer wirklich glücklich machte, das Einzige, was sie wirklich interessierte.

Wenn man Zeitschriften durchblätterte oder den Fernsehapparat einschaltete, musste man annehmen, dass es genau so war. Doch sah die Wahrheit natürlich anders aus. Nicht umsonst gab es Viagra und Levitra und Cialis, die meistverschriebenen Medikamente aller Zeiten.

Die Männer konnten nicht so, wie immerzu behauptet wurde, doch glaubten die meisten Männer, sie seien die Einzigen, die nicht so konnten. Und sie nahmen an, dass sie nur deshalb nicht so konnten, wie sie sollten, weil sie im Grunde überhaupt nicht wollten, wie sie sollten, doch galt so was ja als unmännlich, und deshalb behielt man es für sich. Man erzählte es höchstens mal seinem Therapeuten.

Noah hatte Scharen von Männern behandelt, die sich für sexuelle Versager hielten, weil sie nur selten oder überhaupt keine Lust mehr hatten.

Er selbst war laut eigener Aussage ein Mann, der, abgesehen von ein paar stürmischen Monaten in der Pubertät, nie sonderlich viel Lust gehabt hatte. Selbst Luthers »in der Woche zwier« war ihm zumeist noch zu viel gewesen, denn Sexualität war im weitesten Sinne nichts anderes als schöpferische Kraft, und die konnte man auch in andere Dinge investieren, die mindestens ebenso erfüllend und dazu auch noch dauerhaft waren.

In seiner Ehe hatte es deshalb häufig Streit gegeben. Seit wir zusammenlebten, hatte sich das Blatt gewendet. Seither fühlte Noah sich, und das drückte er betont literarisch aus, wie ein ganz geiler Knochen.

Als dreijähriges Mädchen war ich von einem Freund meines Vaters sexuell missbraucht worden. Deshalb hatte Sex in meinem Leben von jeher eine ganz besondere Rolle gespielt. Ich ging ihm gezielt aus dem Wege, bis ich eines Tages lernte, dass es Mittel gab, die den Sex erträglich machten: Man musste sich so betrinken, dass man kaum noch etwas mitbekam.

Die Folge war eine Alkoholikerkarriere, die damit endete, dass ich mich einem Entzug und anschließend einer zweijährigen Psychotherapie unterzog. Noah war mein Therapeut. Und wie ich in heiteren Momenten vermerkte, war ich mir durchaus der Tatsache bewusst, dass ich überhaupt keine andere Wahl gehabt hatte, als aus meinem ehemaligen Therapeuten meinen Freund, Vertrauten und Sexualpartner zu machen. Denn kein anderer Mann auf Gottes Erdenrund hätte sich je mit meinen Besonderheiten abgegeben.

Dabei waren diese Besonderheiten auf den ersten Blick gar nicht so besonders. Ich fasste Noah gern an, ich küsste ihn leidenschaftlich gern, ich liebte es, ihn zu streicheln. Nur wehe, er fasste mich an! Wehe, er küsste mich! Und streicheln? Man musste mich zumindest vorwarnen, lieber noch fragen, und nur wenn ich ausdrücklich einverstanden war, durfte weiter vorgestoßen werden – und, nein, nicht im wahrsten Sinne des Wortes.

Buchstäbliche Vorstöße musste man mir ankündigen. Ich brauchte Zeit, um mich seelisch darauf vorzubereiten, denn nur dann konnte ich den Sex im Rahmen meiner Möglichkeiten überhaupt genießen. Ich konnte mich nämlich nicht hingeben, das war viel zu gefährlich. Ich musste zu jeder Zeit die vollständige Kontrolle behalten, sonst hörte ich mittendrin auf und ging ins Bad. Und da verbrachte ich schon nach sexuell erfüllenden Erlebnissen sehr viel Zeit, denn ich musste mich ja sauber machen. Welcher Grad von Reinlichkeit dabei zu erreichen war, wusste nur ich selbst, und das auch nur unterbewusst. Ich wusch und wusch und wusch, bis ich irgendwann den Eindruck hatte, es sei jetzt gut.

Theoretisch hatte Noah diese Dinge gewusst, als wir ein Paar wurden. Sie praktisch zu erleben war aber wohl selbst für ihn ein Erlebnis gewesen. Er beklagte sich nie. Ich beklagte mich sehr viel häufiger. Ich konnte nicht verstehen, dass man als intelligenter Mensch, für den ich mich hielt, zwar wusste, warum man bizarre Verhaltensweisen an den Tag legte, trotzdem aber nicht in der Lage war, diese Verhaltensweisen zu ändern oder gar abzuschaffen.

»Das ist nun mal so«, sagte er dann und lächelte. »Und das macht doch auch nichts.«

Das schien seine Wahrheit zu sein. Auch in dieser Nacht vom 17. auf den 18. Mai 2004 wirkte mein Noah ganz zufrieden und glücklich, obwohl er wusste, dass ich wie immer nur sinnierte.

Mein Körper – und was mit diesem Körper gemacht wurde – hinderte meine Gefühle, meine Gedanken und meine Seele daran, ganz eins zu werden mit dem Mann, den ich liebte. Das beschäftigte mich immer beim Sex. Darüber dachte ich nach, während ich den Rest miterlebte wie ein Theaterstück.

Auf der Bühne, im Bett, wurde dieses Stück namens Sex aufgeführt, und mein Mann nahm meinen Körper und spielte auf der Bühne damit. Ich konnte genießen, dass er offenbar viel Spaß dabei hatte. Es machte mich glücklich, dass es ihn glücklich machte. Doch war ich trotzdem erleichtert, als er mir meinen Körper schließlich zurückgab.

»Kannst du dir vorstellen, dass das vielleicht das letzte Mal war, Lea?«

Ich konnte es mir nicht vorstellen.

»Schau«, flüsterte ich, »gleichgültig, was passiert, du hast immer noch zehn gesunde Finger.«

Noah erklärte mir, darum gehe es nicht. »Ich frage mich, wie es sich anfühlt, wenn das gar nicht mehr geht. Ob man es dann immer noch will und nur nicht kann, oder ob man es nicht kann und deshalb auch nicht mehr will. Verstehst du?«

»Absolut. Gibt es darüber denn keine Literatur?«

»Norman hat mir da irgend so was geschickt, aber ich habe noch nicht reingeguckt. War auch für dich was bei.«

Nahezu schuldbewusst sah er mich an, und dann erzählte er mir, dass er bis zuletzt nicht hatte glauben wollen, diese Operation sei der Weg, den er gehen musste.

»Ich bin so wütend darüber, Lea. Ich habe immer alles richtig gemacht, gesund gegessen, kaum getrunken, und ich bin doch auch immer regelmäßig zum Arzt gegangen.«

Das stimmte. Noah hatte erst vor sechs Monaten seinen privaten jährlichen Check-up gehabt, und da war sein PSA noch ganz normal gewesen.

»Es kann genetisch sein«, sagte ich.

»Dann hat Jacob womöglich was vor sich«, meinte er.

»Wann willst du Irene und den Kindern was sagen?«

»Weiß ich noch nicht«, seufzte er. »Mal sehen.«

KAPITEL 9

Die nächsten zwei Tage rasten nur so dahin. Noah musste neben seiner Arbeit massenweise Telefonate erledigen, um Termine abzusagen beziehungsweise zu verschieben, und daneben hatte er die verschiedenen Voruntersuchungen hinter sich zu bringen, die vor der Operation anstanden.

Derweil war ich wild entschlossen, den Umzug allein während Noahs Krankenhausaufenthalt durchzuziehen, packte also in jeder freien Minute. Außerdem hatte ich ein paar Kleinigkeiten zu besorgen, wie beispielsweise Schlafanzüge.

»Bist du sicher?«, fragte Kate. »Du meinst Pyjamas? Was soll der Mann denn nach dieser Operation mit Stoff zwischen den Beinen und einem Gummiband in der Taille?«

Ich kam mir völlig blöde vor, weil mir das nicht selbst aufgefallen war.

»Ich soll ihm aber einen zu großen Jogginganzug kaufen.«

»Das macht auch Sinn«, meinte Kate und schlug vor, die Sachen bei Big & Tall in Camarillo zu besorgen.

»Dann holen wir dich ab, Lea, damit du mal nicht fahren musst, und hinterher kannst du uns das neue Haus zeigen.«

Im ersten Moment fürchtete ich, »wir« seien Kate und Scott Crane, denn dafür hatte ich im Moment wirklich keine Hirnzelle frei, doch waren »wir« vielmehr Kate und Anastasia – was auch nicht gerade lustig war.

Normalerweise wurde Nasta, wie Kate ihre anderthalbjährige Tochter nannte, von Kates Mutter betreut, wenn Kate außer Haus war. Im Moment hatte die Oma nur gerade die Grippe, und deshalb kam Nasty Nasta, wie ich die Kleine heimlich nannte, nun mit uns.

»Nicht, Nasta, nicht der Mama gegen die Hosen treten! – Nicht weinen, Nasta! Du kriegst gleich deinen Hotdog, Nasta. – Nicht, Nasta! Nicht der Lea das Würstchen in die Haare schmieren!«

Während Nasty Nasta die Grundfesten der *Camarillo Outlets* mit schrillem Geschrei zum Erzittern brachte und Kate verzweifelt zu ergründen versuchte, warum ihr Kind das tat, kaufte ich meinem Noah zwei elegante Jogginganzüge. Sie waren vier Nummern größer, als es für Noah normal war. Ich hoffte, mein Mann würde sich einigermaßen wohl darin fühlen.

Nasty Nasta schrie immer noch, als ich wieder ins Freie trat, und zwar so laut und so böse, dass selbst die einkaufswütige Kate keine Lust hatte, unter diesen Umständen noch in Camarillo zu bleiben.

Auf der Fahrt nach Malibu schlief Anastasia dann ein.

Kate war zutiefst beeindruckt von der Lage des Hauses, doch fand sie das Haus selbst ein wenig klein.

»Es ist auch kleiner als die Wohnung in Hollywood«, flüsterte ich. Ich wollte um Gottes willen das Kind nicht wecken, das so lieblich in der Küche schlummerte.

Wir setzten uns auf die Terrasse in die Sonne und aßen von dem Orangenhühnchen, das Kate gekauft hatte.

»Mehr willst du nicht?«, fragte sie, als ich mir schließlich eine Zigarette anzündete.

»Mehr kann ich nicht.«

»Du bist so dünn geworden, Lea!«

»Dünn? Guck dir mal diese Wampe an!«

Wir hatten beide recht. Es stimmte, dass ich abgenommen hatte, laut Waage etwa fünfzehn Pfund, nur sah es in meiner Taille überhaupt nicht danach aus. Meine Röcke und Hosen spannten alle in der Taille, und das war auch nicht verwunderlich, denn gleichgültig, was ich aß, alles verursachte Blähungen.

»Und wenn ich keine Blähungen habe, habe ich Durchfall«, seufzte ich. »Und ganz egal, ob Blähungen oder Durchfall, Rückenschmerzen sind immer dabei, immer an der gleichen Stelle.«

Ich zeigte ihr die Stelle. Sie war etwa faustgroß und lag rechts neben dem Kreuzbein.

»Das ist der Stress«, meinte Kate, »obwohl … Weißt du, wer auch solche Symptome hatte? Die Lynn.«

Lynn Simmons war eine von Kates Kolleginnen gewesen und im Alter von nur einundvierzig Jahren an Eierstockkrebs gestorben.

»Na, herzlichen Dank für das Gespräch«, zischte ich. Ein paar aufmunternde Gedanken waren genau das, was ich noch gebraucht hatte.

»Ich sag das ja nur, weil es mir gerade auffällt, Lea. Geh doch vielleicht mal zum Gynäkologen.«

Anastasia begann zu schreien, und Kate lief in die Küche. Augenblicke später trat Kate mit ihrem Kind auf dem Arm auf die Terrasse hinaus.

»Erinnerst du dich noch an den roten Ford, der uns damals in Camarillo nachgefahren ist?«

»Wieso, Kate?«

»Den habe ich gerade auf der Straße gesehen.«

Mit einem Satz war ich auf den Füßen und lief in die Küche. Doch als ich das Fenster erreichte, war weit und breit kein Wagen mehr zu sehen.

»Wo ist er denn hergekommen?«

»Wie soll ich das wissen, Lea? Und wieso regt dich das so auf?«

Rasch brachte ich Kate auf den neuesten Stand der Dinge.

»Zu Irene ist der euch nachgefahren?«, wiederholte sie meine Worte. »Und hierher? Was sagt Noah denn dazu?«

»Der weiß das gar nicht.«

»Bist du verrückt, Lea? Du musst ihm das sagen. Das ist wahrscheinlich einer von seinen irren Patienten.«

Am Donnerstag arbeitete Noah nur noch am Vormittag. Anschließend traf er sich mit seinen Kollegen von der LAPD-Sonderkommission zum Mittagessen. Dabei tauschte man die neuesten Erkenntnisse aus, bevor Noah für eine Woche nach Israel flog. Ja, offiziell reiste mein Mann zu einem Familienfest ins Gelobte Land, und nächste Woche wollte er den Kollegen dann eine schwere Grippe vorspielen. Mit der war er dann zwar arbeitsfähig, doch wollte er, um niemanden anzustecken, lieber zu Hause arbeiten.

»Das verstehst du nicht, Lea. Wenn jemand spitzkriegt, dass ich Krebs habe, kann ich beruflich einpacken.«

Ich glaubte das nicht, nahm es aber hin. »Und wenn die zwei Wochen um sind?«

»Geh ich wieder ins Büro.«

»Noah, in den Unterlagen, die Seidler dir gegeben hat, steht ganz klar, dass der Katheter nach der Operation drei Wochen drinbleibt. Mit dem Katheter kannst du nicht Auto fahren und sicher auch nicht arbeiten. Außerdem heißt es, dass es mindestens fünf, wenn nicht sechs Wochen dauert, bis du –«

»Lass das mal alles meine Sorge sein, Lea. Du, zieh dich bitte an, damit wir gehen können.«

Noch bevor wir den Operationstermin bekamen, hatte Noah für den Nachmittag des 20. Mai 2004 Termine mit Handwerkern vereinbart. Und Handwerker durfte man nicht enttäuschen, sonst kamen sie nie wieder. Also fuhren wir nach Malibu.

Das Loch in der Terrasse war uns für einen Pool zu klein. Für einen so genannten *hot spa*, einen geheizten Whirlpool, hatte es indes genau die richtige Größe. Drei verschiedene Firmen schickten an jenem Nachmittag ihre Angestellten heraus. Nacheinander nahmen sie das Loch in Augenschein, und dann machten sie uns einen Kostenvoranschlag.

»Zehntausend Dollar für eine heiße Badewanne, die du drinnen auch hast?«

»Drinnen blubbert sie nicht«, meinte Noah. »Und drinnen kannst du auch nicht auf den Pazifik gucken.«

Er hatte sich an den Rand des kobaltblau geklinkerten Lochs gesetzt und schaute mich an.

Ich setzte mich zu ihm. »Können wir das billiger gestalten, wenn wir es selbst machen?«

»Traust du mir das denn zu?«

»Ich traue dir alles zu!«

»Ich möchte etwas mit dir besprechen, Lea. Dieser Fall, an dem ich arbeite … Du weißt, dass ich dir keine Details erzählen darf, also frag bitte auch nicht. Nur … diese Ehepaare, die bisher ermordet wurden, die waren alle etwa in unserem Alter. Und sie hatten alle keine Kinder.« Er atmete tief durch. »Wie es aussieht, Lea, hat sich der Täter seine Opfer vorher in Ruhe ausgesucht. Er hat sie bestimmt vorher beobachtet und erkundet, wo und wie sie wohnen und was für Gewohnheiten sie haben.«

Ich spürte, dass mir plötzlich heiß wurde.

»Und ich sage dir das«, sprach Noah weiter, »weil ich möchte, dass du ganz aufmerksam bist, wenn wir hier herausziehen. Wenn dir etwas komisch vorkommt … Was ist?«

Ich schluckte. »Da war ein paarmal ein rotes Auto. Hier in der Straße, und als wir letztes Mal bei Irene waren, habe ich es gesehen, und Kate hat behauptet …«

Ich hielt inne, denn Noahs Gesicht hatte plötzlich einen schier flehentlichen Ausdruck.

»Was hat Kate behauptet?«, fragte er trotzdem höflich an.

»Dass der Wagen uns nachfährt.«

»Wie oft hast du ihn gesehen?«

»Nur die zwei Male.«

»Und du bist dir absolut sicher, dass es jedes Mal das gleiche Auto war?«

Dessen war ich mir nicht sicher.

»Wenn du es noch einmal siehst, Lea, dann schau bitte aufs Nummernschild, und ich lasse es prüfen. Okay?«

Ich nickte. »Habt ihr einen Namen für den Mörder?«

»Friseur«, antwortete Noah.

Mit offenem Mund saß ich da.

»Nein«, lachte Noah, »er frisiert sie nicht, er … Du weißt, dass ich dir nichts erzählen darf, Lea.«

»Das ist in diesem Fall aber doch was anderes als sonst«, beschwerte ich mich. »Du brichst hier doch keine ärztliche Schweigepflicht. Und nein: Ich möchte ausnahmsweise mal nicht warten, bis ich es in den Nachrichten höre. Also, er frisiert sie nicht, sondern?«

»Er schneidet den Frauen die Haare ab und nimmt sie als Trophäen mit. Das Einzige, was er mitnimmt. Er stiehlt sonst nichts, vandaliert nicht, hinterlässt keine Spuren.«

»Ist es wahr, dass er die Männer erschießt und die Frauen erwürgt?«

Noah zögerte einen Moment, dann nickte er.

»Er scheint sich seine Opfer, wie gesagt, auszusuchen und kennt ihre Gewohnheiten. Er bricht ein, während sie im Haus sind – so sieht es aus –, und er versteckt sich, bis sie ins Bett gegangen und eingeschlafen sind. Dann tritt er ans Bett des Mannes und erschießt ihn mit einem Kopfschuss aus allernächster Nähe.«

»Und die Frau?«

»Darf ich dir die Bluse aufmachen, Lea?«

Ich war verblüfft – über den geistigen Hammelsprung ebenso sehr wie darüber, dass mein Noah schon wieder an Sex dachte.

»Viagra«, erklärte er mir das.

»Du hast das genommen?«

»Als die Handwerker weg waren. Ich will unbedingt noch erleben, wie das ist, es am Strand zu treiben.«

Ich griff nach seiner Hand und legte sie auf meinen Busen.

»Aha!«, frohlockte er.

»Und die andere Hand kannst du mir auch gleich geben«, sagte ich, »die kannst du in meine Hose stecken.«

»Ahaaaa!«, meinte er nun und strahlte dabei.

Die Steinfliesen waren warm und längst nicht so unbequem, wie ich unter anderen Umständen behauptet hätte. Noah öffnete die kleinen Knöpfe meiner Bluse, als habe er mich noch nie zuvor ausgezogen, so bedächtig und vorsichtig.

»Keinen Büstenhalter«, raunte er, »das haben wir gern.«

Ich hockte mich auf seine Oberschenkel und sah ihm dabei zu, wie er den Reißverschluss seiner Hose herunterzog. Im nächsten Moment griff er nach meinen nackten Brüsten und hielt sie in den Händen.

»Richtig«, flüsterte er. »Gleichgültig, was passiert, Lea, das werde ich immer können.«

Ich wollte ihn küssen, als mir plötzlich war, als seien wir nicht allein. Ich blickte auf und –

Ich war zu entsetzt, um zu schreien. Mitten auf unserer Terrasse stand eine Frau. Sie war groß und ziemlich kräftig. Sie hatte taillenlanges, hellblondes Haar und ein Gesicht … Sie war mindestens schon sechzig, wenn nicht älter, und ihr Mund war tiefrot geschminkt.

Ich grabschte nach meiner Bluse, bedeckte meine Brüste und kniete mich neben Noah, der nun auch bemerkte, dass da jemand war.

»Ja?«, stieß ich aus und versuchte aufzustehen.

Die Frau reagierte nicht. Mit regungslosem Gesichtsausdruck blickte sie auf uns nieder, und im nächsten Moment drehte sie sich um und lief davon.

»Wie ist die reingekommen?«, fragte ich Noah.

»Über den Strand. Wir müssen das Törchen zuschließen.«

»Gott, sah die furchterregend aus!«

Noah lachte. »Und das wird noch jede Menge Geld gekostet haben, die so furchterregend hinzukriegen.«

KAPITEL 10

Am Spätnachmittag fuhren wir zu Irene. Noah parkte den Wagen längs vor der Garageneinfahrt.

Als wir das Haus betraten, kam Irene uns aufgebracht entgegen. »Du kannst so nicht stehen bleiben, Noah, das weißt du. Du musst das Auto bitte so parken, dass –«

»Ich habe Prostatakrebs, und ich werde morgen operiert.«

Irene erstarrte. Sie stand auf der Treppe, mitten zwischen dem Obergeschoss und dem Parterre.

»Was? Prostatakrebs?« Sie kam uns die letzten Stufen entgegen und wandte sich mir zu. »Kann man das denn heutzutage nicht auch anders behandeln, Lea? Ich dachte, das wird nur noch bestrahlt oder mit Medikamenten –«

»In meinem Alter muss operiert werden«, fiel Noah ihr ins Wort.

»Was, wenn dir bei der Operation was passiert, Noah? Hast du die Hypothek für das Haus bereits abbezahlt?«

Es war wie ein Reflex. Ich griff nach Noahs Hand und stellte mich ganz dicht neben ihn.

Irene machte eine Geste, wir sollten doch ins Wohnzimmer kommen, und ging schon mal vor.

»Ich meine, du hast dich hier ja immer um alles gekümmert«, sagte sie dabei. »Ich habe nicht die geringste Ahnung, was aus mir und den Kindern wird, wenn dir was passiert? Kann ich das Haus behalten? Können sie studieren? Wie ist das mit deiner Lebensversicherung?«

Noah stand nach wie vor regungslos da. Derweil hatte ich das Gefühl, mir würde jeden Moment der Schädel zerspringen. Das konnte doch nicht wahr sein! Es konnte dieser Frau doch nicht nur ums Geld gehen.

»Irene«, sagte ich leise, »ich glaube –«

»Wollt ihr da stehen bleiben?«

Ich schaute Noah an, doch hatte der zurzeit nur Augen für seine Ehefrau.

»Du musst mir eine Liste machen!«, erklärte sie Noah. »Das hättest du längst mal tun sollen. Ich meine, haben wir irgendwo ein Bankschließfach? Und wo ist der Schlüssel?«

Nun reichte es mir. »Irene, ich bitte dich herzlich! Noah hat heute, weiß Gott, andere Dinge im Kopf als Konten und Schließfächer, und ich bitte dich –«

»Misch dich da lieber nicht ein!«, schnitt Noah mir das Wort im Munde ab. Seine Stimme klang weich dabei, fast liebevoll, und im nächsten Moment umfasste er meine Schultern und presste mich an sich. »Lass lieber den Augenblick auf dich wirken, Lea! Ich tu's.«

»Mir machst du kein schlechtes Gewissen!«, erklärte Irene ihm. »Mir ist egal, ob ihr mich für unsensibel oder hartherzig haltet. Ich habe eine Verantwortung meinen Kindern gegenüber. Auf keinen Fall werde ich –«

»Sind die Kinder oben?«, unterbrach Noah ihren Redeschwall.

»Jake ist oben«, erwiderte sie, »aber ich möchte nicht, dass du mit ihm sprichst.«

»Du möchtest es ihnen erst nach der Operation sagen?«

»Genau.«

Das fand ich nicht richtig. »Wenn sie noch klein wären, könnte ich das verstehen. Aber sie sind doch erwachsen, verdammt noch mal. Die haben ein Recht darauf, zu erfahren, dass ihr Vater krank ist und operiert wird. Ich meine –«

»Bitte, Lea!«, rief Noah.

Irene lachte.

»Ja«, äffte sie ihn nach: »Bitte, Lea! Er hat dir doch schon einmal gesagt, dass du dich nicht einmischen sollst. Das mag mein Mann nicht, wenn er dir etwas zweimal sagen muss. Ich will eine Liste, Noah. Mit detaillierten Angaben darüber, was wir im Einzelnen besitzen.«

Noah drückte meine Schultern ganz fest und gab mir einen Kuss auf die Stirn. »Ich glaube, wir können jetzt gehen.«

Als wir kurze Zeit später nach Hause kamen, hatte Irene uns eine lange Nachricht auf dem Anrufbeantworter hinterlassen. Sie bat Noah, unbedingt dafür Sorge zu tragen, dass ich nicht im Krankenhaus herumhing, denn letzten Endes waren die Krankenschwestern und Ärzte ja seine Kollegen, und jeder kannte jeden, und was wir in unserem Privatleben täten, sei eine Sache, doch müsste es ja nicht unbedingt sein, dass die Leute anfingen, über uns zu reden.

Noah schien nicht erstaunt zu sein über die Nachricht und schon gar nicht empört. Er löschte sie einfach.

»Mach es so!«, erklärte er mir dann. »Ruf sie morgen nach der Operation an und sag ihr, dass alles gut gegangen ist und dass die Kinder mich gern besuchen dürfen, wenn sie möchten. Kein Wort mehr. Okay?«

Ich nickte. Er war so überzeugt, dass alles gut gehen würde. Ich hoffte inständig, dass er sich nicht irrte.

Noah verabreichte sich den Einlauf, der als Operationsvorbereitung verordnet war.

In meinem Hirn ging es zu wie in den Ebenen von Kansas vor einem Wirbelsturm. Einsam und verlassen irrte die Angst umher und suchte vergeblich nach Zuflucht. Die Hoffnung war ein zerfallenes Gebäude, das logische Denken war ein morscher Baum, also irrte die Angst weiter.

»Ich nehm jetzt meine Pillen, ja?«

Noah schien sich vergewissern zu wollen, ob ich wirklich oder nur körperlich anwesend war. Er schluckte das Valium und legte sich hin. »Einen Hunger habe ich, das kannst du dir nicht vorstellen, Lea.«

Ich konnte es mir vorstellen. Seit zwei Tagen plagte sich mein Mann mit Abführmitteln. Seine letzte Mahlzeit war das Mittagessen gewesen.

Ich stellte meinen Wecker für halb vier. Damit blieben mir vier Stunden und fünfzig Minuten.

»Versuch du bitte auch zu schlafen, Lea.«

»Das werde ich. Hast du die Kontaktlinsen rausgenommen?«

»Alles erledigt«, meldete er, und dann erzählte er mir noch etwas von seiner Armbanduhr und seinem Führerschein und den Kreditkarten, und darüber schlief er ein.

Vier Stunden und dreißig Minuten, sagte ich mir. Ich musste diese vier Stunden und dreißig Minuten schlafen, sonst hatte ich keine Kraft, und ich musste aufwachen, bevor der Wecker klingelte, sonst weckte der Lärm Noah womöglich vorzeitig auf. Vier Stunden und neunundzwanzig Minuten …

Es funktionierte. Ich schlief wie ein Stein und kam genau fünf Minuten vor dem Weckalarm wieder zu mir. Zufrieden mit meiner Fähigkeit, selbst fundamentale Körperfunktionen zu kontrollieren, kletterte ich aus dem Bett und duschte. Dann machte ich mir Frühstück.

Für meine Verhältnisse war es ein üppiges Mahl: Kaffee, Orangensaft, ein Marmeladenbrötchen; einen Joghurt brachte ich auch noch herunter, so schwer es mir fiel.

Als mein Vater gestorben war, hatte ich es so gehalten; als meine Mutter gestorben war, hatte ich es so gehalten. Man konnte nur helfen, wenn man Kraft dazu hatte. Die meisten Menschen brachen unter Belastungen zusammen, nur weil sie sich mit Nichtschlafen und Nichtessen um ihre letzten Kräfte gebracht hatten – zumeist nicht aus Unwissenheit oder aus wirklicher Überforderung heraus, sondern weil ihnen im Grunde ihres Herzens klar war, dass sie nur zusammenzuklappen brauchten, um nicht mehr helfen zu müssen. Sie wollten raus aus dem Ding. Ich wollte rein.

Noah war zwar noch schläfrig, als ich ihn um kurz vor fünf weckte. Noch einmal verabreichte er sich einen Einlauf. Dann duschte er, zog sich an und schnappte sich den Koffer, den wir am Vorabend gemeinsam gepackt hatten.

In der Klinik wurden wir erwartet, und man brachte uns in den Vorbereitungsraum, ein großflächiges Zimmer mit vielen Betten, das man mit Vorhängen in einzelne Bereiche abteilen konnte. Zurzeit war außer uns nur noch eine Mutter mit Kind darin, die uns sofort erzählte, dass ihr zehnjähriger Sohn eine Geschwulst am Hoden hatte.

Noah musste sich das grausige Totenhemdmodell überstreifen und seine Schuhe gegen Papierschlappen eintauschen.

Eine junge Frau kam herein und reichte Noah einen Stapel Papiere. Es waren unter anderem die Einverständniserklärung zur Operation und die Patientenverfügung, aus der hervorging, was Noah wollte für den Fall, dass er die OP nicht so überstand, wie wir uns das alle erhofften.

»Lebenserhaltende, aber keine lebensverlängernden Maßnahmen?«, vergewisserte ich mich.

»Genau. Und wenn es hart auf hart kommt, Organspende; aber so hart kommt es nicht. Das hier ist für dich, Lea!«

Er reichte mir ein Blatt Papier, das mit dem Wort »Freistellung« überschriftet war. »Steck dir das bitte in die Tasche. Es berechtigt den Arzt, dir Auskunft zu geben, obwohl wir nicht verheiratet sind. Es berechtigt dich nicht, irgendwelche Entscheidungen zu treffen, wenn was schiefgeht. Nicht, weil ich das nicht will, sondern –«

»Weiß schon«, murmelte ich.

Der Gesetzgeber erlaubte das nicht.

Noah griff nach meiner Hand. »Willst du wirklich hier warten und dich verrückt machen?«

»Ich gehe hier nicht weg, Noah!«

»Sie können sich die Operation ansehen, wenn Sie wollen.« Dr. Seidler hatte lautlos den Raum betreten.

»Das wollte ich ihr gerade sagen«, meinte Noah. »Guten Morgen.«

»Morgen, Noah! – Lea!«

»Ich kann zugucken? Ja, aber störe ich da denn nicht? Fällt man nicht um wegen der Wärme, und weil es riecht?«

»Lea …« Seidler suchte sichtlich nach Worten. »Also, an den Tisch wollten wir Sie nicht gleich bitten … Wenn ich vom

Zuschauen spreche, dann meine ich, dass Sie von der Galerie aus zusehen können. Da sind unsere Studenten, und von da können Sie entweder alles im Gesamtbild überblicken, oder aber Sie gucken sich auf dem Bildschirm das Operationsfeld an. Da ist es nicht warm, und da riecht es auch nicht, und wenn Ihnen trotzdem schlecht werden sollte, ist die Toilette gleich nebenan.«

Nur wenige Minuten später kam ein Pfleger.

»Einen wunderschönen Guten!«, rief er und schob eine Trage neben Noahs Bett. »Das ist die Prostatektomie, richtig?«

»Richtig«, bestätigte ich.

Der große, schwergewichtige Jüngling grabschte nach Noahs Arm und schlang ein Plastikarmband um Noahs Handgelenk.

Eine Krankenschwester trat ein, schwer bepackt mit Infusionsständer und Schläuchen. Sie plauderte mit dem Pfleger über die L.A. Lakers, das Basketballteam der Stadt, während sie Noah eine Kanüle in die Handvene schob, die Infusion an den Ständer hängte, den Schlauch anschloss.

»Alles Gute«, sagte sie flüchtig zu uns und verließ den Raum wieder.

»So, jetzt können Sie auf die Trage rutschen, Herr …« Der Pfleger schaute kurz auf seine Papiere. »Oh, ein Doktor. Na, das sind die Schlimmsten.«

Er schnallte Noah fest. »Was für ’n Doktor sind Sie denn?«

»Psychiater«, antwortete mein Mann.

»Ah ja …«, meinte der Pfleger nur und senkte den Blick.

Mit seiner Hose schien auf einmal etwas nicht zu stimmen; er strich daran herum. Und sein Hemd schien nicht mehr richtig zu sitzen, daran zupfte er herum.

Neben der Trage lief ich den langen Gang hinunter. Wir fuhren mit dem Aufzug zur Operationsabteilung, dahinter tat sich neuerlich ein Gang auf. Ich hielt Noahs Hand, so sah es zumindest aus, doch war es in Wahrheit wohl eher umgekehrt: Er hielt meine.

Noch in der Nacht hatte ich mir fest vorgenommen, mich zusammenzunehmen. Ich wollte Noah einfach nur zum Abschied küssen und etwas Aufbauendes sagen. Doch als wir jetzt die Türen des OP-Traktes erreichten, schwanden all meine guten Vorsätze. Nicht nur das. Sie kamen mir plötzlich auch gar nicht mehr wie gute, sondern wie dumme Vorsätze vor.

»Lassen Sie uns bitte einen Moment allein!«, bat ich den Pfleger, der schon wieder an seinem Hemdchen zupfte.

Er nickte und trat ein paar Schritte zurück.

Noah sah mich an, die Stirn gekraust. »Was jetzt, Lea?«

»Ich weiß, dass du Sentimentalitäten nicht magst«, sagte ich hastig. »Aber es geht hier ja nicht nur um dich. Es geht hauptsächlich um dich, aber nicht ausschließlich.«

Noahs Gesichtszüge entspannten sich. »Das stimmt.«

Ich beugte mich über ihn und sah ihm fest in die Augen.

»Ich möchte, dass du weißt, dass ich dich immer lieben werde und immer für dich da sein werde, gleichgültig, was bei dieser Operation passiert. Wir hatten wunderbare Zeiten, du und ich, aber wir hatten auch miese Zeiten. Und ich will, dass du weißt, dass ich dir die miesen Zeiten verziehen habe. Da ist nichts mehr, was noch in Ordnung gebracht werden müsste. Es ist alles in Ordnung. Und was vielleicht das Wichtigste ist: Ich glaube nicht, dass dir bewusst ist, was ich dir verdanke. Ich wüsste gar nicht, was Liebe ist, wenn du nicht wärest. Du sagst es zwar selten, aber du zeigst mir immer, dass du mich liebst, und erst dadurch habe ich gelernt, mich selbst zu lieben, denn wenn jemand wie du mich liebt … dann muss ich ja was taugen …«

Ich fing an zu weinen und hätte mich dafür ohrfeigen können. Ganz fest presste ich meine Wange gegen Noahs Wange.

»Noch was?«, fragte er nach einer Weile.

Ich richtete mich auf.

»Nein«, antwortete ich und schniefte, »das war's.«

Er lächelte mich an. »Wer nach so einer Ansprache stirbt, Lea, muss ein totaler Idiot sein.«

Wie in Trance begab ich mich auf die so genannte Galerie.

Sie sah aus wie der verglaste Rang eines kleinen Theaters oder Kinos. Über mir an den Seiten waren große Monitoren, unter mir war der Operationssaal.

Auf weichen Knien lief ich zu einem der wenigen Sitzplätze. Es gab nur etwa zehn; wer keinen erwischte, musste sich gegen eine der drei Metallstangen lehnen, die um je eine Stufe erhöht in den Boden eingelassen waren.

Ich atmete tief durch und faltete die Hände. Ich wollte beten, doch erwies sich das bereits nach den ersten zwei Worten als überflüssig. *Lieber Gott* … Er war schon da, ich spürte ihn ganz deutlich. Ich hatte jetzt die Wahl, mir seinen Kopf zu zerbrechen, indem ich mich selbst mit Sorgen und Ängsten verzehrte, oder ich überließ ihm, was ich ohnehin nicht ändern konnte.

Ich entschied mich für Letzteres und war einmal mehr in meinem Leben dankbar dafür, ein gläubiger Mensch zu sein. Die Ungläubigen taten mir leid. Ich durfte mir gar nicht vorstellen, wie ich mich gefühlt hätte, wäre ich auch nur einen einzigen Moment der irrsinnigen Auffassung gewesen, Noahs und mein Schicksal hingen in dieser Phase von irgendetwas ab, was ich beeinflussen konnte. Nein, jetzt lag es allein in Gottes Hand.

»Gehst du nachher zu Chemie?«

»Ich kann dich mitnehmen.«

»Am Samstag ist die Party bei Bev.«

»Hat mich nicht eingeladen.«

Ich war von Kindern umgeben. Entsetzt sprang ich auf. Ich konnte hier nicht sitzen und mitansehen, wie man meinem Mann den Bauch aufschnitt, während dabei um mich her Kinder über Belanglosigkeiten redeten. Ich legte meine Jacke auf den Sitz und lief hinaus. Noch hatte ich ein paar Minuten Zeit. Noch konnte ich irgendwo eine Zigarette rauchen.

Es war ein Elend mit der Raucherei in Kalifornien. Zuerst hatte man es in sämtlichen Bars und Restaurants verboten, dann in allen öffentlichen Gebäuden, zu denen auch Krankenhäuser zählten. Inzwischen durfte man auch um die öffentlichen Gebäude herum nicht mehr rauchen, sondern musste erst hundert Meter wegjoggen.

Die Absicht war, Menschen wie mich systematisch dazu zu zwingen, das Rauchen aufzugeben. Erreicht wurde, dass einstmals gesetzestreue Menschen wie ich nunmehr einen Dreck darum gaben, wo was erlaubt war oder nicht.

Ich ging zur Toilette, entschlossen, wieder mal das Gesetz zu brechen. Doch kam es nicht so weit. Eine Frau stand gebückt über einem der Waschbecken und weinte bitterlich. Es war die Mutter, mit der Noah und ich den Vorbereitungsraum geteilt hatten.

»Bösartig«, schluchzte sie, als sie mich sah, und dann ging sie in die Knie.

Ich hockte mich zu der Frau auf den Boden und schüttelte ihre Schultern, nicht heftig, aber genug, dass es mir für einen Moment ihre Aufmerksamkeit sicherte.

»Sie müssen sich zusammennehmen! Sie müssen! Atmen Sie!«

Sie atmete nicht.

»Holen Sie Luft, los!«

Sie erschrak so sehr, dass sie nach Luft schnappte.

»Die Luft anhalten … und ausatmen, ganz ausatmen!«

Sie machte artig, was ich ihr sagte, und beruhigte sich.

»Hören Sie«, sagte ich schließlich, »ich kann Ihnen jemanden holen, aber ich kann nicht bleiben. Sie müssen –«

»Sie brauchen niemanden zu holen«, fing sie gleich wieder an zu weinen.

»Nur wenn Sie sich zusammennehmen!«

Sie hasste mich in diesem Moment, das sah ich ihren Augen an. Sie hasste mich dafür, keine Ahnung davon zu haben, wie eine Mutter sich fühlte, bei deren zehnjährigem Sohn soeben Hodenkrebs diagnostiziert worden war, und tief in ihrem Inneren bemitleidete sie mich für meine Hartherzigkeit.

»Wenn Sie nicht Stärke zeigen«, sagte ich leise, »dann hat Ihr Kind niemanden, an dem es sich festhalten kann.«

Der Hass verschwand aus ihren Augen, und ich glaubte förmlich, hören zu können, wie er auch aus ihrem Herzen verschwand. Ich unterhielt mich noch ein bisschen mit ihr, versuchte, ihr einzureden, wie widerstandsfähig Kinder seien und wie schnell sich ihr Sohn von allem erholen würde.

Als ich in die Galerie zurückkehrte, war es dort noch lauter und voller als vorher. Das waren gar keine Kinder; sie kamen mir nur so jung vor, weil ich im Verhältnis zu ihnen schon so alt war. Diese scheinbaren Kinder waren alle Anfang zwanzig und durften sich stolz die Zukunft der Medizin nennen.

Ich bahnte mir meinen Weg zur Sitzreihe und stellte erleichtert fest, dass mir niemand meinen Platz streitig gemacht hatte. Und nicht nur das.

»Entschuldigen Sie, haben Sie Ahnung von dem, was wir da gleich sehen?«, fragte ich die junge Frau, die neben mir an der Außenkante der Sitzreihe saß.

Sie lachte. »Ich habe von nichts Ahnung, aber Hoffnung.« Fragend sah ich sie an, und sie hörte auf zu lachen. »Radikale Prostatektomie mit Lymphknotendissektion.«

»Der Patient«, sprach ich zögerlich, »ist mein Mann.«

Für einen Moment war sie völlig fassungslos.

»Tut mir leid«, meinte sie dann und streckte mir ihre Hand entgegen. »Ich bin Annie.«

»Lea«, antwortete ich und ergriff ihre Hand. »Falls ich eine Frage habe … darf ich Sie dann damit belästigen?«

»Klar. Aber wie gesagt, ich weiß nichts. Ich lerne noch.«

Nun, mehr als ich wusste Annie sicherlich, davon war ich überzeugt. Denn ich wusste lediglich, was ich in den letzten paar Wochen gelesen hatte.

Die Prostata hat die Form und Größe einer Kastanie und wiegt bei einem erwachsenen Mann zwischen fünfzehn und zwanzig

Gramm. Sie ist eine Drüse, bestehend aus etwa vierzig einzelnen Drüsen, die umkapselt werden von in Muskulatur eingebettetem Bindegewebe.

Prostatakrebs entsteht meist im Inneren der Prostata und wächst, wenn nicht frühzeitig entdeckt, zunächst in die Kapsel hinein und dann durch die Kapsel hindurch. Operativ entfernen kann man die Prostata deshalb nur, solange der Krebs die Kapsel nicht durchstoßen hat.

»Er ist schon weg«, beruhigte Annie mich gleich zu Anfang. »Die spritzen hier im Vorbereitungsraum so viel, dass er nichts mehr mitkriegt.«

Alsdann beschrieb sie mir, wie man nun den Blasenkatheter legte. »Das ist ein Foley, der bleibt ein paar Wochen liegen, und den müssen Sie nach der OP sauber halten.«

Ich starrte auf den Monitor und fragte mich, ob es mir peinlich war, dass Annie nun wusste, wie der Penis meines Mannes aussah. Doch war es mir nicht peinlich, im Gegenteil. Da Noahs Penis meines Erachtens ausgesprochen schön war, erfüllte es mich sogar mit Stolz, dass sie nun wusste, wie er aussah; ich fühlte mich sozusagen aufgewertet und nahm mir vor, Noah davon zu erzählen – sobald er für derartige Meldungen wieder einen Sinn hatte. Vorausgesetzt, dass er je wieder einen Sinn für derartige Meldungen entwickeln würde.

Ich sah auf den Monitor. Da war bildschirmfüllend eine orangerote Fläche zu sehen und eine Hand glitt darüber.

»Das ist der Bauchschnitt, Lea. Machen Sie einfach –«

Zu spät. Es war schon geschehen. Sie hatten meinen Noah aufgeschlitzt, und das Einzige, was ich neben dem Überraschungseffekt empfand, war Erleichterung. Sie arbeiteten sich vor, dem Killer in seinem Bauch entgegen.

»Sie werden als Erstes die Lymphknoten entfernen«, flüsterte Annie. »Das wissen Sie, ja?«

Und ob ich das wusste! Ich wusste vor allem, dass Dr. Seidler die Operation abbrechen würde, falls der Schnellschnitt der Lymphknoten positiv war, der Krebs also bereits ins Lymphsystem gestreut hatte. Dann würde es nämlich keinen Sinn machen, weiterzuoperieren, dann halfen nur noch Bestrahlungen oder Hormonbehandlung.

Ich wusste auch noch etwas anderes. Ein negativer Schnellschnitt bedeutete noch lange nicht, dass der Krebs nicht ins Lymphsystem metastasiert hatte. Erst die genaue Untersuchung durch die Pathologie konnte das ausschließen, und bis die Befunde vorlagen, vergingen Tage.

»Das ist super!«, freute sich Annie. »Alles negativ! Jetzt legen sie die Samenblasen und die Samenleiter frei und trennen sie durch.«

Ich schluckte. Zu den Aufgaben der Prostata gehört es, eine Flüssigkeit zu produzieren, die den von den Hoden hergestellten Samen so gleitfähig macht, dass die Spermata beim Orgasmus durch die Harnröhre ausgeschieden werden können. Die Samenleiter sind mit der Prostata verwachsen. Nun, bei Noah waren sie es jetzt nicht mehr ... Eine tiefe Traurigkeit erfüllte mich. Im nächsten Moment atmete ich tief durch. Er konnte jetzt keine Kinder mehr zeugen, ich konnte eh keine Kinder bekommen, also passten wir jetzt hundertprozentig zueinander.

»Jetzt kommt eine der schwierigen Sachen«, klärte Annie mich auf.

Der Harnfluss des Menschen wird von zwei Ringmuskeln kontrolliert, dem willkürlichen und dem unwillkürlichen. Der willkürliche Ringmuskel liegt in der Blase, und wir alle haben als Kleinkinder lernen müssen, ihn zu kontrollieren.

Bei Männern verläuft die Harnröhre durch die Prostata hindurch. Zwischen Blasenhals und Prostata, im oberen Teil der Harnröhre, liegt der unwillkürliche Ringmuskel. Dieser wird bei der Operation zwangsläufig geschockt, sodass es anschließend erst mal zu unkontrollierbarem Harnfluss kommt, der von Männern so gefürchteten Inkontinenz. Wird der unwillkürliche Ringmuskel durch einen chirurgischen Fehler beschädigt, ist die Inkontinenz irreparabel.

Annie gab sich alle Mühe, mich auf dem Laufenden zu halten. »Und jetzt werden die Prostatapfeiler abgebunden ... Ja, und jetzt wird es ganz schwierig.«

Für einen Moment schloss ich die Augen. Gott war immer noch da. Ich faltete die Hände und betete lautlos vor mich hin: *Lieber Gott ... Noah wünscht sich das so sehnlich ...*

Auf der Oberfläche der Prostata verlaufen jene Nerven, die bei sexueller Erregung den Impuls zur Gliedversteifung ausschicken. Werden diese Nerven durchtrennt oder auch nur geschädigt, so ist eine Erektion unmöglich.

Um sie zu erhalten, musste Dr. Seidler sie sorgfältig von der Oberfläche der Prostata schaben. Das konnte er aber nur, wenn der Tumor die Kapsel der Prostata noch nicht erreicht hatte. War die Kapsel infiltriert, musste das Bündel aus Nerven und Blutgefäßen mit entfernt werden.

Plötzlich kam es mir so vor, als lägen Prostata und Nervenbündel so dicht beieinander, dass es mir auf einmal wahnsinning erschien, ein solches Risiko einzugehen. Jeder wusste doch, dass es im Grunde nicht lohnte, einen Tumor zu entfernen, wenn man nicht auch wenigstens einen Zentimeter vom Umfeld des Tumors mitentfernte.

»Und wenn dadurch jetzt Krebs im Körper bleibt?«, stieß ich aus. »Nur weil man dieses Bündel schont?«

»Schschsch«, entgegnete Annie. »Das machen sie nur, wenn sie hundertprozentig wissen, dass nur die Prostata betroffen ist.«

»Schschsch ...«, ertönte es nun auch von allen Seiten.

Entschuldigend sah ich mich um. Die jungen Leute um mich herum machten sich Notizen und lauschten den Anmerkungen von Dr. Seidler – Anmerkungen, die mich völlig überforderten –, und sie sahen wechselweise auf den Bildschirm und direkt in den Operationssaal. Letzteres hatte ich noch gar nicht getan, zumindest nicht bewusst, und als ich es jetzt tat, bereute ich es sofort.

Ich gehörte zu einer Generation, die mit dem Fernsehapparat aufgewachsen war. Auf dem Bildschirm konnte ich fast alles ertragen, Mord, Krieg, selbst die Operation meines Mannes. Denn auf dem Bildschirm servierte man mir das ja in vergrößerten Ausschnitten, es war also nicht wirklich.

In dem Moment, da ich in den Operationssaal schaute, änderte sich das alles. Das Marmeladenbrötchen, das ich am Morgen gegessen hatte, versuchte, in meine Speiseröhre –

Ich schloss die Augen und zwang mich, tief durchzuatmen.

»Das Schlimmste ist vorbei«, flüsterte Annie.

Ich blickte auf den Monitor und sah, wie Dr. Seidler die Prostata aus Noahs Bauch herausnahm. Dankbarkeit erfüllte mich. Das war geschafft. Und irgendwie würde es jetzt weitergehen.

KAPITEL 11

Drei Stunden und fünfzig Minuten hatte die Operation gedauert, und ich war heilfroh, dass ich sie mir hatte ansehen dürfen. Anders hätte ich es nämlich sicher nicht überstanden. Nachdem sie Noah aus dem OP rollten, ging ich rasch zur Toilette und lief dann zu Dr. Seidlers Büro in der Urologie, wo seine Sekretärin mich bereits erwartete.

»Gehen Sie ruhig schon hinein«, sagte sie zu mir, »der Doktor kommt jeden Moment.«

Doch kam der Doktor erst nach zwanzig Minuten. Damit wusste ich seit dreißig Minuten nicht mehr, wie es meinem Mann ging, ob er überhaupt noch lebte, und diesen Zustand hätte ich nie und nimmer viereinhalb Stunden ertragen.

»Setzen wir uns!«, meinte Seidler und stieß einen Ton der Erleichterung aus, während er ebenfalls Platz nahm.

»Also, makroskopisch gesehen haben wir alles herausgekriegt«, kam er dann auf das Wesentliche zu sprechen. »Die Operation ist gut verlaufen – haben Sie zugeguckt oder war es das doch nicht?«

»Ich habe alles gesehen. Bis zum letzten Faden.«

»Ich muss gestehen, das hätte ich nicht gedacht.«

»Makroskopisch gesehen haben Sie alles herausgekriegt?« Ich wiederholte bewusst, was er soeben formuliert hatte.

Er nickte andächtig.

»Haargenau den gleichen Satz habe ich nach der Operation meiner Mutter gehört. Sie starb ein knappes Jahr später an dem, was sie mikroskopisch nicht herausgekriegt hatten.«

Eine ganze Weile sah Seidler mich an.

»Wissen Sie«, sagte er dann, »es gibt so einen schönen Satz: Operationen sind makroskopische Lösungen für mikroskopische

Probleme! Aber manchmal sind unsere Lösungen halt nicht gut genug.«

Ich hielt das für einen Hinweis auf eine grauenvolle Wahrheit, und das stand mir wohl im Gesicht geschrieben, denn Seidler schnellte auf einmal vor und streckte beide Zeigefinger senkrecht in die Luft.

»Nein, nein«, sagte er, »das bezog sich auf den Tumor Ihrer Mutter, nicht auf Noah. Noahs genauen pathologischen Befund werden wir in etwa einer Woche haben, aber ich rechne da nicht mit irgendwelchen Überraschungen. Es sah alles genau so aus, wie wir es uns vorgestellt hatten. Und wir haben versucht, die Nerven nicht zu beschädigen, aber Sie haben ja sicher schon gehört, dass das nicht unbedingt heißen muss, dass Noah jetzt potent ist wie früher.«

»Das ist meine geringste Sorge, Doktor Seidler.«

»Es ist aber Noahs größte Sorge, Lea.« Er seufzte. »Wenn ich Ihnen einen gut gemeinten Rat geben darf, dann behalten Sie das bitte mal eine Weile für sich, dass Noahs Potenz nicht so wichtig für Sie ist.«

Nun fühlte ich mich nicht nur gemaßregelt, nun schämte ich mich auch noch. »Erscheint es … geringschätzig, wenn ich den Sex bagatellisiere?«

»Wissen Sie, Lea, stellen Sie sich mal vor, es würde Ihnen jemand die Scheide zunähen und eine Metallplatte so einbauen, dass Sie die Klitoris nicht berühren könnten.«

Ich versuchte, es mir vorzustellen, und es war eine üble Vision.

»Gibt es irgendwas, was ich tun kann?«

»Bis der Katheter rauskommt, sollten Sie ihn zurückhalten, gleichgültig, wie sehr er knatscht. Und ich sage das bewusst, als spräche ich von einem kleinen Jungen und nicht von einem erwachsenen Mann, der überdies selbst Mediziner ist und es schon deshalb eigentlich besser wissen müsste. Die Angst vor Impotenz ist in Noahs Alter noch so überwältigend, dass er schnell feststellen will, ob ihn dieses Schicksal nun ereilt hat oder nicht.«

»Und wenn der Katheter raus ist?«

Er stand auf und ging zu seinem Schreibtisch, öffnete eine Schublade, förderte ein Buch zutage.

»Lesen Sie es in aller Ruhe. Und wenn Sie darüber hinaus Fragen haben, können Sie mich jederzeit ansprechen.«

»Darf ich Noah sehen?«

»Aber ja.«

Noah lag im Aufwachbereich der Operationsabteilung. Kleine verglaste Räume, deren Türen weit offen standen, waren um einen Arbeitsbereich gebaut, der moderne Technik, die unvermeidbare Bürokratie und jene Menschen zusammenhielt, die hier ihren Dienst versahen.

Ich wurde von einem Mädchen in einen Raum geführt, in dem es aussah wie in der Umkleidekabine eines Schwimmbads.

»Das hier ist Ihr Schrank, da können Sie Ihre Sachen unterbringen.«

Sie half mir in einen blauen Kittel und gab mir zwei Plastikhüllen, die wie Duschhauben aussahen.

»Bitte über Ihre Schuhe ziehen!«

Ich tat das artig.

Noah lag in Raum 1.004. Unter der Nummer klemmte ein Namensschild mit der Aufschrift »Lehman, Noah/Seidler«. Das sah ich, noch bevor ich Noah sah, und das war ein Segen, denn sonst hätte ich womöglich geglaubt, ich sei im verkehrten Zimmer.

Es war eines der schmerzlichsten Erlebnisse meines Lebens. Der Mann, der am Morgen so forsch seinen Koffer getragen hatte, lag jetzt flach auf dem Rücken, und überall waren Schnüre und Schläuche und Kanülen.

Die Krankenschwester, die Noah im Aufwachbereich betreute, war eine junge und hübsche Philippinin.

»Ich heiße Erlyn«, sagte sie mit einem freundlichen Lächeln.

Ich war viel zu erschüttert, um höflich sein zu können.

»Was … was ist mit seinen Beinen?«, stammelte ich.

Noahs Beine waren umhüllt von zartblauen, gepolsterten Plastiksäcken. Gleich befürchtete ich, man habe ihn beim Umbetten fallen lassen, und jetzt habe er auch noch gebrochene Beine.

»Das sind die Anti-Embolie-Kompressoren. Ihr Mann hat Kompressionsstrümpfe an, damit es nicht zu einer Embolie kommt. In den ersten Stunden nach der OP legen wir darüber noch diese AEKs an, die mit einer elektrischen Pumpe verbunden sind. Sehen Sie?« Erlyn zeigte mir das Kabel und führte weiter aus, dass die Pumpe Noahs Beine leicht massieren würde, damit sich keine Gerinnsel bildeten.

Ich trat neben Noahs Bett. Sein Gesicht hatte eine wächserne Blässe; unter den Augen lagen dunkle Schatten.

»Er war schon kurz bei sich«, sagte Erlyn. »Aber bis er richtig aufwacht, wird es noch eine Weile dauern.«

Noahs rechter Arm lag in einer Schiene. In der Handvene lag die Kanüle, durch die er tropfenweise eine Infusion bekam. Ich griff nach seiner linken Hand. Sie war kühl, nicht kalt, aber auch nicht warm.

Im nächsten Moment zog Erlyn einen Stuhl ans Bett und drückte mir eine Klingel in die Hand. »Wenn irgendetwas ist, brauchen Sie nur zu drücken.«

»Danke«, flüsterte ich und setzte mich.

Und dann war ich heilfroh, als Erlyn mich endlich mit Noah allein ließ.

Sie hatten ihm einen Teil seiner Brusthaare abrasiert, um die EKG-Elektroden anzubringen. Drei Beutel hingen am Bett. Einer gehörte zu dem Foley-Katheter, ein zweiter zu dem Sicherheitskatheter, der bald wieder entfernt wurde. Aus dem dritten Beutel ragte ein Schlauch, von dem ich hoffte, dass er sich nach oben verjüngte. Aber nein, er blieb so dick; der Gartenschlauch war die Wunddränage.

Ich presste meinen Mund auf Noahs Hand. Sie war kühl und leblos, wie die Hände meiner Mutter es gewesen waren, kurz bevor sie starb.

»Ich weiß nicht, ob du mich hören kannst«, flüsterte ich. »Aber es ist alles in Ordnung, Noah. Die Operation hat prima geklappt, der Krebs ist raus, und du bist nach wie vor ein ganzer Mann.«

Ich sagte das, obwohl ich es nicht glaubte, vielleicht sogar, weil ich es nicht glaubte. Für den Moment wollte ich nur, dass mein Mann das hier überlebte. Um mich her taten alle so, als sei das selbstverständlich. Für mich war es das keineswegs.

Die Uhr über dem »Stand«, wie das Personal der Aufwachstation ihren Arbeitsbereich nannten, zeigte kurz nach ein Uhr nachmittags, als ich mich zu Noah ans Bett setzte.

Um fünf Minuten vor zwei wurde Noahs Atmung unruhig, und im nächsten Moment zuckte zuerst seine Hand, dann sein Kopf, und schließlich machte er die Augen auf.

»Alles in Ordnung!«, rief ich sofort mit fröhlicher Stimme, sprang von meinem Stuhl und beugte mich über ihn.

Er öffnete und schloss seinen Mund wie ein Fisch auf dem Trockenen.

»Durst«, sagte er dann.

Ich beschloss, ihm nicht die übliche Ansprache zu halten, dass er noch nichts trinken dürfe, sondern streichelte ihm über die Stirn und versprach, ihm Eiswürfel zu besorgen. Dann ging ich nach draußen an den Stand und bat darum. Natürlich dauerte es ein paar Minuten, bis ich die Eiswürfel bekam. Als ich ins Zimmer zurückkehrte, war Noah wieder eingeschlafen. Also bezog ich neuerlich Stellung.

Das war ich Noah und vor allem mir selbst schuldig. Nach meinem persönlichen Krankenpflege-Kodex durfte ich Noahs Bettseite in dieser Phase seiner Krankheit nur verlassen, um meine Notdurft zu verrichten. Diese erste Phase war die rote.

Das bedeutete, dass Noah zurzeit nicht in der Lage war, eigene Entscheidungen zu treffen und auf sich selbst aufzupassen. Ihm wäre nicht aufgefallen, dass da plötzlich um drei Uhr nachmittags ein noch junger Arzt zur Tür hereinstürmte und ihm eine Spritze verpassen wollte.

»Was ist das?«

»Hat der Professor gerade angeordnet.«

»Welcher Professor?«

Der Herr Doktor stutzte, trat einen Schritt aus der Tür hinaus und schaute offenbar erst jetzt auf Zimmernummer und Namensschild. Im nächsten Moment murmelte er eine Entschuldigung und lief weiter.

Solche Dinge passierten nicht ständig, doch auch nicht selten, und deshalb war es unerlässlich, dass ich auf diesem Stuhl sitzen blieb, bis mein Noah wieder im Vollbesitz seiner geistigen Kräfte war.

Dass er zumindest auf dem Weg dahin war, zeigte sich am frühen Abend. Bis dahin wurde er immer mal wieder wach, klagte über Durst, schlief wieder ein. Um kurz vor achtzehn Uhr änderte sich das.

»Kannst du mal schellen?«

»Sicher. Was ist?«

»Schell mal!«

Ich tat es, und Sekunden später trat Erlyn ans Bett.

»Da sind Sie ja richtig wach, Doktor Lehman.«

»Ich brauch was gegen die Schmerzen.«

»Sie bekommen die Schmerzmittel mit der Infusion, Doktor Lehman. Das müsste eigentlich reichen.«

»Tut es nicht.«

Sie lächelte. »Ich werde mal den Doktor fragen.«

Norman Seidler war mehrmals im Verlauf des Nachmittags bei uns vorbeigekommen. Ich nahm nicht an, dass er all seine Patienten so umfangreich betreute, und wusste die Sonderbehandlung zu schätzen.

»Na, da ist er ja!«, rief er, als er jetzt ins Zimmer kam. »Bist du noch groggy, oder geht's schon?«

»Ich fühl mich einigermaßen wach«, antwortete Noah, »nur gilt für die Schmerzen das Gleiche.«

»Du kriegst an und für sich genug durch den Tropf.«

Noah verzog das Gesicht, und Seidler überprüfte den Blutdruck seines Freundes und Kollegen.

»Ist ein bisschen zu niedrig für Experimente, Noah. Ich stell den Tropf mal etwas stärker ein, das sollte helfen.«

Es half tatsächlich. Zumindest schlief Noah wieder ein, sodass wir eine weitere Stunde rumbrachten.

»Wie spät ist es jetzt?«

»Gleich halb acht, Noah.«

»Abends?«

Die Zimmer in der Aufwachstation hatten keine Fenster, sodass die Frage nicht unberechtigt war.

»Es ist immer noch Freitag«, antwortete ich und lächelte ihn dabei liebevoll an, »und halb acht abends.«

Zu meinem Erstaunen lächelte Noah zurück. »Willst du nicht nach Hause gehen, Lea?«

»Auf gar keinen Fall!«

»Hast du Irene angerufen?«

»Noch nicht.«

»Mach das bitte! Und iss bitte was! Und sag den Mädels, die sollen mir noch mal den Seidler schicken.«

Letzteres erledigte ich zuerst, obwohl ich mir kaum vorstellen konnte, dass Seidler um diese Uhrzeit noch im Haus war. Doch war er nicht nur noch im Haus, er war auch bereits auf dem Wege zu uns, wie mir mitgeteilt wurde. Im nächsten Moment stürmte er auch schon aus dem Fahrstuhl.

»Wie ist das, Lea? Wollen Sie heute Nacht hierbleiben oder gehen Sie nach Hause?«

»Ich bleibe hier!«

»Gut. Dann bringen wir ihn jetzt auf die normale Station, dann ist das für Sie etwas angenehmer.«

Er gab den Damen und Herren am Stand ein paar entsprechende Anweisungen und ging anschließend in Noahs Zimmer. Ich folgte ihm.

»Hast du Irene angerufen?«, fragte Noah sofort.

»Das mach ich gleich«, wich ich aus. »Ich wollte nur –«

»Ich habe hier ein paar private Belegbetten«, fiel Seidler mir ins Wort. »Da wollte ich gerade die Einzelheiten mit Noah besprechen, das brauchen die da draußen nicht zu hören.«

Fragend sah ich Noah an.

»Ruf Irene bitte an!«, meinte der noch einmal. »Und iss was! Geh bitte und –«

»Essen kann sie gleich auf der Station«, meinte Seidler. »Im Grunde können Sie jetzt schon mal alle Sachen mitnehmen und Noah da unten treffen.«

Es war meine erste Zigarette nach dreizehn Stunden! Ein Gefühl von Seligkeit machte sich in mir breit, das nur ein Süchtiger nachempfinden kann. Ich stand vor der Notaufnahme des Krankenhauses, versteckt hinter einem Lieferwagen. Und im schwachen Schein einer Straßenlampe fingerte ich in meiner Handtasche nach meinem Notizbuch und suchte dann nach Irenes Telefonnummer.

»Schön, dass du anrufst«, sagte sie mit freundlicher Stimme. »Wie ist es gelaufen?«

»Die Operation hat gut geklappt, Irene, alles in Ordnung, und die Kinder können Noah jederzeit besuchen.«

»Na, vorerst muss das nicht sein. Wann gehst du denn?«

Ich konnte kaum glauben, dass sie mich das fragte.

»Das weiß ich noch nicht«, log ich, einfach, um das Gespräch hinter mich zu bringen.

»Sag mir bitte Bescheid, bevor du gehst, Lea. Ich will dir da nicht über den Weg laufen, verstehst du? Es muss schließlich nicht sein, dass sich das ganze Krankenhaus über unsere *menàge à trois* das Maul zerreißt.«

Das private Zimmer, das Dr. Seidler uns zur Verfügung gestellt hatte, erinnerte mehr an eine Suite im Luxushotel als an ein Krankenhauszimmer.

»Mein Name ist Maria«, begrüßte mich eine Krankenschwester. Sie arrangierte gerade einen traumhaft schönen Seidenblumenstrauß, das zentrale Schmuckstück auf einer Kirschbaumkommode. Dann zeigte sie mir die Fernbedienung des Fernsehapparats und erklärte mir, wo ich welchen der einhundertundzwei Kanäle empfangen konnte.

»Und hier sind die Menüs!«

Sie reichte mir eine Reihe von Speisekarten und erzählte mir dabei, welche Gerichte ganz besonders lecker waren.

»Haben Sie hier irgendwo eine Raucherecke?«

»Nein«, meinte sie.

»Wirklich nicht?«

Sie blickte über ihre Schulter, als wisse man ja nie, und dann beugte sie sich vor. »Wenn Sie rechts aus dem Zimmer gehen, den Gang runter, ist die Feuertreppe. Und da gehen Sie ins Treppenhaus, eine halbe Etage runter. Da ist so was wie eine Balkontür. Wenn Sie die aufmachen … Draußen ist ein Vorsprung, da rauchen die Mädchen schon mal.«

»Okay«, sagte ich. »Danke. Das werde ich dann gleich mal ausprobieren.«

Als ich von der Zigarette zurückkehrte, hatten sie Noah gerade ins Zimmer gebracht. Er trug immer noch die schrecklichen AEKs, aber zumindest hatte er jetzt wieder eines der Krankenhaus-Totenhemdmodelle an.

Maria überprüfte seinen Blutdruck.

»Immer noch ein bisschen zu niedrig«, meinte sie.

»Das geht so aber nicht«, stöhnte Noah.

»Ich weiß, Doktor Lehman.«

»Nein, Sie wissen das nicht«, erwiderte Noah mit einem Ton in der Stimme, den ich noch nie zuvor bei ihm gehört hatte. Es war ein wimmernder Ton.

»Ist Doktor Seidler noch da?«, fragte ich.

»Möchten Sie selbst mit ihm sprechen, Frau Lehman?«

»Bitte!«

Maria verließ das Zimmer, und ich trat an Noahs Bett.

»Nicht hinsetzen«, wimmerte er.

Der Transport schien also nicht gerade angenehm gewesen zu sein.

»Hast du Durst?«, versuchte ich, ihn abzulenken.

»Nein.«

Mein Mann sah mich bewusst nicht an. Er hatte den Kopf zur Seite gelegt, und seine Augen waren mit Tränen gefüllt.

»Okay«, sagte ich leise und legte meine Hand auf seine Wange, »wie schlimm ist es? Du kennst das Spiel.«

Noah kannte das Spiel, obwohl es im Allgemeinen nur von Krankenschwestern gespielt wurde. Man konnte Schmerzen nicht nachvollziehen, kein Mensch konnte das, selbst dann nicht, wenn er irgendwann im Leben den gleichen Schmerz verspürt hatte. Deshalb gab es eine Art von Liste, die man in diesen Fällen benutzte. Auf einer Skala von 1 bis 10 ordnete der Betroffene seine Schmerzen ein. Dabei war die 1 ein Schmerz wie der, den man beim Zahnarzt beim Plombieren ohne Betäubung empfand, und die 10 war unerträglich.

»7 bis 8«, antwortete er und sah mich endlich an. »Das kann ich nicht aushalten, wenn die mir nichts geben.«

Ich spürte, dass mir nun auch die Tränen kamen, und ich legte meine Wange gegen Noahs Wange, damit er das nicht sah.

»Das erinnert dich jetzt sicher wunderbar an deine Mutter«, meinte er daraufhin mit Groll in der Stimme.

Das tat es leider. Insbesondere kurz vor ihrem Tod hatte meine Mutter manchmal so erbärmliche Schmerzen gehabt, dass nichts mehr half.

»Bei dir muss ich es nur nicht tatenlos mitansehen«, behauptete ich. »Da muss er sich was einfallen lassen, der Seidler.«

Norman Seidler hatte Notdienst in dieser Nacht, ein Umstand, für den ich äußerst dankbar war.

»Deshalb habe ich Noahs OP so gelegt«, sagte er, als ich das äußerte. »Tja, was machen wir denn jetzt mit dir?«

Noch einmal wurde der Blutdruck kontrolliert, noch einmal wurde die Infusion höher eingestellt. »Und gleich geben wir dir noch ein Schlafmittel, dann müsstest du eigentlich durch die Nacht kommen.«

»Hast du Irene angerufen?«, fragte Noah, kaum dass wir wieder allein waren.

Ich erzählte ihm im Detail über das Telefongespräch.

»Menàge à trois?«, wiederholte er immer wieder. »Mit Irene? Da sehnst du dich ja nach Kastration.«

Ich musste lachen und hätte mich im nächsten Moment schon dafür ohrfeigen können.

»Nein«, meinte Noah, denn solche Gefühlsschwankungen entgingen ihm nie. »Lass uns nicht anfangen, jedes Wort auf die Goldwaage zu legen. Weißt du was? Wenn's nicht mehr geht, dann tauf ich meinen Penis um …«

Er machte ein ganz ernsthaftes Gesicht, als er das sagte, und ich wusste nicht, ob ich lachen oder weinen sollte. Noah nannte seinen Penis manchmal Rudolph, nach dem rotnasigen Rentier, dass selbst bei schlechtesten Witterungsbedingungen den richtigen Weg fand.

Eines der elegantesten Restaurants in Beverly Hills lieferte mir Weißbrot, Tomaten mit Mozzarella und ein Riesenstück Schokoladentorte. Das aß ich in unserer Krankenhaussuite, während wir den Spätnachrichten im Fernsehen folgten. Wie immer ging es um die skandalösen Vorkommnisse im irakischen Gefängnis Abu Ghraib.

»Es wird immer ärger«, meinte ich.

»Was?«, fragte Noah laut, er schrie es nahezu.

»Der Skandal.«

»Das geht mir so am Arsch vorbei, Lea. Von mir aus kann jeder jeden überall und immer ficken, Hauptsache, sie geben mir hier endlich was gegen die Schmerzen.«

Solche Worte aus dem Mund meines so liberalen Mannes, der Urgestalt des Menschenfreundes, warnten mich.

»Ich dachte, das wäre jetzt besser.«

»Nichts ist besser.« Im Rahmen seiner derzeitigen Möglichkeiten wand Noah sich nur so in seinem Bett. Er konnte sich nicht auf die Seite drehen, doch machte er mit den Schultern immer wieder Ansätze, es zu versuchen, und der Kopf ging von einer Seite auf die andere.

»Spürst du, dass sie dir ein Schlafmittel gegeben haben?«

»Ich spüre, dass ich todmüde bin, aber mit den Schmerzen kann kein Schwein schlafen.«

Ein paar Minuten später verabreichte die Nachtschwester ihm ein weiteres Schlafmittel.

»Soll ich Ihnen Ihr Bett richten?«, fragte sie mich.

Ich war verblüfft, dass ich überhaupt ein Bett hatte.

»Das Sofa kann man ausziehen«, erklärte sie mir und machte sich eins, zwei, drei daran zu schaffen.

Noah war schon lange eingeschlafen, als ich immer noch am Fuß seines Bettes stand und mich sorgte, ob er wohl auch gut schlief. Dann ging ich noch mal auf den Raucher-Mauervorsprung und machte es mir anschließend auf dem Sofa unter einer Decke bequem.

Es war kurz nach ein Uhr nachts, als Noah so laut stöhnte, dass ich mit einem Satz auf den Füßen stand. Er war wach.

»Ich lass Seidler holen«, sagte ich, dann rannte ich auch zur Nachtschwester.

Norman Seidler kam etwa zehn Minuten später.

»Also, viel können wir nicht machen«, sagte er gleich, und dann erklärte er mir, Noah habe Blasenkrämpfe, eine seltene, aber ausgesprochen unangenehme Komplikation.

»Das ist ja wohl untertrieben«, schimpfte mein Mann. »Gib mir ein Epidural!«

»Du bist verrückt«, parierte Seidler.

»Was ist das?«, fragte ich.

»Eine Steißbeinanästhesie. Kommt nicht infrage, Noah! Ich könnte dir tausend Sachen geben, aber die senken alle den Blutdruck, und das können wir nicht riskieren. Vielleicht …«

Er winkte die Nachtschwester herbei, und mit vereinten Kräften drehten sie Noah auf die rechte Seite.

»Da ist ein Ballon in der Blase«, klärte Seidler mich auf. »Der hält den Katheter in Position. Dadurch fühlt sich die Blase immer voll an, und in seltenen Fällen gefällt ihr das nicht, und dann krampft sie. Ist es jetzt besser, Noah?«

Mein Mann gab ein paar Laute von sich, die man interpretieren konnte, wie man wollte.

»Sehen Sie zu, dass Sie jetzt auch ein bisschen Ruhe kriegen«, sagte Seidler zum Abschied. »Und du musst die Zähne zusammenbeißen, Noah. Tut mir leid.«

Nun, mir tat es erst recht leid um meinen Mann, und Noah tat sich auch selbst leid in diesem Moment. Ich gab ihm etwas zu trinken, streichelte ihm über die Stirn, dann ging ich ins Bad und putzte mir die Zähne. Ich wollte mir gerade das Gesicht waschen, als ich aus dem Zimmer einen erbärmlichen Schrei vernahm.

Nach etwa zehn Minuten Seitenlage hatte Noah sich wieder auf den Rücken drehen wollen.

»Um Gottes willen«, befand ich. »Sag doch was, Noah. Du reißt dir noch die Kanülen raus.«

Statt mir auf diese weise Voraussage zu antworten, brach mein Mann in Tränen aus. Er schluchzte wie ein Kind, und ich nahm ihn in die Arme.

»Ich kann dich auch drehen. Wenn du mich lässt.«

Noah schluchzte weiter. »Glaubst du, mir wäre noch irgendetwas peinlich. So was wie Würde haben sie mir heute Morgen mit rausgeschnitten.«

Ich hielt ihn so fest, wie ich eben konnte, und als er sich etwas beruhigt hatte, ging ich es an. Ich klappte die Bettdecke zurück und stellte mich hinter Noah, schob meine Arme unter seinen Körper.

»Mach du gar nichts«, bat ich inständig, »nicht helfen.«

Ganz vorsichtig rollte ich seinen Körper über meine Arme, bis er wieder auf dem Rücken lag.

»Wer hat dir das denn beigebracht?«, fragte er mit sichtlicher Bewunderung in Augenausdruck und Stimme.

»Eine der Krankenschwestern im Hospiz meiner Mutter«, flüsterte ich. »Sie hatte jahrelang mit Querschnittgelähmten gearbeitet.«

Noah und ich schafften es durch die Nacht. Alle zwanzig, dreißig Minuten rollte ich ihn mal auf die eine, mal auf die andere Seite, dann wieder auf den Rücken. Ich ließ ihn Eiswürfel lutschen und erzählte ihm von all den vielen Dingen, die wir bald schon tun würden, von Spaziergängen am Meer, von leidenschaftlichen Liebesakten auf unserer Terrasse in Malibu, und darüber schlief er in den frühen Morgenstunden endlich ein.

»Du verdienst einen Orden«, waren seine letzten Worte.

Ich weinte, nicht aus Traurigkeit heraus, nicht vor Rührung, sondern einfach, weil ich so erschöpft war. Ja, ich war so erschöpft, dass ich mich auf das Sofa legte und die Augen schloss. Drei Stunden später wachte ich auf, weil mir der Duft von frischem Kaffee in die Nase stieg.

Ich öffnete die Augen.

»Psssst!«, meinte Kate, bevor ich etwas sagen und Noah damit aufwecken konnte.

Sie hatte mir Croissants gebracht und Schokoladenriegel und zwei von ihren T-Shirts, da sie – zu Recht – annahm, ich hätte vergessen, mir so etwas zum Wechseln mitzunehmen.

Gemeinsam gingen wir auf den Raucher-Mauervorsprung, und ich erzählte ihr, was sich zugetragen hatte.

»Soll ich dich eben nach Hause fahren, damit du dich um Samantha kümmern kannst, oder traust du mir zu, dass ich das kann.«

Ich wusste, warum ich mit dieser Frau befreundet war. Sie konnte ein itzi-bitzi bisschen anstrengend sein, und manchmal war sie auch mega-maxi verrückt, aber wenn es hart auf hart kam, konnte man sich auf sie verlassen.

»Hast du denn Zeit dazu, Kate?«

»Ich habe mir freigenommen, weil Scott dieses Wochenende frei haben sollte. Jetzt haben sie ihm da so uuuhpsi-puuuhpsi Termine reingeschoben.«

Sie war nicht nur nicht begeistert davon, sie schien die Geschichte mit den plötzlichen Terminen auch nicht so ganz zu glauben.

»Ist ›uuuhpsi-puuuhpsi‹ neu?«, fragte ich.

»Nein. Sag mal«, schwenkte sie dann um, »den Möbelwagen hast du jetzt für Montag bestellt, richtig?«

Ich nickte.

»Finde ich in deiner Wohnung die Schlüssel zu eurem Haus? Ich habe euch beiden nämlich so ein super-trooper Einweihungsgeschenk gekauft und würde es gern hinbringen … ›Super-trooper‹ ist neu. Nur zu deiner Information.«

KAPITEL 12

Bis Sonntagabend blieb ich im Krankenhaus, ein Luxus, den ich ausschließlich meiner Freundin Kate verdankte. Sie kümmerte sich um Samantha und um mich, sodass ich mich rund um die Uhr um Noah kümmern konnte.

Der fühlte sich nach ein paar Stunden Schlaf sehr viel besser. Er hatte zwar immer noch Schmerzen, doch hoffte er, dass man jetzt bald etwas dagegen tun konnte.

»Wenn ich mich ein bisschen bewege, geht auch der Blutdruck hoch.«

Doch wurde erst mal noch nichts bewegt, denn erst mal wurde er gewaschen.

Währenddessen ging ich mal wieder nach draußen auf mein Raucher-Mäuerchen. Dort machte ich die Bekanntschaft von Jeannette, einer neununddreißigjährigen Blondine mit himmelblauen Augen. Ihr Mann Fred war zwanzig Jahre älter als sie und ebenfalls am Vortag von Dr. Seidler operiert worden, auch eine Prostatektomie.

»Ich weiß gar nicht, wie unsere Ehe das aushalten soll«, erklärte sie mir mehr oder weniger im zweiten Satz.

»Das wird sich schon finden«, meinte ich.

»Glauben Sie das ernsthaft? Ich glaube das nicht. Was ich gelesen habe … Ich kann mir das nicht vorstellen, keinen Sex mehr zu haben. Ich meine, wenn ich Freundschaft will oder Kameradschaft oder Verständnis und so, dann suche ich mir einen Sportverein oder geh mit meinen Freundinnen aus.«

Sie sah mich erwartungsvoll an, und als ich nicht einmal zustimmend nickte, stieß sie einen dramatischen Seufzer aus. »Sex ist nun mal das Einzige, was eine Ehe von allen anderen Partnerschaften unterscheidet. Wie gehen Sie denn damit um?«

»Anders«, antwortete ich und machte mich darauf gefasst, mir damit eine Feindin fürs Leben geschaffen zu haben.

»Wie anders?«, bohrte sie stattdessen weiter.

»Haben Sie auch dieses Lesematerial von Doktor Seidler bekommen?«

»Ach ja, dieses Zeug.« Sie stieß einen bitteren Lacher aus. »Ist mir noch gar nicht aufgefallen, aber ich glaube, so richtig deprimiert bin ich erst, seit ich das gelesen habe. Saugapparate und Penisversteifungen; also, das betrachte ich nicht gerade als rosige Zukunftsaussicht.«

Ich war mir nicht sicher, ob ich wirklich Lust hatte, mich mit ihr über diese Dinge zu unterhalten, doch hatte ich bisher überhaupt noch nicht über meine Pläne für die Zukunft geredet – und ich hatte durchaus welche, auch wenn Dr. Seidler das sicher nicht vermutet hätte.

»Wie wäre es denn, den Penis erst mal aus dem Sexleben herauszulassen.«

Jeannette schaute mich an, als sei ich nicht bei Trost.

»Wenn ich mich hinlege und meinem Mann vorsäusele, dass Zärtlichkeit auch was Feines ist, dann weiß er sofort, dass ich lüge. Ich war immer eine sehr potente Frau, und Fred war auch immer ein potenter Mann, wir können einander da nichts vormachen.«

»Ich meinte auch nicht, es bei Streicheleinheiten zu belassen. Wenn ich richtig verstanden habe, was in Seidlers Lektüre steht, dann werden unsere Männer ja bald schon wieder wollen, nur nicht können. Und wir kennen doch alle Vibratoren. Oder kennen Sie so was nicht?«

»Natürlich. Soll ich Fred etwa so ein Ding in die Hand drücken und ihm sagen, er soll sich vorstellen, es wäre sein Penis?«

Das war mir zu dumm. »Ich werde es so machen.«

»Nein«, erkärte Jeannette, »dann lassen wir es lieber gleich. Da mit einem Gerät herumzuhampeln. Das ist doch alles nur entwürdigend.«

Nun reichte es mir endgültig. »Wissen Sie, Würde und Liebe sind wie Sonne und Mond – immer zur gleichen Zeit da, auch wenn man gerade nur einen sieht.«

Sie hatten Noah von den Anti-Embolie-Kompressoren befreit. Er trug jetzt nur noch diese schrecklich strammen Strümpfe, die er auch noch vier bis sechs Wochen weitertragen musste. Ich freute mich lauthals, dass sie meinem Mann die Infusion abgenommen hatten. Frisch gewaschen war er auch, und er hatte sogar wieder auf seinen zwei Beinen gestanden. Die Anstrengung hatte tatsächlich seinen Blutdruck angeregt, und so gab man ihm jetzt endlich die so lang ersehnten Schmerzmittel. Selig schlummerte er vor sich hin, sodass auch ich einen vergleichsweise ruhigen Samstag hatte.

Die meiste Zeit lag ich auf dem Sofa und sah fern. Zwischendurch ging ich auf mein Raucher-Mäuerchen, und ich hatte Glück, die schreckliche Jeannette traf ich dort erst am Sonntagnachmittag wieder.

Da war sie in desolatem Zustand. Sie kam gerade von zu Hause, wo sie all die grausigen Sachen eingeräumt hatte, die ihr Mann vor seiner Operation hatte einkaufen müssen.

»Was denn für Sachen?«, fragte ich.

»Na, all die Windeln und Einlagen, die unsere Männer jetzt brauchen.«

Ich war völlig konfus. Wir hatten noch gar nichts eingekauft.

»Nein, nein«, meinte mein Mann, als ich ihn kurze Zeit später darauf ansprach. »Das habe ich bewusst nicht vor der Operation getan. Fass mal in die Seitentasche meines Koffers, Lea! Da ist eine Liste drin.«

Antibiotische Seife, Isopropanolalkohol, antibiotische Salbe und Einlagen in allen Größen und Dicken. Dazu kamen noch rutschfeste Auflagen für die Dusche und alle möglichen und unmöglichen Sorten von Windeln, die so fantasievolle Namen hatten wie Depend und Attend und Sir Dignity.

»Mach dir gar keine Gedanken darüber«, meinte Noah. »Nimm die Liste und geh damit in die Krankenhausapotheke.«

Am Sonntagabend fuhr ich erstmals nach Hause. Es fiel mir schwer, Noah allein zurückzulassen, doch befand er sich inzwischen in der gelben Phase meines persönlichen Krankenpflegekodexes und brauchte mich nicht mehr vierundzwanzig Stunden. Er war schon ein paarmal aufgestanden und gelaufen, und wenn das auch äußerst schmerzhafte Erlebnisse gewesen waren, so kündeten sie doch davon, dass es mit seiner Genesung voranging.

Samantha begrüßte mich mit herzergreifender Euphorie. Sie rollte sich vor mir, streckte sich an mir, damit ich sie auf den Arm nahm und herzte, und ich küsste und beschmuste sie, dass es eine wahre Wonne war.

Dann sah ich mich in meinem Wohnzimmer um und erschrak. Die Umzugskisten waren fast alle weg. Nur eine stand noch da, die mit der Aufschrift »Ganz wichtige Sachen«.

»Kate, hier ist Lea!«

»Wie geht es dir?«, fragte meine Freundin sogleich; sie hatte offenbar mit meinem Anruf gerechnet.

»Hast du die ganzen Umzugskartons …?«

»Wann wolltest du die denn nach Malibu bringen, Lea? Dienstag zwischen acht und neun?«

Ich konnte gar nicht in Worte kleiden, wie dankbar ich Kate war.

»Scott hat super-trooper mitgeholfen. Und wir helfen dir auch mit dem Rest, Lea, du musst mir nur rechtzeitig Bescheid sagen.«

Nun, Bescheid sagen konnte ich ihr, doch nahm ich nicht an, dass es noch rechtzeitig war.

»Wenn alles gut geht, werden sie Noah am Dienstag entlassen. Den Möbelwagen habe ich für morgen bestellt, die sind um sieben hier, und wenn du –«

»Mach dir keine Gedanken, Lea!«

Jeder schien besorgt zu sein, ich würde mir Gedanken machen. Dabei konnte ich gar nicht denken, dazu war ich viel zu erschöpft.

Die halbe Nacht verbrachte ich damit, die restlichen Dinge aus den Schränken in Kartons zu packen. Dann schlief ich ein paar Stunden und träumte schreckliches Zeug.

Um sieben kamen die Herren von der Möbeltransportfirma. Es waren vier Männer zwischen zwanzig und dreißig, die allesamt außer »Hi!«, kaum ein Wort Englisch sprachen. Ich zeigte ihnen kurz, dass alles, was in der Wohnung war, in den Wagen transportiert werden musste, und schon begannen sie zu werken.

Um halb acht kam Kate.

»Mach mir bitte mal eine Einkaufsliste, Lea. Damit ich euch was in den Kühlschrank packen kann. Und das hier isst du jetzt bitte!«

Sie reichte mir ein Schokoladenhörnchen. Ich bemühte mich, ihr den Gefallen zu tun, doch fiel es mir schwer. Seit Freitag hatte ich kaum etwas gegessen, vornehmlich, weil diese Restaurants, die ins Krankenhaus lieferten, ausgesprochen kostspielig waren, und das konnten wir uns nicht leisten. Also hatte ich mich mit Kates Schokoriegeln und ein paar Chips aus dem Automaten über Wasser gehalten.

Kate fragte sich von Butter, Eiern und Käse über Salat und Mayonnaise durch zu Fisch und Fleisch. »Gibt es irgendwas, was Noah jetzt nicht haben darf oder ganz besonders viel braucht?«

»Kaffee darf er nicht trinken, solange der Katheter liegt, und nichts, was Kohlensäure hat. Alkohol trinken wir eh nicht … Tomaten sollen gut sein für die Prostata.«

Kate seufzte. »Die Prostata hat er ja nicht mehr, wozu also noch Tomaten? Aber bitte, Lea, ich schreib's dazu.«

Etwa zwei Stunden später machten sich Kate und unsere Möbel auf den Weg nach Malibu.

Samantha miaute mich kläglich an. Außer ihrem Futter, ihrem Wasser und dem Katzenklo war nichts mehr in der Wohnung, und sie sah wohl an meinen Vorbereitungen, dass ich die Absicht hatte, sie nun auch noch – schon wieder! – zu verlassen. Ich nahm mein kleines Mädchen auf den Arm und sprach beruhigend auf sie ein.

»Heute Abend komme ich wieder und hole dich, mein Schatz! Und die paar Stunden hältst du gut aus, du schaffst das!«

Ich sagte das mehr zu mir selbst als zu Samantha. Dabei war ich gar nicht überzeugt, ob ich das alles wirklich schaffen würde.

Noah war guter Dinge, als ich ins Krankenhaus zurückkehrte. Er hatte nach eigener Aussage lecker gefrühstückt und sah nun mit gemischten Gefühlen dem nächsten postoperativen Großereignis entgegen, seiner ersten Verdauung.

Ich nahm diese Einkaufsliste und machte mich damit auf den Weg in die Krankenhausapotheke. Noah hatte recht gehabt. Die Damen in der Apotheke wussten sofort, was ich zu welchem Zweck benötigte, und da mir offenbar auf der Stirn geschrieben stand, wie überwältigt ich von allem war, gaben sie mir sogar ein paar hilfreiche Erklärungen.

»Ihr Mann hat ja die nächsten Wochen einen Foley-Katheter, und die sind leider nicht so dicht, wie man sich das vorstellt. Sie müssen die Auflagen an kritischen Stellen auslegen, vor allem vor der Toilette oder vor dem Waschbecken, je nachdem, wo Sie den Beutel leeren wollen.«

Als Nächstes gaben sie mir jede Menge Salbe und Gaze und Heftpflaster, alles Dinge, die benötigt wurden, den Blasenkatheter sauber und funktionstüchtig zu halten.

Die Windeln waren eine Wissenschaft für sich. Laut Aussage der Apothekerin arbeitete sich der Patient im Verlauf seiner Genesung von einem Modell zum anderen.

»Zuerst brauchen Sie die dicken Depend.« Sie zeigte mir eine der Windeln, und mir wurde klar, weshalb Noah einen mehrere Nummern zu großen Jogginganzug hatte haben wollen.

»Später kann Ihr Mann dann auf die Attend umsteigen«, fuhr sie fort und zeigte mir ein Pampers-Modell für Erwachsene, das über elastische Klettverschlüsse verfügte.

»Von denen werden Sie die meisten brauchen, denn wenn der Katheter raus ist, hat Ihr Mann erst mal Schwierigkeiten, seinen Urin zu halten. Und diese hier …« Sie präsentierte mir stolz die Sir-Dignity-Modelle. »Diese hier werden von vielen Männern bis ans Lebensende getragen. Das ist eigentlich eine normale Unterhose, doch haben Sie hier vorn die Möglichkeit, eine Einlage einzulegen. Wie viele Sie von den Einlagen brauchen, hängt davon ab, wie oft Sie die Einlagen wechseln müssen …«

Ich ließ mir alles in den Einkaufswagen packen, und den transportierte ich dann ins Parkhaus. Mein Auto platzte fast aus den Nähten, als alles drin war.

Als ich auf die Station zurückkehrte, lief ich Erlyn in die Arme, der netten Krankenschwester aus dem Aufwachbereich.

Wir plauderten ein bisschen über Noah, als ich plötzlich Irene erblickte. Sie trat aus dem Aufzug, lief in meine Richtung – und im nächsten Moment blieb sie wie angewurzelt stehen.

»Entschuldigen Sie mich bitte«, sagte ich zu Erlyn und ging Irene entgegen.

Sie sah großartig aus in ihrem smaragdgrünen Kostüm. Sie trug eine schwarze Bluse dazu und schwarze Schuhe, und die Handtasche hatte genau die gleiche Farbe wie das Kostüm.

»Was fällt dir ein?«, schrie Irene mich plötzlich an.

Ich wusste gar nicht, wie mir geschah.

»Ich habe mich doch deutlich ausgedrückt, oder etwa nicht?« Sie lief an mir vorbei, weiter den Gang hinunter. »Alles habe ich geschluckt, Lea, aber was zu viel ist, ist zu viel. Keine Sekunde länger mache ich das mit. Ich lasse mich von euch doch nicht für dumm verkaufen.«

Sie schrie diese Dinge so laut, dass gleich zwei Krankenschwestern aus dem Schwesternzimmer stürmten.

»Wo ist er?«, brüllte Irene und schaute auf das Namensschild der erstbesten Zimmertür. »Jetzt werden hier Nägel mit Köpfen gemacht, das schwör ich euch. Er gehört jetzt ganz dir, liebe Lea! Liebe ihn und bewundere ihn, oder was immer du mit ihm machst, was er für sein Selbstbewusstsein braucht; du kannst das alles tun, aber keinen Tag länger von unserem Geld!«

Sie hatte die richtige Tür gefunden und riss sie auf.

»Ich will die Scheidung!«, rief sie laut und lief in Noahs Raum. »Jetzt ist es aus, und das habt ihr euch ganz allein zuzuschreiben. Ich habe mehrmals darum gebeten, dass ihr den Schein wahrt, aber nein – und damit hat es sich jetzt für mich. Soll Lea dir in Zukunft die Windeln wechseln, denn darauf wird es ja hinauslaufen, und ich glaube nicht, dass du, was das angeht, viel Spaß haben wirst an deiner langbeinigen Amazone. Du hörst von meinem Anwalt!«

Mit diesen Worten drehte sie sich auf dem Absatz um und wollte wieder auf den Gang hinauslaufen, doch ich stellte mich ihr in den Weg.

»Irene!«, sprach ich sie beschwichtigend an. »Es tut mir leid, aber ich habe das ganz vergessen, dass du –«

»Hör auf! Ich will nicht mehr so tun, als könnte ich dich leiden, Lea. Ich will überhaupt nicht mehr so tun, als ob wir unser Leben trotz allem noch ganz ordentlich hingekriegt hätten. Das stimmt nämlich nicht.«

Sie drehte sich zu Noah um und sah ihn an. »Du hast gekriegt, was du verdienst! Ich wünsche mir nichts so sehr, als dass du an deinem Krebs verreckst!«

Irene war vermutlich schon im Aufzug, als ich wieder zur Besinnung kam. Ich wollte nicht glauben, was ich gehört hatte, und dann wollte ich nicht glauben, dass sie es wirklich so gemeint hatte. Und schließlich befiel mich panische Angst, sie könnte es so gemeint und das könnte irgendwelche Auswirkungen auf unser Schicksal haben.

Ich lief zu Noah und warf mich mit solcher Wucht an seine Seite auf die Bettkante, dass er aufschrie. Dann nahm ich ihn schützend in die Arme, als könne nur das ihn vor der Macht des Schicksals bewahren.

Doch Noah beschäftigten ganz andere Dinge als mich.

»Sie muss Probleme haben, von denen wir nichts wissen«, meinte er. »Und die müssen ziemlich groß sein, sonst hätte sie sich nicht so aufgeführt.«

Ich war fassungslos. »Du suchst ernsthaft nach einer Entschuldigung für ihr Benehmen?«

»Würde mich nur interessieren, was es ist.«

»Sie hat uns verflucht, Noah!«

Er verzog das Gesicht auf eine Weise, die mehr sagte, als tausend Worte es vermocht hätten. Mein Mann glaubte nicht an Flüche, und nachtragend war er auch nicht, denn eigentlich berührte ihn Irenes Auftritt nicht.

»Niemand hat Krebs verdient«, jammerte ich. »Und ich bin keine langbeinige Amazone.«

Die Tränen liefen mir über das Gesicht, und Noah zog mich zu sich herunter und legte meinen Kopf auf seine Brust.

»Du bist eine langbeinige Amazone«, sagte er leise, »und ich liebe dich. Und im Grunde bin ich froh. Lassen wir uns endlich scheiden, dann kriegen wir anständige Verhältnisse, Lea. Vorausgesetzt natürlich, du würdest mich heiraten …«

Mein Herz schien für einen Moment stillzustehen. Da lagen wir in der bislang verzweifeltesten Situation unseres gemeinsamen Lebens, und ich bekam nicht nur eine Liebeserklärung – die erste seit dem 11. September 2001, die zweite überhaupt! (Ja, es hatte des Zusammensturzes des World Trade Centers bedurft, um meinem Mann eine erste Liebesbekundung zu entlocken!) Ein unbeschreibliches Glücksgefühl bemächtigte sich meiner, und ich blickte auf, sah ihn an, und plötzlich wusste ich, dass wir alles schaffen konnten. Alles.

»Würdest du mich denn heiraten?«, flüsterte ich und sah Noah tief in die Augen.

Er lächelte.

»Jederzeit, Lea.«

Gleich traten mir schon wieder die Tränen in die Augen, und im nächsten Moment rannen sie über mein Gesicht.

»Ich liebe dich so sehr«, schluchzte ich. »Ich heirate dich heute, morgen, nächstes Jahr, wann immer, wo immer, wie auch immer.«

Dann legte ich meinen Kopf erneut auf Noahs Brust und weinte mich aus, und dabei hoffte ich, dass er sich jetzt nur nicht an seine Anwaltstermine in der Vergangenheit erinnerte. Es war nämlich keineswegs so, dass Noah und ich noch nie zuvor über seine Scheidung und unsere Hochzeit geredet hatten. Ganz und gar nicht.

Ganz zu Anfang unserer Beziehung war es ein großes Thema gewesen und dann noch einmal vor etwa einem Jahr. Beide Male hatte Noah sich von einem Anwalt beraten lassen, und beide Male war außer hohen Rechnungen nur eines dabei herausgekommen: Wir konnten uns eine Scheidung nicht leisten. Irene und die Kinder würden so viel Geld bekommen, dass Noah eigentlich nur noch die Möglichkeit hatte, mit dem Arbeiten aufzuhören.

O ja, ich hoffte wirklich, dass er sich jetzt nicht daran erinnerte.

Am frühen Abend fuhr ich zuerst nach Hollywood. Ich holte meine Samantha; dann fuhren wir zwei nach Malibu.

»Schau, wer da kommt!«, wurde ich fröhlich begrüßt.

Kate hatte mich kommen sehen und öffnete die Haustür, um mir mit offenen Armen entgegenzueilen.

»Du bist noch hier?«

»Ich klebe keine Schlüssel in leere Swimmingpools«, erwiderte sie. »Außerdem habe ich uns was zu essen geholt, und ein bisschen helfen will ich dir hier auch noch.«

Ich hatte Samantha an der Leine. Das war mir sicherer im Moment. Eine neue Umgebung bedeutete auch neue Gefahren für mein Tier, und so bestimmte Samantha in der nächsten halben Stunde den Gang der Dinge. Ich folgte meinem angeleinten Tier auf dem Fuße, und Kate folgte mir.

»Stell dir vor, Irene ist heute Nachmittag gekommen …« Ich berichtete meiner Freundin, was sich zugetragen hatte.

»Endlich wird wenigstens eine von euch normal«, meinte Kate. »Das konnte man ja kaum ertragen, dieses viele Verständnis und diese ewige Freundlichkeit.«

»Sie ist die Mutter seiner Kinder«, versuchte ich Kate zu erklären. »Und Noah liebt seine Kinder. Also liebt er auch den Teil seiner Kinder, der von Irene ist, und deshalb fand ich es immer sehr angenehm ...«

Ich war zu müde, um noch weiter darüber nachzudenken. Kate und ich aßen ein wenig zu Abend, dann fuhr sie nach Hause, und ich bezog mir rasch das Bett. Alles andere musste warten.

Nach fast zehn Stunden Nachtruhe wachte ich auf und wusste im ersten Moment gar nicht, wo ich war. Es war sechs Uhr morgens, und die Sonne strahlte in mein Gesicht.

»Gott, ist das schön!«, sagte ich zu Samantha, die neben mir im Bett lag, eingerollt wie ein Wollknäuel.

Ich kletterte aus dem Bett und öffnete die Terrassentür. Das Rauschen des Meeres war deutlich zu hören, die Luft roch nach Salz und war frisch und kühl. Ich duschte mich, und dann startete ich voll durch.

Innerhalb von einer halben Stunde war außer dem Bett, den Nachttischen und Samanthas Sachen nichts mehr im Schlafzimmer. Das Bad versetzte ich in einen ähnlichen Zustand. Was herumstand, warf ich in die Schränke, was nicht in die Schränke hineinpasste, warf ich ins Wohnzimmer zu all den Kartons.

Als Nächstes packte ich sämtliche Windeln und Einlagen und all das andere Zeug aus dem Auto. Ich verstaute die Sachen hinter den Umzugskartons im Wohnzimmer, und dann kontrollierte ich den Kühlschrank.

Kate war mit Gold nicht aufzuwiegen. Wir waren so gut eingedeckt, dass es uns Tage reichen würde.

Um kurz vor neun war ich im Krankenhaus, wo Noah mich schon unruhig erwartete.

»Norman will sich mit uns unterhalten, Lea. Und heute Nachmittag werde ich tatsächlich entlassen.«

Darüber schien er nicht glücklich zu sein. »Der Scheiß-Katheter leckt. Ich war dreimal im Bad heute Morgen, und jedes Mal konntest du meiner Blut- und Urinspur folgen. Vielleicht sollten wir den Umzug noch was verschieben, Lea! Nicht, dass ich uns das ganze Haus versaue!«

Ich vermittelte ihm glaubhaft, davor bewahrten ihn schon all die Windeln und Einlagen.

Gegen Mittag kam ein junger Arzt, den wir beide zum ersten Mal sahen. Er hatte einen unaussprechlichen Namen und schien sich des Umstands bewusst, dass man sich den nicht merken konnte.

»Versuchen Sie es gar nicht erst. Ich will auch nur die Wunddränage ziehen. Machen Sie am besten die Augen zu!«

Noah folgte der Aufforderung. Ich konnte mich nicht beherrschen. Ich sah zum ersten Mal Noahs Bauchschnitt, diese kerzengerade Narbe, die vom Nabel senkrecht bis zum Penis reichte, und im nächsten Moment sah ich die Hand des Arztes an jenem Gartenschlauch namens Wunddränage, und es gab einen Ruck – das war mein Noah, der da ruckte – und wo der Gartenschlauch gewesen war, floss Blut …

»Sie sind eine Kollegin«, meinte der junge Arzt, »habe ich das richtig gehört?«

»Mein Mann ist Ihr Kollege«, antwortete ich.

Noah hatte seine Augen wieder geöffnet und grinste.

»Sie guckt sich nur gern alles an, was grausig und blutig ist«, sagte er. »Dann findet sie ihr eigenes Leben angenehmer, als es in Wahrheit ist.«

Um kurz vor drei Uhr nachmittags kam endlich Norman Seidler und brachte eine große Kiste mit.

»Die Fäden willst du selbst rausnehmen?«, fragte er.

Noah nickte.

»Dann sehe ich dich Freitag in zwei Wochen für den Foley. Bis dahin …«

Er klappte die Bettdecke zurück und erklärte uns beiden, wie der Katheter zu versorgen und sauber zu halten war.

»Zu Hause nimm die großen Beutel, Noah. Wie die geleert und ausgewaschen werden, weißt du, und ich habe dir da ein paar in die Kiste gepackt.«

Falls wir die Absicht hatten, einen Spaziergang zu machen oder ins Kino zu gehen, konnte Noah einen der kleineren Beutel benutzen.

»Wie soll ich ins Kino gehen, wenn das Biest nicht dicht ist?«

Seidler bemerkte sofort, wie wütend Noah war.

»Das ist leider oft so«, meinte er nur. Dann erklärte er mir erst mal, dass nicht nur der Beutel, sondern auch der Katheterschlauch regelmäßig zu reinigen war. »Und da Noah dabei wirklich nicht dicht ist, wäre es am einfachsten, wenn Sie das machen.«

»Sicher«, sagte ich.

»Sie nehmen den Schlauch ab und machen ihn schön mit Isopropanolalkohol sauber. Und dann geben Sie von der antibiotischen Salbe darauf, die Noah bekommen hat. Und jetzt schauen Sie sich das hier bitte mal ganz genau an!«

Er zeigte auf Noahs Penis, als sei der ein Museumsstück.

»Ach ja«, meinte er plötzlich zu meinem Mann, »in ein paar Tagen wirst du vermutlich so einen Schleim an deinem Penis finden. Das ist dann keine neue Krankheit, sondern nur eine ganz normale Begleiterscheinung des Foley.«

Norman Seidler wandte sich wieder mir zu und lenkte meine Aufmerksamkeit diesmal auf die Stelle, wo der Katheter aus der Harnröhre herausragte, und die ersten fünf, sechs Zentimeter des Schlauches.

»Da muss zuerst sterile Gaze drum! Und darum wickeln Sie dann eine dünne Einlage.« Er machte es mir vor. »Und das fixieren Sie alles schön mit Heftpflaster.«

Er vollendete das Werk und meinte: »Den Teil kann Noah natürlich auch selber machen. Ist vielleicht sogar besser, wenn er das selbst macht, damit es nicht zu stramm wird.«

Noah seufzte. »Mit anderen Worten, ich soll mich weiterhin so verpacken, wie ihr das hier gemacht habt, nur leckt der Katheter ja nach einer halben Stunde. Und ich kann doch nicht –«

»Das ist nun mal so!«, fiel Seidler ihm ins Wort. »Da beklagen sich alle drüber, Noah. Bitte, es ist ja nicht für immer! Du legst da jetzt noch eine Einlage drüber, damit kommst du erst mal nach Hause, und dann guckst du weiter.«

»Wie ist das mit Baden und Duschen?«, fragte ich.

»Duschen, bis der Katheter raus ist, hinterher kann er auch baden. Das heißt, er kann auch jetzt schon baden, wenn er das möchte, er sollte nur aufpassen –«

»Und wie ist es mit Sex?«, warf Noah lauthals ein.

»Wieso?«, fragte Seidler. »Hast du schon Gelüste?«

Noah antwortete nicht, er reagierte nicht einmal.

»Am besten gar nicht dran denken, solange der Foley liegt«, führte Seidler aus, »danach keine Beschränkungen –«

»Keine Beschränkungen?«, hakte Noah nach.

»Keine Beschränkungen«, wiederholte Seidler und setzte sich dann zu Noah auf die Bettkante.

Alsdann redete er meinem Mann ins Gewissen, mit seiner Darmtätigkeit ganz achtsam zu sein. »Du musst Magnesium nehmen und Mineralöl, und wenn das nicht hilft, müssen es Abführmittel sein, Noah.«

»Ja, ja«, brummte der.

»Lea, wenn er Verstopfung kriegt, können die innen liegenden Nähte reißen. Passen Sie bitte mit auf seine Verdauung auf, Noah hat da so ein bisschen einen Analkomplex.«

Kaum dass Seidler das letzte Wort ausgesprochen hatte, war ihm anzusehen, wie gern er es zurückgenommen hätte.

»Tut mir leid«, meinte er deshalb rasch. »Komplexe sind dein Fachgebiet.«

Wir bekamen noch jede Menge weitere Ratschläge und Tipps wie die, dass Noah viel trinken sollte – mindestens drei Liter pro Tag –, dass er mit dem Katheter nicht Auto fahren durfte und dass er in den kommenden Wochen nichts heben durfte, was mehr als zehn Pfund wog. Dann schickte man mich in die Krankenhausverwaltung, wo ich die Nebenkosten bezahlte und Noahs Entlassungspapiere in Empfang nahm. Von dort hastete ich gleich weiter ins Parkhaus und fuhr meinen Wagen vor das Hauptportal der Klinik.

Da war eine Parkfläche, die ausschließlich den Abholern von Patienten vorbehalten war. Ich hatte drei Abholer vor mir. Als ich endlich an der Reihe war und aus dem Wagen stieg, sprang gleich ein Krankenpfleger auf mich zu und drückte mir Noahs Koffer in die Hand.

»Alles Gute!«, meinte er und lief auf seinen Kollegen zu, der Noahs Rollstuhl auf das Auto zumanövrierte.

Mein Mann war sichtlich im Stress. Von hinten war er dem Pfleger ausgeliefert, der den Rollstuhl mit ziemlicher Geschwindigkeit über die Rampe schob, von vorn bestürmte ihn nun der andere Pfleger und riss Seidlers Wunderkiste an sich, die bis jetzt auf Noahs Knien gestanden hatte.

Der junge Mann stellte die Kiste auf den Boden. Dann eilte er zu seinem Kollegen und half ihm, Noah ins Wageninnere zu bugsieren – ja, zu bugsieren. Hier wurde geschoben, gedrückt, gepresst und geknufft, halt bugsiert.

»Goootttt«, stöhnte Noah, nachdem man auch ihm ausdrücklich alles Gute gewünscht und die Beifahrertür mit Wucht zugeschlagen hatte.

»Kannst du überhaupt so sitzen?«, erkundigte ich mich ängstlich.

Es sah aus, als säße er nur auf seiner linken Pobacke, und in der rechten Hand hielt er den Beutel des Foley wie am 4. Juli die Nationalflagge.

»Was weiß ich! Fahr los, Lea! Ganz langsam! Und erst mal nur bis zur Notaufnahme! Bis dahin weiß ich vielleicht, ob die Jungs mich gerade kastriert haben oder nicht …«

KAPITEL 13

Bis zu diesem Zeitpunkt hatte ich mir kaum Gedanken über unsere Zukunft gemacht. Zu sehr war ich damit beschäftigt gewesen, den Herausforderungen der Gegenwart zu trotzen. Erst jetzt bekam ich Angst vor dem Morgen.

Noah konnte zwar ein paar Schritte gehen, doch durfte ich ihn dabei nicht unbeaufsichtigt lassen, denn er könnte fallen. Er hatte sein Leben lang Sport getrieben, und ohne die körperliche Betätigung kam sein Blutdruck nicht in Schwung. Der Koffeinentzug tat noch das Seine dazu.

Dann sollte mein Mann viel trinken, und das bedeutete, dass ich ständig den Katheterbeutel überwachen musste, denn wenn der voll war, drückte der Urin, der nicht ablaufen konnte, auf jenen Ballon in der Blase, der den Katheter in Position hielt. Und Noah litt schnell unter Verstopfung. Jetzt war das auf einmal kein Thema mehr, über das man sich nicht unterhielt, im Gegenteil.

»Hast du eigentlich Verdauung gehabt?«, erkundigte ich mich, während ich den Wagen durch den dichten Berufsverkehr Richtung Autobahn lenkte.

»Darüber möchte ich mich nicht unterhalten.«

»Du hast also keine Verdauung gehabt?«

Er stöhnte. »Ich habe gekackt, Lea, und es war weich wie Butter und hat gestunken wie Sau. Hast du sonst noch irgendwelche Fragen?«

Noah war mir gegenüber stets ein sanfter Mann. Dass er sich jetzt so rüde verhielt, sprach Bände.

»Haben Sie dir Schmerzmittel mitgegeben?«, fragte ich.

»Alles Zeug, was du auch in der Drogerie kaufen kannst.«

»Hilft es nicht?«

Er antwortete mir nicht.

»Du fährst falsch, Lea!«

»Nein, ich fahre richtig. Ich habe eine Überraschung für dich!«, säuselte ich.

»Ich habe auch eine Überraschung für dich. Der Schlauch ist nämlich gerade abgegangen, und ich pisse dir den Wagen voll.«

Ohne einen Kommentar dazu abzugeben, fuhr ich auf den nächstbesten Parkplatz. Er gehörte zu einer Tierhandlung. »Was denn jetzt, Lea? Willst du mir ein Gummimäntelchen kaufen, wie es die Pudel im Regen tragen?«

Ich stellte den Motor ab, stieg aus und lief um das Auto herum. Noah hatte den Schlauch wieder am Beutel befestigt, doch waren seine Hände nass, und auf dem Boden war tatsächlich eine ziemliche Lache. Ich holte ein paar der dicken Windeln und wischte den Urin damit auf. Dann tränkte ich eine Einlage mit Isopropanolalkohol und reichte sie meinem Mann, damit er sich die Hände sauber machen konnte.

»Du hast eine Überraschung?«, fragte Noah, als ich mich wieder ans Steuer setzte. »Was für Körperflüssigkeiten sind da involviert?«

Ich musste lachen und griff nach seiner Hand. »Wir fahren nach Malibu.«

Noah hatte bisher einen unverkennbaren Gesichtsausdruck gehabt. Er spiegelte Ekel, Zorn und Frustration. Jetzt änderte sich das schlagartig. Seine Züge erhellten sich, und ein glückseliges Lächeln glitt über seine Lippen.

»Wie hast du das denn hingekriegt? Du warst doch fast die ganze Zeit im Krankenhaus.«

Ich berichtete ihm, dass Kate fast alles erledigt hatte.

»Kate?«, wunderte sich mein Mann.

Er hatte es nicht so mit ihr, wie er das gern formulierte. Sie erschien ihm zwar intelligent und charmant, doch entdeckte er daneben in ihr, was er in vielen Frauen entdeckte: Menschen wie ich nannten das Charaktereigenschaften, Noah nannte es indes vereinzelte Symptome von histrionisch-narzisstischer Persönlichkeitsstörung. Umso erstaunter war er, dass Kate jetzt offenbar zugepackt hatte.

»Ich dachte, die könnte nur Anweisungen geben.«

Die lange Fahrt nach Malibu wurde für Noah zur Qual. Zweimal hielt ich an, um den Sitz zuerst weiter zurückzulehnen und später dann wieder aufzurichten. Er hatte Schmerzen, bemühte sich aber, das vor mir zu verbergen.

Endlich bogen wir in den North Oceangate ein. Irgendetwas war anders als sonst.

»Die Garage!«, sagte ich schließlich, bevor ich den Wagen vor unserer Garage parkte.

Im Nebenhaus, dem mittleren Kopfhaus, wo seit über einer Woche die eine Gardine am Fenster hing, stand jetzt das Garagentor offen. Bisher war es immer geschlossen gewesen.

»Dann ist da wirklich jemand eingezogen.«

Noah interessierte sich dafür nicht, er hatte andere Probleme. Ich öffnete seine Wagentür, lief zum Haus und schloss die Tür auf. Als ich danach zum Auto zurückkehrte, hatte Noah es erfolgreich geschafft, sich mit dem Katheter zur Seite zu drehen und die Füße auf den Boden zu stellen.

»Ich komm hier nicht raus«, teilte er mir mit.

»Ich helfe dir.«

»Nein, das ist zu tief, ich komm hier nicht raus.«

Die Panik in seiner Stimme war nicht zu überhören.

Ich nahm den Katheterbeutel und klemmte ihn in meinen Hosenbund, eine Entscheidung, die ich bereuen sollte. Dann umfasste ich mit den Händen Noahs Ellenbogen, und nachdem er so weit an die Außenkante des Sitzes gerutscht war, wie es eben möglich war, begann ich zu ziehen.

Es klappte schneller als erwartet. Und es klappte auch besser als erwartet. Ganz langsam gingen wir ins Haus.

»Ich bin nass wie ein Kleinkind«, jammerte er, kaum dass wir im Wohnzimmer waren.

»Dann haben wir was gemein«, erwiderte ich.

Der Schlauch war neuerlich vom Katheterbeutel gerutscht, und dadurch hatte sich etwa ein Drittel des Beutelinhalts auf meine Hosen ergossen.

»Lea, so kann ich nicht leben!«

»So musst du nicht leben. Das geht vorbei, und wir werden auch etwas geschickter werden.«

Bis Noah und ich wieder trocken und sauber waren, war es draußen dunkel, und Noah war so erschöpft, dass er kaum mehr gerade gucken konnte.

Ich richtete das Bett. Eine große Einlage kam unter das Spannlaken, falls es in der Nacht zu Unfällen kam. Vorsichtshalber legte ich auch noch eine Einlage neben das Bett, denn falls Noah in der Nacht aufstand, um den Katheterbeutel zu leeren, kam es sicher zu Unfällen. Auch im Bad legte ich Einlagen aus.

»Am besten, wir kaufen so eine Gummiplane und decken damit das ganze Haus ab!«, schlug mein Mann vor. »Wie sie das im Zoo haben, im Elefantenkäfig!«

Zermürbt lag er auf dem Bett und versorgte seinen Katheterschlauch, wie Seidler es mir gezeigt hatte.

»Warum lässt du mich das nicht machen?«

»Weil eh schon alles vollgepinkelt ist. Außerdem will ich nicht, dass du an meinem Penis herumfummelst, sonst kannst du den nie wieder respektieren.«

»Was soll das denn?«

Noah wusste gar nicht, was mich da so betroffen machte. »Ich meine, vielleicht kriege ich ja irgendwann wieder eine Erektion, könnte ja durchaus möglich sein. Vorausgesetzt natürlich, ich kann je wieder meinen Urin halten, denn es würde dir sicher nicht gefallen, wenn ich dich mit meinem formschön versteiften Glied vollpinkele. Aber selbst, wenn alles noch mal wieder in Ordnung –«

»Noah!«

»Das ist die Wahrheit, Lea. Mach dir bitte nichts vor.«

Ich wusste selbst, dass das die Wahrheit war, doch war es meines Erachtens viel zu früh, sich schon jetzt damit verrückt zu machen.

Ich setzte mich zu Noah aufs Bett und nahm ihn in die Arme. Zu meinem Erstaunen ließ er mich gewähren. Für eine Weile wiegte ich ihn wie ein Kind. Dann bemerkte ich plötzlich, warum er so ruhig war. Er war eingeschlafen, den noch nicht verklebten Katheter in der Hand.

Darum kümmerte ich mich jetzt, und dann deckte ich meinen Mann mit einer weiteren wasserdichten Einlage zu und legte das Bettlaken darüber. Er schlief ganz fest. Für kurze Zeit brauchte er sich mal nicht zu sorgen, nicht zu schämen.

Ich verbrachte den Rest des Abends damit, zwei der vielen Kartons auszuräumen und Kate anzurufen.

»Ich muss morgen früh zum Sender«, erklärte sie mir. »Da komme ich vorher eben bei euch vorbei und stelle euch Frühstück vor die Tür. Wie geht es denn mit euch beiden?«

»Ich glaube, wir schlagen uns einigermaßen tapfer.«

Das glaubte ich in der Tat. Ich hatte in meinem Leben schon so viele grässliche Dinge erlebt, dass ich im Grunde sogar der Ansicht war, es ginge uns richtig gut. Ich brauchte Noah nicht alle vier Stunden Schmerzmittel zu spritzen, wie ich es bei meiner Mutter getan hatte; ich brauchte ihm nicht alle halbe Stunde die Brechschale unterzuhalten, wie ich es bei meinem Vater getan hatte. Und eiternde Wunden hatte er auch nicht. Die hatte ich als junges Mädchen gehabt.

Also ging es uns vergleichsweise gut, und das bisschen Arbeit mit dem Katheter würden wir schon lernen. Dachte ich. Dann war fast Mitternacht, und ich guckte nur noch mal kurz, ob mit meinem Noah auch alles in Ordnung war – und erschrak. Das Laken, das ich über ihm ausgebreitet hatte, war an vielen Stellen vom Urin durchtränkt. Alles war nass, und vor allem war der Katheterbeutel voll.

Noah war so müde, dass er sich nicht einmal umdrehen konnte. Also lief ich ins Wohnzimmer und suchte nach den Kartons mit der Aufschrift »Küche«. Da waren Schüsseln drin, und eine davon nahm ich mit ins Schlafzimmer und entleerte so den Urinbeutel. Dann zog ich alles, was nass war, weg und ersetzte es durch trockene Einlagen, versorgte den Katheterschlauch neu, verpackte alles schön – und dann war es drei Uhr morgens.

Samantha kratzte an die Schlafzimmertür. Ich ließ meine Kleine herein und bereute das gleich. Sie war es gewohnt, mit uns im Bett zu schlafen. Doch war sie auch daran gewöhnt, auf uns zu steigen, und ich durfte mir gar nicht vorstellen, dass sie Noah in seiner Lage bestieg oder gar begann, mit dem Katheterschlauch zu spielen.

Schon im nächsten Moment hatte ich eine weitere Vision, die nicht minder schockierend war. Normalerweise war unser Bett groß genug für Noah und mich. Jetzt lag mein armer Mann aber mehr oder weniger in der Mitte, und wenn ich mich zu ihm legte und wirklich einschlief, tat ich ihm womöglich weh.

Es blieb nur eines. Ich legte mein Tier wieder an die Leine, und dann setzte ich mich mit Samantha in die Ecke des Schlafzimmers, ein Kissen in den Rücken, die Tagesdecke des Bettes unter mir.

Die nächsten zwei Tage zogen sich mit einer Zähigkeit dahin, die manchmal kaum erträglich war. Noah war immer müde. Er wachte auf, kümmerte sich um seinen Katheter, das Herzstück unseres derzeitigen Daseins, dann schlief er schon wieder ein. Ich weckte ihn zwischendurch, damit er ausreichend Flüssigkeit und seine Schmerzmittel zu sich nehmen konnte.

Einen gesegneten Appetit hatte mein Mann. Doch bekam er vom Essen Blähungen, und die verursachten ihm starke Schmerzen an den innen liegenden Nähten. Also nahm er Tabletten, die diese Blähungen bekämpften, aber die führten zu Durchfall, und das bedeutete, dass Noah aufstehen und zur Toilette gehen musste.

Das hasste er; er wollte überhaupt nicht laufen, dazu musste ich ihn zwingen. Erst am Donnerstagabend begab er sich mal freiwillig auf einen Gang durch das Haus.

Ich hatte inzwischen sämtliche Kartons ausgepackt, die Inhalte in die Schränke geräumt und meine Schneiderpuppe im Wohnzimmer aufgestellt. Wenn nichts dazwischenkam, wollte ich schon am Wochenende wieder nähen, denn außer Glück brauchten Noah und ich im Moment nur eines nötig: Geld.

»Ach, da drüben ziehen jetzt auch Leute ein«, sagte mein Mann und blickte dabei aus dem Küchenfenster auf das Haus auf der gegenüberliegenden Straßenseite.

»Das sind die Kellys«, erzählte ich ihm. »Sie unterrichtet Mathematik, und er ist Maler von Beruf.«

»Kunst oder Wände?«

»Ich weiß nicht. Ich habe nur kurz mit ihnen gesprochen, als ich heute Morgen die Umzugskartons in die Garage gepackt habe. Sind nette Leute.«

Das waren sie. Eleanor Kelly war etwa in meinem Alter, dunkelhaarig, klein und zierlich. Ihr Mann Larry überragte mich um Haupteslänge und hatte die Schultern eines Footballspielers und den Bauch eines Bierkutschers.

Am Freitagmorgen kam Kate. Die vorangegangenen zwei Tage hatte sie sich damit begnügt, uns das Frühstück vor die Tür zu stellen; jetzt musste ich sie ins Haus lassen, denn sie kam vom Einkaufen und brachte verderbliches Gut.

Sie sah mich strafend an. »Entweder du fängst langsam an zu essen wie eine gesunde Frau, die sich um ihren kranken Mann kümmert, oder … ich bringe dich eigenhändig zum Arzt.«

Das war ihr zuzutrauen, und ich fing an zu weinen. Ich aß ja, nur war mir immerzu übel, und dann die Blähungen.

»Ich nehme schon von den Medikamenten, die sie Noah verschrieben haben, aber die wirken bei mir genauso wie bei ihm, davon kriege ich nur auch noch Durchfall.«

»Schläft Noah?«

Ich nickte.

»Schläft er den ganzen Tag?«

»Fast«, antwortete ich.

»Und nachts hält er dich auf Trab, wie? Du musst hier raus, Lea!«

Natürlich wollte sie, dass ich mich eben hübsch zurechtmachte – dafür hätte ich Stunden, wenn nicht Tage gebraucht, so ramponiert wie ich war – und dass wir nach Camarillo fuhren, ein bisschen shoppen.

»Ich lasse Noah nicht allein, Kate.«

»Du musst aber mal hier raus, das muss sein!«

Sie überredete mich schließlich, einen Strandspaziergang mit ihr zu machen.

»Nur hier vorn, dann hörst du, wenn Noah dich ruft.«

Das war vertretbar.

»Wenn mir passierte, was dir passiert ist, würde ich gehen«, sagte Kate, kaum dass wir ins Freie traten. »Einmal einem Mann den Hintern abputzen würde mir reichen; da wär die Sinnlichkeit für alle Zeiten dahin. Ist ihm klar, was für ein Glück er mit dir hat?«

Ob Noah das klar war, interessierte mich nicht, denn ich selbst betrachtete mein Verhalten nicht als Glück für ihn, sondern als Glück für mich selbst.

»Darum geht es doch, wenn man jemanden liebt«, erklärte ich Kate. »Dass man eben auch in schlechten Zeiten alles für den anderen tut – und es auch gern tut.«

»Du tust das gern?« Kate konnte die Welt nicht verstehen.

»Ich würde lieber mit Noah durch die Stadt schlendern«, gab ich zu, »so ist das nicht. Aber im Moment muss sich meine Zuwendung eben darauf beschränken, dass ich seinen Katheter sauber halte.«

Wir setzten uns in den Sand.

»Was, wenn Noah für den Rest seines Lebens Windeln braucht und impotent ist? Was gibt dir dieser Mann dann noch, das es wert wäre, bei ihm zu bleiben?«

Auf einmal war mir klar, warum Kate sich dafür so sehr interessierte. Es ging ihr gar nicht um Noah und mich.

»Du hast recht«, sagte ich, »du liebst deinen Scott nicht – so sehr du dir das vielleicht auch erhofft hast.«

Für einen kurzen Moment wollte Kate widersprechen, dann nickte sie zustimmend mit dem Kopf. »Ich könnte mich nie um ihn kümmern. Selbst ein gebrochenes Bein würde mich an ihm schon nerven.«

»Klar, weil er dann seine Rolle nicht mehr erfüllen könnte. Er soll dich bewundern, er soll –«

»Anbeten«, verbesserte Kate mich. »Bewundern reicht nicht. Anbeten soll er mich, denn er wird von Millionen Frauen angebetet, und wenn er dann mich anbetet, kriege ich die Millionen Frauen sozusagen noch gratis dazu.«

Genau das liebte ich an Kate. Sie machte sich selbst nur selten was vor.

»Und ficken soll er mich natürlich«, fuhr sie fort. »Und wehe, das macht er nicht gut oder nicht lange genug. – Sag mal, beobachtet die uns? Kennst du die?«

»Wen?«

»Die Frau da!«

Ich schaute zu unserem Haus hinüber und erschrak. Vor dem Törchen, das zum Strand führte, stand die furchterregende Frau mit den langen blonden Haaren.

»Lass uns bitte ins Haus zurückgehen«, bat ich Kate. »Die ist mir unheimlich.«

Ich erzählte Kate von unserem ersten Zusammentreffen mit dieser Vogelscheuche, und sie wollte sich totlachen.

»Die hat bestimmt die ersten echten Brüste ihres Lebens gesehen«, meinte sie. »So eine verkehrt doch sonst nur in Silikon-Kreisen. Die wusste gar nicht, dass echte Brüste so klein sein können wie deine, Lea. Die hat jetzt einen Schock fürs Leben.«

Während wir zum Haus zurückgingen, drehte die Frau sich um und lief in die entgegengesetzte Richtung zum Strand.

»Hallo?«, rief ich. »Kann ich irgendetwas für Sie tun?«

Die fremde Frau schien meine Rufe nicht gehört zu haben. Vielleicht tat sie aber auch nur, als habe sie mich nicht gehört. In jedem Fall war sie mir plötzlich nicht mehr so unheimlich wie bei unserer ersten Begegnung.

KAPITEL 14

Am Freitagnachmittag rief Penny an. Zum einen wollte sie wissen, ob Noah schon auf dem Rückweg in die USA war – ja, auch sie glaubte, er sei zu einem Familienfest nach Israel gereist –, zum anderen war eine Menge Post gekommen, und da unsere neue Adresse sozusagen auf ihrem Heimweg lag, bot sie an, die Post kurz vorbeizubringen.

Also zeigte ich Penny am frühen Abend stolz Küche, Wohnzimmer und Terrasse und entschuldigte mich dafür, dass Arbeitszimmer und Schlafzimmer noch nicht vorzeigbar waren.

Nachdem sie fort war, legte ich mich zu Noah aufs Bett, und gemeinsam gingen wir die Post durch. Das meiste waren Rechnungen, ein paar Briefe vom LAPD waren dabei, und dann war da noch ein Brief von Irene.

»Ich dachte, wir hören von ihrem Anwalt«, vermerkte mein Mann, und die Enttäuschung, die dabei in seiner Stimme schwang, war nicht zu überhören.

In Ruhe las er, was Irene ihm geschrieben hatte, dann reichte er mir den Brief. »Sie entschuldigt sich.«

Ich schnappte nach dem Schreiben.

Irene bekannte sich darin offen zu ihren Verfehlungen des Montagnachmittags. Sie behauptete sogar, verstehen zu können, falls Noah ihr niemals verzieh. Doch war es so, dass Jacobs bester Freund Alexej, mit dem er zur Schule ging, einen sehr viel älteren Bruder hatte. Und dieser Bruder war Arzt in der onkologischen Urologie, ein gewisser …

»Das war der mit dem unaussprechlichen Namen, Noah. Der dir die Wunddränage gezogen hat.«

»Und weil der seiner Familie erzählen könnte, dass meine Ehe nur noch nach außen hin eine Ehe ist, nur deshalb muss man sich so aufführen?«

»Sie will die Kinder da raushalten.«

»Nimmst du sie in Schutz?«

»Ich werde ihr nie verzeihen, was sie gesagt hat«, erklärte ich ihm. »Aber sie entschuldigt sich hier.«

»Du bist einfach nicht konfliktfähig, Lea. Oder aber … Oder aber du willst es mir gegenüber nur nicht zugeben, und du vermisst ihren Gemüseauflauf.«

Ich legte meine Arme um Noahs Hals und küsste ihn auf die Wange. »Willst du sie anrufen?«

»Nie im Leben!«, tönte Noah, als habe er selten eine ähnlich absurde Frage gehört. »Das müsst ihr Frauen untereinander regeln. Ich vermisse die Kinder. Ich will sie endlich wiedersehen und mit ihnen reden, vorausgesetzt natürlich, sie dürfen schon wissen, dass ich krank bin.«

Er schüttelte den Kopf, wie er das gern tat, wenn er für Dinge kein Verständnis aufbringen wollte, und dann erzählte er mir von Shakespeare.

Noah war auf einem Psychiater-Kongress, und Janina und Jacob waren fünf beziehungsweise sieben Jahre alt, als ihr Hund Shakespeare von einem Auto überfahren wurde. Es passierte, als die Kinder auf einer Geburtstagsfeier waren.

Irene erzählte dann den Kindern, Shakespeare sei krank geworden und müsse für einige Zeit in der Tierklinik bleiben. Dann rannte sie zwei Tage von einem Züchter zum anderen, bis sie einen Hund fand, der Shakespeare leidlich ähnlich sah. Den brachte sie heim und erklärte, das Tier fühle sich nach der Krankheit erst mal eine Zeit wie ein Fremder im Haus und habe eben auch stark abgenommen.

Als Noah von seinem Kongress nach Hause kam, gab es einen mörderischen Krach zwischen den beiden.

»Damals habe ich ihr gesagt, dass es unmöglich sein würde, jedes Unglück von den Kindern fernzuhalten. Aber du siehst, ihr ist es bis heute gelungen. Jake und Jan glauben beide, schreckliche Dinge passieren nur den anderen. Na ja, wenigstens haben sie den Psychiater gleich bei der Hand.«

An jenem Freitag, genau eine Woche nach Noahs Operation, teilte ich erstmals wieder das Bett mit meinem Mann. Bis dahin hatte ich auf der Luftmatratze im Schlafzimmereck kampiert.

Gewöhnen konnte er sich nicht an den undichten Katheter – an so etwas konnte sich der Mensch vermutlich nicht gewöhnen –, doch verfügte Noah von Natur aus über eine gehörige Portion Galgenhumor, und den brauchte er in dieser Zeit ebenso nötig, wie ich ständig Nachschub an Auflagen, Einlagen und Windeln brauchte.

Da Noah immer noch sehr müde war, stand er tagsüber meist nur auf, um seinen Katheterbeutel zu leeren. Bei diesen Gängen fühlte er sich nach eigener Aussage von unterwärts wie ein dicker Winterpullover, den man gerade in Seifenlauge getaucht hatte und jetzt, ohne ihn auszuwringen, zum Balkon trug, um ihn dort in der Sonne zu trocknen. Bei jedem Schritt tropfte es, sodass wir die Spur hinterher genauestens zurückverfolgen konnten.

Was in der ersten Nacht passiert war, passierte nicht nur jede Nacht, es wurde nach meiner Einschätzung auch von Nacht zu Nacht schlimmer, und zwar aus gutem Grund. Noah hatte – gottlob! – immer geringere Schmerzen, und deshalb bewegte er sich im Schlaf mehr als in den ersten Tagen nach der Operation. Doch war der Foley schon undicht, wenn er sich in völliger Ruhelage befand. Wir hätten an dem Debakel nur etwas ändern können, wenn wir uns alle anderthalb Stunden den Wecker gestellt hätten, um den Beutel zu leeren, den Schlauch neu zu verpacken, die Auflagen zu wechseln …

»Da schlafe ich mich lieber in meinem eigenen Saft zu Kräften«, meinte Noah. »Zumal es mir unter Umständen dabei hilft, meinen Analkomplex zu überwinden, den Norman so messerscharf diagnostiziert hat.«

Waren die ersten zwei Tage nach Noahs Entlassung aus der Klinik auch deprimierend gewesen, das Wochenende entschädigte uns dafür. Er wurde zusehends aktiv. Er zog sich einen seiner Jogginganzüge an – je nachdem, welcher gerade nicht in der Waschmaschine war –, und lief über die Terrasse, auf und ab, auf und ab.

Am Sonntagmorgen rief er gar seine Kollegen bei der Sonderkommission des LAPD an. Ja, Israel war traumhaft gewesen, und es hatte sehr viel Spaß gemacht, die Familie wiederzusehen. Nur eine Grippe hatte er sich geholt, eine ganz arge.

Prompt stand ab Montag unser Faxgerät nicht mehr still. Papiere wurden hin- und hergesendet, und mein Mann saß nun halbstundenweise auf hohen Stapeln von Einlagen im Arbeitszimmer am Schreibtisch. Er las, schrieb, telefonierte – es war zu schön, um wahr zu sein.

Jeden Tag sah ich neue Anzeichen dafür, dass er wirklich auf dem Wege der Besserung war. Und doch blieb da so eine merkwürdige Angst in mir. Irgendetwas in meinem Innersten warnte mich, dass da noch etwas kommen würde, dass wir es noch nicht hinter uns hatten.

Vielleicht, redete ich mir ein, hatte ich aber auch nur deshalb dumpfe Vorahnungen, weil ich selbst so erschöpft war. So erschöpft war ich bisher noch nie gewesen. Oder doch?

Ich erinnerte mich eigentlich nur an eine Zeit, in der ich ähnlich müde gewesen war, und an diese Zeit wollte ich mich nicht erinnern, und damit hatte es sich. Die ewigen Rückenschmerzen waren an allem schuld, und diese Blähungen, die machten mich müde. Anders ließ es sich ja gar nicht erklären, dass ich mich morgens nach dem Aufwachen ebenso erschlagen fühlte wie abends vor dem Einschlafen, dass sich daran den ganzen Tag über nichts änderte, dass ich manchmal hätte weinen mögen vor lauter Erschöpfung.

»Eisenmangel«, meinte Noah. »Ich will, dass du zum Arzt gehst und ein Blutbild machen lässt, aber ich bin ziemlich sicher, dass es Eisenmangel ist.«

Also kaufte ich mir ein paar Eisentabletten, und die halfen tatsächlich ein bisschen.

»Und wann gehst du zum Arzt?«

»Nächsten Montag«, log ich und hoffte, dass Noah es bis dahin vergessen hatte.

Darüber hinaus schwor ich mir, ihm nie wieder etwas vorzujammern. Es ging jetzt um ihn. War er erst mal wieder ganz auf den Beinen, würde auch ich keine Beschwerden mehr haben. Davon war ich überzeugt.

KAPITEL 15

Nur zwei Wochen nach seiner Operation wollte Noah wieder arbeiten. Da er mit dem Katheter nicht Auto fahren durfte, brauchte er meine Unterstützung, um den Plan umzusetzen.

»Das ist doch nichts«, beschwor ich ihn. »Allein schon die lange Anfahrt! Das bereitet dir doch nur Schmerzen. Und was willst du anziehen? Jogginghosen?«

»Genau.«

»Und wenn es dir schlecht wird?«

Er seufzte und griff nach meinen Händen, wie er das so gern tat, wenn er mich belehrte.

»Schau, Lea, du hast dich in den letzten Wochen rührend um mich gekümmert. Wie eine Mutter um ein Kleinkind. Jetzt ist das Kind wieder … Na ja, sagen wir, es ist im Kindergartenalter, und es kann jetzt wieder alleine laufen. Lass es bitte laufen! Und genieß, dass es das wieder kann. Es wäre doch schrecklich, wenn du mich für den Rest unseres Lebens herumschleppen müsstest.«

Ich litt und fühlte mich missverstanden. Herumgeschleppt hatte ich Noah nicht, und ich freute mich selbstverständlich darüber, dass er wieder auf die Beine kam. Er schien mich misszuverstehen, mich und meine Angst um ihn, aber das war ja mal wieder typisch Y-Chromosom.

»Also gut«, lenkte ich ein, »ich fahr dich morgens in die Praxis, und ich hol dich um drei wieder ab.«

»Halb vier.«

»Dann komm ich in den Berufsverkehr, Noah.«

»Viertel nach drei.«

»Einverstanden.«

Am Freitag, den 4. Juni, auf den Tag zwei Wochen nach seiner Prostatektomie, war es so weit. Bewaffnet mit seinem Aktenkoffer und einer Riesentüte voller Einlagen und Windeln stieg Noah in mein Auto.

»Wo ist der Beutel?«, fragte ich sofort.

»Ich trage ihn rechts«, antwortete mein Mann und erklärte, er habe es mit dem kleineren Beutel versucht und den Klettverschluss fest um sein rechtes Bein geschlungen.

Die Fahrt von Malibu zum Krankenhaus dauerte etwa eine Stunde und war wohl doch unangenehmer, als Noah sich das gedacht hatte. Je länger der Blasenkatheter lag, desto besser fand er sich mit den Problemen ab, die er bereitete, doch kamen mit zunehmender Zeit neue Probleme hinzu.

»Dieses Schrinnen macht mich irre«, schimpfte er. »Noch sieben Tage! Wenn ich es bis dahin nicht aushalte, lege ich selbst Hand an.«

Wir parkten in der Tiefgarage des Ärztehauses, und Noah wollte, dass ich gleich wieder nach Hause fuhr.

»Kommt ja gar nicht infrage!«

Mit Argusaugen beobachtete ich, wie er vom Auto zu den Fahrstühlen lief, und ich folgte ihm auf dem Fuße, denn man konnte ja nie wissen, wie sein Kreislauf reagierte.

Endlich erreichten wir sein Büro, und Penny freute sich, ihn zu sehen. Sie sah sofort, dass er ein bisschen Farbe gekriegt hatte, die Sonne in Israel war dafür ja bekannt.

»Vorsicht mit meiner Grippe!«, meinte Noah und blieb in der Tür stehen, bis Penny sich wieder zurückgezogen hatte.

»Willst du ihr nicht die Wahrheit sagen?«, flüsterte ich. »Meinst du nicht, dass sie sich über den Jogginganzug wundert?«

Noah setzte sich auf das Sofa, das sonst nur seinen Patienten vorbehalten war. »Mal abwarten.« Dann seufzte er. »Sehr schön. Jetzt bin ich hier und so müde, dass ich schon wieder schlafen könnte.«

Ich witterte eine Chance, ihn gleich wieder mit nach Hause zu nehmen.

»Nein, nein«, winkte er ab, »ich kann mich auch hier ein wenig hinlegen. Wir sehen uns um Viertel nach drei.«

»Wenn vorher was ist, ruf mich bitte an.«

Er nickte.

»Ich meine das, wie ich es sage, Noah: Ruf bitte an, wenn was ist.«

»Red nur weiter, Lea, und wir sehen uns erst um zwanzig nach drei wieder!«

Ich fuhr nach Hause zurück und versuchte, mich irgendwie zu beschäftigen. Das schien jedoch unmöglich zu sein.

Mürrisch setzte ich mich aufs Wohnzimmersofa und zündete mir eine Zigarette an. Der Zustand, in dem ich mich plötzlich befand, war mir auf unangenehme Weise vertraut. Nach dem Tod meines Vaters hatte ich ihn für Trauer gehalten. Erst Jahre später stellte ich fest, dass der Zustand nur zum Teil Trauer gewesen war, und das bestätigte sich mir dann endgültig, als meine Mutter starb.

»Ach, du liebe Güte …!«, sagte ich leise vor mich hin.

Ich hatte Noah in den letzten zwei Wochen mit der gleichen Ausschließlichkeit betreut, mit der ich meine Eltern durch ihr Sterben begleitet hatte. Ja, wie ich jetzt feststellte, hatte Noah es ausgesprochen freundlich formuliert, als er davon sprach, ich müsse das Kind wieder laufen lassen. Er hätte mir auch geradeheraus sagen können, dass er nicht länger meine Existenzberechtigung sein wollte.

Noahs Genesung beraubte mich meines Lebensinhalts, und das war nicht nur traurig und peinlich, das musste sich auch schleunigst ändern.

Ich hob mein Hinterteil aus den weichen Sofakissen und beschloss, das Brautkleid wieder hervorzuholen. Die letzten Stoffrosen hatte ich immer noch nicht aufgenäht, und genau das wollte ich jetzt tun. Das war zumindest ein Anfang.

Ich zog das Kleid auf die Schneiderpuppe. Samantha hörte das Rascheln der Plastiktüten und rannte sogleich herbei. Selig warf sie sich auf den Rücken. Selbst mein Tier schien es zu begrüßen, dass ich mich wieder um mein eigenes Leben kümmerte und nicht nur um Noahs.

Ich seufzte. Maßzuhalten war noch nie mein Ding gewesen. Ich tat alles entweder ganz oder gar nicht. Früher hatte ich gehofft, das würde sich irgendwann ändern. Inzwischen hatte ich diese Hoffnung begraben und war heilfroh, dass mir heute zumindest auffiel, wenn ich übertrieb. Das musste für dieses Leben reichen; ändern konnte ich mich dann im nächsten Leben, falls es so was gab.

Ich wollte mich gerade auf den Boden hocken und meine ganze Aufmerksamkeit dem Kleidersaum schenken, als es an der Tür schellte. Die Post war schon durch für den Tag; also lief ich in die Küche und lugte aus dem Fenster. Wieder schellte es, diesmal gleich dreimal hintereinander – und ich erschrak. Kein Zweifel, das war die Vogelscheuche.

Ich fürchtete, dass sie mich am Fenster gesehen hatte, denn sie schien genau zu wissen, dass ich zu Hause war. Als ich auf das Klingeln nicht reagierte, begann sie nämlich, an die Tür zu klopfen.

»Hallo! Hal-lll-looo!«

Ihre Stimme war heller und wesentlich schriller, als ich das bei ihrem massiven Erscheinungsbild erwartet hatte.

»Hallo! Ich bin die Nachbarin! Halll-loo! Halll-loooooo!«

Fassungslos stand ich da. Schon seit Jahren versuchte Noah mir beizubringen, dass Dinge zwar durchaus die verschiedensten Erklärungen haben konnten, dass man als gescheiter Mensch aber immer erst mal davon ausging, dass die wahrscheinlichste Erklärung auch die richtige war.

Damit stand nun endgültig fest, dass ich selbst nicht gescheit war, denn auf die Idee, dass die Vogelscheuche ins Nebenhaus gehörte, war ich nicht gekommen. Ich hatte mich nur zwei Wochen lang gewundert, warum das Garagentor mal geschlossen und mal geöffnet war.

Ich nahm mir vor, so zu tun, als hätte ich gerade erst bemerkt, dass da draußen jemand war. Deshalb öffnete ich die Tür auch nur so weit, wie die Kette es erlaubte.

»Ja, bitte?«

»Guten Morgen. Wir sind Nachbarn, ich wohne im Nebenhaus.« Sie hatte einen eigentümlichen Akzent.

»Oh«, tat ich überrascht, löste die Kette und öffnete die Tür endlich ganz.

Die Vogelscheuche strahlte mich an. »Ich wusste, dass Sie da sind. Ich war am Küchenfenster, als Sie zurückgekommen sind, und da dachte ich, jetzt geh ich endlich mal und stelle mich vor und entschuldige mich. Ich muss mich ja unbedingt entschuldigen, das war mir ja alles so peinlich.«

Sie war nicht dick, wohl aber groß und so kräftig, dass sie wuchtig wirkte. Sie trug weiße, lange Hosen, einen weißen Pullover, der für meinen Geschmack viel zu eng und auch viel zu tief ausgeschnitten war, und das fast taillenlange, blond gebleichte Haar war in weichen Locken über die breiten Schultern frisiert.

»Möchten Sie hereinkommen?«, fragte ich, ganz der Hoffnung hingegeben, wir könnten das leidige Sich-einander-Vorstellen zwischen Tür und Angel hinter uns bringen.

»Gern«, meinte sie da auch schon und schenkte mir ein ganz besonders breites Lächeln.

Vielleicht kam mir ihr Lächeln aber auch nur so breit vor, weil ich noch nie zuvor Lippen gesehen hatte, die vergleichbar üppig und auch nur im Ansatz so tiefrot bemalt waren! Dabei fuhr ich regelmäßig nach Beverly Hills!

Die Vogelscheuche bückte sich. Neben der Tür, sodass ich es bisher nicht hatte sehen können, war eine große Vase platziert. Die hob sie jetzt an. Die Vase war mit Wasser gefüllt und enthielt zwei Dutzend tiefrote Rosen.

»Wo kann ich die abstellen?«, rief die Vogelscheuche und lief flotten Schrittes in unser Wohnzimmer.

Ich war perplex.

Im nächsten Moment stellte sie die Blumen auch schon auf den Wohnzimmertisch, drehte sich um und streckte mir ihre Hand entgegen. »Mary van Houten. Ich bin froh, dass wir endlich Gelegenheit haben, einander kennenzulernen.«

»Lea.« Ich schüttelte ihre Hand. »Sind Sie Holländerin?«

Mary van Houten legte beide Hände vor ihren Mund. Ich sah, dass sie zum Mund passten. Die gleiche blutrote Farbe zierte die krallenlangen Fingernägel, und am Ringfinger prangte ein ebenfalls blutroter Brocken, ein Rubin.

»Das hört man so schrecklich, nicht wahr?«

»Man hört, dass Sie nicht Amerikanerin sind. Das hört man mir auch an. Dass Sie Holländerin sind, hätte ich allerdings nicht gedacht.«

»Wo kommen Sie her?«, fragte sie.

»Aus Deutschland.«

Sie lachte begeistert auf. »Meine eigentliche Heimat!«, rief sie in plötzlich akzentfreiem Deutsch. »Leben Sie schon lange hier?«

»Zehn Jahre. Und Sie?«

Mary van Houten war erst vor Kurzem nach Kalifornien gekommen. An das genaue Datum konnte sie sich nicht erinnern, das war zu viel verlangt; dazu war ihr Leben viel zu turbulent.

Sie hatte zwei Töchter, die wechselweise in Holland und im Rest der Welt lebten, und ihr Schwiegersohn hatte das Haus in Malibu gekauft, damit die Familie in Zukunft die Winter dort verbringen konnte. Sie erzählte mir, dass sie noch andere Residenzen dieser Art besaßen, ein Chalet in den Schweizer Alpen, eine Farm in Südafrika, ein Ferienhaus in den norwegischen Fjorden und eine Jacht. Die lag mal in Cannes und mal in Marbella vor Anker.

»Aha«, sagte ich und bot der Dame endlich einen Platz an. »Ich habe gerade Kaffee gemacht. Möchten Sie auch eine Tasse?«

Ich hoffte, mir damit ein paar Minuten Ruhe von diesem endlosen Redeschwall zu verschaffen, doch hatte ich die Rechnung ohne den Wirt gemacht. Madame van Houten folgte mir auf den Fersen in die Küche und entschuldigte sich mit vielen Worten für die Peinlichkeit am Swimmingpool.

»Ich hatte geklingelt, aber niemand machte auf, und dann habe ich geklopft und gerufen, und dann dachte ich, dass Sie und Ihr Mann vielleicht draußen auf der Terrasse sind und bin über den Strand gelaufen. Tja, und dann … Ich kann Ihnen ja gar nicht sagen, wie peinlich mir das war. Und ein paar Tage später hab ich dann gedacht, Sie wären unten am Strand, aber ich hatte keine Brille auf und konnte es nicht genau sehen, und Sie waren auch nicht alleine, und da dachte ich: Na, vielleicht will sie nicht, dass ich jetzt was sage, wenn da noch jemand bei ist und …«

»Haben Sie das selbst gemacht?«

Wir waren inzwischen wieder im Wohnzimmer, und Mary stand plötzlich wie angewurzelt vor meinem Brautkleid.

»Ja«, antwortete ich.

»Ist das für Sie selbst, oder machen Sie das für jemanden?«

»Das ist für jemanden. Ich selbst bin aus dem Alter heraus, kleine Rosen auf dem Ausschnitt zu tragen.«

»Wieso das denn? Nein, nein, wir sind alle nur so alt, wie wir uns fühlen. Ich bin schon zweiundsechzig, und manche Leute nehmen Anstoß daran, dass ich immer noch die langen Haare habe. Aber wissen Sie, mein verstorbener Mann hat immer gesagt: ›Mäuschen, du kannst das tragen!‹ Und deshalb habe ich damit auch gar keine Probleme. Sollen die Leute doch sagen, was sie wollen. Finden Sie nicht?«

Ich grinste blöd, nicht, weil mir nichts anderes einfiel, vielmehr, weil ich noch nicht verdaut hatte, dass Marys verstorbener Mann sie Mäuschen genannt hatte.

Mary zog es nun vor, sich intensiv mit meinem Brautkleid zu beschäftigen. Jede einzelne Naht nahm sie in Augenschein und strich über die Röschen.

»Schön«, sagte sie dabei in regelmäßigen Abständen. »Richtig schön. Wenn ich so was würde haben wollen, wie teuer wäre das?«

Ich wollte mich auf diese leidige Unterhaltung nicht einlassen.

»Mögen Sie ein paar Kekse?«, wechselte ich das Thema.

»Das kann ich mir nicht erlauben. Ich bin ja nicht so schlank wie Sie. Sind Sie Jüdin?«

Mary studierte nunmehr das Bücherregal an der Wand. Eines der Regalbretter war mit einer Menora geschmückt und mit Fotos und Schriftstücken, die Noah gehörten.

»Ja«, antwortete ich, »das bin ich.«

»So geboren?«, fragte Mary weiter.

Ich lachte. »Geboren bin ich nackt und konfessionslos. Aber dann hat man mich getauft und später konfirmiert, und als ich etwa dreißig war, bin ich konvertiert.«

»Ach so, Ihrem Mann zuliebe.«

Diese Bemerkung war mir ebenso unangenehm vertraut wie die Frage, wie teuer es war, sich von mir ein Kleid nähen zu lassen.

»Nein«, antwortete ich ruhig und setzte mich aufs Sofa. »Meinen Mann kannte ich damals noch gar nicht. Noah ist zwar auch Jude, aber er ist so geboren, wie Sie das nennen.«

»Haben Sie das einfach so gemacht? Nur aus persönlichen Gründen?«

»Was?«, stellte ich mich dumm.

»Das Konvertieren.«

Ich lächelte. »Ja, das habe ich einfach so aus ganz persönlichen Gründen gemacht.«

In der folgenden Stunde erfuhr ich alles über Haute Couture, was ich schon immer hatte wissen wollen, aber nie gewagt hätte zu fragen. Chanel war schon lange nicht mehr, was es einst gewesen war. Versace wurde auf Dauer einfach langweilig, aber Dolce & Gabbana schienen sich zu mausern, wenngleich die Qualität manchmal zu wünschen übrig ließ.

Louis Vuitton war weitgehend out, aber Mary hatte nun mal all seine Taschen, und die konnte man jetzt ja nicht einfach wegschmeißen, nur weil plötzlich Gucci in war. Man hatte ja jetzt auch keine normalen Brillanten mehr, sondern farbige. Der Schwiegersohn hatte der Tochter erst letztes Wochenende einen Dreikaräter geschenkt.

»Da hatte er wieder ein schlechtes Gewissen, Lea, dann macht er das immer. Der arbeitet das ganze Wochenende, und sie ist allein zu Hause, und dann kauft er ihr was.«

Ich war platt.

»Wenn mein Mann mir jedes Mal einen Ring schenken würde, wenn er arbeitet, statt Zeit mit mir zu verbringen …«

»Was macht Ihr Mann beruflich, Lea?«

»Der ist bei der Bank.«

»O …« Mary schien verblüfft zu sein. »Bank of America?«

»City National«, gab ich prompt zurück.

Noah versuchte zu lachen, als ich ihm das später erzählte, doch war er zu erschöpft dazu.

»Hast du gut behalten«, meinte er deshalb nur.

Er selbst hatte diese Lüge ersonnen. Er benutzte sie immer, wenn er Menschen begegnete, die er vermutlich nie wiedersehen würde und gewisslich nicht wiedersehen wollte.

Bankangestellte wurden nicht weiter nach ihrer Arbeit gefragt. Ein Psychiater hatte da anderes zu erdulden.

»Sollte Sie dich irgendwann fragen, bei welcher Filiale ich arbeite, sag, dass ich immer wechsele. Ich prüfe Konten, mal hier, mal da.«

Noah sprach sehr langsam und sehr, sehr leise. Er hatte zwar tapfer bis Viertel nach drei ausgehalten, doch raubte ihm der Weg von seiner Praxis zu meinem Auto jetzt die allerletzte Kraft. Ich legte meinen Arm um ihn, und er stützte sich schwer auf meine Schultern. Das hatte er nicht einmal unmittelbar nach der Operation getan.

»Wie müde bist du?«, erkundigte ich mich.

»Schrecklich«, klang es zurück.

»Und wie ist es mit Schmerzen?«

»Reichlich.«

Mein armer Mann schlief auf der Fahrt nach Hause, er schlief am Abend vor dem Fernsehapparat, und er verschlief auch mehr oder weniger das folgende Wochenende; so sehr hatte ihn die verfrühte Rückkehr an seinen Arbeitsplatz strapaziert.

Ich nutzte das Wochenende, um endlich das Brautkleid fertigzustellen. Als die letzte Rose aufgenäht war, bügelte ich es auf. Dann steckte ich das Kleid neuerlich auf die Schneiderpuppe. Jetzt musste das Kleid nämlich fotografiert werden: mit Schleppe, ohne Schleppe, von vorn, von hinten und von der Seite, und ein paar Großaufnahmen von den Details mussten auch sein.

Seit ich eine digitale Kamera hatte, ging das alles etwas schneller als früher, doch musste ich die Fotos hinterher in den Computer laden, mit einem entsprechenden Programm auf die richtige Größe stutzen und ins World Wide Web schicken.

Als Nächstes wurde das Kleid dann genau vermessen. War auch das vollbracht, musste ich das Kleid nur noch mit ansprechenden Worten beschreiben, die Maße hinzufügen, und schon konnte ich es in meinem Internet-Geschäft zum Verkauf anbieten.

Im Spätherbst 2002 hatte ich das zum ersten Mal gemacht, damals aus purer Not. Ein paar Wochen vorher hatte mich ein Freund gebeten, ihn zu einem richtigen Hollywood-Ball zu begleiten. Der Gastgeber war ein weltberühmter Film- und Fernsehproduzent, und das Thema des Balls waren Kostüme des 19. Jahrhunderts.

Die Aussicht, mich einmal im Leben in eine Märchenprinzessin zu verwandeln, die gerade einem Geschichtsbuch entstiegen war, ließ mir Flügel wachsen. Eine ganze Woche lang fuhr ich kreuz und quer durch Los Angeles, um mir irgendwo ein *Vom-Winde-verweht*-Gewand auszuleihen oder notfalls zu kaufen. Gewänder gab es viele, nur nicht in meiner Größe.

Da ich gern nähte, griff ich schließlich zur Selbsthilfe.

Ich kaufte mir einen Schnitt, machte eine Einkaufsliste und fuhr mit Kate zu einem Großhandel. Ich erstand zwanzig Meter Pannesamt, zehn Meter Futterstoff, fünfzig Meter Korsettstangen und zahlte um die fünfzig Dollar dafür.

Das Kleid wurde ein Traum. Jeder, dem ich erzählte, dass ich es selbst gemacht hatte, forderte mich lachend auf, daraus ein Geschäft zu machen. Das war nicht meine Absicht. Ich wollte das Kleid als Erinnerung an ein einmaliges Ereignis aufbewahren, doch fehlte es mir an dem erforderlichen Stauraum. So war ich dankbar, als Kate mich auf die Idee brachte, es bei eBay zu versteigern.

Und so fotografierte und maß und beschrieb ich damals zum ersten Mal. Ich bot das Kleid zu einem Eröffnungspreis von hundert Dollar an und bekam am Ende siebenhundertundneunzig dafür. Das gefiel mir. Ich begann, regelmäßig Kleider zu nähen, und schuf mir so im Laufe der Zeit eine richtige Internet-Kundschaft. In der Zwischenzeit verkaufte ich nicht mehr bei eBay, sondern in einem eigenen Internet-Shop, und das lief gut. Nur war es auch sehr viel Arbeit, und angesichts Noahs Krankheit und unserer Finanzprobleme würde es bald wohl noch sehr viel mehr Arbeit werden, da machte ich mir nichts vor.

Am Montagmorgen fuhr ich meinen Mann erneut in seine Praxis. Diesmal brauchte er nur noch einen Tag, um sich von der Anstrengung wieder zu erholen. Nach einem verschlafenen Dienstag fühlte er sich am Mittwoch wieder fit. Vielleicht war es aber auch nur sein Adrenalinspiegel, der ihm vorgaukelte, dass er sich fit fühlte. An jenem Mittwoch gab es nämlich in den Lokalnachrichten nur ein Thema: Der Friseur hatte wieder zugeschlagen, diesmal in Mar Vista, einem Stadtteil in der Nähe von Santa Monica. Das Ehepaar war dreiundvierzig und sechsundvierzig Jahre alt gewesen, und erstmals konnte selbst Scott Crane nicht mehr lächeln.

»Wenn irgendjemand Angaben machen kann zu einem schwarzen Chevrolet Blazer mit dem kalifornischen Kennzeichen …«

Noah starrte so gebannt auf den Bildschirm, dass er seinen Katheter darüber vergaß.

»Du hast den Schlauch nicht eingestöpselt«, sagte ich.

»Was meinst du, was wir da jetzt Hinweise kriegen«, antwortete er. »Da rufen wieder alle möglichen Neurotiker an, die angeblich so ein Auto gesehen haben.«

»Du musst den Schlauch einstöpseln, Noah!«

»Das war letztes Mal ja auch so. Da hatten wir sogar Verdächtige – alles Profilneurotiker und Leute, denen einer endlich mal eins auswischen wollte. Kannst du dir das vorstellen, Lea?«

Er brauchte den Schlauch jetzt nicht mehr einzustöpseln, es war schon wieder alles nass.

»Gut, dass das am Freitag ein Ende hat, Lea!«

KAPITEL 16

Am Morgen des 11. Juni 2004, auf den Tag drei Wochen nach seiner Prostatektomie, entfernten sie Noah den Foley-Katheter. Norman Seidler machte das selbst, während ich in seinem Büro wartete und vor Angst die Hände rang. Ich stellte mir vor, dass das Ziehen des Katheters schmerzhaft war. Doch nach etwa fünfzehn Minuten kamen beide Männer aufrecht und gemessenen Schrittes in den Raum.

»Gott sei Dank!«, sagte Noah und setzte sich vorsichtig auf den Stuhl zu meiner Rechten.

Ich konnte deutlich sehen, dass Noah nun eine dicke Windel unter der Jogginghose trug. Ich lächelte ihn an, und er lächelte zurück, und dann schauten wir beide erwartungsvoll auf Norman Seidler, der ebenfalls Platz genommen hatte.

»Der Bericht der Pathologie!«, hob er an und wiederholte dann noch einmal, was er uns zwei Wochen zuvor bereits telefonisch mitgeteilt hatte. »Der Tumor war im linken Prostatalappen, *Gleason Score* 7. Die Lymphknoten waren negativ, und in drei Wochen werden wir den PSA kontrollieren und dann hoffentlich endgültig Grund zum Feiern haben.«

»Darf ich mir den Bericht mal gerade selbst ansehen?«, fragte Noah und streckte Norman die Hand entgegen.

»Ich mach dir gleich eine Kopie.«

»Trotzdem, ich möchte jetzt mal eben –«

Noahs Hand schnellte zurück, und für einen kurzen Moment umklammerte er mit beiden Händen die Stuhllehnen.

»Alles in Ordnung?«, fragte ich sofort.

Mein Mann schien sich nicht ganz sicher zu sein, lächelte aber und nickte.

Dr. Seidler schob den Bericht über den Schreibtisch, und Noah flog darüber.

»Ich dachte, der *Gleason* sei 3 plus 4 gewesen«, bemerkte er nach einiger Zeit.

Seidler antwortete nicht.

»3 plus 4?«, fragte ich. »Ich dachte, 7.«

Noah ignorierte mich. »Hier steht 4 plus 3, Norman!«

Seidler atmete tief durch. »Du weißt doch, Noah, die endgültigen Befunde können von denen der Biopsie immer ein bisschen abweichen.«

Ich verstand die Welt nicht mehr. So eine Niete ich in Mathematik auch immer gewesen war, bis gerade war ich zumindest überzeugt gewesen, fundamentale Grundkenntnisse zu besitzen, und danach waren vier plus drei ebenso sieben, wie drei plus vier sieben ausmachten.

»Wo ist denn da der Unterschied?«

»Die Zahlen geben Aufschluss darüber, wie aggressiv der Tumor ist«, versuchte Seidler, es mir so einfach wie möglich zu erklären. »Und ein *Gleason Score*, der sich aus den Graden 4 und 3 zusammensetzt, ist ein bisschen aggressiver als ein *Gleason Score*, der sich aus den Graden 3 und 4 zusammensetzt.«

»Heißt das, das Noahs Tumor gefährlicher ist, als Sie das bisher angenommen haben?«

Bevor Seidler mir antworten konnte, verkündete Noah weitere Hiobsbotschaften.

»Was ist das denn hier?«, rief er aufgebracht. »Den rechten Nervenstrang hast du gerettet, und beim linken hattest du Probleme?«

»Beim linken gab es ein paar Schwierigkeiten, Noah, was aber nicht heißt, dass ich ihn dir nicht erhalten konnte.«

Noah legte den Bericht auf den Schreibtisch zurück.

»Lass das am besten sofort kopieren. Nicht, dass du es vergisst!«

Vorsichtig lehnte er sich mit dem Rücken gegen die Stuhllehne. Auffallend vorsichtig, wie ich fand.

»Ist das normal?«, fragte er dann auf einmal. »Hat das jeder, wenn der Katheter rauskommt?«

Im Gegensatz zu mir schien Dr. Seidler sofort zu wissen, worum es ging. Er nickte und erklärte Noah, es sei völlig normal und gar kein Grund zur Sorge.

»Tja, Lea … dann lass uns mal auf dem Heimweg jede Menge dicke Windeln kaufen!«, meinte mein Mann, um sich im nächsten Moment gleich wieder an Seidler zu wenden. »Wie ist das eigentlich mit diesen Kondom-Kathetern?«

»Die vergiss für den Moment«, parierte Seidler. »Mach regelmäßig deine Übungen, dann brauchst du für Kondom-Katheter kein Geld auszugeben.«

Ich hatte keine Ahnung, was Kondom-Katheter waren, und von Übungen hörte ich jetzt auch zum ersten Mal.

»Die Kegel-Übungen werden Noah helfen, seine Blase wieder unter Kontrolle zu bringen. Er weiß, wie das gemacht wird.«

»Kann ich irgendetwas tun?«, fragte ich sofort.

»Du hast schon genug getan«, sagte mein Mann und griff nach meiner Hand. »Baden darf ich jetzt wieder! Und vielleicht … Gibt es auch Übungen, die eine Erektion anregen, Norman?«

»Nicht wirklich«, antwortete der. »Ein paar Regeln gibt es aber.«

Er erklärte uns, dass visuelle Reize und sexuelle Fantasien nach einer Prostatektomie nicht mehr die gleiche Wirkung hatten wir vorher.

»Viele Männer werden dadurch nie wieder oder nur noch sehr geringfügig stimuliert. Berührungen sind sehr viel wirksamer. Und wieder …« Er sah mir eindringlich in die Augen. »Da die Fantasie nicht viel oder gar nicht hilft, ist es erfahrungsgemäß auch nicht wirksam, wenn Noah sich selbst berührt, um eine Erektion zu erreichen.«

Er schien mir nicht zuzutrauen, dass ich selbstständig weiterdenken konnte, denn er führte des Weiteren aus, dass es im wahrsten Sinne des Wortes in meinen Händen liege, wie sich unser zukünftiges Sexualleben gestalten würde.

Ich fühlte mich gar nicht wohl in meiner Haut und beschloss, Noah baldmöglichst zur Rede zu stellen: Machte ich einen sexuell zurückgebliebenen Eindruck? Wirkte ich frigide?

Der Termin für den ersten postoperativen PSA-Test wurde auf den 28. Juni gelegt. Am 2. Juli hatte Noah eine Nachuntersuchung, und bis dahin würde auch der PSA-Wert vorliegen.

Hand in Hand verließen Noah und ich das Krankenhaus. Das Entfernen des Foley-Katheters war weniger unangenehm gewesen, als ich es mir vorgestellt hatte. Noah fühlte sich frei wie seit drei Wochen nicht mehr.

»Wenn das Tröpfeln da unten jetzt auch noch aufhören würde, könnte ich mein Glück kaum ertragen.«

Doch das Tröpfeln hörte nicht auf. Noch bevor ich auf den PCH fuhr, hatte ich in der Drogerie so viele Pakete Depend zu kaufen, wie in den Kofferraum passten, und dann musste ich die nächstbeste Tankstelle anfahren, damit Noah sich dort auf der Toilette trockenlegen konnte, wie er das nannte. Als wir zu Hause ankamen, war auch die Windel nass. Und so verbrachte ich den Rest des Tages damit, mit anzusehen, wie mein Mann mehr und mehr verzweifelte.

»Ich muss gar nicht pinkeln, Lea. So weit kommt es überhaupt nicht. Sobald sich drei Tropfen in der Blase sammeln, fallen die sofort durch.«

Er hatte nicht die geringste Kontrolle darüber. Verstört stand er im Badezimmer und sah zu, wie sein Penis leckte.

»Und guck nur, wie mickerig der geworden ist!«

Dass die Geschlechtsteile nach der Operation wie geschrumpft aussahen, war eine normale Begleiterscheinung und nur vorübergehend. Noah wusste das besser als ich, doch schien ihn das an jenem Freitagabend nicht zu trösten.

»Das geht vorbei«, flüsterte ich und stellte mich hinter ihn, schob meine Hände unter seine Achseln.

»Was, wenn nicht?«, fragte er mich, und ich konnte an seiner Stimme hören, dass er weinte. »Was, wenn für den Rest meines

Lebens Blut und Urin aus mir raustropfen? Aus einem verkümmerten Pimmel?«

Ich legte meinen Kopf auf seinen Rücken und kämpfte verbissen dagegen an, selbst zu weinen. »Dann wirst du mich anders befriedigen müssen.«

»Wie denn?«, schluchzte Noah. »So?«

Meine Gedanken rasten. Natürlich konnte ich Noah jetzt versichern, was für ein wunderbarer, anbetungswürdiger Mann er war, der weit mehr zu bieten hatte als Sex. Ich bezweifelte jedoch, dass das seine Verfassung besserte. Im Gegenteil, es machte vermutlich alles noch schlimmer, weil er es als Zeichen von Resignation werten konnte. Nein, ich musste mir etwas anderes einfallen lassen, etwas –

Es fiel mir wie Schuppen von den Augen. Wenn man sich sonst auch auf nichts verlassen konnte, Gott machte keine Fehler. Mein Noah war zwar verzweifelter als je zuvor, doch waren wir einer möglichen Lösung seiner momentanen Lage räumlich ganz nah. Ich brauchte nur danach zu greifen.

Mit einem Schritt war ich an der Badewanne, ließ Wasser ein, gab eines der Schaumbäder hinzu, die Noah so gern hatte.

»Was machst du denn?«, fragte er mich verwirrt. »Soll ich jetzt schon baden? Bis wir ins Bett gehen, habe ich mich doch schon wieder zehnmal vollgepinkelt. Das lohnt sich doch nicht, Lea. Was machst du denn?«

Da der Boden mit Auflagen abgedeckt war, konnten wir uns frei bewegen. Mit sanfter Gewalt zwang ich meinen Mann, sich auf die Toilettenbrille zu hocken. Um seinen Anblick des Jammers perfekt zu machen, hatte er sich bisher nur die Hose und die Windel ausgezogen. Hemd, Unterhemd und Socken hatte er immer noch an, um die kümmerte ich mich jetzt.

Schon etwas weniger verwirrt und eher willig als willenlos stieg er in die Badewanne. Derweil zog ich mich aus.

»Willst du mit hier rein?«.

»Willst du mich nicht dabeihaben?«, flüsterte ich.

Noah sah sich um. Der Schaum roch betörend nach Pfirsichblüten. Und da dämmerte es ihm: Jetzt konnte seine Blase ruhig undicht sein. Es würden Stunden vergehen, bis uns das unangenehm auffiel.

»Und Stunden wirst du doch wohl nicht brauchen, um mir meinen Busen zu waschen. Oder?«

Noahs Gesichtszüge erhellten sich. »Kommt darauf an. Ich weiß ja nicht, wo du dich sonst noch überall schmutzig gemacht hast …«

Ich stieg zu ihm in das warme Wasser. Einen Nervenzusammenbruch hatten wir erfolgreich verhindert.

Doch war es halt nur eine Frage der Zeit, bis der nächste anstand. Die Blase war wie eine Kugelvase mit einer Öffnung namens Harnröhre. Solange Noah lag oder saß, befand sich diese Öffnung auf der Seite, sodass der Urin leichter darin blieb. Stand mein Mann indes oder lief er gar, stellte sich die Kugelvase auf den Kopf und entleerte sich.

Der willkürliche Schließmuskel im Inneren der Blase war von den drei Wochen Katheterballon so gereizt, dass Noah ständig Harndrang verspürte. Dabei kam es in Wahrheit zu keinerlei Ansammlung in der Blase. Der unwillkürliche Ringmuskel in der Harnröhre konnte den Urin nicht zurückhalten, und so tröpfelte es unablässig, und es würde erst aufhören zu tröpfeln, wenn der unwillkürliche Ringmuskel wieder unter Kontrolle war.

Um ihn unter Kontrolle zu bringen, musste Noah die Kegel-Übungen machen, und die hatten es in sich. Zunächst einmal waren sie so wunderbar einfach erklärt.

»Sie müssen lernen, die Muskelpartien bewusst anzuspannen und wieder zu entspannen«, las ich Noah aus dem Begleitheftchen vor, das Seidler uns gegeben hatte. »Dabei geht es hier um zwei verschiedene Muskelpartien. Die erste umgibt den Mastdarm, die zweite umgibt die Wurzel des Penis. Die erste Muskelpartie ist die, die Sie anspannen, wenn Sie Ihre Blase entleeren und den Harnfluss plötzlich unterbrechen oder abbrechen wollen.«

Ich blickte auf und sah Noah erwartungsvoll an.

»Lies nur weiter!«, meinte er aber nur und fügte hinzu: »Obwohl ich eigentlich schon überfordert bin.«

»Die zweite Muskelpartie«, fuhr ich fort, »die um die Wurzel Ihres Penis herum, sind die Muskeln, die Sie benutzen, wenn Sie Ihre Blase bereits entleert haben und nur noch die letzten Tropfen herauspressen wollen. Um nach der Prostatektomie die Kontrolle über Ihren Harnfluss wiederzuerlangen, müssen Sie beide Muskelpartien wie folgt trainieren. Beginnen Sie mit den Muskeln, die Sie benutzen würden, um Ihren Harnfluss abzubrechen. Spannen Sie die Muskelpartie um Ihren Mastdarm herum fest an, und halten Sie sie angespannt, während Sie jetzt zugleich die Muskeln anspannen, die Sie benutzen würden, um nach der Blasenentleerung die letzten Tropfen herauszupressen. Halten Sie die Spannung jeweils für zehn Sekunden, und versuchen Sie dabei –«

»Siehst du, Lea«, unterbrach mich mein Mann, »und genau deshalb behaupten die Leute, Ärzte seien die schlimmsten Patienten. Ich könnte dir sogar auf Lateinisch wiederholen, was du mir da gerade vorgelesen hast.«

»Aber?«, erkundigte ich mich vorsichtig.

Er stieß einen bitteren Lacher aus. »Ich fühle die Biester nicht. Ich habe keine Muskeln um meinen Penis herum.«

Was das anging, konnte ich meinem Mann auch nicht weiterhelfen, einfach deshalb nicht, weil ich selbst keinen Penis hatte. Ich hatte aber genau wie er Muskeln um meinen Mastdarm herum, und im Gegensatz zu Noah hatte ich jahrelang klassisches Ballett studiert und später unterrichtet, sodass ich diese Muskeln auch spüren konnte.

»Und wenn ich das kann, kann ich es dir auch beibringen! Stell dir vor, du hättest eine Walnuss zwischen den Pobacken …«

»Und die soll ich jetzt knacken?«

»Halt sie erst mal fest, damit sie nicht herunterfällt.«

»Wie soll ich denn eine eingebildete Nuss festhalten? Was kommt als Nächstes? Dass ich dabei auf einer eingebildeten Gitarre spiele?«

Sosehr Noah sich scheinbar auch wehrte, irgendwelche Ratschläge oder Befehle von mir anzunehmen, er wehrte sich eben nur scheinbar. In Wahrheit folgte er meinen Anweisungen, denn sie schienen zum Erfolg zu führen.

»Zehn Sekunden soll ich das anspannen, Lea?«

»Zehn Sekunden, Noah.«

Dass die Übungen helfen würden, bezweifelte er jedoch. An jenem ersten katheterlosen Wochenende verbrauchte er vierundzwanzig der dicken Depend.

»Und da habe ich mir eingebildet, endlich aus den Jogginghosen rauszukommen. Nicht, dass ich sie nicht mag, Lea! Versteh das bitte nicht falsch!«

Ich verstand das schon ganz richtig und fuhr am Sonntagmorgen, als Noah noch schlief, nach Camarillo. Ich kaufte Noah zwei neue Hosen – Jeans und Leinenslacks –, und wie er später gerührt zur Kenntnis nahm, passten die über die Depend.

Das kam einem Wunder gleich. So saugfähig und auslaufsicher die Windeln waren, so wuchtig waren sie nämlich auch. Wenn man sie aus dem Paket nahm, bemerkte man das gar nicht so. Erst wenn Noah sie anlegte und mit den je drei Klebestreifen auf jeder Seite verschloss, erst dann kam einem das ganze Ausmaß zu Bewusstsein.

»Kannst du mir verraten, warum die auch noch lindgrün sein müssen?«, beschwerte sich mein Mann. »Damit sie im Dunkeln leuchten?«

Die Frage konnte ich ihm auch nicht beantworten. Es schien, als lege man in der Welt dieser Industrie gesteigerten Wert darauf, Menschen, die sich in ihrer Würde verletzt fühlten, mit zarten Pastellfarben darauf vorzubereiten, dass ihre Würde vielleicht nicht nur verletzt, sondern verloren war.

In einer lindgrünen Windel hatten sie ihr Leben auf dieser Erde begonnen, und in einer lindgrünen Windel würden sie es auch beenden.

KAPITEL 17

Am Montag, dem 14. Juni 2004, nur dreieinhalb Wochen nach seiner Operation, kehrte Noah endgültig wieder zu seiner Arbeit zurück. Er konnte jetzt wieder selbst Auto fahren – ein Gewinn an Unabhängigkeit, der seinem Selbstbewusstsein sichtlich guttat –, und er hatte sich ein Arbeitspensum auferlegt, das seines Erachtens zu bewältigen war.

Er verließ das Haus um kurz nach neun Uhr morgens, um dem gröbsten Berufsverkehr aus dem Wege zu gehen. In der Praxis konnte er sich dann noch ein wenig ausruhen, bis er um elf Uhr den ersten Patienten sah. Eine Therapiestunde dauerte fünfundvierzig Minuten. Der nächste Patient kam aber erst um zwölf Uhr dreißig, sodass Noah dazwischen ein bisschen Zeit hatte, sich um sich selbst zu kümmern. Um vierzehn Uhr sah er den letzten Patienten, erledigte anschließend noch den angefallenen Papierkram und sah zu, dass er gegen sechzehn Uhr wieder nach Hause fuhr.

Er hoffte, dass es so erst einmal gehen würde, und ich dachte, dass es so gehen musste. Jeder Patient zahlte zweihundert Dollar pro Sitzung. Drei Patienten pro Tag bedeuteten einen Wochenverdienst von dreitausend Dollar. Fünfundvierzig Prozent davon fielen an Vater Staat, damit blieb Noah am Ende des Monats ein Gesamtverdienst von sechstausendsechshundert Dollar, und die Praxismiete belief sich schon auf viertausend …

Es half nicht, dass ich mir die Haare raufte und sämtliche Rechnungen erst so spät wie eben möglich beglich. Ich musste mir irgendetwas einfallen lassen.

Die Kleider, die ich nähte, waren zumeist sehr aufwendig. Im Durchschnitt investierte ich hundert Dollar und eine Woche Arbeit, um am Ende einen Profit von etwa vierhundert Dollar zu machen. Wenn ich es mal mit einfacheren Modellen versuchte, kam vielleicht mehr dabei heraus.

Gleich an Noahs erstem Arbeitstag probierte ich es. Aus sechs Metern Stoff, die ich noch hatte, machte ich innerhalb von acht Stunden ein Abendkleid, das einen Materialwert von zwanzig Dollar hatte. Ich verkaufte es schon am nächsten Tag für einhundertfünfundsiebzig Dollar.

Wenn ich das durchhielt, konnte ich meinen wöchentlichen Profit auf diese Weise fast verdoppeln.

Nur war es schwierig, das durchzuhalten. Es bedeutete, dass ich mich jeden Morgen, sobald Noah das Haus verlassen hatte, an die Nähmaschine setzen musste. Das hätte ich auch gern getan. Nur gehörte mein Leben nicht mehr mir. Es wurde inzwischen von einer fremden Macht bestimmt.

»Hallo? Lea! – Hall-lloo? Leee-aaaa!«

Mary van Houten schien über jeden Schritt, der in unserem Haus gegangen wurde, genauestens informiert zu sein. Sie wusste, wann wir kamen und gingen, und sie ließ mich in Ruhe, wenn Noah zu Hause war. Doch brauchte er das Haus nur zu verlassen, und ich konnte mir eine Eieruhr stellen: Drei Minuten später klopfte sie an die Tür.

Am ersten Tag nahm ich es hin, weil ich immer noch ihre Vase hatte. Die musste ich ihr eh zurückgeben, also konnten wir auch eben eine Tasse Kaffee miteinander trinken.

Am zweiten Tag bereute ich, ihr den Kaffee angeboten zu haben. Damit sie sich nicht einbildete, dass ein morgendlicher Kaffeeklatsch mit mir eine Routineuebung wurde, ließ ich sie am Dienstag trocken sitzen. Was sie nicht im Geringsten störte.

Am Mittwoch klopfte sie wieder an die Tür.

Ich beschloss, mich taub zu stellen. Mit meiner Samantha unter dem Arm verzog ich mich ins Arbeitszimmer, und da kauerten wir unter dem Schreibtisch, bis das Klopfen und Schellen und Rufen endlich aufhörten. Ich war erleichtert. Mary nahm an, dass ich mit Noah weggefahren war, also hatte ich jetzt meine Ruhe. Den Gedanken hatte ich noch nicht ganz zu Ende gedacht, als das Telefon läutete. Ich ahnte Schreckliches und wartete, bis der Anrufbeantworter das Gespräch angenommen hatte.

»Lea, hier ist Mary. – Lea, ich weiß, dass du zu Hause bist! Ich mache mir Sorgen. – Lea? – Nicht, dass dir was passiert ist! – Ich glaube, ich werde mal über den Strand versuchen, auf eure Terrasse zu kommen. – Und wenn ich da nichts sehe … ja, dann rufe ich am besten die Polizei.«

Wenn ich nicht wollte, dass gleich uniformierte Beamte mein Haus stürmten, musste ich zum Telefon greifen.

»Gott sei Dank, Lea! Warte mal gerade einen Moment!«

Ich wartete, mit dem Hörer in der Hand, doch war mir, als habe Mary aufgelegt. Und recht hatte ich gehabt. Sie stand schon wieder vor meiner Haustür und klopfte.

Entnervt öffnete ich die Tür.

»Guck mal, was ich uns leckeren Kuchen gekauft habe, Lea. Kaffee habe ich auch mitgebracht, dann brauchst du keinen zu machen.«

Noch Stunden später war ich völlig verstört, so verstört, dass ich etwas tat, was in meiner Beziehung nahezu als Sakrileg galt.

»Noah, du musst mir helfen!«

Ich beschrieb ihm, was mir in den letzten drei Tagen widerfahren war, und bat um Rat. Mein Mann knirschte mit den Zähnen. Er hörte den ganzen Tag von Problemen anderer Leute. Das Letzte, was er brauchte, war eine Frau im Haus, die einen Psychiater brauchte.

»Du fragst mich ernsthaft um Rat?«, knurrte er. »Das gibt es doch nicht. Du musst doch in der Lage sein, dich gegen diese Person durchzusetzen.«

»Wie denn, Noah?«

»Indem du ihr klar sagst, dass du mehr Freiraum brauchst. Das ist dir zu viel Nähe.«

Ich beschloss, seinen Rat in die Tat umzusetzen. Am nächsten Morgen, als Mary wieder um Schlag drei Minuten nach neun vor meiner Haustür stand, sagte ich ihr laut und deutlich, wenn auch mit freundlicher Stimme – ich hatte ja von Natur aus dieses ausgeprägte Harmoniebedürfnis –, dass ich heute keine Zeit hätte, dass ich überhaupt nicht so viel Zeit hätte.

»Ich brauche einfach meinen Freiraum.«

»Das kann ich sehr gut nachvollziehen«, tönte sie. »Ich bin da ja auch so. Ich muss manchmal einfach für mich sein, sonst werde ich verrückt. Was meinst du, wie das wird, wenn die Kinder nächsten Monat kommen? Die verstehen das nicht. Die denken ja immer gleich, ich wäre krank oder traurig, wenn ich mich mal zurückziehe. Ich brauch das aber.«

»Ich brauche das auch. Ich kann nicht jeden Morgen –«

»Wir sollten mal gemeinsam in dieses Einkaufszentrum fahren, Lea. Wie heißt das da? Camarillo? Da soll es ganz billige Designer-Sachen geben, und ich würde mich da gern mal ein bisschen umsehen, bevor die Kinder kommen, damit ich weiß, ob das für die überhaupt interessant wäre …«

Völlig hilflos stand ich da. Mary musste einen Cholesterinspiegel von mindestens vierhundert und einen Blutdruck von mindestens zweihundert haben, anders war das nicht zu erklären. Sie sprach so schnell, dass man nicht dazwischenkam.

Ich hatte keine Lust, mit ihr nach Camarillo zu fahren. Und ich hatte auch keine Zeit dazu. Aber bevor ich das hätte von mir geben können, erblickte Mary meine Samantha und verlieh der Sorge Ausdruck, mein Tier könne durch die halb geöffnete Haustür ins Freie gelangen und davonlaufen. Erschreckt drehte ich mich um – und schon war Mary hereingekommen und hatte die Tür hinter sich geschlossen.

»Ich wollte dir unbedingt was erzählen, Lea. Die Leute, die hier gegenüber von euch wohnen, die Kellys, die sind ja ganz nett. Ein bisschen einfache, fast primitive Leute, aber trotzdem ganz nett. Und die hier nebenan eingezogen sind, hier neben euch, hast du die schon gesehen? Lea, das sind furchtbare Leute. Und diese vielen Kinder, eigentlich ganz süß, aber weißt du, als meine Mädchen klein waren, habe ich so drauf geachtet, dass die gute Manieren hatten. Ich meine, weder meine Helena noch Olivia, keine von den beiden ist je irgendwo eingeladen gewesen und hat nicht gefragt, ob sie helfen kann. Ich meine, so was gehört sich einfach nicht … «

Am Donnerstagmorgen verließ ich mit Noah das Haus. Ich tat es unter anderem, um mir einen weiteren Mary-Morgen zu ersparen, aber auch, weil ich dringend ein paar Einkäufe erledigen musste.

Die Kinder kamen am Freitag zum Abendessen. Sie würden zum ersten Mal das Haus sehen, von der Krankheit ihres Vaters erfahren; ich wollte, dass es ein rundum schöner Abend wurde. Noah sehnte sich so nach den beiden.

Ein paar Tage vorher hatte ich Irene angerufen. Sie reagierte beschämt, als sie meine Stimme hörte.

»Es tut mir so leid, wie ich mich benommen habe, Lea.«

»Ist schon gut. Noah würde die Kinder gern sehen.«

»Wollt ihr vorbeikommen? Jederzeit, Lea, ich –«

»Es wäre besser, wenn sie zu uns kämen«, fiel ich ihr ins Wort. »Ich gebe dir mal eben die neue Adresse.«

Irene war viel zu überrascht, um noch irgendwelche Fragen zu stellen. Sie schrieb sich die Anschrift auf und ließ sich eine kurze Wegbeschreibung geben.

»Lea? Will er nicht mit mir sprechen?«

»Du weißt doch, wie er ist, Irene. Lass ihm ein bisschen Zeit, damit er auch vor sich selbst so tun kann, als sei nie was gewesen.«

So war es Noah nach meiner Erfahrung am liebsten. Er hasste Auseinandersetzungen und Schuldzuweisungen. Noch mehr hasste er, Auseinandersetzungen im Nachhinein zu analysieren und Schuldzuweisungen zu begründen. Am meisten hasste er jedoch, sich für Auseinandersetzungen und Schuldzuweisungen zu entschuldigen oder Entschuldigungen dafür anzunehmen. Das Y-Chromosom wälzte keine Probleme, es beseitigte sie.

Auf der Terrasse hatte ich Windlichter aufgestellt; der Esstisch im Wohnzimmer war festlich gedeckt.

»Du hast dir so viel Mühe gemacht«, meinte mein Mann. »Darf ich dich etwas fragen, Lea?«

»Sicher.«

»Du musst mir aber versprechen, ganz ehrlich zu sein.« Er atmete tief durch. »Riechst du was?«

»Was soll ich denn -? O Gott!«

Ich wollte in die Küche rennen, denn ich nahm an, dass mein Gulasch brannte, ich es nur noch nicht bemerkt hatte.

Noah hielt mich zurück. »Ob ich rieche, will ich wissen! Ob ich nach Urin stinke.«

Er sah mich an, als hinge sein Leben von meiner Antwort ab, und ich gewisser Weise empfand er es sicher auch so.

»Du riechst sauber gewaschen«, antwortete ich und schnüffelte nun an ihm, um den Wahrheitsgehalt meiner Worte zu unterstreichen. »Nach Seife und nach Du!«

»Und ›nach Du‹ heißt nicht ›nach Urin‹?«

Zum ersten Mal in jener Zeit empfand ich Mitleid für meinen Mann. Ich nahm ihn in die Arme und streichelte seinen Rücken. »Du riechst nicht nach Urin.«

Noah drückte mich so fest, dass es fast schmerzte.

»Mir kommt es so vor, als würde ich stinken«, flüsterte er. »Ich kriege den Geruch gar nicht mehr aus der Nase.«

»Helfen die Kegel-Übungen nicht?«

»Vielleicht wäre es ohne die Übungen noch schlimmer, was weiß ich. Ich habe mir heute so einen Kondom-Katheter gekauft. Den will ich morgen mal ausprobieren.«

Janina und Jacob hatten keine Ahnung, dass ihr Vater operiert worden war, und sie wussten auch nichts von dem Streit ihrer Eltern. Sie hatten geglaubt, Noah habe sich so lange nicht blicken lassen, weil er viel zu tun hatte. Vor wenigen Tagen hatten sie dann von ihrer Mutter die »Wahrheit« erfahren: Ihr Dad hatte keine Zeit für sie gehabt, weil er mit seiner Freundin ein neues Haus gekauft hatte.

»Mom ist fast ausgeflippt«, lachte Janina.

»Wieso?«, stellte ich mich dumm.

»Na, weil Dad das von Geld gekauft hat, das doch eigentlich uns zusteht.«

Ich lächelte mitleidig und trug alsdann die Erklärung vor, die Noah und ich uns zurechtgelegt hatten. »Euer Vater hat hier gar nichts gekauft. Das ist mein Haus, mit meinem Geld bezahlt.«

»Du hast das gekauft? – Wow!«

Wir aßen in Ruhe zu Abend, und die Kinder waren guter Laune. Als ich den Nachtisch servierte, erinnerte Jacob seinen Vater daran, dass er noch immer keine Entscheidung hinsichtlich des neuen Autos gefällt hatte.

»Ich will ja nur so einen Explorer, es braucht kein neuer zu sein.«

Gleich gab auch Janina kund: »Achtzehnhundert Dollar kostet der Trip, alles inklusive. Also Flüge und Hotels. Essen und so kommt noch extra, aber das kostet ja nichts.«

Noah ertränkte sein Vanilleeis förmlich in Schokoladensoße. »Haben wir auch Sahne?«

»Haben wir«, entgegnete ich und ging in die Küche.

Als ich ins Wohnzimmer zurückkehrte, hatte Noah gerade mit einer langen Rede begonnen. Er erzählte seinen Kindern, dass er im Moment nicht die Mittel hätte, bedingungslos Autos zu kaufen und Europareisen zu finanzieren.

»Und zwar nicht wegen des Hauses, sondern weil ich im Augenblick nicht so arbeiten kann wie sonst.«

»Und warum arbeitest du nicht?«, fragte Janina nach. »Bist du krank?«

»Ich bin vor ein paar Wochen operiert worden.«

»Woran bist du operiert worden?«, fragte Janina.

Noah berichtete, man habe ihm die Prostata entfernt.

»Wieso das denn?«, stieß Janina aus. »War es Krebs?«

»Ja, Janina, es war bösartig, aber jetzt ist alles raus, und ich bin auf dem Wege der Besserung.«

Ich entschuldigte mich für einen Moment. Es kam mir ganz so vor, als bräuchten Noah und seine Kinder jetzt ein bisschen Zeit für sich allein.

Zuerst ging ich zur Toilette, dann nach draußen auf die Terrasse. Als ich ins Wohnzimmer zurückkehrte, saß Noah auf dem Sofa, flankiert von Janina und Jacob. Die Kinder hatten geweint, das konnte ich sehen, und sie lächelten mich so freundlich an, als sie mich sahen, wie sie mich noch nie zuvor angelächelt hatten.

»Unsere Mutter denkt immer noch, wir wären sieben und wüssten nicht, dass Hunde sterben können.«

Janina war hörbar erbost, und sie verspürte wohl darüber hinaus das dringende Bedürfnis, endlich loszuwerden, dass ihr Shakespeares Wiedergeburt damals nicht entgangen war.

»Sie will euch vor allem bewahren, was euch den Glauben an eine heile Welt zerstören könnte«, sagte ich.

»Um den Preis, dass unser Vater sterben könnte und wir keine Gelegenheit kriegen, uns von ihm zu verabschieden?«

»Ich muss mal pinkeln«, sagte Jacob, ohne mich anzusehen. Dann stürmte er aus dem Wohnzimmer.

»Sie will uns nicht bewahren«, murrte Janina, »sie will uns was vormachen. Wie sie uns vormacht, dass der Nachbar nur ein guter Freund ist.«

Noah hob die Brauen. »Der Nachbar? Welcher Nachbar?«

»Na, die Wellers, die nach hinten raus wohnen.«

Die Wellers waren noch ziemlich junge Leute, höchstens Anfang vierzig. Sie hatten zwei kleine Kinder, die ich vor ein paar Monaten mal hinten im Garten gesehen hatte.

»Jetzt haben sie bald drei Kinder«, erklärte Janina. »Die Weller ist wieder schwanger. Mom ist durchgedreht, als sie das erfahren hat. Hat tagelang geheult und mich gewarnt, die Männer wären alle Verbrecher, und ich sollte bloß nie heiraten.«

»Erzählst du Dad vom Weller?« Jacob stand im Türrahmen des Wohnzimmers und schien sich nicht ganz sicher zu sein, ob man das Verhalten seiner Schwester als Offenheit oder als Vertrauensbruch zu werten hatte.

»Hat Mom uns je verboten, darüber zu sprechen?«

Jacob lachte. »Sie meint ja, wir wüssten das nicht.«

»Dabei kommt der Weller jeden Abend, Dad.«

»Um was zu richten, Jan!«

»Jawohl«, lachte nun auch Janina. »Im Schlafzimmer ist ständig was kaputt.«

»Dabei hatten sie vor vier Wochen mal richtig Zoff«, berichtete Jacob. »Wohl weil die Weller wieder ein Kind kriegt, obwohl er sie angeblich gar nicht mehr anpackt.«

»Das hat sie ihm in der Zwischenzeit aber alles verziehen, Dad. Jetzt richtet er wieder!«

Noah sah mich erwartungsvoll an. Als ich nicht reagierte, wandte er sich noch einmal an seine Kinder.

»Vor vier Wochen war der Zoff?«, vergewisserte er sich.

»Kann ich dir genau sagen«, erwiderte Janina. »Das war an einem Sonntag, am Montagmorgen habe ich diese horrormäßige Mathe-Arbeit geschrieben. Das war … am 23. Mai.«

Wieder sah Noah mich an, diesmal nicht erwartungsvoll, sondern mit triumphaler Miene. Am 24. Mai hatte Irene uns im Krankenhaus ihren bühnenreifen Auftritt geliefert. Mein Mann hatte von Anfang an gewusst, dass es für ihr Verhalten triftige Gründe gab. Jetzt bestätigte sich das, und deshalb erwartete Noah zumindest ein anerkennendes Lächeln von mir. Ich zeigte mich großzügig.

»Wie alt ist der Weller?«, fragte Noah. »Vierzig?«

»Wird er bald«, antwortete Jacob. »Mom sucht seit Wochen nach einem passenden Geschenk. Bei Victoria's Secret.«

Die Kinder fanden die Vorstellung, ihre Mutter probiere spitzenbesetzte Reizwäsche an, wohl dermaßen peinlich, dass sie zu kichern begannen.

»Naja«, meinte Noah, »den Altersunterschied muss sie schon irgendwie ausgleichen.«

»Das finde ich nicht«, meinte Janina. »Du bist ja auch älter als Lea.«

Der Abend endete ebenso harmonisch, wie er begonnen hatte. Und als die Kinder gegen zehn Uhr heimfuhren, war Jacob das Auto sicher, und Janina durfte sich auf die Reise nach Europa freuen.

Ich verbrachte die halbe Nacht damit, Wege zu ersinnen, diese zusätzlichen Ausgaben zu verdienen. Und während Noah bereits selig schlief, kam mir ein rettender Gedanke. Gleich nächste Woche wollte ich ihn in die Tat umsetzen.

Am Samstag schliefen wir lange, frühstückten im Bett, nahmen ein ausgiebiges Bad. Und danach widmeten wir uns Noahs neuester Errungenschaft, jenem Kondom-Katheter, unter dem ich mir so gar nichts vorstellen konnte.

»Muss man das erst zusammenbauen?«

»Sonst hätte ich doch nichts davon!«, meinte Noah und überprüfte, ob das Paket auch alle Einzelteile enthielt.

Da war zunächst ein kleiner Plastikbeutel. Der hatte am oberen Ende eine Öffnung für einen Katheterschlauch und am unteren Ende eine verschließbare Klappe, sodass man den Beutel diskret entleeren konnte. Um den Beutel herum war Klettband geklebt.

»Das kommt um den Knöchel herum«, las mein Mann von der Packungsbeilage, »und da oben kommt der Schlauch dran.«

Den Schlauch konnte man mit Klebestreifen noch einmal am Bein festmachen, aber so weit waren wir ja noch nicht.

Seinen Namen verdankte der Kondom-Katheter dem simplen Umstand, dass er aussah wie ein eingerolltes Kondom. Nur hatte dieses Kondom ein Loch, und über diesem Loch war eine Plastikspitze angebracht, auf die man den Plastikschlauch stecken konnte, sobald man den auf die gewünschte Länge gekürzt hatte.

»Soll ich eine Schere holen?«, fragte ich eifrig an.

»Das lass mal noch«, erwiderte mein Mann. »Ich will erst sehen, ob ich das Kondom überhaupt ankriege.«

Dass er Vorbehalte hatte, konnte ich gar nicht verstehen. Es war doch ganz einfach, ein Kondom anzuziehen … Nun, es war einfach, solange man das Kondom auf ein versteiftes Glied zog. Das weiche Gummi über einen weichen Penis zu stülpen war indes ein Unding.

»Du, hier steht was!«, rief ich plötzlich und zeigte auf das Kleingedruckte in der Packungsbeilage. »Fass mal rein in das Gummi, Noah. Da sind noch mal Klebestreifen drin.«

Der Hersteller hatte tatsächlich im Inneren des Kondoms Klebestreifen angebracht, die am Penis entlang auf die Haut geklebt wurden und auf diese Weise das Kondom in die richtige Position brachten.

»Großartig!«, meinte mein Noah, schnitt begeistert den Plastikschlauch zu, steckte ihn oben auf die Kondomspitze, unten an den Beutel, sicherte beide Enden mit Heftpflaster.

Eine Viertelstunde später gingen wir Hand in Hand zum Strand hinunter. Es war unser erster weiterer Spaziergang überhaupt.

»Ist das Ding angenehmer als die Depend?«

»Ich weiß noch nicht. Ich habe Angst, es rutscht runter.«

Doch war diese Angst unbegründet. Der Kondom-Katheter rutschte nicht, dafür sorgten die Klebestreifen – und genau das war das Problem. Irgendwann musste Noah das Ding nämlich wieder abnehmen. Das dauerte fast zehn Minuten. Und während dieser zehn Minuten schallten Noahs Flüche nicht nur durchs Haus, sondern auch hinaus auf die Terrasse, aufs weite Meer hinaus.

»Das Biest wird mich enthäuten! Gott, sehne ich mich nach dem Foley zurück!!!«

KAPITEL 18

Am Montagmorgen hatte ich Mühe, aus dem Bett zu kommen. Ich hörte Noahs Wecker nicht, merkte nicht, dass er aufstand und ging. Erst Marys enervierendes Pochen an die Haustür ließ mich einigermaßen zu Sinnen kommen, gerade genug, um mich endlich auf die Bettkante zu setzen, nicht genug, um aufzustehen und ihr die Tür zu öffnen.

Während ich den Eindruck hatte, dass meine Blähungen und der Durchfall in letzter Zeit etwas nachgelassen hatten, waren meine Rückenschmerzen schlimmer denn je.

Die faustgroße Stelle in meinem Kreuz bereitete einen fast unerträglichen Druckschmerz. Mir war, als hätte ich plötzlich um die Stelle herum auch noch Krämpfe, und es fühlte sich alles irgendwie voll an, nicht von außen, wohl aber von innen.

Ich schluckte ein paar Aspirin und legte mich in die heiße Badewanne. Als es danach immer noch nicht wesentlich besser war, nahm ich noch ein paar andere Tabletten. Dann aß ich etwas und zog mich an.

Tatsächlich wurde es irgendwann nicht nur besser, sondern für geraume Zeit fühlte ich mich sogar schmerzfrei. Also konnte das alles nichts Schlimmes sein. Um mich endgültig davon zu überzeugen, stieg ich auf die Waage. Tatsächlich hatte ich von den fünfzehn Pfund, die ich abgenommen hatte, vier wieder zugenommen. Es war also wirklich alles in Ordnung mit mir. Die Rückenschmerzen und das andere hatten entweder mit dem Stress zu tun, oder aber es waren normale Alterserscheinungen.

Als ich endlich das Haus verließ, hatte Mary schon wieder damit gedroht, die Polizei oder einen Rettungswagen zu alarmieren. Ich wollte kurz bei ihr schellen, doch kam ich nicht dazu.

»Guten Morgen, Lea.« Die nette Eleanor Kelly war gerade aus ihrem Auto gestiegen, einem roten Pick-up.

»Was haben Sie denn da?«, lachte ich.

»Unsere Hot Spa.«

Das interessierte mich, und so lief ich über die Straße, um ein paar weitere Informationen einzuholen.

»Das haben wir komplett so im Heimwerkermarkt gekauft«, erklärte Larry mir, während er nun auch aus dem Auto stieg. »Ist auch nicht schwer aufzubauen.«

»Und wo soll die bei Ihnen hin?«

»Na, auf die Terrasse«, antwortete Eleanor. »Von so einem winzigen Pool hat man ja nichts.«

Ich erzählte, dass wir genau der gleichen Ansicht waren, sich die Kostenvoranschläge, die wir eingeholt hatten, aber auf ein Minimum von zehntausend Dollar beliefen.

»Hat man uns auch gesagt«, antwortete Eleanor, und Larry fügte lachend hinzu: »Das hier hat zwei sieben gekostet.«

»Zweitausendsiebenhundert?«, vergewisserte ich mich.

»Einschließlich Steuer.«

Ich seufzte. Larry betrieb ein Einzelhandelsgeschäft für Tapeten und Farbe. Er war ein handwerklicher Mensch, während mein Noah eher zwei linke Hände hatte.

»Dürfen wir uns die Bauanleitungen mal ansehen, wenn Sie die Hot Spa installiert haben?«

»Klar«, sagte Larry.

»Sie dürfen sich auch gern die Hot Spa ansehen, wenn sie steht«, meinte Eleanor.

Ich sah, dass Mary am Küchenfenster stand und uns beobachtete. Das entging auch Eleanor und Larry nicht.

»Was ist das eigentlich für eine?«, raunte er. »Die hängt ewig am Fenster, als hätte sie sonst nichts zu tun.«

»Dazu gäbe es eine Menge zu sagen«, wand ich mich aus der Affäre, »aber vielleicht machen wir das besser ein anderes Mal.«

Ich wünschte noch einen schönen Tag und viel Erfolg mit dem Aufbauen der Hot Spa, dann lief ich über die Straße auf unsere Garage zu. Dabei winkte ich Mary fröhlich zu.

Sollte sie mich später fragen, wollte ich behaupten, dass wir unseren Anrufbeantworter nachts immer abschalteten. Das Leben war zwar nicht leicht für einen Menschen, der Konflikte scheute, doch wusste ich mir eben zu helfen.

Ich fuhr in die Innenstadt. Dafür war es zwar eigentlich schon zu spät, doch hatten die Rückenschmerzen bisher nur meinen Zeitplan durcheinandergeworfen. An meinen Plänen für die Zukunft sollten sie nichts ändern.

Ich hatte am Wochenende unsere Kreditkarten und unsere Bankkonten überprüft, und dabei war mir fast schlecht geworden. Noahs Konto war nur noch ein paar Hundert Dollar vom Ende des Überziehungskredits entfernt. Für mein Konto und für unsere Kreditkarten würde schon bald das Gleiche gelten.

Zuerst ging ich zu meinem Stofflieferanten. Ich kaufte preiswerteren Stoff als sonst und mehr als je zuvor, denn ich musste ja in Zukunft pro Woche fünf Kleider schaffen, sonst ging die Rechnung nicht auf. Dann zog ich weiter.

Ich brauchte für meine Kleider immer mal wieder neue Schnittmuster und jede Menge Dekorationen wie Perlen und Stoffrosen, und auch diese Dinge bezog ich aus dem Großhandel. Während ich bisher nur meine Kleider im Internet verkauft hatte, wollte ich jetzt auch die Schnittmuster und die Zutaten zum Verkauf anbieten.

Am frühen Nachmittag kehrte ich nach Hause zurück. Ich verstaute die Stoffe und setzte mich mit den anderen Sachen an den Scanner. Nacheinander wurden die Schnittmuster und die Dekorationen im Computer gespeichert.

Am nächsten Tag rief ich Mary an, bevor sie an unsere Haustür klopfen konnte, und teilte ihr mit, dass ich sehr viel Arbeit und deshalb überhaupt keine Zeit hatte.

Ich rieb mir die Hände. Ich glaubte, diese Nachbarin des Grauens für alle Zeiten verschreckt zu haben.

Und als ich am nächsten Mittag meine E-Mails durchsah, stellte ich fest, dass ich im Verlauf eines halben Tages bereits genügend Schnittmuster und Zutaten verkauft hatte, um ab jetzt schwarze Zahlen zu schreiben.

Meine Begeisterung war groß, allerdings nur von kurzer Dauer. Kordeln kaufte ich rollenweise, und auf einer Rolle waren zweihundert Meter. Ich verkaufte die Kordeln in Zehn-, Zwanzig- und Fünfzig-Meter-Stücken. Stoffrosen kaufte ich in Plastiktüten, die je einhundertvierundvierzig Einzelstücke enthielten. Ich verkaufte sie in Mengen von fünfundzwanzig beziehungsweise vierzig Einzelstücken.

Und ich musste nicht nur die Waren erst auszählen und neu verpacken, ich musste auch Rechnungen schreiben und Empfangsbestätigungen und Lieferscheine, und die kleinen Tüten mit den Kordeln und Rosen mussten verpackt und dann natürlich auch noch zur Post gebracht werden.

Von früh bis spät saß ich im Arbeitszimmer auf dem Boden. Selbst Noah wurde eingespannt.

»Wie viel verdienst du an dem Zeug?«, fragte er, während er artig Satinkordel in Zehn-Meter-Stücke zerschnitt.

»Die zweihundert Meter kosten mich sechs Dollar. Und ich bekomme für die zehn Meter einen Dollar fünfzig.«

»Vierundzwanzig Dollar Gewinn an einer Rolle? Lea, dir lag mein Volk im Blut, du musstest konvertieren.«

Sosehr ich mich freute über meine Geschäftstüchtigkeit und den Erfolg meiner Mühen, sosehr fragte ich mich, wie lange ich dieses Arbeitspensum durchhalten konnte. Meine Rückenschmerzen wurden von Tag zu Tag schlimmer.

Vielleicht waren die Rückenschmerzen aber auch nur psychisch bedingt. Wenige Tage, bevor Noahs erster postoperativer PSA-Test anstand, kehrten nämlich auch meine Blähungen zurück und der Durchfall.

»Pass auf, Lea! Der PSA-Test wird uns über die nächsten paar Jahre erhalten bleiben. Und wir können nicht zulassen, dass er unser Leben bestimmt«, mahnte mein Mann.

»Ich weiß. Aber ich habe nun mal Angst –«

»Quatsch! Die Operation ist gut verlaufen, sie haben alles rausgekriegt, Angst ist überflüssig.«

Noah wirkte überzeugend. Sich selbst machte er indes nichts vor. Er hatte mindestens ebenso viel Angst vor einem niederschmetternden Testergebnis wie ich. Er ging mit dieser Angst nur anders um. Wie schon vor der Operation warf er sich in ein Arbeitspensum, das er in seiner Verfassung eigentlich noch gar nicht bewältigen konnte.

Obwohl Noah mit seinen drei Patienten pro Tag im Moment schon mehr als ausgefüllt war, warf er sich an jenem Wochenende vor dem PSA-Test auch noch voll in die Arbeit für das LAPD. Bis dahin hatte er Verhörprotokolle ausgewertet, jetzt wohnte er den Verhören bei.

Am Montag, dem 28. Juni 2004, um neun Uhr morgens brachte Noah es hinter sich. Er ließ seinen PSA testen, ging anschließend in die Praxis und kam abends nach Hause und tat so, als habe er sich den Tag über mit allem Möglichen beschäftigt, nur nicht mit seinem Test, auf dessen Ergebnis er jetzt bis Freitag warten musste.

So ganz wohl schien er sich in seiner Haut allerdings doch nicht zu fühlen. Dieser Verdacht verdichtete sich, als er am Dienstag schon früher als sonst aus der Praxis kam. Er konnte mir nicht genau erklären, warum er sich nicht gut fühlte, verzog sich aber gleich ins Bad und blieb da eine halbe Stunde.

In der Nacht wurden meine ärgsten Befürchtungen wahr.

»Sag mir die Wahrheit!«, forderte ich ihn geradeheraus auf. »Hast du Verdauung gehabt?«

»Ich bin ein bisschen verstopft«, brummte Noah. »Aber das ist ja kein Drama. Mach also bitte auch keines daraus.«

Am Mittwochmorgen war mein Mann schon nur noch halb so pampig. Ich durfte Penny anrufen und sie bitten, alle Termine für den Tag abzusagen, und dann fuhr ich in die nächste Apotheke und besorgte Einläufe.

»Das habe ich schon probiert«, sagte Noah, als ich damit nach Hause kam. »Das hilft nicht. Es sitzt wohl weiter oben fest.«

Abführmittel hatte er auch schon probiert, wie er mir als Nächstes gestand, und die hatten ebenfalls nichts gebracht.

»Seit wann geht das so?«

»Seit Sonntag.«

»Du warst Sonntag das letzte Mal auf dem Klo?«

»Keinen Pflegeheim-Dialog, bitte! Samstag war ich.« Er starrte vor sich hin. »Ich glaube, ich habe da eine Dummheit gemacht, Lea. Das darf man niemandem erzählen …«

Um am Wochenende vor den Kollegen vom LAPD eine gute, sprich männliche Figur abzugeben, hatte Noah statt der Depend die Kondom-Katheter benutzt. Nur war der Beutel des Katheters ziemlich klein, und er wollte nicht ständig aufstehen, um ihn zu leeren. Deshalb hatte mein Mediziner-Mann kurzerhand sehr viel weniger getrunken, als er trinken sollte, um auf keinen Fall Verstopfung zu erleiden.

Siedend heiß kamen mir Seidlers Worte ins Gedächtnis zurück. Noah durfte nicht verstopfen, das konnte für die innen liegenden Nähte zu einer Katastrophe werden.

Da die Medikamente, die er gegen Blähungen nehmen sollte, zu Durchfall führten, nahm er jetzt davon welche. Außerdem zwang ich ihn, jede Stunde Wasser zu trinken.

Dann lief er über die Terrasse, um sich ein bisschen Bewegung zu verschaffen. Auf und ab, auf und ab – als es dunkel wurde, hatten wir immer noch kein Erfolgserlebnis.

»Entweder das klappt morgen früh, oder ich bringe dich ins Krankenhaus!«

Das waren meine letzten Worte, bevor ich mich mit bohrenden Rückenschmerzen zu meinem Mann ins Bett legte.

»Einverstanden«, gab er mir leise zur Antwort.

Irgendwann schlief ich ein, träumte wirres Zeug. Ich war in einem engen Korridor, und Noah rief immerzu meinen Namen.

Letzteres war kein Traum. Es war drei Uhr morgens, im Bad brannte Licht, und Noah lag nicht im Bett, sondern ich hörte ihn rufen und wimmern.

»Das drückt auf die Nähte, Lea. Das platzt da drin.«

Ich wollte einen Krankenwagen holen, doch versicherte er mir, wir seien schneller in der Klinik, wenn ich selbst fuhr.

Vierzig Minuten brauchte ich für die Strecke, allerdings unter Auslassung aller Verkehrsregeln. Mit quietschenden Bremsen hielt ich vor der Notaufnahme und stürzte aus dem Wagen. Gleich kamen mir zwei weiße Kittel entgegengerannt.

Ich zitterte wie Espenlaub. Trotzdem brachte ich es fertig, unseren Notfall mit wenigen Worten zu schildern, und ich hatte noch nicht ganz zu Ende gesprochen, als sie meinen Noah bereits auf eine Trage betteten.

»Sie können den Wagen hier nicht so stehen lassen«, sprach mich jemand an. »Wollen Sie ihn selbst wegfahren, oder soll ich das erledigen?«

Ich war für jede Hilfe dankbar und schnappte mir nur noch schnell meine Handtasche. Dann rannte ich Noah hinterher.

In den nachfolgenden Stunden hatte ich mehrmals das Gefühl, wegen meiner Rückenschmerzen gleich selbst auf einer Trage zu enden. Ich konnte kaum sitzen, gar nicht stehen, das Laufen war eine Tortur, und hinlegen konnte ich mich nirgends.

Doch war das Kleinkram, wenn ich es mit der Tortur verglich, der man meinen armen Mann aussetzte. Zwischen den einzelnen Attacken auf seinen Darminhalt durfte ich zu ihm in den Behandlungsraum. Kamen sie mit neuen Waffen, musste ich den Raum verlassen.

Die Waffen waren riesige Kübel, laut Noah mal mit eiskalter, mal mit lauwarmer Flüssigkeit gefüllt, die aus Wasser und irgendwelchen Chemikalien wie Glycerin bestand.

Die Nachtschicht ging, und die Tagschicht begann ihren Dienst. Der junge Doktor, der jetzt mit Noahs Fall betraut war, beschloss, handgreiflich zu werden. Details ersparte man mir, doch wurde mir nach einer Viertelstunde berichtet, es seien erste Erfolge zu vermelden. Jetzt machte man wieder mit den Kübeln weiter.

Um Viertel vor zehn saß ich im Warteraum der Notaufnahme und trank Kaffee. Es war die soundsovielte Tasse an diesem Morgen. Da erblickte ich plötzlich Dr. Seidler.

Ich stand auf und eilte ihm entgegen.

»Sie haben es im Griff, Lea«, begrüßte er mich. »Ich hab's gerade gehört.«

Ich war so erleichtert, dass ich mich zusammennehmen musste, um nicht in Tränen auszubrechen. »Ist innen auch bestimmt nichts kaputtgegangen?«

»Das überprüfen wir nachher. Ich muss sowieso mit euch sprechen.«

Seidlers letzte Worte trafen mich wie ein Hammerschlag. Ich wusste sofort, dass sie Unheil bedeuteten, großes Unheil.

»Ich habe es Noah gerade schon gesagt«, wurde er deutlich. »Der PSA liegt bei 0,6.«

KAPITEL 19

Das prostataspezifische Antigen PSA wird im männlichen Organismus ausschließlich von den Zellen der Prostata gebildet. War die Prostata enfernt, musste der PSA theoretisch auf 0 fallen, praktisch auf eine Nachweisgrenze von 0,01 bis maximal 0,02 Nanogramm per Milliliter Blut. Diesen PSA-Tiefststand nannte man den PSA-Nadir.

Werte, die über 0,02 Nanogramm pro Milliliter Blut lagen, ließen den Rückschluss zu, dass noch Prostatazellen im Körper verblieben waren. Doch war die Prostata ein in sich abgeschlossenes Organ. Da fiel nichts ab, wenn man es herausoperierte. Somit gab es nur eine mögliche Erklärung: Verkrebste Prostatazellen waren vor der Operation in den Körper gelangt und produzierten dort jetzt weiter PSA. Oder um es noch deutlicher zu sagen: Noahs Krebs hatte bereits vor dem Eingriff metastasiert.

»Wie ist das möglich? Das ist doch vor der Operation alles kontrolliert worden.«

»Einzelne Zellen können wir heute noch nicht ausmachen, Lea, nur Tumoren.«

Der Behandlungsraum in der Notaufnahme war klein für drei Personen, doch war mir die Enge im Moment gerade recht. Noah lag zusammengekrümmt auf der Untersuchungsliege. Ich stand neben ihm und hielt seine Hand. Seidler stand am Fußende und hatte sichtlich Mitleid mit uns beiden.

»Es ist folgendermaßen«, sagte er schließlich. »Selbst wenn der Bericht der Pathologen uns hundertprozentig bestätigt, dass außerhalb der Prostatakapsel nichts war, können trotzdem Zellen ausgebüchst sein. Noah weiß, wie wir solche Zellen nennen.«

»Schurken«, brummte mein Mann.

»Richtig. Und den Schurken verdanken wir die fünf bis dreißig Prozent Rückfallquote, die wir haben, obwohl der Krebs nur auf die Prostata beschränkt war, obwohl nichts in den Lymphen, den Knochen oder der Prostataloge war.«

»Und jetzt?«, flüsterte ich.

»Jetzt warten wir zwei Wochen«, antwortete Noah ebenso leise. »Und dann machen wir den Test noch mal. Es kann ja auch sein, dass der PSA bei mir länger braucht, um auf den Nadir zu fallen. Und es kann ja auch immer noch ein Laborfehler sein.«

Mein Mann wollte mir wieder mal vormachen, es bestünde zurzeit noch gar kein Grund zur Aufregung.

Etwa anderthalb Stunden später wussten wir sicher, dass die Verstopfung keine bleibenen Schäden angerichtet hatte, und die Nachuntersuchungen, die eigentlich für den nächsten Tag geplant gewesen waren, hatte Noah auch schon hinter sich.

»Der Wagen steht auf Ebene 3«, las ich von dem Zettel ab, den sie mir mit dem Autoschlüssel und einer Rechnung in der Verwaltung gegeben hatten. »Weißt du, wo das ist?«

Noah nickte.

»Soll ich das Auto nicht lieber herholen?«

»Du weißt doch nicht, wo es ist«, appellierte er an meine Logik. »Und außerdem ist Laufen gesund.«

Das war zwar richtig, doch bezweifelte ich, dass Noah das Laufen nach allem, was er hinter sich hatte, noch als gesund empfinden würde. Zumal jene Ebene 3 am anderen Ende des Krankenhauses zu sein schien.

»Das ist die Ambulanzebene«, erklärte mir mein Mann.

Nach etwa fünfundzwanzig Minuten, zwei langen Korridoren, einem Treppenhaus und zwei Aufzügen erreichten wir eine Art von Plateau im Inneren des Parkhauses. Da standen Bänke, und vor den Bänken war eine Auffahrt. Ich schlug vor, dass

Noah da auf mich wartete, bis ich den Wagen auf jene Auffahrt rollte, sodass er einsteigen konnte.

»Das wäre mir sehr lieb«, klang es zurück, und im nächsten Moment sank er auch schon erschöpft auf eine Bank.

Ich lief los. Im unteren Bereich von Ebene 3 war Stellplatz Nummer 3004 nicht, also musste ich es jetzt im oberen Bereich versuchen. Es war ein bisschen steil, aber noch wesentlich unangenehmer waren diese Einbauten, über die ich alle paar Meter hinwegsteigen musste. Ich fand es übertrieben, dass sie so viele gebaut hatten, denn alle paar Meter konnte doch kein Mensch die Richtgeschwindigkeit von fünf Meilen pro Stunde überschreiten.

Endlich hatte ich es geschafft und ließ mich in den Sitz fallen. Mein Rücken schmerzte, als wolle er jeden Moment in zwei Teile zerbrechen, aber das musste ich derzeit hinnehmen. Wir hatten andere Probleme.

»Nur nicht durchdrehen!«, sagte ich laut zu mir, während ich mich in die Warteschlange vor dem Abholerplateau einreihte. »Nimm dich zusammen, Lea!«

Das war leichter gesagt als getan. Meine Geduld und meine Leidensfähigkeit hatten ihre natürlichen Grenzen nicht nur erreicht, sondern schon überschritten, und in diesem Zustand hätte ich eine mir entgegenkommende Umwelt gebraucht, doch war genau das Gegenteil der Fall. Ich stand und stand in dieser Warteschleife vor dem Abholerplateau.

Großmutter brauchte fast fünf Minuten, um von der Bank, auf der auch mein Noah saß, in das Auto ihrer Tochter zu gelangen. Dann kam die Schwangere. Sie schien mindestens Zwillinge zu bekommen, denn ihr Bauch war ungewöhnlich dick. Sie lief zwar rasch von der Bank zum Wagen, doch dauerte geraume Zeit, was danach kam – und ich wurde dabei zusehends nervös. Das klappte doch nie, dass die in dieses Auto passte.

Noah schien das ganz genauso zu sehen, denn er erhob sich plötzlich von seiner Bank und deutete mir mit einem Handzeichen, er komme mir entgegen. Ich beschloss, mich mit dem Wagen rechts neben das Schwangerenmobil zu stellen.

Vor und hinter dem Abholerplateau waren wieder diese elenden Einbuchtungen. Noah konnte die Beine nur mit Mühe weit genug anheben; und ich sah, wie er das Gesicht verzog. Doch schaffte er es beim ersten Mal, also würde er auch die zweite Einbuchtung –

Ich erstarrte. Zu meiner Rechten waren die Behindertenparkplätze, und aus einer dieser Parkboxen setzte ein silberner Cadillac zurück. In einem Moment sah ich die Rücklichter, im nächsten schoss der Wagen schon los. Noah sah ihn, wich ihm aus – und stieß mit dem Fuß an jene zweite Einbuchtung, die gerade noch meine größte Sorge gewesen war. Er verlor das Gleichgewicht, schlug flach auf den Asphalt, die Bremsen des Cadillacs quietschten – und dann war es still.

Die Zeit, die sich gerade noch im Zeitlupentempo bewegt hatte, schien für einen Atemzug ganz stillzustehen. Mir war, als hielte sie mich fest umschlungen. Im nächsten Moment entließ sie mich ins Weiterleben.

Ich sprang aus dem Auto.

Noah versuchte, die Arme aufzustemmen.

»Rühr dich nicht!«, fuhr ich ihn an. Das war eine alte Tänzergewohnheit. Wer sich nach einem Sturz zu schnell bewegte – bevor der Schmerzimpuls zurückgeleitet war und dadurch der Schmerz spürbar wurde –, der lief Gefahr, eine vielleicht nur harmlose Verletzung schlimmer zu machen.

Ich kniete mich neben Noah auf den Boden. Unwillkürlich griff ich nach seinem Kopf. Ich legte meine Hände darunter und sah, dass Noah die Tränen in die Augen traten, und plötzlich wurde er auch noch rot im Gesicht.

»Wo tut es weh?«, flüsterte ich. »Beweg dich nicht, aber sag mir, wo es wehtut.«

»Ich hab mir in die Hose gemacht«, schluchzte er, und dann begann er zu weinen wie ein Kind.

Eine achtundachtzigjährige Frau hatte am Steuer des Cadillacs gesessen, und sie war sicher, dass sie Noah angefahren hatte.

In Wahrheit hatte sie nur die Einbuchtung unter den Reifen gespürt. Sie erschrak so unbändig, dass sie Herzrasen bekam, und als sie aus dem Auto stieg, brach sie zusammen. Also kam der Notarzt, und sie brachten die alte Dame und Noah in die Notaufnahme.

Ich stand kurz vor einem hysterischen Anfall und wusste nicht, was ich tun sollte. Mein Mann war in einem Zustand, wie ich ihn noch bei keinem Menschen erlebt hatte. Er weinte so laut und so hemmungslos, dass ich befürchtete, er habe sich jetzt auch noch irgendetwas gebrochen oder gerissen; das war das Letzte, was wir noch brauchten.

»Keine Sorge«, beruhigte mich Norman Seidler kurze Zeit später. »Er hat sich nur am Knie ein bisschen Haut abgeschürft. Wissen Sie, das war vielleicht das Beste, was passieren konnte.«

Sprachlos sah ich Seidler an.

»Da hatten sich so viele Gefühle angestaut«, führte er seine Bemerkung aus. »Und Noah ist leider ein Mann, der seine Gefühle nicht rauslässt. Er weiß zwar, allein schon durch seinen Beruf, dass er sie hat, und er macht sie sich auch bewusst, nur lässt er sie halt nicht heraus. Und was das angeht, hat ihn der kleine Unfall jetzt überlistet.«

»Darf ich zu ihm?«

»Ich glaube schon …«

Plötzlich sprang ein weißer Kittel auf uns zu. »Sind Sie die Schwangerschaft?«

Ich starrte den Arzt an, als sei er nicht gescheit.

»Sucht ihr die immer noch?«, lachte Seidler.

Der weiße Kittel rannte weiter.

»Haben eine Patientin mit drohender Fehlgeburt verloren«, sagte Seidler zu mir. »Und da fragen wir uns, ob Sie unaufgefordert zu Ihrem Noah dürfen. Kommen Sie!«

Mein Mann weinte immer noch. Wie ein ungeborenes Kind hatte er sich zusammengerollt und verbarg sein Gesicht hinter angewinkelten Ellenbogen und geballten Fäusten.

Es war außer der Untersuchungsliege nur ein Drehstuhl im Raum. Also rollte ich den neben die Liege und legte meinen Kopf auf Noahs Schulter, meine Hand auf seinen Rücken.

»Es tut mir so leid«, wimmerte er.

Da er sein Gesicht so versteckte, küsste ich seine Hände. Im gleichen Moment flog die Tür des Behandlungsraums auf.

»Lehman?«, las eine junge Frau von einem Aktendeckel.

»Ja.«

»Sie müssen den Raum bitte frei machen. Ihre Unterlagen liegen vorn, da können Sie auch auschecken –«

»Das geht jetzt noch nicht«, fiel ich der Frau ins Wort. »Wir brauchen bitte noch ein bisschen –«

»Tut mir leid. Wir bekommen jeden Moment einen Verkehrsunfall mit sechs Patienten und brauchen den Raum!«

»Du hast es gehört?«, flüsterte ich Noah zu. »Kannst du aufstehen?«

»Ich hab Angst, ich mach mich wieder voll«, wimmerte er. »Die haben mir da so viel Wasser reingekippt …«

»Ich helfe dir«, sagte ich sanft.

»Dabei kann ich helfen«, meinte sogleich das Fräulein Ungeduld. »Dann können Sie schon mal auschecken. Sie finden ihn dann gleich vorn am Eingang.«

Ich fand es nett, dass sie mir sagte, wo ich meinen Mann hinterher finden würde, doch war er ja kein Osterei, sondern ein Mensch, und ihr Gehetze ging mir nicht etwa nur auf die Nerven, es schlug mir regelrecht aufs Gemüt. In Notaufnahmen hatte man sich meines Wissens um Menschen zu kümmern, die in Not waren. Doch war es in Wahrheit wohl so, dass man Leute dort notdürftig versorgte und sie hinterher irgendwo abstellte.

Ich fühlte mich elend. Mein Rücken tat mir inzwischen nicht nur mörderisch weh, er war auch wie steif. Es fiel mir schwer, ein Bein vors andere zu stellen.

Draußen auf dem Gang ging es zu wie in einem Taubenschlag. Die alte Dame, die den Cadillac gefahren hatte, war stationär aufgenommen worden, und der Verkehrsunfall war wohl gerade eingetroffen.

»Wo sind hier die Toiletten?«, sprach ich einen der an mir vorüberhetzenden Kittel an.

Ich hatte mich offenbar in irgendetwas hineingesetzt, denn meine Shorts waren ganz nass.

»Vorne am Eingang«, erhielt ich zur Antwort.

»Und wo ist der?«

»Von hier aus gehen Sie da runter, und an der Ecke – Mensch, Sie sind das! Wie vielte Woche sind Sie?«

Ich stutzte.

»Wir haben hier überall nach Ihnen gesucht.« Er griff nach meinem Arm. »Wann haben die Blutungen angefangen?«

»Hören Sie, ich bin nicht schwanger«, sagte ich ärgerlich und löste meinen Arm aus der Umklammerung. »Ich bin in den Wechseljahren …«

Endlich sah ich an mir längs. Das Blut troff mir die Beine hinunter.

»Und seit wann sind Sie in den Wechseljahren?«

»Seit zwei Jahren«, antwortete ich.

»Sie hatten Ihre letzte Periode vor zwei Jahren?«

Man versorgte mich mit Zellstoffhandtüchern und Einlagen und beschwor mich, umgehend einen Frauenarzt aufzusuchen.

Noch am gleichen Nachmittag rief ich Kate an.

»Noah kennt nur onkologische Gynäkologen«, beklagte ich mich, »und das brauchen wir ja nun wirklich nicht. Du hast doch da diesen guten.«

»Rupert DeAngelo ist der Beste«, geriet sie sogleich ins Schwärmen.

Dann gab sie mir seine Telefonnummer, und ein paar Minuten später hatte ich einen Termin.

»In drei Wochen?«, ereiferte sich mein Mann. »Geh doch, verdammt noch mal, zu David! Dem brauch ich bloß zu sagen, dass du morgen früh kommen willst.«

»Was soll der denn morgen früh sehen, Noah? Solange das so heftig blutet, können die doch gar nichts machen.«

»Dann sag ich ihm, du willst nächste Woche kommen.«

»Ich will nicht zu einem Krebsarzt.«

Noah stöhnte. Einerseits konnte er das verstehen, andererseits hielt er es für fahrlässig.

»Fahrlässig?«, wiederholte ich und sah ihn böse dabei an.

Er hatte schließlich auch Zeit gebraucht, um sich an den Gedanken zu gewöhnen, Krebs zu haben und eine Operation zu brauchen.

»Es wird das letzte Hurra sein«, beruhigte er mich und sich selbst.

»Vielleicht ist es nur eine normale Periode, Noah. Deshalb die Rückenschmerzen, die hatte ich früher ja auch immer.«

»Eine normale Periode hast du nicht«, belehrte er mich. »Jede Blutung, die erfolgt, nachdem du zwölf bis achtzehn Monate in Folge nicht geblutet hast, ist abnorm. Aber nur weil es abnorm ist, braucht es noch lange kein Gebärmutterkrebs zu sein, wie deine Mutter ihn hatte.«

»Die hatte auch nicht solche Blutungen; die hat nur so ein bisschen geschmiert.«

KAPITEL 20

Der Nationalfeiertag am 4. Juli bescherte uns ein langes und beschauliches Wochenende. Das hatten wir bitter nötig.

Wir kehrten am Donnerstag aus der Klinik nach Hause zurück, legten uns ins Bett und standen bis Freitagnachmittag nicht mehr auf. Eng umschlungen und nunmehr beide in Windeln, wie mein Mann irgendwann so trefflich bemerkte, versuchten wir, uns nicht nur unserer Gefühle bewusst zu werden, sondern vor allem auch einen Weg zu finden, weiterzuleben, ohne dabei verrückt zu werden.

»Schau, Lea, wir haben beide Angst. Du davor, dass du den Krebs deiner Mutter geerbt hast, ich davor, dass der Prostatakrebs ins Knochenmark gestreut hat und ich elendig verrecke.«

Darüber hinaus hatte ich Angst davor, dass Noah an seinem Prostatakrebs starb, und Noah hatte Angst davor, dass ich an einem möglichen Gebärmutterkrebs starb.

»Zu der Angst vor Hilflosigkeit, Abhängigkeit, Schmerzen und Tod kommt also noch Verlustangst«, resümierte mein Mann. »Sonst noch was?«

Ich schmiegte mich an ihn und begann zu weinen.

»Gut«, meinte er, »du reagierst mit Traurigkeit, ich könnte vor Wut den Mond anpissen. Klare Gefühle von Frustration! Wir sind Lebensumständen ausgeliefert, die wir nicht beeinflussen können. Und wie gehen wir mit dieser Erkenntnis um?«

Natürlich wusste ich, wie man sich Lebensumständen stellte, über die man keine Kontrolle hatte. So viel hatte ich von meinem Mann inzwischen gelernt.

»BVS: Bewegung, Vitamine und Schlaf.«

»Sehr schön«, freute sich Noah. »Und weiter?«

»Darüber hinaus beschäftigen wir uns bewusst mit Dingen, die wir beeinflussen können.«

»Und was tun wir noch?«

»Nein. Bitte nicht, Noah!«

»O doch!«

Es lag in meiner weiblichen Natur, mit schöner Regelmäßigkeit alles aufzuzählen, was ich in meinem Leben bereits erduldet hatte. Das bekräftigte mich auf eigentümliche Weise in meiner Leidens- und damit auch in meiner Leistungsfähigkeit.

Noahs männliche Natur empfand diese Verhaltensweise nicht nur als nervtötende Zeitverschwendung. »Du türmst damit auch kontinuierlich Berge vor uns auf, die wir eigentlich längst überwunden haben. Lass uns bitte nur nach vorne gucken, Lea, und einen Schritt nach dem anderen tun!«

Diese Schritte waren zum Teil schon geplant. In zwei Wochen hatte Noah einen weiteren PSA-Test. War der Wert dann immer noch erhöht, würde man mit diversen Untersuchungen herauszufinden versuchen, wo der Krebs noch im Körper geblieben war.

»Und vermutlich wird er in der Prostataloge sein. Dann können sie das bestrahlen, und fertig.«

»Und wenn er nicht in der Prostataloge ist, sondern woanders? Und was, wenn sie nicht herausfinden, wo er ist?«

»Es gibt Hormonbehandlungen, Lea, und bestrahlen kann man fast alles, überall. Vor allem brauchen wir uns über diese Dinge jetzt noch nicht den Kopf zu zerbrechen. Erst in vierzehn Tagen lohnt es sich, darüber wieder nachzudenken.«

Was mich selbst anging, sah Noah es ähnlich. Ich hatte mich dazu entschlossen, Kates Wunderdoktor aufzusuchen, und dafür zahlte ich den Preis, dass ich drei Wochen auf den Termin warten musste.

»Du kannst immer noch zu David gehen.«

»Vergiss es!«

»Dann vergiss du deine Gebärmutter für die nächsten drei Wochen!«

Dieser Appell wirkte nicht nur auf mich, sondern wie es schien auch auf meine Gebärmutter. Während die Blutungen am Donnerstag heftig waren, ließen sie in der Nacht zum Freitag bereits merklich nach.

»Das spricht tatsächlich dafür, dass es das letzte Hurra war«, sagte Noah.

Die meisten Frauen hatten das. Bevor es endgültig vorüber war, bluteten sie noch ein letztes Mal, und dabei dann auf Teufel komm heraus. Hinzu kam, dass meine Rückenschmerzen nachgelassen hatten, ein Umstand, der darauf schließen ließ, dass sie nur ein Symptom des letzten Hurras gewesen waren und keine schwerwiegende Ursache hatten.

»Nein«, rief mein Mann sogleich, »das bedeutet nicht, dass du die eingesparten Sorgen jetzt alle auf mich konzentrieren darfst.«

Er wollte vielmehr, dass ich mich mit ihm an einem ersten Erfolgserlebnis erfreute.

In den ersten Tagen nach dem Foley-Katheter hatte Noah im Schnitt zwölf Depend pro Tag verbraucht, ständig Harndruck verspürt und ständig geleckt, wie er es ausdrückte. Jetzt, drei Wochen später, brauchte er im Schnitt nur noch etwa sechs Depend pro Tag, und er leckte nicht mehr ständig, denn inzwischen sammelte sich der Urin in der Blase, und er verspürte nur noch Harndruck, wenn sie eine gewisse Fülle erreicht hatte.

»Jetzt wäre nur noch eines wünschenswert«, meinte er.

»Was?«, hakte ich nach.

»Ich weiß nicht, wie ich dir das beschreiben soll, Lea. Ich spüre plötzlich den Druck auf der Blase, genau wie früher, und sofort – pinkele ich los. Ich kann es dann nicht halten.«

Doch war er zuversichtlich, die Kegel-Übungen würden auch das mit der Zeit verbessern.

Am Freitagnachmittag krochen wir endlich aus den Betten, und zum Abendessen machte ich uns einen riesigen Salat.

Noah war entschlossen, das ganze BVS-Programm durchzuziehen. So gingen wir nach dem Essen an den Strand und liefen so lange, bis wir beide erschöpft waren.

»Und morgen regeln wir das mit der Hot Spa«, sagte mein Mann, als wir schon im Bett lagen.

»Ich weiß nicht, ob Eleanor und Larry über den Feiertag zu Hause sind«, wandte ich ein.

»Was brauchen wir die dazu?«

»Wir wollten uns ihre Hot Spa doch ansehen, bevor wir –«

»Du wolltest dir die ansehen«, erwiderte Noah.

»Okay. Wie machen wir es dann?«

»Ich erledige das«, gähnte er. »Mach ich gleich morgen.«

Wir schliefen tief und fest und traumlos, Noahs BVS-Programm schlug voll an. Es war schon nach neun, als ich am Samstagmorgen aufwachte, und auch da wachte ich nur auf, weil ich erschreckende Geräusche vernahm.

»Hallo? Lea! – Halll-ooo? Leeee-ahhhhh!«

Ich schaute zu Noah herüber. Der blinzelte zaghaft.

»Sag, dass ich das träume!«

Ich schüttelte den Kopf. »Ich glaube, die können wir nur erschießen.«

Noah lachte. »Lass uns lieber so tun, als wären wir nicht da!«

Er rollte sich in meine Richtung und nahm mich in die Arme. Das tat gut. Ich fühlte mich so geborgen.

»Magst du mich mal anfassen?«, flüsterte Noah mir ins Ohr.

»Tu ich doch«, gab ich zurück und knetete seine Brust.

»Das meine ich nicht, Lea.«

»O! … Ooohhh!«

Ich sah meinen Mann mit großen Augen an.

»Nein, nein«, dämpfte er sogleich meine Begeisterung. »Es tut sich nichts. Aber vielleicht würde sich ja was tun, wenn du was tätest.«

Ich brauchte einen Moment, um das zu verarbeiten. Dann lächelte ich ihn an. »Du vertraust mir die Maßnahmen an?«

»Ergreife sie, Lea!«

Ich kicherte, als brauche er mir das nicht zweimal zu sagen – ein bisschen Humor konnte nie schaden! –, und dann hob ich Noahs Bettdecke und kroch darunter.

Die Maßnahmen waren unsere persönliche Umschreibung für Noahs Penis-Massagen.

Ein gesunder Mann hat mindestens eine Erektion pro Tag, wobei das weniger mit Sexualität als vielmehr mit männlicher Natur zu tun hat. Durch die Erektion wird das Glied mit sauerstoffreichem Blut versorgt, und es werden die Klappen trainiert, die das Blut im Penis stauen.

In den ersten drei bis sechs Monaten nach einer Prostatektomie ist nicht mit einer Erektion zu rechnen. Wenn dem Penis jedoch für diese Zeit die regelmäßige Zufuhr von sauerstoffreichem Blut fehlt, besteht die Gefahr, dass jene Klappen irreparabel geschädigt werden und dass sich im übrigen Gewebe Vernarbungen bilden.

Darüber hinaus ist der Penis nach einer Prostatektomie wie geschrumpft. Das passiert, weil die Prostata zwischen Blase und dem unteren Teil der Harnröhre liegt. Entfernt man die Prostata, entsteht so etwas wie eine Lücke. Nur wenige Männer haben eine Blase, die elastisch genug ist, um problemlos mit der Harnröhre verbunden zu werden.

Bei Noah – und wie bei den meisten Männern – hatte der Chirurg ein bisschen ziehen müssen, um Harnröhre und Blase zu vernähen, und dadurch sah der Penis nun vorübergehend aus, als habe jemand versucht, ihn ins Körperinnere zu ziehen. Regelmäßige Massagen und später regelmäßige Erektionen würden das wieder in Ordnung bringen.

Normalerweise ergriff Noah die Maßnahmen selbst. Er hatte an dem Tag damit begonnen, als der Foley-Katheter entfernt wurde. Dass er mir an jenem Samstagmorgen die Verantwortung übertrug, ließ mich hoffen, dass er etwas gespürt hatte. Vielleicht kamen seine Mannesgeister ja schneller wieder, als wir gedacht hatten. Dafür sprach, dass er wohlige Töne ausstieß, während ich meines Amtes waltete.

Ich kam nicht mehr dazu, weiter darüber nachzudenken.

»Das darf ja wohl nicht wahr sein! Lea? Hör auf, Lea!«

Ich hatte Angst, etwas falsch gemacht zu haben und kroch hastig unter der Bettdecke hervor.

»Hab ich dir wehgetan?«

Noah antwortete nicht. Er starrte aus dem Fenster, und so blickte ich automatisch in die gleiche Richtung.

»Ach, du ahnst es nicht«, entfuhr es mir im nächsten Moment.

Vor unserem Schlafzimmerfenster standen eine wild winkende Mary und ein Wesen, das in vielerlei Hinsicht eine Kopie von Mary zu sein schien. Sie hatte den gleichen massiven Körperbau, die gleiche Größe, die gleichen viel zu langen, lockigen Haare, nur waren ihre nicht blond, sondern karottenrot.

»Die vermehren sich«, stammelte ich.

»Du musst uns dringend Vorhänge nähen. Und mach was, dass die Sumpfkühe von meiner Terrasse verschwinden!«

Mary war überglücklich, mir ihre Tochter Helena vorzustellen. Und Helena konnte ihr Glück kaum fassen, mir vorgestellt zu werden; so führte sie sich zumindest auf. Sie schlug eine Hand vor den Mund, während sie einen verzückten Laut ausstieß und die Augen rollte, und mit der anderen Hand schob sie mir etwas in die Magengrube. Es war eine Zwei-Pfund-Schachtel Godiva-Pralinen, und so etwas kostete ein Vermögen.

»Von denen wollen wir natürlich auch ein paar abhaben«, lachte Mary. »Sei also lieb und mach uns einen Kaffee.«

Sie schob sich an mir vobei und zog ihr Töchterlein hinter sich her in mein Wohnzimmer.

»Guck mal, was die Lea kann! Guck dir mal diesen Traum von einem Kleid an.«

Zu Zeit arbeitete ich gerade an einem blutroten Abendkleid, das halb fertig auf meiner Schneiderpuppe hing. Wieder stieß Helena Laute der Verzückung aus.

»Und schau mal hier, Helena! Da siehst du den ganzen Horror des Krieges. Das sind Juden, die Lea und ihr Mann, und jetzt guck mal hier! Was das hier für schreckliche Bilder sind!«

Mary zeigte ihrer Tochter im Detail Noahs Bücherregal, nahm Bilder herunter, stellte sie wieder zurück, nahm Bücher heraus, blätterte darin, und währenddessen gab Helena nun trauernde Laute von sich. Sie verfügte also lautmalerisch einwandfrei über eine gewisse Bandbreite.

Derweil stand ich da und kam mir vor wie eine Fremde in meinem eigenen Haus. Ich konnte die Damen jetzt nur wieder loswerden, indem ich unhöflich wurde. Das allein reichte schon, um meinen Missmut in Verzweiflung zu wandeln. Doch machten mir andere Gefühle noch mehr zu schaffen. Ich fürchtete, meine Wahrnehmungsfähigkeit sei eingeschränkt, denn meines Wissens waren Mary und ich keine Freundinnen, schon gar nicht die besten Freundinnen.

Genau so führte sie sich aber auf. Sie benahm sich, als gehe sie in meinem Haus ein und aus und könne wahllos über alles verfügen, selbstverständlich auch über mich.

»Komm, Lealein, ich helfe dir mit dem Kaffee«, strömte Mary da auch schon auf mich zu. »Dann könnt ihr Mädels euch mal in Ruhe unterhalten.«

»Das ist nicht nötig«, stieß ich aus. Mary sollte nicht auch noch meine Küche einnehmen.

»Das mach ich aber doch gern«, drückte sie sich neuerlich an mir vorbei.

Helena stand in der Mitte des Wohnzimmers und lächelte mich an. Sie hatte den gleichen riesigen Mund wie ihre Mutter, und die Lippen waren ebenso abenteuerlich bemalt. Um die Augen herum hatten die Frauen keinerlei Ähnlichkeit miteinander. Marys Augen waren braun und schmal, die ihrer Tochter waren rund

und hellblau. Und dann dieses Haar! Die karottenrote Farbe erinnerte an den Pumuckl.

Helena war ebenso groß wie ihre Mutter, aber erheblich schwerer. Sie trug eine schwarze Hose, die um den Bauch herum spannte, und eine weiße Bluse, die über der halb nackten Brust gar nicht zuging.

»Sag mal, das ist ja ein tolles Kleid«, sagte Helena und griff nach dem Rocksaum, ließ ihn durch ihre Finger gleiten. »Kannst du mir auch so eines machen?«

»Hab ich schon gefragt!«, rief Mary von hinten. »Und sie hat nicht NEIN gesagt.«

»Das ist ja toll«, freute sich Helena. »Wie teuer wäre das, so was für mich zu machen?«

Ich starrte sie an und fand keine Worte.

»Über Geld spricht man doch nicht«, schimpfte Mary von hinten. »Das hat man, und damit aus.«

»Ja …«, stimmte ich dümmlich zu, und im gleichen Moment fiel mir auf, das Helena eine Louis-Vuitton-Tasche über der Schulter und eine Cartier-Uhr am Handgelenk trug.

Plötzlich wusste ich, warum diese wertvollen Accessoires für die Van-Houten-Damen so wichtig waren. Ohne diese Accessoires hätten sie nämlich nach gar nichts ausgesehen, nur noch schrecklich.

Helena war die jüngere und die unverheiratete der beiden Van-Houten-Töchter. Ihre Schwester Olivia hatte diesen Ehemann, der großzügig die Dreikaräter verschenkte.

Helena suchte noch nach einem Gatten, der ihr Ähnliches oder vielleicht sogar noch Besseres bot, doch war ihr die Zeit dabei nicht hold. Helena stand kurz davor, vierzig zu werden, ein Umstand, den ihre Mutter herunterspielte.

»Heutzutage kann man doch so viel machen!«, tönte sie, während sie in meinen Küchenschränken nach Kaffeepulver und Filtern suchte. »Botox würde die Helena ein bisschen brauchen. Nur so um die Augen rum, Lea. Da, wo du auch die vielen Falten hast.«

Ich fand es nett, dass meine Falten nun auch ins Gespräch eingebunden wurden, und rächte mich.

»Na, Botox allein reicht nicht, um wieder wie zwanzig auszusehen.«

»Abnehmen müsste ich ein paar Pfund«, sprach Helena daraufhin die ersten wahren Worte.

»Nein«, entgegnete ich.

Und das war die Wahrheit. Ein paar Pfund Gewichtsverlust hätten bei Helena nichts gebracht. Da mussten mindestens dreißig Pfund abgespeckt werden.

Diese meine Hintergedanken blieben ihr natürlich verborgen, und so freute sie sich über meine Bemerkung und meinte: »Man selbst ist bei so was ja überkritisch.«

Darauf wollte ich lieber nicht eingehen.

»So«, seufzte ich deshalb nur, »und jetzt sind Sie und Ihre Schwester also hier.«

Ich hoffte, dass es langfristig positive Auswirkungen auf mein Leben hatte, dass Mary nun nicht mehr mich belästigen musste, weil sie ihre Töchter belästigen konnte.

»Olivia kommt erst noch«, lachte Mary und brachte das Geschirr ins Wohnzimmer. »Die ist mit ihrem Mann nach Paris geflogen, ein bisschen einkaufen. Muss ja auch mal sein. Wie war das, Helena? Sie kommt am Freitagabend, oder …?«

Mit wenigen Worten ließ sich diese Frage offenbar nicht beantworten, denn der Flug von Paris in die USA war für Olivia nicht so einfach. Weil es die Concorde nicht mehr gab!

»Früher war das ja alles kein Problem«, tönte Mary. »Früher, als mein Mann noch geflogen ist, da sind wir ja mit unserem Flugzeug immer bis Paris oder London, und dann mit der Concorde – ruck, zuck! – hier rüber. Drei Stunden, und man war in New York, und jetzt das Theater. Ich meine, unsereinem macht das nichts aus, so lange zu sitzen, aber mein Schwiegersohn, der will nicht stundenlang rumsitzen, und dann ist ja auch der Service so schlecht geworden. In der ersten Klasse haben sie früher immer Dom Perignon …«

Mir schwirrte der Schädel. Es interessierte mich nicht, ob sie aus Sparsamkeitsgründen auf Veuve Cliquot umgestiegen waren, und ich wollte erst recht nicht erfahren, was für die Anschaffung eines eigenen Düsenjets sprach und was dagegen.

Ich überlegte fieberhaft, wie ich Marys unseligen Monolog zum Ende bringen und die beiden Damen loswerden konnte – da schwieg Mary auf einmal ganz von selbst still.

»Es tut mir leid, dass ich stören muss!«

Mein Noah hatte sich angezogen und stand im Rahmen der Wohnzimmertür. Mary wusste nichts von seinem Prostatakrebs. Sie kannte Noah bisher auch nur vom Sehen.

Das änderte sich jetzt, denn er wünschte allerseits einen guten Tag.

Ich wollte aufstehen und die drei miteinander bekannt machen, doch kam Mary mir zuvor. Sie sprang vom Sofa und gurrte wie eine trächtige Taube.

»Das ist ja schön, dass wir einander endlich persönlich kennenlernen …«

Sie strömte auf Noah zu und reichte ihm nicht nur die rechte Hand, sie schlang ihre linke gleich noch darüber.

»Das war mir ja damals so peinlich«, flötete sie meinem Mann zu. »Ich dachte schon, Sie wären böse auf mich. Helena, das ist Leas Mann, das ist der Noah. Der ist bei der Bank.«

Noah löste sich aus Marys Umklammerung und nickte Helena nur zu. Dabei war sie extra aufgestanden für die erwartete Begrüßungszeremonie.

»Kann ich dich mal eben kurz sprechen?«, wandte er sich an mich, und dann entschuldigte er uns beide und schleppte mich hinter sich her ins Schlafzimmer.

»Sag einmal, das kann man ja schon nicht mitanhören.«

Verzweifelt sah ich ihn an. »Ich habe ihnen schon gesagt, dass ich keine Zeit habe, aber – Mary ist immer so. Die wirst du nicht los.«

Er rollte die Augen.

»Komm, lern vom Meister!«

Mary und Helena flüsterten miteinander, als wir wieder ins Zimmer kamen.

Noah entschuldigte sich gleich noch einmal und wandte sich dann an Helena. »Und Sie sind jetzt hier zu Besuch?«

»Besuch würde ich das nicht nennen. Mein Schwager hat das Haus ja für die Familie gekauft, und in der Zukunft wollen wir alle –«

»Sehr interessant«, fiel Noah ihr ins Wort. »Gefällt Ihnen Los Angeles?«

»Das Wetter ist einmalig. Das findet man sonst ja nirgendwo auf –«

»Wie lange bleiben Sie? Den ganzen Sommer?«

»Vier, fünf Wochen vermutlich. Je nachdem, wie lange Olivia –«

»Na, dann haben wir ja noch jede Menge Gelegenheit, uns gemütlich zusammenzusetzen. Jetzt müssen wir uns nämlich leider verabschieden, weil wir andere Pläne haben. Tut uns wirklich leid.«

Ohne auch nur eine Sekunde zu zögern, ging er zur Tür und öffnete sie. »Es war mir ein ehrliches Vergnügen, Sie endlich kennenzulernen, und ich wünsche Ihnen eine schöne Zeit in Kalifornien.«

Ich sah, dass Mary errötete, wohl weniger aus Scham, eher aus Wut, doch erhob sie sich, und Helena tat es ihr gleich.

»Lea ruft Sie morgen an«, sagte Noah, »dann können Sie drei ja vielleicht mal was zusammen unternehmen.«

Er verabschiedete sich per Handschlag von den beiden, und ich winkte, und dann waren wir allein.

»Bist du irre? Ich will mit denen nichts unternehmen.«

»Du hast nicht zugehört«, gab Noah zurück. »Ich habe gesagt, dass du sie morgen anrufst. Rufst du sie morgen an?«

»Nein …«, antwortete ich gedehnt.

Noah seufzte. »Du hast dieser Frau bisher jede Möglichkeit gelassen, dich zu kontrollieren. Sie kommt, wann sie will; sie ruft an, wann sie will; und du hoffst, sie würde es bleiben lassen, nur weil du sie nicht ermutigst. Jetzt hat sie ein Problem. Jetzt muss sie darauf warten, dass du dich bei ihr meldest, und wenn du das nicht tust –«

»Das hört sich einfach an«, jammerte ich, »aber Mary ist nicht so einfach, Noah. Die hat eine Art, der kannst du dich nicht –«

»Die hat keine Art, die hat eine Persönlichkeitsstörung. Deine anderen Freundinnen zeigen nur vereinzelte Symptome, die hat alle. Histrionisch, narzisstisch, gib mir fünf Minuten mit der allein, dann finde ich wahrscheinlich noch mehr. Die braucht keine Freundin, sondern einen Therapeuten. Und die Tochter … Die Tochter kommt mir irgendwie bekannt vor. Um die Augen herum …«

KAPITEL 21

Den 4. Juli verbrachten wir mit Irene und den Kindern. Das heißt, Noah verbrachte den Tag mit seinen Kindern, und ich verbrachte ihn mit Irene am Pool.

Aus dem Nachbargarten klangen die Stimmen der Wellers. Ich spürte, wie Irene versuchte, zumindest Wortfetzen zu verstehen, und deshalb stand sie manchmal auf und tat so, als schaue sie nach der einen oder anderen Pflanze.

Diese Pflanzen standen alle an der Hecke, die den Lehman'schen Garten von dem der Wellers trennte, und während Irene hier an einem Blatt zupfte und da eine Blüte begutachtete, reckte und streckte sie sich, um einen Blick nach drüben zu erhaschen.

»So ein Garten ist so viel Arbeit«, lachte sie dann und kehrte zu ihrer Liege zurück, und dann unterhielten wir uns weiter über Mode und darüber, ob aggressives Bleichen der Zähne auf Dauer nicht vielleicht den Zahnschmelz schädigte.

Die neue Arbeitswoche begann. Noah erhielt ein Angebot vom California Institute for Psychoanalysis, ab Herbst dort zu unterrichten. Das hatte er vor Jahren schon mal getan.

»Jetzt könnten wir es noch dringender brauchen«, sagte er traurig, »nur ist das abends, und ich …«

Er seufzte herzergreifend, und dann erzählte er mir, dass er am Nachmittag während seiner letzten Therapiesitzung eingeschlafen war. »Der Patient kommt sicher nicht wieder.«

»Der wird dich gelangweilt haben«, behauptete ich und führte eifrig aus, wie manche Menschen mich mit ihren Problemen langweilten.

»Noah, die wollen ja gar keine Hilfe, die wollen nur jammern. Noch schlimmer, die hassen dich, wenn du ihnen eine Lösung für ihre Probleme anbietest, denn ohne ihre Probleme hätten sie überhaupt nichts mehr zu erzählen.«

Ich gab mir solche Mühe, aber mein Mann schien mir gar nicht zuzuhören; er blätterte durch die restliche Post.

»Solche Leute schläfern jeden ein!«, bekräftigte ich noch einmal. »Die sollten dir eigentlich Schmerzensgeld zahlen! Dafür, dass du dir ihren Quatsch überhaupt anhörst.«

Endlich blickte Noah auf. Er sah mich an, als sei ich nicht bei Trost.

»Davon muss ich leider ausgehen, Lea. Die Geisteskrankheit der Nachbarinnen könnte nämlich ansteckend sein.«

Er hielt eine große Doppelkarte zwischen den Fingern, auf deren Vorderseite in goldenen Lettern *Thank you* geschrieben stand.

»Das musst du dir anhören, Lea! Das kann ich für den nächsten Psychiaterkongress verwenden.« Er räusperte sich und las mir dann vor:

»›Lieber Noah und liebe Lea! Von ganzem Herzen möchten wir Euch danken für unser bezauberndes Beisammensein. Es war uns eine solche Freude, Dich, Noah, endlich persönlich kennenzulernen, denn jetzt verstehen Helena und ich, warum Du, Lea, all Deine Freizeit mit Deinem wunderbaren Mann verbringst. Es ist uns ein Bedürfnis, unsere Freundschaft weiter zu vertiefen. Deshalb erlauben wir uns, Euch beide auf das Herzlichste einzuladen zu einem Abendessen in kleinem Kreis am Dienstag, den 13. Juli 2004, um 19 Uhr. Lasst uns bitte wissen, ob Euch dieser Termin genehm ist oder wie wir ihn umstellen sollen. Nochmals vielen, lieben Dank für alles, vor allem dafür, dass es Euch gibt, Helena und Mary van Houten.‹«

Noah sah mich erwartungsvoll an. Ich triumphierte innerlich, bemühte mich aber, das nicht zu zeigen.

»Was soll ich dazu sagen?«, seufzte ich deshalb nur.

»Tu nicht so! Deine Augen grinsen, das sehe ich.«

»Was?«, spielte ich die Empörte. »Ich habe dir lediglich von Anfang an gesagt, dass man diese Weiber nicht los wird, aber du hast ja behauptet –«

»Weißt du, was ein Gilamonster ist, Lea?«

»Nicht so richtig.«

»Gilamonster sind Echsen, bis zu fünfzig Zentimeter lang. Leben in Utah, in New Mexiko, in Nevada und hier bei uns. Die könnnen auf einmal so viel fressen, dass sie mit drei, vier Mahlzeiten das ganze Jahr auskommen. Und wenn ein Gilamonster dich beißt, kriegst du es nicht wieder los.«

»Dann muß man ihnen den Kopf abschlagen«, erinnerte ich mich. »Richtig?«

»Ganz so schlimm nicht«, lachte Noah. »Und es ist auch nicht wahr, daß sie dich erst nach Sonnenuntergang wieder aus dem Biss lassen, das sind nur Mythen.«

Er sah sich das Geschreibsel noch einmal genauer an.

»Histrionisch-narzisstisch«, sinnierte er dabei. »Wenn wir Glück haben, nur histrionisch-narzisstisch …«

»Und wenn wir Pech haben?«

Noah sah mich an. »Pass auf, Lea! Wir tun so, als hätten wir den Quatsch hier gar nicht bekommen. Aber wenn sie einen von uns ansprechen, nehmen wir die Einladung mit Freuden an. Und ganz kurz vorher sagen wir ab, weil uns was dazwischengekommen ist.«

Fassungslos blickte ich Noah in die Augen. So etwas war sonst gar nicht seine Art. Im Allgemeinen sagte er klipp und klar, wenn er etwas nicht wollte, und zwar sofort.

»Normalerweise verhalte ich mich ja auch anständig«, erklärte er mir. »Hier sollten wir uns aber gezielt unanständig verhalten. Ich will nämlich nicht über kurz oder lang feststellen, dass die Mär vom Gilamonster mit der Kieferklemme gar keine Mär ist.«

Nun, unser persönliches Gilamonster überprüfte gleich am nächsten Morgen, ob ihre Karte bei uns eingetroffen war. Um halb zehn klopfte Mary wie gewohnt an unsere Haustür, zehn Minuten später hinterließ sie ihre zweite Nachricht auf unserem Anrufbeantworter. Zähneknirschend nahm ich den Hörer ab, behauptete, in der Badewanne gewesen zu sein.

Ich sagte artig, was Noah wollte, dass ich es sagte, und ich hörte, wie Mary einen verzückten Ton ausstieß.

»Was esst ihr denn gern, ihr zwei Hübschen? Mögt ihr Hummer? Oder ist der nicht koscher? Ihr dürft ja so vieles nicht. Kannst du mir mal eine Liste von dem machen, was ihr dürft?«

»Bei uns wird nicht koscher gegessen, Mary.«

Dann brachte ich das Gespräch zum Ende, denn ich hatte zu tun, und das war die Wahrheit.

Ich hatte ständig zu tun. Von früh bis spät kümmerte ich mich ums Haus, ums Einkaufen und ums Kochen, und ich nähte wie eine Besessene, denn Noah wollte es nicht darauf ankommen lassen, noch einmal in einer Therapiestunde einzuschlafen; deshalb hatte er beschlossen, vorerst etwas kürzer zu treten.

Das einzig Gute war, dass mein Internet-Geschäft großartig lief – und meine postmenopausalen Blutungen hörten nach ein paar Tagen auch auf, das konnte ich ebenfalls unter »positiv« verbuchen.

»Eigentlich lächerlich, deshalb zum Arzt zu gehen«, vertraute ich Kate an.

Sie kam einen Nachmittag mit Nasty Nasta vorbei. Das Kind spielte im Sand, und Kate und ich aalten uns in der Sonne.

»Wage es nicht, Rupert zu versetzen!«, zischte meine Freundin.

»Aber wenn ich doch nichts habe, Kate! Was meinst du, was das kostet? – Was ist?«

Wir lagen jenseits der kleinen Begrenzungsmauer, die das Haus vom Strand trennte. Von dort hatte man einen guten Blick auf die Umgebung, ohne selbst auf Anhieb gesehen zu werden. Kate hatte sich plötzlich aufgerichtet.

»Was ist das denn?«, hauchte sie mit starrem Blick auf das Nachbarhaus. »Ein javanisches Hängebauchschwein?«

Ich drehte mich ebenfalls um und lachte. »Das ist Helena, Marys Tochter.«

Meine Freundin warf sich auf ihr Badetuch zurück.

»Lea, sei vorsichtig! Wer hier vorbeikommt, könnte glauben, das sei hier eine Einrichtung für Behinderte.«

So arg war es mit Helena ja nun auch wieder nicht, und das wollte ich meiner Freundin gerade sagen, als ich noch mal einen genaueren Blick nach nebenan warf.

»O Gott!«, entfuhr es mir da.

Helena trug einen schneeweißen Bikini. Wo eigentlich das Hinterteil des Höschens hätte sein sollen, war nur Hinterteil – ein breites weißes, welliges Hinterteil.

»Warum zieht so ein Mädchen nun keinen hübschen Badeanzug an?«, klagte Kate. »Das da ist doch ein öffentliches Ärgernis.«

»Von welchem Mädchen sprichst du? Die Frau ist neununddreißig.«

»Und hat Zöpfe wie Pippi Langstrumpf?«

»Ich weiß auch nicht, warum die sich so verunstaltet. Ich glaube, sie will auf Gedeih und Verderb sexy wirken.«

»Das ist aber doch nicht sexy, Lea. Das ist doch einfach nur geschmacklos. Warum machen Frauen so was?«

»Noah sagt, es sei aggressiv. Frauen, die sich betont sexy anziehen und zurechtmachen, haben nach seiner Erfahrung ein niedriges Selbstwertgefühl. Deshalb haben sie oft Ängste, und darüber sind sie wütend, und die Wut führt zu Aggression, und dann werden halt ›Po-kurze‹ Röcke angezogen und die Brüste halb nackt herumgetragen.«

»Interessant«, meinte Kate und weihte sich wieder ganz der Sonnenanbetung.

Derweil sah ich mir Helena noch mal genauer an. Mit dem freigelegten Hinterteil lief sie zwischen Haus und Strand hin und her, trug erst einen Liegestuhl hinunter, dann einen zweiten, dann ein Tischchen.

Mary kam mit einer Thermoskanne und zwei Tassen.

»Die ist wütend!«, hörte ich Helena sagen.

»Wenn ihr das alles nicht passt, soll sie herkommen und selbst was tun«, gab Mary erregt zurück.

»Sie will ja nur, dass wir uns einen richtigen Plan machen, Mama.«

»Plan! Plan!«, keifte Mary. »Wie willst du denn da was planen? Das muss sich doch –«

»Lea?«

Ich erschrak so sehr, dass ich zusammenzuckte.

»Tut mir leid«, lachte Eleanor Kelly, die von der anderen Seite gekommen war. »Ich dachte, Sie hätten mich gesehen.«

»Ich habe Sie gesehen«, meinte Kate.

Ich stellte die beiden einander vor, und wir plauderten ein bisschen über das Wetter.

»Unsere Hot Spa ist jetzt fertig. Wenn Sie möchten, können Sie sich sie jederzeit ansehen, Lea.«

»Das ist so nett von Ihnen«, sagte ich und wagte nicht hinzuzufügen, dass sich die Angelegenheit für uns bereits erledigt hatte.

Wir bekamen unsere Hot Spa nämlich am folgenden Wochenende. Sie wurde uns – unter der Hand und dennoch fachmännisch – von zwei kleinen Mexikanern installiert.

In der Nacht saßen Noah und ich unter dem Sternenzelt in angenehm warmem, blubberndem Wasser.

»Geht es uns gut, Lea?«

»Wenn es dir gut geht, geht es mir auch gut.«

»Dann geht es uns gut, Lea!«

Doch war dieser Zustand natürlich nicht von Dauer. Am Montag, dem 12. Juli 2004, ließ Noah neuerlich seinen PSA testen. Das Ergebnis sollten wir zwei Tage später erfahren, doch musste ich diese zwei Tage erst mal ohne Nervenzusammenbruch durchstehen. Ich betete.

»Mary absagen!« Das hatte Noah in Druckschrift auf meinem Kalender eingetragen. Davor graute mir, doch erledigte ich es am frühen Dienstagnachmittag. Ich hinterließ auf Marys Anrufbeantworter die Nachricht, dass es uns ganz schrecklich leidtäte, Noah aber am Abend unerwartete berufliche Verpflichtungen hatte.

Um kurz nach drei rief Mary mich zurück.

»Aber das macht doch nichts, wenn er nicht kann«, meinte sie, »dann kommst du eben allein.«

»Ach nein«, wehrte ich ab. »Wir wollten doch alle vier –«

»Na, dann machen wir eben was anderes. Wie wäre es denn, wenn wir endlich mal in diese Outlet-Geschäfte fahren würden. Ich habe Helena schon so oft davon erzählt, und –«

»Heute Nachmittag geht das aber nicht. Ich muss –«

»Was du heute Nachmittag machen wolltest, kannst du heute Abend tun, Lea, denn heute Abend wärest du ja eigentlich bei uns gewesen.«

Ich erschrak. Marys Einwand war logisch, und weil er logisch war, fiel mir auf Anhieb nicht ein, was ich hätte entgegensetzen können. Und wenn man den van Houtens nicht sofort die Stirn bot, hatte man verloren.

Prompt klopften sie wenige Minuten später johlend an meine Tür. Marys Wagen stand mit offenen Türen vor unserem Haus. Es war ein silberner Volkswagen Touareg, ein ausgesprochen schickes Teil.

Eine halbe Stunde später erreichten wir die *Camarillo Premium Outlets*. In der Zwischenzeit hatte ich Lebensnotwendiges über Mercedes-Sonderanfertigungen gelernt: Wie viel sie kosteten, wie lange man darauf warten musste, unter welchen Bedingungen die Firma eine Party gab, wenn der Wagen fertiggestellt war … Mir schwirrte der Schädel, dabei ging es jetzt erst richtig los.

»Guck mal, Mama, da ist Ralph Lauren.«

Helena rief das so laut und so begeistert, dass ein paar Leute verschreckt die Köpfe hoben.

»Ja, Schätzchen«, erwiderte Mary und wandte sich dann an mich. »Ralph Lauren kaufen wir sonst immer nur in New York.

Da fahren wir jedes Jahr einmal hin, wohnen im Waldorf und gehen schön aus; was man halt so macht in New York.«

»Guck mal, Mama, da ist Versace.«

»Ja, Schätzchen. Versace kaufen wir ja sonst immer nur in Rom, Lea. Da fahren wir jedes Jahr einmal hin und wohnen im Grand Hotel und gehen ins Museum, was man halt so macht in Rom.«

»Guck mal, Mama, da ist Donna Karan.«

»Hat euch das Grand Hotel in Rom gefallen?«, hakte ich nach.

»Sicher.«

»Ich finde das Bernini Bristol eigentlich hübscher als das Grand Hotel.«

Mary sah mich mit leerem Blick an. »Das kennen wir nicht.«

»Nein? Das ist doch um die Ecke vom Grand Hotel.«

Außer dem Waldorf Astoria schien sie auch von New York nicht allzu viel zu kennen. Sie wusste nur noch zu berichten, dass man auf der Madison Avenue gut einkaufen konnte.

»Insbesondere bei Bergdorf«, pflichtete ich ihr bei. »Das ist das beste Auktionshaus der Welt. Wart ihr da auch?«

Gleich hielt Mary mir einen Vortrag über die kostbaren Antiquitäten, die sie und Helena bei ihrem letzten Besuch dort ersteigert hatten, altsilberne Kandelaber, die einen Eröffnungspreis von fünfundzwanzigtausend Dollar gehabt hatten. Und während ich ihren Ausführungen lauschte, fragte ich mich, wann sie wohl herausfinden würde, dass Bergdorf Goodman in Wahrheit ein exklusives Kaufhaus war.

Noah hatte also recht: Mary van Houten war in der Tat eine histrionisch-narzisstische Persönlichkeit. Sie machte nicht mir etwas vor, sondern vielmehr sich selbst, denn ihr Größenwahnsinn war ebenso fester Bestandteil ihrer Natur wie ihre Unfähigkeit, die Bedürfnisse anderer zu erkennen oder gar zu respektieren. Sie wollte mit mir zusammen sein, weil sie aus irgendeinem Grund …

»Weißt du, Mama, wo wir schon mal solche Bretzeln hatten?«

Helena sprach so laut, dass es mir in den Ohren schmerzte. Wie ich feststelle, hatten wir das Geschäft erreicht, in dem sie weiche Salzbretzeln verkauften, für die meine Freundin Kate notfalls Meilen lief.

»In München!«, rief Mary.

»Nein, Mama, in München war das nicht. Ist ja egal. In jedem Fall waren wir irgendwo unterwegs und sind an einem Stand vorbeigekommen, wo es genau solche Bretzeln gab wie die hier. Und ich wollte keine, aber meine Schwestern haben nicht lockergelassen, und Mama war so –« Helena stockte.

»Was?«, erkundigte ich mich.

Mary sandte ihrer Tochter einen bitterbösen Blick zu, dann wandte sie sich an mich.

»Was?«, wiederholte sie und lächelte.

Jetzt verstand ich überhaupt nichts mehr.

»Wir essen jetzt erst mal alle eine Bretzel«, meinte Mary daraufhin. »Und danach gehen wir da rüber zu Hugo Boss.«

Sonst kauften sie den immer nur in Hamburg. Da wohnten sie dann im Atlantic …

Um sieben Uhr abends war ich wieder zu Hause und so erschöpft, dass ich nur noch ein Bad nahm. Danach ging ich gleich ins Bett und hatte bereits eine Runde geschlafen, als Noah kam. Ächzend legte er sich neben mich.

Ich schmiegte mich an meinen Mann und erzählte ihm, was ich am Nachmittag erduldet hatte.

»Als hätten wir nicht genug echte Probleme!«, seufzte mein Mann. »Wir haben, bei Gott, genug echte Probleme …«

KAPITEL 22

Es war Mittwoch, der 14. Juli 2004, um kurz nach vier Uhr nachmittags. Norman Seidler hatte einen Notfall und verspätete sich um ein paar Minuten. Und während Noah und ich in seinem Krankenhausbüro an dem kleinen runden Tisch saßen und auf ihn warteten, hatte ich ein eigenartiges Erlebnis. Es geschah, als ich die Hände faltete, um noch einmal zu beten. Im gleichen Moment durchzuckte mich etwas, wie ein elektrischer Schlag.

Erschreckt löste ich meine Hände. Es war zu spät für Gebete.

Wer betete, wollte etwas, und es war jetzt nicht mehr die Zeit, etwas zu wollen.

Panik machte sich in mir breit, und ich griff nach Noahs Hand, um mich daran festzuhalten. Fragend sah er mich an, und ich wollte ihm sagen, was ich gerade so klar empfunden hatte, doch kam Seidler darüber zur Tür herein.

Er hielt sich nicht bei der Vorrede auf.

»Vor zwei Wochen war der PSA-Wert 0,6«, sagte er, »jetzt liegt er bei 0,74.«

Mit diesen Worten setzte er sich zu uns an den Tisch und sah vom einen zum anderen.

Ich wollte schreien, brachte aber keinen Ton heraus. Noah saß regungslos da, dann räusperte er sich.

»Spekulier nicht rum!«, bat er mit einer Stimme, die erschütternd gelassen klang. »Sag mir, was am wahrscheinlichsten ist!«

Seidler begann, die nunmehr erforderlichen Tests aufzulisten. Noahs Knochen mussten nochmals untersucht werden, das war vordringlich. War der Krebs ins Knochenmark gestreut, würde man mit einer Hormontherapie beginnen und gegebenenfalls …

»Ich lasse mich nicht chemisch kastrieren«, warf Noah ein. »Das sage ich dir gleich, hier und jetzt, Norman!«

»So weit sind wir ja auch noch nicht«, erwiderte Seidler. »Nur wenn du mich fragst, wie die jeweiligen Optionen aussehen, muss ich auch –«

»Was, wenn es nicht in den Knochen, sondern woanders sitzt?«

Seidler ging dankbar ein auf den Themenwechsel und fuhr fort. War die Knochen-Szintigrafie negativ, standen als Nächstes Untersuchungen von Leber, Lunge und Gehirn, Nieren, Blase und Darm auf dem Plan.

»Wenn da was wäre, würden wir bestrahlen«, sagte Seidler.

»Wenn in Leber, Lunge oder Gehirn was ist, darfst du dich selbst bestrahlen«, antwortete mein Mann. »Ich fahr dann mit Lea auf eine einsame Insel.«

Seidler ersparte sich einen Kommentar.

Mir war hundeelend. Ich saß da und wollte immer noch schreien, konnte aber nicht einmal weinen. Mir war einfach nur hundeelend.

»Haben Sie irgendwelche Fragen?«, sprach Seidler mich schließlich an.

Ich überlegte mir meine Worte gründlich. »Welche Auswirkungen hat das auf Noahs Lebenserwartung?«

Ich spürte Noahs Hand auf meiner. Eine Antwort bekam ich nicht.

»Weil das nur dein Gott beantworten könnte«, klärte mein Mann mich später auf, »und der hält ja wie immer den Mund. Weil er nur mit denen spricht, die an ihn glauben. Was auch nicht so ganz stimmen kann, denn du glaubst ja an ihn, hörst aber auch nix.«

Mit überhöhter Geschwindigkeit raste Noah über den PCH nach Hause.

»Wie kann ich was hören, wenn du so herumschreist?«, gab ich zurück.

»Ach, jetzt bin ich schuld?«

»Nur, wenn du uns umbringst, bevor mein Gott seine Chance kriegt, dir das abzunehmen.«

Nun grinste Noah. »Das kann ich mir denken, dass ihm das nicht gefallen würde. Wo er sich doch schon so aufs Quälen gefreut hat.«

Er fuhr auf den Seitenstreifen und trat in die Bremsen.

»So«, sagte er, als der Wagen stand und wir und der Rest des Feierabendverkehrs damit in Sicherheit waren, »und jetzt lass uns denken, Lea!«

»Ich will nicht denken, ich will weinen.«

»Das bringt nur nichts.«

»Es braucht auch nichts zu bringen.«

Ich schlug meine Hände vors Gesicht und betete, es möge ein Wunder geschehen.

Ich hatte an meiner Mutter gesehen, was Krebs anrichtete, wenn er metastasierte. Ich hatte am eigenen Leib erfahren, was es bedeutete, Bestrahlungen zu bekommen. Wenn Noah nach der Operation noch nicht verzweifelt gewesen war, etwaige Bestrahlungen würden das besorgen.

»Lea, nichts wird so heiß gegessen, wie es gekocht wird!«

Ich blickte langsam zu Noah herüber. Ich musste mich verhört haben. Es konnte nicht angehen, dass er wirklich diese Platitüde von sich gegeben hatte.

Natürlich wurde nichts so heiß gegessen, wie es gekocht wurde, denn die Zukunft passierte ja nicht auf einmal, sondern von einem Tag auf den anderen. So konnte man sich langsam, aber sicher darauf einstimmen, wie grauenvoll das Leben war. Man konnte sich daran gewöhnen, bis man schon damit zufrieden war, wenn man mal eine halbe Stunde keine Schmerzen hatte.

Meine Gedanken rasten. Mein Mann war sehr krank, dessen war er sich bewusst. Doch konnte er sich die möglichen Folgen dieser Krankheit ebenso wenig ausmalen, wie Patienten das konnten, die nicht selbst Mediziner waren. Damit war es wie mit dem eigenen Tod. Den können wir Menschen uns auch nicht vorstellen, so sehr wir uns auch bemühten. Deshalb sprechen wir zwar oft und gern über unsere Sterblichkeit, halten uns in Wahrheit aber für unsterblich, denn das ist der einzige Zustand, den wir bisher kannten.

Ich löste meinen Sicherheitsgurt und kroch so weit zu Noah herüber, wie das unter Berücksichtigung von Handbremse und Armaturen möglich war. Es ging nach wie vor um ihn, nicht um mich. Dass ich todunglücklich war und vor Angst innerlich zitterte, war zwar verständlich, aber weitgehend bedeutungslos. Sein Leben stand hier auf dem Spiel, nicht meines.

Er sah mich an, als könne er meine Gedanken lesen. Das Letzte, was er jetzt noch brauchte, war eine Frau, die seine moralische Unterstützung brauchte, statt ihm welche zu bieten.

»Morgen machen sie den Knochen-Scan?«

Er nickte.

»Ich werde mitgehen, Noah. Ich will nicht, dass du das allein durchstehst.«

Er sah mir tief in die Augen, ganz so, als wolle er überprüfen, ob ich wirklich so stark war, wie sich ihm das auf einmal darstellte.

Im nächsten Moment riss er mich in die Arme und hielt mich so fest wie noch selten zuvor.

»Lea, ich weiß, dass du schlechte Erfahrungen mit Krebs gemacht hast. Aber ich verspreche dir, dass ich dir eine gute Erfahrung beschere. Du wirst es sehen. Wir schaffen das!«

Am nächsten Tag wurde Noahs gesamtes Skelett auf Metastasen untersucht. Für ihn war es die zweite Untersuchung dieser Art innerhalb weniger Wochen.

Die Abteilung Nuklearmedizin war im Kellergeschoss des Krankenhauses. Die eigentliche Untersuchung fand um elf Uhr morgens statt, doch mussten wir schon drei Stunden vorher da sein. Man verabreichte Noah eine Technetium-Injektion, eine Mischung aus einer radioaktiven Substanz und Kalzium.

»Kommen Sie bitte um kurz vor elf wieder, Doktor Lehman! Und in der Zwischenzeit trinken Sie bitte so viel, wie Sie eben können!«

Wir gingen in die Cafeteria, und um kurz vor elf waren wir wieder in der Nuklearmedizin. Noah zog sich aus und schlüpfte in eines der kleidsamen Klinik-Totenhemdmodelle.

Ich begleitete ihn zum eigentlichen Untersuchungsraum. Darin standen ein Tisch und das, was sich eine Gamma-Kamera nannte. Diese Kamera würde nun Noahs gesamten Körper von oben und von unten ablichten. Gesunde Knochen stellte das Technetium gleichmäßig dar. Etwaige Krebsmetastasen würden auf den Bildern wie leuchtende Stellen erscheinen.

»Wie lange dauert der Scan?«

»Beim letzten Mal hat es etwa eine Stunde gedauert.«

Jetzt war es ähnlich. Um kurz vor eins saßen Noah und ich schon wieder in der Cafeteria. Da Dr. Seidler mit den Kollegen in der Nuklearmedizin befreundet war, hatte man uns zugesagt, dass wir die Ergebnisse noch am gleichen Tag bekommen würden.

Noah grabschte nach dem Süßstoff-Sortiment. Er war nervös, ein bemerkenswerter Zustand, denn es bedurfte einer Menge, meinen Mann nervös zu machen. Wenn es kritisch wurde, war er im Allgemeinen beunruhigt oder angespannt, nervös hatte ich ihn indes noch selten erlebt. Jetzt war er so nervös, dass es ihm nicht einmal etwas ausmachte, als ich ihm mitten in der Cafeteria einen Kuss gab.

»Wenn die Szintigrafie positiv ist …«, sagte er daraufhin nur, sprach aber nicht weiter.

»Was dann, Noah?«

Er sah mir tief in die Augen. »Würdest du es mir übel nehmen, wenn ich dann … ich würde es dann gern laufen lassen, Lea.«

Ich atmete schwer. »Nichts weiter tun?«

»Nichts weiter tun.«

Ich erwiderte seinen Blick. Ich sah ihm ebenso tief in die Augen wie er mir.

Obwohl immer wieder darauf aufmerksam gemacht wird, dass bei Prostatakrebs der Unterschied zwischen Leben und Tod in der Früherkennung liegt, sind nach wie vor viele Männer nachlässig. Sie scheuen den Gang zum Arzt, weniger wegen der Blutabnahme, mehr wegen der rektalen Untersuchung.

Die Vorstellung, ein Arzt stecke ihnen einen Finger in den Darm, schreckt viele Männer so sehr ab, dass sie es vorziehen, mit der Gefahr einer unerkannten Krebserkrankung zu leben. Denn es geht ja nur um Leben oder Tod, und Männer sind heroisch; sie sehen dem Tod ins Auge, ohne mit der Wimper zu zucken.

Doch irren sich jene Männer gewaltig. Früherkennung von Prostatakrebs ist nicht der Unterschied zwischen Leben und Tod, sondern zwischen Leben und Sterben. Ein Mann, der erst einen Arzt aufsucht, wenn er vor Kreuzschmerzen nicht mehr ein noch aus weiß, hat ein Sterben vor sich, das er sich nicht einmal in seinen finstersten Albträumen ausmalen kann.

Prostatakrebs streut mit Vorliebe in die Knochen. Beschwerden stellen sich zumeist erst ein, wenn der Befall bereits so massiv ist, dass die Knochen brüchig geworden sind. In der Notaufnahme liegen sie dann mit gebrochenem Becken oder Oberschenkelhals nach einem vergleichsweise unspektakulären Sturz.

Hormonbehandlungen können das Voranschreiten der Krankheit verlangsamen, aber nicht aufhalten. Injektionen mit Strontium-89 sind derzeit der Weisheit letzter Schluss, dann beginnt man mit palliativer Schmerztherapie.

Männer mit Prostatakrebs im Endstadium lassen sich nicht mehr betten, weil jede Bewegung einen Bruch ihrer Wirbelsäule zur Folge haben kann. Und dieser Zustand beläuft sich nicht nur auf ein paar Wochen. An zu spät erkanntem Prostatakrebs kann ein Mann über Jahre sterben, langsam, jeden Tag ein bisschen mehr.

Und auch der unintelligenteste, ungebildetste und einfältigste Patient aller Zeiten begreift am Ende selbst unter höchsten Morphiumdosen eines noch ganz genau: Das hier ist kein Heldentod.

Noah traf keinerlei Mitschuld an dem Schicksal, das ihm womöglich bevorstand. Und er wusste zu viel über dieses Schicksal, um auch nur den Versuch zu machen, es damit aufzunehmen.

Ich umarmte ihn mit meinen Augen und sagte: »Ich würde es dir nicht übelnehmen.«

Mitten in der Cafeteria saßen wir, umgeben von Scharen von Menschen, und mein Mann küsste mich.

»Danke, Lea!«

Um halb drei waren wir wieder in der Nuklearmedizin und wurden in einen großen Raum geführt. Statt Fenstern gab es dort Lichtleisten, und daran hingen Bilder.

»Mein Skelett!«, sagte Noah. »Guck nur, wie blöde ich grinse!«

Tatsächlich war da eine Schädelaufnahme, die grotesk aussah.

»Grinsen wir nicht alle so?«, fragte ich. Wenn ich mich recht an meinen Biologieunterricht in der Schule erinnerte, grinsten alle Skelette.

»Das stimmt auch«, bestätigte Noah. »Ist nur merkwürdig, sich selbst so zu sehen …«

Da hatte er recht, obwohl »merkwürdig« eigentlich nicht das richtige Wort war. Es war eher auf gespenstische Weise erleuchtend.

Wir Menschen nehmen uns schrecklich wichtig. Dabei scheint unser Menschsein in Wahrheit nichts als Mystifikation zu sein. Unsere Hülle täuscht uns selbst und der Welt nur etwas vor, und unter dieser Hülle ist ein grinsendes Knochengerüst, das es besser weiß. Es ist das Einzige, was längerfristig von uns übrig bleibt; wir grinsen noch nach hundert Jahren über unsere lächerliche Existenz.

»Doktor Lehman?«

Eine Krankenschwester stand an der Tür. »Es könnte noch ein bisschen dauern, Doktor Lehman, und es wäre nett, wenn Sie im Aufenthaltsraum warten würden.«

Wir warteten im Aufenthaltsraum, nicht nur ein bisschen, sondern satte drei Stunden. Dann kam ein Arzt, den Noah ebenso zum ersten Mal sah wie ich.

»Doktor Lehman, haben Sie sich mal Rippen gebrochen?«

»Nicht, dass ich wüsste.«

»Sind Sie sicher? Keine Rippenbrüche auf der rechten Seite?«

Noah überlegte angestrengt, und ich bekam eine Hitzewelle.

»Nein«, antwortete Noah. Er war sich endgültig sicher. Er hatte sich noch nie die Rippen gebrochen.

»Dann müssen wir ein MRI machen, Doktor Lehman. Kommen Sie bitte?«

Jetzt wurde mir kalt, eiskalt. Noah drückte meine Hand, und ich versprach, im Aufenthaltsraum auf ihn zu warten.

Der Krebs hatte also metastasiert. Er war in den Knochen. In den Rippen.

Ich hatte nicht nur das Sterben meiner Eltern begleitet, ich war auch jahrelang ehrenamtlich für eines der Hospize in Los Angeles tätig gewesen. Ich konnte Noah helfen. Ich konnte mich bis zuletzt um ihn kümmern. Und danach blieb mir dann die Badewanne.

Ja, das Bild von der Badewanne war plötzlich nicht nur beruhigend, es erschien mir sogar erstrebenswert. Da hatte ich doch wenigstens noch eine Sache, auf die ich mich freuen konnte.

Noah würde in einem elektrisch verstellbaren Bett in der Mitte unseres Wohnzimmers sterben, und ich in der Badewanne. Ich musste zusehen, dass ich in den nächsten Monaten ein paar schwere Schlafmittel sammelte, damit –

Mein Mann stürzte zurück in den Aufenthaltsraum. Er war kreidebleich und biss sich auf die Unterlippe.

Ich sprang vom Stuhl und lief zu ihm.

»Jacob«, presste er heraus. »Auf der Treppe.«

»Jacob ist auf der Treppe?«, wiederholte ich und versuchte zu ergründen, was daran so erschütternd war.

»Nein«, lachte Noah da auf einmal und ich sah, dass ihm die Tränen in den Augen standen.

Er nahm mich fest in die Arme.

»Jacob war noch ein Baby«, sagte er hastig. »Und ich bin einen Abend mit ihm die Treppe runtergegangen … Ich hatte ihn auf dem linken Arm, und er hat an einem der Bilder gerissen, die im Aufgang hängen. Ich wollte das Bild mit der rechten Hand festhalten und bin ausgerutscht. Und mit den Rippen auf das Treppengeländer gefallen.«

Endlich dämmerte es mir.

»Du hast dir doch Rippen gebrochen?«

»Ich hoffe. Ich weiß, dass ich damals tagelang nicht richtig durchatmen und den rechten Arm nicht heben konnte. Vielleicht haben wir ausnahmsweise mal Glück, Lea …«

Auf den Szintigrafie-Bildern waren alte Knochenbrüche von Knochenmetastasen nur schwer oder gar nicht zu unterscheiden. Erst gezielte Schichtaufnahmen bewiesen, dass Noahs Vermutung richtig gewesen war. Er hatte sich siebzehn Jahre zuvor eine Rippe gebrochen und eine zweite angebrochen.

»Der Knochen-Scan ist negativ, Doktor Lehman. Alles in Ordnung.«

Es war schon nach neun Uhr abends, als wir das Krankenhaus an jenem Donnerstag verließen – todmüde und betäubt vor Erleichterung.

Der Wecker auf meinem Nachttisch zeigte zwei Uhr vierzehn, als ich hochschreckte. Da war Musik. Sie war so laut, dass ich glaubte, die Band stehe gleich neben unseren Betten, und Noah empfand es wohl ebenso.

»Was ist das?«

»Tom Jones«, antwortete ich.

»It's not unusual to be mad with anyone, it's not unusual to be sad with anyone …«

»Richtig«, befand mein Mann, »Tom Jones.«

Ich knipste die Nachttischlampe an, und wir sahen einander fragend in die Augen. Dann kletterten wir beide aus dem Bett.

»It's not unusual to be loved by anyone, it's not unusual to have fun with anyone …«

Noah öffnete die Terrassentür und trat ins Freie. Ich zog mir meinen Morgenmantel über und folgte meinem Mann.

Dort fühlte man sich wie mitten in einem Konzertsaal.

»Liegt das am Wind?«, rief ich. »Trägt der den Schall –«

Das Wort erstarb mir auf den Lippen. Es war eine dunkle Nacht. Umso deutlicher konnte man das Feuer erkennen, das da lichterloh am Strand brannte, nur wenige Meter von uns entfernt. Und um das Feuer herum tanzten Mary, Helena und eine dritte Frau, die ich zum ersten Mal sah. Sie hielten einander bei den Händen, mal rechts, mal links, und wenn sie einander gerade nicht festhielten, warfen sie die Arme in die Luft, gingen in die Knie, lachten, drehten sich um die eigene Achse, und all das zu den Klängen von Tom Jones … Die Musik kam aus einer *Boombox*, die sie mitten in den Sand gestellt hatten.

»Tja«, meinte Noah, »gucken wir uns das an, oder weisen wir die gleich ein?«

Ich brach in haltloses Gelächter aus.

»Schschsch!«, schimpfte mein Mann. »Verdirb es uns nicht! Siehst du ihre Besen irgendwo? Oder reiten die heutzutage auf richtigen Männern? Wieso weißt du so was nicht, Lea? Warst du noch nicht bei einem Hexensabbat?«

»Ist das nicht verboten?«, fragte ich kichernd.

»Feuer am Strand ist verboten«, bestätigte er mir. »Wenn ich jetzt die Polizei rufe, sind die drei Grazien dran.«

»Und?«

»Das ist genau, was die wollen, Lea. Die wollen unsere Aufmerksamkeit. Deshalb lachen die so laut. Deshalb die laute Musik. – Komm, wir tun wie die drei Affen!«

Er nahm mich beim Arm und wir gingen ins Schlafzimmer zurück.

»Und näh bitte endlich Vorhänge für dieses Fenster, Lea.«

KAPITEL 23

Das tat ich gleich am nächsten Tag.

Am Nachmittag rief Noah an. »Lunge und Leber sind auch okay, Lea.«

Mir fiel ein Stein von der Seele. »Deinen Kopf machen sie Montag?«

»Montag kommen die Därme dran! Damit ich mich über das Wochenende nicht langweile.«

»Und Dienstag?«

»Dienstag hast du deinen Termin bei Doktor Dings …«

Es ärgerte mich, dass er das nicht vergessen hatte.

»Stell dir vor, ich habe die Vorhänge fertig«, wechselte ich rasch das Thema. »Sie hängen schon.«

Das stimmte zwar, doch mussten sie noch gesäumt werden. Ich beschloss, mich am Wochenende damit zu befassen. Fürs Erste reichte es, die Säume mit Stecknadeln zu fixieren. Ich schaltete das Licht im Schlafzimmer ein und zog die Vorhänge zu. Im Fernsehen lief gerade die Oprah-Winfrey-Show, eine Wiederholung. Ich überlegte, ob ich mir das Stecken des Vorhangs mit einem Videofilm versüßen sollte; die Kinder hatten uns *Panic Room* geschenkt.

Ich suchte in Noahs Nachttisch nach der Kassette, als die Show plötzlich unterbrochen wurde. Scott Crane meldete sich von einer Live-Pressekonferenz des LAPD.

Fünf Wochen nach dem Doppelmord in Mar Vista hatte der Friseur erneut zugeschlagen, dieses Mal in Bel Air. Das Haus der Opfer gehörte zu einer Wohnanlage, von der man bisher geglaubt hatte, sie sei ebenso sicher wie Fort Knox.

Überall waren Video-Überwachungsanlagen, die Einfahrt war mit einer haushohen Metallpforte gesichert, die rund um die Uhr von Wachposten bedient wurde. Noch war die Polizei dabei, die Videobänder zu überprüfen und sämtliche Gäste der Anwohner sowie die Anwohner selbst, denn der Täter konnte am ehesten aus ihren eigenen Reihen stammen.

Die Opfer, eine dreiundvierzigjährige Frau und ihr sieben Jahre älterer Ehemann, hatten in Hollywood eine Fernsehproduktionsfirma besessen. Und das unterschied diesen Fall von allen bisherigen. Hier waren nämlich keine Menschen ermordet worden, sondern Persönlichkeiten – ein kleiner, aber feiner Unterschied.

Mit den bisherigen Morden des Friseurs hatten sich die Journalisten noch einigermaßen abfinden können. Die Opfer waren ja nur irgendwelche Leute in Burbank, Inglewood und Mar Vista gewesen. Jetzt war es aber in Bel Air passiert, auf dem heiligen Grund und Boden der Reichen, Schönen und Berühmten, und es war Fernsehproduzenten passiert, Hollywoods Hochadel. Als Nächstes würde der Friseur womöglich in Beverly Hills zuschlagen, und wenn die Opfer dann gar Filmschauspieler waren, bedeutete das: Anarchie.

»Wie kann die Öffentlichkeit bei der Aufklärung helfen«, empörte sich Scott Crane, »wenn die Polizei nicht willig ist, ihre Erkenntnisse mit der Öffentlichkeit zu teilen?«

»Wir dürfen die Ermittlungen nicht gefährden«, wehrte sich der Sprecher des LAPD, »und zu viele Informationen –«

»Na, so viele Informationen kann die Polizei ja noch nicht haben, sonst hättet ihr den Täter ja wohl schon geschnappt. Ist es wahr, dass der Friseur die weiblichen Opfer vergewaltigt, bevor er sie tötet?«

Der Polizeisprecher war ebenso erschüttert über diese Frage wie ich. Er blickte zur Seite, wo ein paar Offizielle der Stadt standen, aufgereiht wie die Chorknaben.

»Wenn er seine weiblichen Opfer vergewaltigt«, bohrte Crane weiter, »dann muss es da doch DNA geben. DNA bleibt immer zurück, gleichgültig –«

»Dazu können wir im Moment noch keine Angaben machen.« Der Sprecher des LAPD war diesmal unhöflich. »Keine weiteren Fragen, bitte. Vielen Dank.«

Ich schaltete den Fernsehapparat ab. Dass Noah in seiner gegenwärtigen Lage fähig war, Hunderten von Verhören beizuwohnen oder auch nur die Protokolle dieser Verhöre auszuwerten, bezweifelte ich. Und daran, dass er den Fall abgeben musste, weil er sich nicht ausreichend darum kümmern konnte, daran durfte ich gar nicht denken. Das würde sein Selbstwertgefühl nicht aushalten.

Seufzend kniete ich mich auf den Boden und begann, den Vorhangstoff einzurollen und festzustecken.

Ich hatte schon wieder Rückenschmerzen. Sie waren nach der Blutung nie ganz verschwunden, lediglich besser geworden. Doch seit ein paar Tagen waren die Schmerzen wieder heftig, und am Nachmittag dieses 16. Juli konnte ich sie in meiner knienden, leicht vorgebeugten Stellung kaum aushalten. Mein Bauch war auch wieder so aufgebläht, dabei hatte ich seit dem Vorabend noch nichts gegessen.

Ich versuchte, mir klarzumachen, dass ich mich vielleicht deshalb nicht wohlfühlte. Essen musste der Mensch, ob er nun Appetit hatte oder nicht! Ich stand auf – doch dann bewegte ich mich erst mal nicht weiter. Etwas an mir war anders als sonst: Ich war feucht im Schritt!

Ein paar Minuten später saß ich weinend auf der Klobrille. Ich blutete schon wieder. Nach nur sechs Tagen Ruhe ging das ganze Theater von vorne los, und damit war mein Termin bei Dr. DeAngelo keine Vorsichtsmaßnahme mehr, sondern zwingend erforderlich – und das war mir zu viel. Mir war alles zu viel, das ganze Leben.

Ich wusch mich, versorgte mich mit einem Tampon und zog mich frisch an. Irgendwann hockte ich mich wieder vor meine Vorhänge. Das lenkte mich ab. Als ich fertig war, sah ich mir mein Werk an und war rundherum zufrieden.

Ich schaltete das Licht aus und wollte die Vorhänge gerade aufziehen, als ich durch den Mittelschlitz …

Da war jemand.

Da war jemand auf unserer Terrasse, und ich war ganz allein im Haus.

Es war ein Mann. Er trug eine schwarze Hose, einen schwarzen Pullover, eine schwarze Mütze …

Ich wagte kaum zu atmen. Ganz langsam schlich ich in die Küche, schnappte meine Handtasche. Ich musste zum Auto, und dann musste ich einfach erst mal weg von hier.

Vorsichtig öffnete ich die Haustür – im nächsten Moment schrie ich auf. Mary und Helena standen vor der Tür.

Mary hielt eine Torte in den Händen, Helena einen gewaltigen Blumenstrauß. Sie reagierten auf meinen Aufschrei des Entsetzens mit schallendem Gelächter; es war das gleiche Gelächter, das sie in der Nacht am Strand ausgestoßen hatten.

»Na, so furchterregend sind wir doch wohl nicht, Lea. Lass uns mal reinkommen, das ist schwer.«

Ich wollte sie warnen, doch kam ich nicht dazu. Helena drängte sich an mir vorüber. Mary legte den Kopf zur Seite und schrie mit ohrenbetäubender Lautstärke: »Olivia!!!«

Dann wandte sie sich wieder mir zu. »Ich hatte die Olivia nämlich nach hinten geschickt, damit sie guckt, ob bei euch alles in Ordnung ist. Mein Gott, Lea, wir haben uns ja solche Sorgen gemacht. Du hast dich nicht gemeldet, und wir wollten nicht stören. OLIVIA!!!!«

Endlich trat ich einen Schritt zurück, damit Mary nun auch hereinkommen konnte. Dabei fragte ich mich, ob das dritte Van-Houten-Weib wirklich so furchterregend aussah, dass ich sie für einen Verbrecher gehalten hatte, mindestens für einen Einbrecher, eher noch für den Friseur?

Olivia Merk war einundvierzig Jahre alt. Sie war ebenso groß wie ich, sehr schlank, und sie hatte das glatteste und das glänzendste Haar, das ich je gesehen hatte. Es war pechschwarz und fiel ihr wie ein Schal bis in die Taille.

Olivias Gesicht war lang, schmal und, verglichen mit den Gesichtern von Mutter und Schwester, fein geschnitten. Es wurde umrahmt von einem Pony, der so eigenartig gestutzt war, dass es aussah, als trage Olivia eine Mütze. Ihre Augen waren schmal und braun wie die ihrer Mutter, doch fehlte ihr der typische Van-Houten-Mund. Olivias Lippen waren weich geschwungen und nur zart geschminkt.

»So, jetzt lernst du endlich auch meine andere Tochter kennen«, plapperte Mary. »Lea, das ist Olivia. Olivia, das ist unsere reizende Nachbarin Lea.«

»Guten Abend«, begrüßte sie mich.

»Hi«, erwiderte ich und lachte dabei leicht irre.

Man brauchte also nur mit dem Schlimmsten zu rechnen, und schon kamen einem die van Houtens wie eine nette Überraschung vor.

Diese anfängliche Erleichterung wich aber schnell anderen Gefühlen. Helena hatte ihre Mutter gefragt, wo sie eine Vase fände, worauf Mary geantwortet hatte, sie solle in der Küche suchen. Während Helena nun unsere Schränke durchforstete, zeigte Mary ihrer Tochter Olivia all das, was sie für die Sehenswürdigkeiten unseres Hauses hielt.

»Guck mal, was die Lea für tolle Kleider näht! Und sieh mal hier, das sind Juden, und ist das nicht alles ganz fürchterlich?«

Ich stand da und versuchte, meine Gedanken zu ordnen.

»Hier sind keine Vasen, Mama. Wo hast du so was, Lea?«

Ich holte tief Luft und ging in die Küche. »Es ist immer schwer, sich bei fremden Menschen zurechtzufinden.«

Helena lachte, als sei das eine drollige Erkenntnis.

»Gibst du mit meinen Blumen an?«, schallte es im nächsten Moment aus dem Wohnzimmer.

Wieder lachte Helena. »Keine Angst, Olivia, das hätte ich schon gleich noch gesagt, dass die von dir sind.«

Olivia trat in den Rahmen der anderen Küchentür.

»Die sind nämlich von mir«, sagte sie.

»Vielen Dank«, antwortete ich, »aber darf ich fragen, warum Sie mir Blumen bringen?«

»Da war mir einfach nach.«

»Aber wir kennen einander doch –«

»Ich hab meinen Mädchen so viel über dich erzählt«, fiel Mary mir ins Wort und trat hinter mir in die Küche, »da können die gar nicht anders, als begeistert von dir zu sein. Und Olivia will unbedingt ein Kleid von dir haben, und dieses Mal lassen wir uns auch nicht abwimmeln. Jetzt wird aber erst Torte gegessen! Ich hol schon mal Teller, und Helena kann Kaffee machen, und du, Olivia, du gehst rüber und holst eine Vase. Nimm die große Kristallvase, die ist am schönsten. Die steht im Wohnzimmer …«

Ich beschloss, es diesmal anders zu machen als bisher, und nahm mir vor, diesen Besuch, der ja eigentlich eher eine Heimsuchung war, ganz bewusst zu erleben. Diese Frauen mussten in der Tat Persönlichkeitsstörungen haben, anders war ihr Verhalten nicht zu erklären. Also setzte ich mich in Ruhe aufs Sofa und sah den Heinzelweibchen zu.

Mary deckte den Tisch und erzählte dabei von Helenas Geburtstag. »Der war gestern, weißt du, und ich war so enttäuscht, weil Olivia nicht anrief, das ist nämlich so gar nicht ihre Art. Am Abend, da hab ich mir dann schon richtige Sorgen gemacht, und da sagt Helena auf einmal: Mama, sagt sie, geh mal raus auf die Terrasse, da ist eine Überraschung für dich. Kind, hab ich gesagt, was denn für eine Überraschung, das ist doch heute dein Geburtstag, du hast mir doch wohl nicht etwa die Herend-Ente geschenkt? Ich sammle ja Enten, nur so ganz gute, und ich wollte immer so eine von Herend … Du weißt, was Herend ist, Lea?«

Olivia brachte die Vase und versorgte die Blumen. »Also, so ein Kleid will ich unbedingt, Lea. Weißt du, wer auf dem letzten Opernball so was getragen hat, Mama? Die Marina.«

»Im Ernst?«, rief Mary und klatschte in die Hände.

»Kennst du die Marina, Lea?«

Ich schüttelte den Kopf.

»Die Marina von Herschowitz kennst du nicht?«, wunderte sich Olivia. »Die kennst du bestimmt. Das ist doch die Frau vom Prinzen von Herschowitz, das sind Nachbarn von uns.«

»Das sind auch Juden«, wurde Mary deutlicher.

Endlich dämmerte es mir. »Wisst ihr, es ist nicht so, dass wir Juden uns untereinander alle kennen. Von den Schwarzen glauben das ja auch viele. Ich habe mir aber sagen lassen, dass die sich untereinander auch nicht alle kennen.«

Peinliche Stille machte sich breit. Mary sah auf einmal verärgert aus, nicht viel, aber ein bisschen, und auch Olivias Gesichtsausdruck wirkte verändert.

»So«, seufzte sie schließlich und setzte sich zu mir aufs Sofa, »dein Mann ist bei der Bank, habe ich gehört?«

»Richtig«, log ich.

»City National?«

Olivia sah mich ganz eigenartig an. Ihr Blick erinnerte mich an den einer Schlange, die nur auf den geeigneten Moment wartete, um zuzubeißen. Das warnte mich, und ich legte den Kopf in den Nacken.

»Das hat deine Mutter gut behalten, Olivia.«

»Bei welcher Filiale arbeitet er? In Beverly Hills?«

»Er … prüft Konten«, antwortete ich und war dankbar, dass Noah mir diesen Tipp gegeben hatte, »mal hier, mal da.«

»Wie abwechslungsreich.«

Olivia sagte das mit einem Ton, der mir ganz und gar nicht behagte. Dann wandte sie sich an ihre Mutter.

»Wollen wir mal langsam die Torte anschneiden, Mama? Lea scheint müde zu sein. Und ihr Mann kommt doch sicher auch gleich nach Hause, erschöpft von den Bankgeschäften.«

Das schwarze Weib war mir unheimlich, und ich schwor mir, mich vor ihr in Acht zu nehmen.

»Komme schon! Komme schon!«, rief Helena und brachte den Kaffee und eines meiner Brotmesser.

»Macht ihr drei Mädchen doch mal was miteinander«, schlug Mary vor. Sie schnitt die Torte in vier gleiche Teile und lud jedem von uns ein Viertel auf den Teller. »Ihr seid ein Alter, da macht doch alles viel mehr Spaß.«

Ich schluckte beim Anblick der Kuchenteller. Ich musste plötzlich daran denken, dass Gilamonster ihre gesamte Jahresnahrung mit drei, vier Mahlzeiten aufnehmen konnten.

»Ich habe im Moment so sehr wenig Zeit«, wandte ich ein.

»Ach, du machst dir den Stress selber«, meinte Mary und begann zu essen. »Du kannst dir auch mal was gönnen. Geh mal mit Olivia und Helena und tu dir was Gutes. Kauf dir mal 'ne Cartier-Uhr.«

Ich glaubte, mich verhört zu haben. Kein geistig normaler Mensch schlug einem anderen vor, sich zwecks Abwechslung eine Cartier-Uhr zu kaufen.

»Ja, wir könnten alle zusammen zum Rodeo Drive fahren«, jubelte Helena. »Da muss ich sowieso hin, weil da Louis Vuitton ist, und die haben im Katalog –«

»Lass uns das doch gleich morgen früh machen«, fiel Olivia ihrer Schwester ins Wort.

»Ich kann morgen nicht«, wiegelte ich das ab.

»Was machst du denn immer?«, lachte Helena. »So viel Arbeit ist ungesund.«

KAPITEL 24

Dr. Rupert DeAngelo war für meine Freundin Kate kein Arzt, sondern eine Gottheit. Zwölf Jahre lang hatte sie vergeblich versucht, schwanger zu werden. Sie hatte sämtliche Medikamente genommen, die für Fälle ihrer Art auf dem Markt waren, sie hatte sich mehreren künstlichen Befruchtungen unterzogen, alle Bemühungen blieben erfolglos.

In einem letzten Aufbäumen gegen ein unabwendbar scheinendes Schicksal war sie zu DeAngelo gegangen. Der untersuchte Kate und stellte binnen Minuten fest, dass sie einen winzigen Tumor am Muttermund hatte. Er entfernte die Geschwulst in einem ambulanten Eingriff, und sie erwies sich als gutartig. Zwei Monate später war Kate schwanger.

»Er ist ein Heiliger!«, pflegte sie zu sagen.

Folglich war ich überzeugt, mir den besten Gynäkologen ausgesucht zu haben, den Los Angeles zu bieten hatte.

Es war Dienstag, der 20. Juli 2004. Am Vortag hatte Noah diverse Darmuntersuchungen hinter sich gebracht, die alle ohne Befund geblieben waren. Während ich auf dem Weg zum Frauenarzt war, wurde sein Gehirn auf etwaige Metastasen untersucht, und es fiel mir schwer, das zu verdrängen und mich auf mich selbst zu konzentrieren.

Seit dem Freitagnachmittag hatte ich Schmierblutungen. Das Blut war tiefschwarz, laut Noah ein Zeichen dafür, dass es sich um altes Blut handelte.

Genau die gleichen Symptome hatten das lange und qualvolle Sterben meiner Mutter eingeläutet. Ich musste ständig daran denken, und sobald ich daran dachte, wurde ich ganz zittrig.

Ich konnte mich nicht um mich selbst und um Noah kümmern. Wir würden Hilfe brauchen, und da war weit und breit niemand, der uns helfen konnte.

Aber vielleicht sah ich alles nur mal wieder viel zu schwarz. Vielleicht fehlte mir ja gar nichts Ernstes.

Im Grunde war der Arzt meiner Mutter an allem schuld. Er hatte behauptet, dass gewisse genetische Veränderungen erblich sein konnten, und diese Schmierblutungen … Ich konnte mir nicht vorstellen, dass sie schwerwiegende Gründe hatten. Obwohl meine Mutter … Es wurde höchste Zeit, dass sich ein Fachmann meiner annahm.

Das Wartezimmer der DeAngelo-Praxis war ultramodern eingerichtet. Ich teilte es an jenem Nachmittag mit fünf weiteren Frauen, und diese Frauen waren alle schwanger – und sie waren alle alt. Ja, sie waren so alt, dass ich mich fragte, ob ich Derartiges je zuvor gesehen hatte. Bestimmt nicht in solcher Anhäufung und auch nicht als Einzelfall, denn daran hätte ich mich erinnert.

Ich setzte mich hin und füllte die Formulare aus. Die Frage, ob ich schon mal ernsthaft krank gewesen sei – mit der Bitte um Angabe von Einzelheiten –, stand direkt über der Frage, ob ich jemals operiert worden sei – mit der Bitte um Angabe von Einzelheiten.

»Haben Sie mal gerade ein paar leere Blätter?«, fragte ich die Sprechstundenhilfe. »Am besten, Sie geben mir gleich einen ganzen Block.«

Die nächste halbe Stunde war ich beschäftigt. Ich begann mit der Auflistung sämtlicher Operationen, die ich hinter mir hatte. Währenddessen verließen zwei der schwangeren Greisinnen das Wartezimmer, und ich beschloss, die Frauen nicht länger schwangere Greisinnen zu nennen, denn das klang diskriminierend. Mutternde Seniorinnen war eher vertretbar.

Ich fand verzögerte Familienplanung unverantwortlich. Ein Kind brauchte meines Erachtens Eltern, die auch mit ihm Rad fahren, um die Wette schwimmen und toben konnten. Wer schon keine Schwangerschaftsgymnastik mehr machen konnte, weil die Arthritis zu sehr schmerzte, konnte einem Kind doch höchstens noch Geduld und ein gutes Buch bieten.

Man betrog diese späten Kinder um ihre Kindheit, und das war unentschuldbar.

Rupert DeAngelo war klein, rundlich und kahlköpfig, und statt mich zu begrüßen, erklärte er mir gleich, er habe leider nicht viel Zeit.

»Eine meiner Patientinnen hat nämlich gerade Wehen bekommen«, freute er sich, »und sie bekommt Zwillinge, sodass ich machen muss, dass ich ins Krankenhaus komme. Wollen wir unseren Termin nicht lieber verschieben?«

»Unmöglich, ich habe schwerwiegende Probleme.«

Unwillig hörte er sich meine Krankengeschichte an.

»Seit wann hatten Sie keine Periode, bis Sie die Blutungen bekamen?«

»Zwei Jahre.«

Sein Gesicht nahm zutiefst enttäuschte Züge an. »Dann sind Sie ja in der Postmenopause.«

»Richtig.«

»Und Sie möchten, dass wir das rückgängig machen?«

»Nein«, enttäuschte ich ihn endgültig, »ich will das nicht rückgängig machen, ich habe mich noch nie besser gefühlt als jetzt.«

Er hob die Brauen, als habe er so etwas ja noch nie gehört. »Keine Hitzewellen?«

»Doch, aber die stören mich nicht.«

»Schlafstörungen?«

»Manchmal.«

»Aber die stören Sie auch nicht?«

Er hatte es erkannt.

»Eines stört mich allerdings«, kam ich auf den eigentlichen Grund meines Besuchs zu sprechen, »nämlich dass ich seit ein paar Tagen Schmierblutungen habe. Ganz wenig nur, aber genau das hatte meine Mutter auch, und die ist an Gebärmutterkrebs gestorben. Und meine Großmutter, die Mutter meiner Mutter, die ist an Darmkrebs gestorben, und mein Vater –«

»Duschen Sie?«

Ich erstarrte. Dass dieser Doktor auch nur für eine Sekunde annehmen konnte, ich würde mich nicht waschen, schlug dem Fass den Boden aus.

»Natürlich!«, gab ich entsprechend empört zur Antwort.

»Was nehmen Sie zum Duschen?«

Ich riss die Augen auf. »Wasser und Seife!«

»Einfache Seife?«

Ich wurde ganz nervös. Vielleicht stimmte ja etwas nicht mit mir. Vielleicht sah ich ja ungewaschen aus und war mir dessen nur nicht bewusst; vielleicht roch ich sogar streng.

»Nein«, seufzte ich, »heute habe ich ein Duschgel benutzt. Samsara von Guerlain, wenn Ihnen das etwas sagt.«

»Das ist zu aggressiv. Damit können Sie sich die Scheidenflora so austrocknen, dass es zu Rissen kommt. Und dann blutet es, und Sie halten für Schmierblutungen, was in Wahrheit –«

»Ach, nun bitte ich Sie aber herzlich! Ich bade in diesem Zeug seit zwanzig Jahren, und ich habe noch nie –«

»Ich habe Sie ja auch nicht nach Baden gefragt«, lachte DeAngelo. »Womit Sie duschen, möchte ich wissen.«

Ich stutzte einen Moment, dann fiel es mir wie Schuppen von den Augen. Viele Amerikanerinnen hatten keine Badewanne zu Hause, sondern nur eine Dusche. Um den Intimbereich sauber zu halten, benutzten sie Vaginalduschen.

Nun musste ich auch lachen. »So geduscht habe ich noch nie in meinem Leben.«

Die anschließende Untersuchung dauerte nur ein paar Minuten. Meine Gebärmutter war laut Dr. DeAngelo winzig, nahezu atrophisch, wie er es formulierte, und meine Eierstöcke konnte er auch schon kaum noch ertasten. Er machte routinehalber noch einen Abstrich und erklärte mir, ich solle ihn wieder anrufen, falls die Schmierblutungen in einer Woche nicht aufgehört hätten.

»Sei doch froh!«, meinte Kate dazu. »Ganz offensichtlich bist du gesund, und es war wirklich nur ein letztes Hurra, wie Noah das nennt.«

»Ich weiß nicht, Kate.«

»DeAngelo ist ein Genie, Lea. Wenn er nichts findet, ist da nichts.«

Das hätte ich selbst auch gern geglaubt, doch war da wieder mal so eine innere Stimme in mir. Ich wusste nicht viel über diese innere Stimme, nur, dass sie sich selten geirrt hatte, eigentlich noch nie. Und in diesem Fall hier warnte sie mich vor übereilter Erleichterung und riet mir zu gesteigerter Aufmerksamkeit.

»Aber damit machst du dich doch nur verrückt«, schimpfte Kate. »Tu lieber mal endlich was für dich!«

Noch am gleichen Nachmittag brachte sie mir ein großes Paket, das eine Dose enthielt, und beide waren blutrot und bemalt mit chinesischen Schriftzeichen, die in schwarzer Lackfarbe glänzten. »Das ist Frauenglück, das nehme ich schon seit Jahren. Total chemiefrei, rein homöopathisch, das kannst –«

»Du weißt, dass dieses ganze Zeug in Alkohol gelöst ist, Kate! Ich kann so was nicht –«

»Das sind Tabletten, Lea. Nimm zweimal täglich drei Stück, und ich schwöre dir, in ein paar Wochen fühlst du dich wieder wie ein junges Mädchen.«

Wenige Tage später hatte Noah all seine Untersuchungen hinter sich. Sein PSA-Wert war weiter gestiegen, aber Metastasen hatten sie nirgendwo gefunden.

»Also können wir davon ausgehen, dass noch Krebszellen in der Prostataloge sind«, sagte Seidler und ordnete als Nächstes einen ProstaScint an.

»Was ist das?«, fragte ich.

»ProstaScint ist eine Röntgenuntersuchung«, sagte Noah. »Sie spritzen mir was, und ein paar Tage später röntgen sie, und dann können sie hoffentlich sehen, ob was im Prostatabett ist. Okay?«

»ProstaScint kann auch Mikrometastasen in den Lymphen erkennen«, fügte Seidler hinzu.

Noah blickte langsam zu Norman herüber, und sein Blick verfinsterte sich. »Sag mal, Seidler … werdet ihr psychologisch überhaupt nicht geschult?«

»Mikrometastasen?«, wiederholte ich atemlos. »Es kann sein, dass das Lymphsystem befallen ist, obwohl die Pathologie –«

»Vielen Dank, Norman!« Noah war nun endgültig bedient.

Seidler seufzte, und ihm tat sichtlich leid, was er angerichtet hatte. »Wir entnehmen bei der Prostatektomie bestimmte Lymphknoten, Lea, aber nicht alle. Und es kann immer sein, dass in den Lymphknoten außerhalb des Darms und um den Ischias und das Steißbein … Wie ist es mit deiner Kontinenz, Noah?«

Mein Mann war dankbar für diesen Themenwechsel. Seit der Operation waren inzwischen über zwei Monate vergangen. Noah brauchte die Depend nicht mehr, nachts trug er jetzt die wesentlich dünneren Attend.

»Und tagsüber benutze ich diese Sir-Dignity-Dinger, aber die müssen sein.«

Seidler riet ihm, die Kegel-Übungen zu intensivieren.

»Da der PSA weiter steigt«, erklärte er uns, »haben wir einen gewissen Zeitdruck. Wenn es sich bestätigt, dass noch Krebs in der Prostataloge sitzt, müssen wir die bestrahlen. Und nach unserer Erfahrung haben die Bestrahlungen die besten Erfolgsaussichten, wenn sie begonnen werden, bevor der PSA die 1,0 erreicht.«

»Und was hat das mit den Kegel-Übungen zu tun?«, fragte ich.

»Die Bestrahlungen könnten einen nicht so günstigen Einfluss auf die Kontinenz haben. Wie ist es denn mit Erektionen?«

Bis jetzt hatte sich dahingehend nichts getan.

»Dabei habe ich manchmal Lust«, sagte Noah.

»Dann müssen wir da langsam was machen«, meinte Seidler und hielt uns eine Ansprache über Viagra, MUSE – die Abkürzung für *Medicated Urethral System for Erection* –, Injektionen und jene Pumpe, die er offenbar für ganz besonders sinnvoll hielt.

»Viagra habe ich schon probiert«, bekannte mein Mann.

»Und? Keine Erektion?«

Noah schüttelte den Kopf.

»Dann würde ich vorschlagen, dass du es mal mit der Vakuumpumpe –«

»Schreib mir lieber die Injektionen auf. Und die MUSE.«

»Die Pumpe ist nach meiner Erfahrung –«

»Das ist mir zu sinnlich, Norman.«

Seidler verstand und blickte zu mir herüber. »Irgendetwas, was ich für Sie tun kann, Lea?«

Für mich konnte Dr. Seidler derzeit gar nichts tun. Mir musste Dr. DeAngelo weiterhelfen.

Als meine Schmierblutungen am 27. Juli, eine Woche nach meinem Besuch bei ihm, immer noch nicht aufgehört hatten, rief ich ihn neuerlich an.

»Also, der Abstrich ist wunderbar in Ordnung«, begrüßte er mich am Telefon. »Dass das Schmieren nicht aufhört, dürfen wir aber nicht ignorieren. Ich mache Ihnen mal gerade einen Termin für einen Ultraschall.«

Zähneknirschend ließ ich mich darauf ein. Ich hatte mit dieser Untersuchung bereits in der Vergangenheit üble Erfahrungen gemacht, und – wie hätte es anders sein sollen?! – ich wurde auch diesmal nicht enttäuscht.

Das Röntgeninstitut lag in Beverly Hills. Die Fahrt dorthin dauerte anderthalb Stunden, und anderthalb Stunden vor dem vereinbarten Untersuchungstermin hatte ich auch mit der notwendigen Flüssigkeitszufuhr zu beginnen.

1,2 Liter Wasser musste ich intus haben, damit die Blase schön prall gefüllt war, wenn sie mit der Untersuchung begannen. Nur war die Dame vor mir wohl später gekommen, als man erwartet hatte, oder aber die Untersuchung dauerte länger, als man erwartet hatte; in jedem Fall stand ich schon bald kurz vor einem Zusammenbruch.

»Dauert es noch lange?«, winselte ich.

»Nur noch ein paar Minuten.«

Meine Blase war so voll, dass mir der Schweiß ausbrach. Das Wasser wollte heraus, im Zweifelsfall suchte es sich einen anderen Weg.

»Jetzt sind schon wieder zehn Minuten um, und ich kann nicht mehr.«

Man hatte Mitleid mit mir.

»Sie dürfen zur Toilette gehen und ein ganz kleines bisschen Wasser ablassen. Aber bitte nur ganz wenig!«

Ich tat, was ich tun durfte. Es schmerzte vorher, weil die Blase so voll war, es schmerzte hinterher, weil die Blase immer noch voll war, und während des Aktes schmerzte es am allermeisten, weil die Blase wollte, was sie nicht sollte – ich schämte mich für meine Empfindlichkeit. Mein armer Mann quälte sich seit Monaten mit Blasenproblemen, die weit schwerwiegender waren als diese.

Die Untersuchung der Bauchhöhle dauerte dann nur etwa fünf Minuten.

»Haben Sie irgendetwas gesehen?«, fragte ich die junge Frau, die mich betreute.

»Nichts«, antwortete sie. »Aber das wäre auch traurig, wenn ich etwas gefunden hätte, was der Gynäkologe nicht ertastet hat. Sie sind schließlich dünn.«

Endlich durfte ich meine arme Blase entleeren, und dann ging es weiter mit dem transvaginalen Ultraschall. Das Gerät, das dazu benutzt wurde, sah in jeder Hinsicht aus wie ein Vibrator.

»An der Gebärmutter sehe ich nichts«, sagte die Frau, »sie ist sehr klein, aber ansonsten … Nein.«

Ich spürte, wie das Gerät erst auf meinen linken Unterbauch, dann auf meinen rechten ausgerichtet wurde. Die junge Frau hatte eine schöne Haut, große grüne Augen … Ich erschrak. Für den Bruchteil einer Sekunde hatte sie innegehalten, und ihre Augen hatten sich geweitet.

Ich zwang mich, ruhig zu bleiben.

»Was haben Sie gefunden?«, erkundigte ich mich mit betont gleichmütiger Stimme.

»Nichts«, sagte sie prompt.

»Ich habe gesehen, dass Sie etwas gesehen haben.«

»Der Radiologe muss die Bilder prüfen, und er kann Ihnen sagen, ob da –«

»Ich weiß«, fiel ich ihr freundlich ins Wort. »Ich weiß, dass Sie mir nichts sagen dürfen, denn Sie sind hier Technikerin und keine Ärztin. Aber bitte! Ich will Sie weder auf eine Diagnose festnageln, noch werde ich später behaupten, Sie hätten aber was anderes gesagt. Ich möchte nur gern wissen, was Sie gesehen haben.«

Sie atmete tief durch und richtete das Ultraschallgerät noch einmal auf meine rechte Unterbauchseite aus.

»Meines Erachtens ist da etwas an Ihrem rechten Eierstock. Aber wie gesagt, der Radiologe –«

»Mein rechter Eierstock ist fast wegoperiert«, informierte ich sie. »Davon steht nur noch ein Rest.«

»Dann bin ich ziemlich sicher, dass da etwas ist.«

»Was könnte das sein?«, erkundigte ich mich.

»Eine Zyste, ein Tumor, das kann ich Ihnen nicht sagen.«

»Und was passiert jetzt?«, fragte ich weiter.

»Der Radiologe schaut sich die Bilder heute Abend an, und morgen früh können Sie Ihren Gynäkologen anrufen, und der wird Ihnen dann die offiziellen Resultate geben.«

Ich dankte und ging. Auf der Heimfahrt beschloss ich, Noah noch nichts zu sagen, denn so hatte er es auch gemacht: Erst hatte er seinen erhöhten PSA-Wert mit einem zweiten Test bestätigen lassen, dann hatte er mit mir gesprochen.

Als Noah am nächsten Morgen aus dem Haus war, rief ich Dr. DeAngelo an.

»Der Doktor ist noch nicht da«, erhielt ich zur Antwort. »Kann er Sie zurückrufen?«

Ich verbrachte den Rest des Tages damit, auf DeAngelos Rückruf zu warten. Nichts geschah. So rief ich am Nachmittag noch einmal an, nur um jetzt zu erfahren, dass der Doktor schon nicht mehr da sei. Am nächsten Morgen rief ich die Praxis wieder an.

»Der Doktor ist noch nicht da«, schallte es mir neuerlich ins Ohr. »Ich werde ihm sagen, dass Sie angerufen haben, und er meldet sich bei Ihnen.«

Ich legte auf und stellte mir den Wecker. Es war Freitag, der 30. Juli 2004. Wenn ich bis ein Uhr nichts hörte, musste ich dem guten Dr. DeAngelo noch einmal aufs Dach steigen, denn ich hatte keine Lust, das ganze Wochenende in Angst zu verbringen. Und ich hatte Angst, große sogar.

Dass an meinem Eierstock etwas sein sollte, wollte mir zwar nicht so recht einleuchten; meine Gebärmutter indes machte mir nach wie vor Sorgen. In den Medien berichteten sie ständig darüber, dass gewisse Krebserkrankungen genetisch bedingt waren, und genau das hatte damals auch der Arzt meiner Mutter behauptet. Und wenn ich ihren Gebärmutterkrebs wirklich geerbt hatte …

Es war schon nach zwölf, und DeAngelo hatte immer noch nicht angerufen. Ich ging auf die Terrasse hinaus und zündete mir eine Zigarette an, lief unruhig auf und ab.

Plötzlich blieb ich stehen. Da war ein Geräusch. Es klang, als würde jemand weinen. Ich versuchte herauszufinden, wo das Geräusch herkam, und stieg über die Begrenzungsmauer, die unsere Terrasse vom Strand trennte. Im nächsten Moment sah ich es auch schon. Nur wenige Meter entfernt saß Helena van Houten im Sand und weinte.

Ich beschloss, sofort ins Haus zu fliehen, doch war es dazu bereits zu spät. Helena hatte mich offenbar erspäht, denn sie wischte sich hastig die Tränen vom Gesicht.

»Hallo«, rief sie dann.

»Hallo«, gab ich zurück und fragte mich, ob sie mir wohl ansah, wie verzweifelt ich in diesem Moment war.

»Hast du unsere Karten schon gekriegt?«

»Wie?«

»Wir waren doch in der Südsee und haben dir Postkarten geschickt.«

»Südsee?« Ich lief nun doch auf Helena zu; ich musste herausfinden, ob ich das richtig verstanden hatte. »Ich dachte, da fährt man nur für die Flitterwochen hin.«

Das hatte ich kaum ausgesprochen, als Helena die Lippen zusammenpresste und neuerlich zu weinen begann.

Sie sah bemitleidenswert aus. Wieder hatte sie das Haar zu Kinderzöpfen hochgesteckt. Wieder trug sie diesen grauenhaften weißen Bikini mit dem hinterteillosen Höschen.

»Was ist los?«, fragte ich und hockte mich zu ihr in den Sand. »Ein Mann?«

»Eben nicht«, gab sie noch zur Antwort, und dann legte sie ihren Kopf auf die Knie und schluchzte hemmungslos.

Wenn ich es recht bedachte, war Helena von den drei Van-Houten-Frauen die erträglichste. Vielleicht kam es mir aber auch nur so vor, weil sie trotz ihrer Leibesfülle irgendwie zart und verletzlich wirkte.

»Seit wann bist du verheiratet?«, fragte sie mich und blickte wieder auf.

Ich erwog, ihr die Wahrheit zu sagen, dass Noah und ich nicht verheiratet waren, doch war mir das zu umständlich.

»Seit viereinhalb Jahren«, sagte ich deshalb nur.

»So kurz erst? Und vorher warst du nicht verheiratet?«

Auch dazu hätte ich eine Menge sagen können, doch war mir das erst recht zu umständlich, deshalb beließ ich es bei einem knappen: »Doch.«

»Olivia ist auch verheiratet. Und meine andere –«

Abrupt hielt sie inne. Es war, als habe sie ein Blitz getroffen.

»Ich muss mir die Nägel machen«, sagte sie dann auf einmal. »Guck mal, wie schrecklich die aussehen.«

Ich war erstaunt über diesen Themenwechsel, ging aber darauf ein. »Sind das künstliche?«

»Hab ich immer.«

»Schön«, log ich. »Und lang.«

»Ja, aber hier ist was abgebrochen.« Helena hielt mir den Finger förmlich unter die Nase. »Muss ich unbedingt machen lassen. Hast du hier eine gute Maniküre?«

Da musste ich sie enttäuschen.

»Kennst du denn einen guten Friseur?«

Sie erzählte mir im Detail von ihren Haarproblemen und von all den vielen Produkten, die ihr Haar brauchte, um so auszusehen, wie es aussah.

»Ich schneide meine Haare selbst.«

»Was? Geht das denn, dass man das selbst macht? Ich kann mir das gar nicht vorstellen. Aber es gibt ja auch Leute, die sich die Nägel selber machen, und das kann ich ja auch nicht.«

Es war höchste Zeit für mich, das Weite zu suchen. Hier konnte ich nicht helfen, das dumme Gerede ging mir auf die Nerven, und außerdem schellte jede Minute mein Wecker.

»Wann unternehmen wir denn mal was miteinander, Lea?«

»Mal sehen«, rief ich und winkte, während ich zum Haus zurückging.

Um fünf Minuten nach eins rief ich erneut in DeAngelos Praxis an, und – o Wunder! – diesmal bekam ich ihn persönlich an den Apparat. Er entschuldigte sich vielmals, mich bisher nicht zurückgerufen zu haben, doch gab es dafür eine plausible Erklärung.

»Ich habe Ihre Befunde nämlich noch gar nicht bekommen.«

»Und was kann man da tun?«

»Ich werde da jetzt mal anrufen und nachhören, was passiert ist. Ich rufe Sie zurück, Lea.«

Diesmal hielt er Wort, doch gefiel mir ganz und gar nicht, was er zu sagen hatte.

»Die haben überall gesucht, aber Ihre Bilder sind wohl irgendwie verloren gegangen. Jetzt bieten sie Ihnen an, die Untersuchung kostenlos zu wiederholen.«

»Wann?«

»Wann hätten Sie denn Zeit?«

»Ginge es heute noch?«, fragte ich schließlich.

»Heute?«

Um DeAngelo nicht weiter zu überfordern, bot ich ihm an, mich um den Termin im Röntgeninstitut selbst zu kümmern.

»Heute ist das unmöglich«, erklärte man mir dort. »Sie können aber am Montagmorgen kommen.«

KAPITEL 25

Die Bilder vom Ultraschall verlegt?« Noah schmeckte das Abendessen plötzlich nicht mehr, so wenig gefiel ihm die Geschichte. »Das hört sich mir eher so an, als hätten die was gefunden und wollen sich erst vergewissern, bevor sie dir was sagen.«

»Ich weiß, Noah, aber vielleicht interpretieren wir da zu viel rein.«

»Montag um halb acht? Noch früher hatten sie nichts frei?«

Ich lächelte. »Am Dienstag wäre es zu einer zivileren Zeit gegangen, aber da hast du ja deinen ProstaScint.«

»Jaaaaahhhhh«, stieß Noah aus; dann erzählte er mir, dass er am Mittag in der Nuklearmedizin gewesen sei, um sich die erste Injektion verabreichen zu lassen, ein radioaktives Isotop namens Indium In-111, das sechsundneunzig Stunden brauchte, um die gewünschte Wirkung zu haben.

»Und erst, als ich da im Wartezimmer saß, habe ich in die Unterlagen reingeguckt, kennst mich ja.«

Dabei hatte mein Mann festgestellt, dass er sich auf die Untersuchung am Dienstag mit einem Tag Fasten, mit Abführmitteln und mit einem Einlauf vorbereiten musste.

»Das würde mir ja eigentlich schon reichen, aber das dicke Ende kommt erst noch. Die legen mir nämlich für die Untersuchung einen Foley-Katheter, Lea. Da habe ich meine Blase gerade wieder leidlich im Griff …«

Er hatte ernsthaft erwogen, die Untersuchung zu verweigern. »Nur bringt es das ja nicht. Also habe ich mir das Zeug spritzen lassen, und weil ich schon deprimiert war, habe ich mir gedacht … Möchtest du, dass ich uns einen Horrorfilm in den

Videorekorder schiebe, oder sollen wir uns den Horror selber machen?«

Ich sah ihn fragend an.

Er erhob sich vom Stuhl und holte aus seiner Aktentasche eine große Tüte; darin waren zwei kleinere Tüten.

»Das hier ist die MUSE«, tönte mein Mann und zog aus einer der beiden Tüten ein Paket. »Dafür brauchen wir ein ganzes System, weil wir das allein nicht mehr hinkriegen. Und das hier«, fuhr er fort und zog aus der nächsten Tüte eine Schachtel, »das ist Papavarine. Beachte bitte den Namen! Papavarine ist eine Schwellkörper-Injektionstherapie. Sollte auch das nicht helfen, können wir aber immer noch auf das Horrorgerät zurückgreifen, das ich im Auto habe, ganz hinten im Kofferraum.«

»Die Pumpe?«, vergewisserte ich mich.

»Den Sauger!«, antwortete er und setzte sich wieder an den Tisch. Dann sah er mich erwartungsvoll an.

In all der Zeit, die hinter uns lag, hatte Noah sich so gut wie nie geschämt. Er wusste, dass ich schon sehr viel gesehen hatte, sodass ich nicht so leicht aus dem Gleichgewicht zu bringen war. Hier war das offenbar anders. Hier ging es um seine Rolle als Mann, und mir schien, dass er sich jetzt auf einmal schämte.

»Ist es dir vor mir peinlich, so was zu brauchen?«, fragte ich ihn. »Oder vor dir selbst?«

»Es ist mir nicht peinlich, nicht vor dir und auch nicht vor mir selbst. Es ist … Doch, es ist mir wohl peinlich, und zwar ist mir peinlich, dass ich in Zukunft so was machen soll, um bumsen zu können. Da will ich schon nicht mehr. Verstehst du das?«

»Im Moment geht es aber doch noch gar nicht ums Bumsen, Noah, sondern nur darum, dass du eine Erektion bekommst.«

Ich stand auf und setzte mich auf seinen Schoß, legte meine Arme um seinen Hals, meine Wange gegen seine.

»Sei ehrlich!«, flüsterte ich. »Hast du Angst, dass du es mit den Hilfsmitteln versuchst und es trotzdem nicht klappt?«

Er atmete so schwer, als habe er eine Zentnerlast auf der Brust.

»Wenn es mit dem einen nicht klappt, versuchst du das andere. Irgendeine Möglichkeit gibt es immer.«

»Ich bin aber kein Mann, der Sex ebenso wichtig findet wie Trinken und Schlafen.«

»Noch einmal, Noah: Es geht hier noch gar nicht um Sex.«

»Ich brauch das nicht, um glücklich zu sein.«

»Du brauchst aber eine Erektion, um deinen Penis am Leben zu erhalten.«

»Weißt du, Lea, ich brauche auch keinen Ferrari in der Garage, den ich nicht fahren kann, weil ich die Schlüssel nicht habe. Da brenne ich lieber die Garage ab, als mich täglich zu ärgern.«

»Du würdest aber den Ferrari wollen?«

»O ja!«

Und da begriff ich auf einmal, worum es ging. Mein Mann wollte über die Penis-Massagen hinaus nichts unternehmen, weil es ihm bisher nicht gelungen war, durch die Massagen eine Erektion zu erreichen. Und er wollte nur eine Erektion, wenn ihm das auch ermöglichte, Sex zu haben.

»Was ist dir wichtiger?«, wollte ich mich vergewissern. »Die Gesundheit deines Penis oder mich zu befriedigen?«

»Dich zu befriedigen«, brummte er, ohne auch nur eine Sekunde zu zögern.

Ich lächelte. »Na, dann mach das doch …«

Nur widerwillig ließ sich mein Mann ins Schlafzimmer locken, nur widerwillig setzte er sich auf die Bettkante.

»Was soll das denn, Lea? Das wird doch nie was.«

Mit genervtem Gesichtsausdruck legte er sich rücklings aufs Bett, verschränkte vorsichtshalber aber gleich die Arme vor der Brust. Ich hockte mich auf seine Oberschenkel und verschränkte meine Arme ebenfalls vor der Brust.

»Na, das ist doch schon wesentlich erotischer«, sagte ich. »Findest du nicht?«

Noah musste lachen, verhalten zwar nur, aber immerhin.

»Ist dir da jetzt überhaupt nach?«, fragte er.

»Ja. Du hast immer Rücksicht auf mich genommen, Noah, all die Jahre. Kannst du dir vorstellen, dass ich förmlich danach lechze, endlich mal Rücksicht auf dich zu nehmen?«

»Das widerspricht nur meinem männlichen Ego. Es ist alles so entwürdigend, Lea, fast lächerlich. Ich will mich nicht stundenlang mit meinem Penis beschäftigen müssen, um ein bisschen Sex zu haben.«

»Vielleicht ist es gar nicht so viel Mühe.«

»Ich kenne das Zeug doch«, jammerte er. »Ich empfehle es doch dauernd Patienten, die Probleme haben.«

»Und was sagst du denen, wenn sie sich beklagen?«

»Die beklagen sich nicht.«

Ich schwieg ganz bewusst dazu, denn vielleicht fiel es meinem Mann ja selbst auf.

»Sollen wir mal die Spritze versuchen?«

»Ich hole sie«, sagte ich. »Zieh du dich schon mal aus.«

Was ich in der Schule über die männlichen Geschlechtsteile gelernt hatte, ließ sich rasch zusammenfassen: In den Hoden wurden die Samen produziert, und diese Samen gelangten durch den Penis in die weibliche Scheide.

In meinem Elternhaus war der Informationsfluss auch nicht gerade üppig gewesen. Meine Mutter war als Jungfrau in die Ehe gegangen, und von mir wurde das Gleiche erwartet. Wäre Noahs Krankheit nicht gewesen, wäre ich dumm gestorben!

Der Penis ist eines der faszinierendsten Organe. Er besteht aus Bindegewebe, Muskulatur, Arterien, Venen und Nerven, und er funktioniert weitgehend auf dem Prinzip der Hydraulik, der Bewegung von Flüssigkeiten.

Für den Geschlechtsakt sind die Corpora cavernosa von Bedeutung, die Schwellkörper, zwei röhrenartige Körperhöhlen, die den gesamten Penis längs durchziehen.

Wird ein Mann sexuell angeregt, sendet das Nervensystem entsprechende Signale. Daraufhin entspannen sich die weichen Muskeln im Inneren des Penis, und die Arterien weiten sich. Der dadurch ansteigende Blutzufluss wird von den Corpora cavernosa wie von einem Schwamm aufgesaugt, sodass sie im erigierten Zustand bis zu achtmal so viel Blut halten können wie in nicht erigiertem Zustand.

Während der Penis durch den Blutzufluss länger und dicker wird, drücken die sich füllenden Schwellkörper zunehmend gegen die Venen. Dadurch wird der Blutabfluss reduziert, und zwar so stark, dass das Glied versteift bleibt und Geschlechtsverkehr möglich ist.

Zu den Auswirkungen von Noahs Prostatektomie gehörte, dass jene Nerven noch nicht funktionierten, die das vom Nervensystem gesandte Signal weiterleiteten. So konnte mein Mann zwar sehr wohl sexuell erregt sein, doch merkte sein bestes Stück nichts davon.

Hier sollten nun die Injektionen weiterhelfen. Die gebräuchlichsten Mittel waren Papavarine, Phentolamine und Alprostadil. Man verabreichte sie einzeln oder in einer Kombinationsspritze aus zwei oder allen drei Wirkstoffen, was man dann entweder den Bi-Mix oder den Tri-Mix nannte.

Mit einer hauchdünnen Nadel wurde das Medikament in die Seite des Penis gespritzt und bewirkte genau das, was im Moment ohne Hilfsmittel noch nicht möglich war: Die Muskeln entspannten und die Arterien weiteten sich.

Noah und ich saßen da wie zwei Kinder am Heiligabend. Der Baum war geschmückt, die Spritze war gesetzt, und jetzt warteten wir auf den Weihnachtsmann.

»Zehn bis fünfzehn Minuten?«, fragte ich.

Mein Mann sah skeptisch an sich herunter und nickte.

»Und dann soll es eine Stunde halten«, lachte er. »Glaubst du an den Weihnachtsmann?«

Bisher hatte ich nicht an den geglaubt, doch änderte sich das jetzt. Die Spritze wirkte.

Noah erlebte seine erste Erektion nach über zwei Monaten, nur genießen konnte er sie nicht. Zum einen hatte er Schmerzen dabei. Sie waren nicht heftig, aber weil sie von Anfang an da waren, hatte er Angst, sie könnten schlimmer werden, und durch diese Angst verkrampfte er sich.

Noch wesentlich abträglicher war die Erkenntnis, dass sich jene Befürchtung bewahrheitete, die er seit dem Entfernen des Foley-Katheters gehegt hatte, dass er während einer Erektion den Urin nämlich nicht würde halten können.

»Das ist doch Blödsinn«, sagte ich. »Natürlich kannst du ihn halten, das bisschen Tröpfeln –«

»Ist unwürdig!«, fuhr er mich an. »Ebenso unwürdig wie der Umstand, dass eine Erektion wie die gerade nicht ausreicht, um zu penetrieren?«

Dass er »penetrieren« benutzte, warnte mich. Das klang wissenschaftlich: Er fühlte sich wie ein wissenschaftliches Experiment, das nur teilweise gelungen war.

»Was meinst du, wie ich mich mit meinen Schmierblutungen nach einer Penetrierung sehne!«

Noah fuhr regelrecht zusammen. Er war so mit sich und seinem Elend beschäftigt gewesen, dass er meine Probleme vorübergehend ganz vergessen hatte.

»Liebst du mich, obwohl ich aus dem Loch lecke?«

»Nun frag doch nicht so was!«, schimpfte er. »Natürlich liebe ich dich trotzdem! Und warum benutzt du solche Worte, um einen Zustand zu beschreiben, für den du nichts kannst?«

Er stutzte. Er hatte mich die ganze Zeit angesehen, bemerkte aber erst jetzt, dass ich lächelte.

»Wer ist hier eigentlich der Therapeut?«, fragte er.

»Wir nehmen den, der gerade frei ist.«

An jenem Freitagabend hatte ich eines der erfüllendsten sexuellen Erlebnisse meines gesamten Lebens. Mein Mann benahm sich von einem Augenblick zum anderen, als müsse er mir den ultimativen Liebesbeweis erbringen. Er musste mir beweisen, dass ich für ihn begehrenswert war, und um mir das zu zeigen, brauchte er nicht unbedingt einen funktionierenden Penis. Das stellte er fest in dieser Nacht.

Ich stellte auch etwas fest: Sex ohne Penis machte mir Spaß.

»Da hätten wir eigentlich schon mal eher draufkommen können«, meinte Noah. »Das ist ja im Grunde logisch. Damals, als du ein kleines Mädchen warst, war die Penetration ja gerade das traumatische Erlebnis. Und wenn die Penetration wegfällt … Lea, ich kann dir da vermutlich eine echte Zukunft bieten.«

Ob dem so war, ergründeten wir an diesem Wochenende etwas weiter. Die Spritze funktionierte also, allerdings nur bedingt. Als Nächstes probierte Noah es mit der MUSE.

»Das kann ich nur mit Humor ertragen«, erklärte er. »Hör dir das an! Da muss ich mir mit dem Applikator … Nein, erst muss ich die Blase leeren, sonst geht das nicht.«

Er verschwand im Bad und kam erst geraume Zeit später wieder.

»Was ist das denn?«, fragte ich verstört, denn Noah hatte sich meines Erachtens etwas angetan.

»Das ist das Gummiband, Lea. Es ist so um die Wurzel des Penis geschlungen, dass er dadurch Halt hat. Das hier ist nur ein primitives Gummi, wie es in der Packung war, aber das könnte man natürlich … Wie wäre es, wenn wir so einer Prostatakrebsgruppe beitreten würden? Du nähst kleine Hütchen mit farblich passenden Gummis, das wäre sicher ein Geschäft.«

Ich hätte am liebsten gewiehert vor Erheiterung, hielt mich aber zurück.

»Du bist nicht begeistert?«, erkundigte ich mich.

»Wie soll ich begeistert sein? Ich habe gerade mit einem Applikator ein Kügelchen in meine Harnröhre geschoben und dann gerieben, bis wir so weit hier kamen.«

»Das ist es schon?«

»Das ist es schon«, wiederholte mein Mann.

Nun, so ganz war es das noch nicht, es wurde noch erheblich besser, doch gelangten wir beide zu der Überzeugung, dass die Spritzen wirksamer gewesen waren.

»Die sind nur auch teuer, Lea. Fünfundzwanzig Dollar pro Stück.«

»Vielleicht ist die Pumpe wirklich das Beste, Noah. Seidler war so sicher, dass das mit Abstand –«

»Der Sauger kommt mir nicht ins Haus! Der bleibt im Kofferraum für schlechte Zeiten.«

KAPITEL 26

Am Montagmorgen hatte ich meinen zweiten Ultraschall. Die Technikerin, die mich an jenem Morgen betreute, war wohl noch müde. Sie sagte mir knapp die Tageszeit, und meine Frage, ob sie an meinem rechten Eierstock eine Geschwulst entdecken könne, beantwortete sie mit einem klaren »Ja«.

Mehr war ihr nicht zu entlocken.

»Sie können Ihren Gynäkologen morgen ab zwölf Uhr anrufen, dann hat er die Ergebnisse.«

Am Dienstag um zwölf Uhr saßen Noah und ich neuerlich in den Hallen der Nuklearmedizin. Die Angst vor dem Blasenkatheter machte meinen Mann ganz stumm.

»Warum haben die dir Blut abgenommen? Testen die deinen PSA?«

Noah atmete schwer, seine Schultern wogten auf und nieder.

»Lea … würdest du bitte deinen Gynäkologen anrufen!«

Ich schluckte. Das war eine nette Umschreibung dafür, dass ich mich um meinen eigenen Kram kümmern sollte.

»Sicher«, flüsterte ich.

Das Handy konnte ich nur im Krankenhaus nicht benutzen, und Kleingeld für das Münztelefon musste ich erst suchen. Noah reichte mir sein Portemonnaie.

»Sie vermischen mein Blut mit Technetium«, sagte er dabei. »Erinnerst du dich? Das Zeug, das ich auch bei der Knochen-Szintigrafie bekommen habe? Damit vermischen sie mein Blut, und dann geben sie es mir wieder.«

Ich versuchte zu lächeln. »Ich bin gleich zurück, Noah.«

»Gar kein Grund zur Beunruhigung«, hörte ich DeAngelos Stimme am anderen Ende der Leitung. »Der Radiologe hatte da wohl zuerst ein paar Bedenken, aber das hat sich nicht bestätigt. Sie haben an Ihrem rechten Eierstock eine winzige Zyste, Lea, und so was kann schon mal vorkommen. Darüber brauchen Sie sich überhaupt keine Gedanken zu machen, das geht von allein weg.«

Ich wollte mich schon ganz meiner Erleichterung hingeben, als mir bewusst wurde, dass ich ja nicht wegen dieses Zystchens zu DeAngelo gegangen war. »Wie ist das denn jetzt mit den Blutungen?«

»Ach, die werden auch vorübergehen. Wir wissen ja jetzt, dass sie keine schwerwiegende Ursache haben. Nur … Nur wenn sich das wiederholen sollte, müssten wir dann ein paar weitere Tests machen. Aber davon ist nicht auszugehen.«

Ich dankte ihm für die Auskunft und wunderte mich, dass ich so gar nicht erleichtert war. Ich hätte doch eigentlich erleichtert sein müssen.

Als ich vom Telefonieren zurückkam, war Noah schon bei seiner Untersuchung. Und als er drei Stunden später in den Warteraum zurückkehrte, fragte er mich als Allererstes, was mein Gynäkologe gesagt hätte.

»Sind sie sicher, dass es eine Zyste ist? Ich dachte, Frauen hätten das nach den Wechseljahren nicht mehr. Was will er denn gegen deine Blutungen unternehmen?«

»Er sagt, das ginge vorbei.«

»Vorbei geht das ganze Leben, Lea. Um das vorherzusagen, braucht keiner Medizin zu studieren. Bist du sicher, dass das ein vertrauenswürdiger Gynäkologe ist?«

»Kate schwört auf ihn.«

»Schwört sie nicht auch auf diesen chinesischen Tee, den sie gerade als krebserregend vom Markt gezogen haben?«

Das stimmte leider, und deshalb wechselte ich das Thema. »Können wir auf die Ergebnisse deiner Untersuchung warten?«

»Aber nein, die Untersuchung ist ja noch gar nicht fertig. Morgen muss ich wiederkommen, noch mal ein bisschen scannen, und die Ergebnisse hat Norman dann am Freitag.«

Am Freitag, den 6. August, erwartete uns ein aufgeregter Dr. Seidler.

»Wir haben es gefunden!«, freute er sich. »Es ist ein winziges Knötchen in der Prostataloge.«

Dann wurde der weitere Therapieplan besprochen.

»Wir geben Bestrahlungen fünfzehn Minuten pro Tag, fünf Tage pro Woche, sieben Wochen lang.«

Mein Mann nahm die Zukunftsaussichten scheinbar ungerührt zur Kenntnis. Mir wurde fast schlecht.

»Fünfmal die Woche?«, hakte ich nach, weil ich hoffte, mich verhört zu haben.

Seidler nickte.

»Und was für Bestrahlungen sind das?«

»Linearbeschleuniger.«

»Oh, mein Gott!« Meine Mutter hatte Linearbeschleuniger bekommen, und die Bestrahlungen …

»Nein«, rief Noah, der sich denken konnte, was mir durch den Kopf schoss, »es waren nicht die Linearbeschleuniger, die das Schambein deiner Mutter zerbrochen haben, sondern die Krebsmetastasen in ihrem Knochenmark.«

»Bist du sicher?«

»Wir nehmen die Linearbeschleuniger ja, um genau das zu vermeiden«, pflichtete Seidler meinem Mann bei. »Die Strahlen werden hier so gebündelt, dass gesundes Gewebe und Knochen geschont werden.«

»Wann?«, fragte Noah.

»So bald wie möglich. Dein letzter PSA lag bei 0,82. Je höher er steigt, desto geringer werden unsere Chancen, dich mit den Bestrahlungen zu kurieren. Nur musst du dir eben über die Nebenwirkungen der Behandlung im Klaren sein.«

Noah blickte zaghaft zu mir herüber. »Wie hast du das damals vertragen?«

»Das ist schon so lange her«, versuchte ich auszuweichen. »Vor siebenundzwanzig Jahren hatte man auch noch Nebenwirkungen, die es heute gar nicht mehr gibt. Dass ich ganz schrecklich müde war, daran kann ich mich erinnern.«

Dass ich meinen Darm- und Blaseninhalt nicht hatte kontrollieren können, behielt ich wohlweislich für mich.

»Über Müdigkeit beklagen sich die Patienten heute auch noch«, ging Seidler auf mich ein.

»Und Spaß mit Inkontinenz bekomme ich auch wieder?«, vergewisserte sich mein Mann.

Seidler nickte.

»Na ja«, seufzte Noah, »seit die mir bei dem ProstaScint den Katheter gelegt haben, ist es mit der Leckerei eh wieder schlimmer. So wesentlich schlimmer kann es also schon gar nicht mehr werden.«

Dazu sagte Seidler nichts. Er war schließlich ein kluger Mann.

Als wir das Krankenhaus am Spätnachmittag dieses 6. August verließen, hatte Noah einen festen Therapieplan. Ab dem 16. August würde er jeden Wochentag um Viertel nach neun seine Dosis Linearbeschleuniger bekommen.

»Dann kann ich ab halb elf Patienten sehen«, dachte er laut, während wir ins Parkhaus gingen. »Am besten, ich lasse es mal noch bei zwei bis drei pro Tag.«

Das war vernünftig. Ich durfte nur nicht über die finanziellen Konsequenzen nachdenken.

»Haben wir noch Zeit, irgendwo was zu essen, Lea?«

Die hatten wir nicht. Janina flog am Abend nach Paris, und Noah und ich waren dazu eingeteilt, sie zum Flughafen zu bringen. Irene organisierte solche Dinge perfekt. Wir waren für Janinas Hinflug zuständig, sie würde ihre Tochter in zwei Wochen wieder am Flughafen abholen.

Irene war ein Nervenbündel. Sie weinte bitterlich, als sie von Janina Abschied nahm, und sie stand vor dem Haus und winkte, bis sie im Rückspiegel nur mehr als winziger Punkt erkennbar war.

Janina war natürlich auch aufgeregt. Sie hatte in der Nacht zuvor nicht geschlafen und nach eigenem Bekunden seit Tagen nichts anderes getan als gepackt.

»Und ich glaub immer noch nicht, dass ich die richtigen Klamotten habe. Aber wir können uns ja bei Lafayette was kaufen. Und bei Harrod's sollen sie jetzt so was haben, das sieht aus wie –«

»Hast du die Absicht, dir noch irgendetwas außer den Kaufhäusern in Europa anzusehen?«

Janina lachte laut. »Klar, Dad, das ist doch alles total geplant. Eiffelturm und Versailles und Louvre, Buckingham Palace und Trafalgar Tower oder wie das heißt, ... Kolosseum ... Vatikan ... Dad, kann ich mal gerade dein Handy haben?«

»Nein.«

»Hast du eins dabei, Lea?«

»Nein«, log ich.

Den Fehler hatte ich nur einmal gemacht, Janina mein Handy zu leihen. Sie konnte in einer Stunde Telefoneinheiten verbrauchen, die mir das ganze Jahr reichten.

Nach anderthalb Stunden Fahrt durch zähflüssigen Berufsverkehr erreichten wir endlich das Flughafengelände. Was nicht hieß, dass wir deshalb auch schon an Ort und Stelle waren. Seit dem 11. September 2001 waren viele Dinge nicht mehr so, wie sie einmal gewesen waren, und das galt vor allem für die Flughäfen.

Die sonst zweispurige Zufahrt zur Abflugsebene war an jenem Freitagabend nur einspurig. Die Polizei winkte hin und wieder einen Wagen heraus, und der musste dann an den Seitenstreifen fahren. Das blieb uns zwar erspart, doch war das Verkehrsaufkommen so heftig, dass wir trotzdem noch mal an die dreißig Minuten brauchten, bis wir endlich im richtigen Parkhaus waren.

»Wir sollten drei Stunden vorher da sein«, jammerte Janina. »Ich bin über eine halbe Stunde zu spät.«

Als wir das Gebäude der Delta Air Lines betraten, legte sich ihre Aufregung. Ihre drei Freundinnen empfingen sie mit der Neuigkeit, das Flugzeug habe Verspätung.

»Es sollte um zwanzig vor zwölf fliegen, aber jetzt fliegt es erst nach Mitternacht.«

Um zehn Minuten nach Mitternacht stob Delta Air Lines Flug 1660 in den Nachthimmel. Noah und ich sahen es uns von der Besucherterrasse an, und mein Mann drückte meine Hand so fest, dass es schmerzte.

»Jetzt wird mein kleines Mädchen groß«, sagte er leise.

Dann zog er die Autoschlüssel aus der Hosentasche.

»Los, Lea, wenn ich nicht bald was zu essen kriege, falle ich Menschen an.«

Gegen halb zwei kamen wir heim. Ich machte uns Schinken- und Käsebrötchen, und mein Mann kaute mit vollen Backen auf allem, was ich nicht schnell genug zwischen das Brot schob, dachte aber schon an den Nachtisch.

»Kuchen«, antwortete ich und zeigte ihm, wo der war.

Noah machte sich gar nicht die Mühe, Stücke von dem Sandkuchen abzuschneiden. Er legte das ganze Rechteck und zwei Gabeln auf einen Teller und nahm vorsichtshalber auch noch die Sprühsahne aus dem Kühlschrank.

»Und das essen wir jetzt alles im Bett«, freute er sich.

Kurze Zeit später hockten wir auf dem Bett, und während wir endlich unsere Mägen füllten, unterhielten wir uns über das Schrankprojekt, das für das Wochenende geplant war.

»Oder sollen wir das verschieben, bis du die Bestrahlungen hinter dir hast?«

»Das wäre doch Blödsinn«, entgegnete Noah. »Ich mach dir das morgen. Und am Sonntag –«

Er hielt inne. »Was war das?«

Ich hatte es auch gehört. Es war ein lauter Knall gewesen, ein eigenartiges Geräusch.

»Wie ein Ploppen!«, sagte ich.

»Wie ein Schuss?«, fragte Noah, stellte den Kuchenteller auf den Nachttisch und stand auf.

»Wohin gehst du?«

»Nachgucken.«

Ich geriet in Panik und lief ihm nach.

»Wonach willst du denn gucken?«, schimpfte ich im Flüsterton. »Wenn da wirklich jemand geschossen hat, sollten wir doch eigentlich die Polizei –«

»Schschsch!«

Noah blickte aus dem Küchenfenster. Die Straße war menschenleer.

»Geh bloß nicht nach draußen!«, beschwor ich ihn.

»Schschsch!«, wiederholte er und setzte sich ans Fenster.

»Was denn jetzt?«

»Jetzt warten wir mal ein bisschen.«

Wir warteten eine gute Stunde. Als dann noch immer nichts passiert war, gingen wir endlich ins Bett.

»Es wird ein Auspuff gewesen sein«, sagte Noah und lachte. »Wenn wir den Friseur nicht bald zu fassen kriegen, brauch ich selbst Therapie.«

KAPITEL 27

Am Montagmorgen kam Kate. Wir wollten gemeinsam in die Innenstadt fahren und anschließend irgendwo essen.

Kate erklärte Noah gleich bei der Begrüßung, dass er großartig aussehe. Er freute sich sichtlich darüber, und ich freute mich auch, zumal Kate mit später, als wir allein waren, noch einmal in Ruhe sagte, dass sie es ehrlich gemeint und nicht nur so dahingesagt hätte.

»Hör also auf, dir Sorgen zu machen, Lea! Hier!«

Sie hatte mir neues Frauenglück mitgebracht.

Ich nahm die Tabletten, das musste ich zu meinem Leidwesen gestehen, doch fühlte ich mich deshalb weder besser noch schlechter, und deshalb hatte ich eigentlich beabsichtigt, es bei der einen Dose Glück zu belassen.

»Das tu mal nicht!«, mahnte meine Freundin. »Das braucht nämlich lange, bis es wirkt. Das ist ja bei all den Naturmitteln so.«

Ich seufzte und brachte die Dose ins Bad zu der anderen. Ich hatte sie im hintersten Eck einer der Schränke versteckt, damit Noah sie nur ja nicht zufällig fand.

Kate und ich setzten uns noch eine Weile auf die Terrasse, tranken eine Tasse Kaffee und rauchten eine Zigarette. Dann trieb ich meine Freundin zum Gehen.

»Wenn wir jetzt nicht schnell machen, haben wir nämlich die drei Grazien am Hals.«

Die van Houtens hatten uns tatsächlich Postkarten von Tahiti geschickt, gleich zwei. Eine war nur von Mary gewesen, die andere von Olivia und Helena, und beide Karten zeigten zwar die verwirrende Schönheit der Südsee, waren aber im benachbarten Pasadena abgestempelt.

»Zu blöd zum Lügen?«, wunderte sich Kate.

So sah es aus, doch hielt ich es für gefährlich, davon auszugehen.

»Wenn du Leute für blöd hältst, wirst du unvorsichtig«, belehrte ich meine Freundin, »und bei den Frauen musst du ständig aufpassen, sonst kriechen sie dir in die Tasche.«

In der letzten Woche hatte Olivia mir zwei Briefe geschrieben. In beiden sang sie Hohelieder auf meine Schönheit, meinen Geist und meinen Charme.

»Blöd und lesbisch?«, fragte Kate.

»Quatsch! Die ist verheiratet, und die andere sucht händeringend einen Mann.«

»Aber wenn ich einer anderen Frau –«

»Du versuchst, das logisch zu erfassen, Kate, und das klappt nicht. Ich weiß auch nicht, was mit denen nicht stimmt. Ich weiß nur, dass wir machen müssen, dass wir wegkommen, denn die stehen um diese Zeit auf und überlegen sich, was sie mir bringen könnten, damit ich sie hereinlasse.«

Allein in der vergangenen Woche hatte ich dreimal Gaben vor der Tür gefunden, für die ich mich noch nicht bedankt hatte und für die ich mich auch nicht bedanken wollte.

Einkaufstouren mit Kate waren ja erfahrungsgemäß kein Zuckerschlecken, und so hatte ich vorher alles genau geplant. Zuerst wurden meine Stoffe und meine Zutaten gekauft, und erst danach kümmerten wir uns um alles andere.

Kate gab zähneknirschend nach. Für anderthalb Stunden bestand ihr einziger Lichtblick darin, dass sie sich Stoff für jene Abendhose aussuchen durfte, die sie schon vor Monaten gesucht, aber immer noch nicht gefunden hatte.

»Bist du sicher, dass du Zeit hast, mir die zu nähen?«

»Die Zeit nehme ich mir, Kate. Und ab jetzt gehört die Stadt allein dir!«

Jenseits meiner Stoffgeschäfte gab es in der Innenstadt die große weite Welt der Imitationen. Offiziell war es zwar verboten, gefälschte Louis-Vuitton-Taschen oder Chanel-Seidentücher zu verkaufen, doch war es den Behörden weitgehend unmöglich, die Gesetzesbrecher zu fassen.

Wer die Händler jedoch nicht kannte, hatte zumeist keine Chance, denn es war ihnen zu gefährlich, sich auf einen unbekannten, potenziellen Kunden einzulassen, der sich im Endeffekt womöglich als Polizist in Zivil entpuppte.

Mich kannte man jedoch in der Innenstadt. Ich kam regelmäßig, und es hatte sich längst herumgesprochen, was ich wo einkaufte. Somit stellte ich keine Gefahr dar, und darin sah Kate ihre Chance.

Eine ganz besondere Hermes-Tasche wollte sie haben, eine rote. Die kostete im Original fast zwanzigtausend Dollar.

»Eine Logo-Imitation?«, empörte sich der erste Händler, als ich ihn an jenem Montagmorgen darauf ansprach. »So was haben wir nicht, das ist verboten.« Er fügte alsdann im Flüsterton hinzu: »Gehen Sie mal zur Los Angeles Street.«

In der Los Angeles Street waren mindestens zwanzig Taschengeschäfte. Im ersten tat man so, als wisse man überhaupt nicht, was ich wollte. Im zweiten flüsterte man mir zu, gegenüber sei ein Geschäft, in dem ich mal fragen sollte. Nun, gegenüber waren mehrere Geschäfte, und da man mir weitere Einzelheiten versagte, mussten Kate und ich weiterforschen.

Endlich war es vollbracht. Eine kleine Chinesin führte uns ins Hinterzimmer und zerrte einen Katalog aus dem Schrank.

»Woran sind Sie denn interessiert?«

Kate zeigte ihr das Modell und fragte nach dem Preis.

»Das kostet achtundachtzig Dollar plus Steuer.«

»Okay.«

»Können Sie in etwa einer Stunde wiederkommen?«

Wir nutzten die Stunde für ein wohlverdientes Päuschen. Mein Rücken schmerzte so sehr, dass ich kaum noch stehen oder laufen konnte, und Kate war hungrig. Vor meinen Augen verschlag sie einen Hotdog.

»Das ist lecker, Lea, willst du mal beißen?«

»Ich brauche das Ding bloß zu riechen und kriege Salmonellenvergiftung.«

Ja, das war mein neuestes Problem. Meine Blutungen hatten aufgehört, wie Dr. DeAngelo es vorausgesehen hatte, nur die Rückenschmerzen waren mir erhalten geblieben. Darüber hinaus fühlte ich mich in letzter Zeit häufig so, als hätte ich mir eine Infektion zugezogen. Ich litt schnell unter leichter Übelkeit, unter Durchfällen, und ich hatte auch wieder öfter diese grässlichen Blähungen, die mich vor Monaten schon mal so geplagt hatten.

»Das kommt alles nur vom Stress, Lea.«

Kate kaufte ihre Tasche, und auf dem Rückweg zum Auto sah sie nach all den vielen anderen Dingen, die noch auf ihrer Liste standen: Spielzeug für Nasty Nasta, ein paar angebliche Chanel-Tücher zum Weiterverschenken, Strass-Ohrringe, ein Haarteil.

Wir fuhren von der Innenstadt nach Santa Monica und aßen dort verspätet zu Mittag oder frühzeitig zu Abend, je nachdem, wie man es sehen wollte. Die Sonne schien, der Wind war warm, und ich wünschte mir sehnlich, das nicht nur wahrzunehmen, sondern auch ein bisschen zu genießen. Doch wollte mir das einfach nicht gelingen.

»Ihr habt auch eine Scheiß-Zeit hinter euch«, gestand Kate mir zu. »Aber das ist bald alles vorbei, Lea. Jetzt kriegt Noah seine Bestrahlungen, und dann ist er wieder ganz gesund, und es geht aufwärts mit euch. Cheers!«

Wir stießen mit einer Runde Cola an und machten uns kurze Zeit später auf den Heimweg.

Der Verkehr auf dem PCH war dicht wie immer, und als ich die Zufahrtsstraße zu unserer Wohnanlage erreichte, ging es zunächst überhaupt nicht mehr weiter. Fast eine Viertelstunde brauchten wir für knapp zehn Meter.

»Da scheint irgendeine Polizeikontrolle zu sein, Lea.«

Tatsächlich hatte die Polizei die Zufahrtsstraße so blockiert, dass statt je zwei Fahrspuren in jede Richtung nur noch eine

Fahrspur in beide Richtungen benutzbar war, und die Einfahrt zu unserer Straße war völlig gesperrt.

»Um Gottes willen!«, entfuhr es mir.

Meine Samantha war allein zu Hause, und wenn es gebrannt hatte, wenn das Haus abgebrannt war …

Endlich hatten wir die Polizeisperre erreicht, und ein freundlicher Beamter blickte in den Wagen und bat mich um Führerschein und Zulassung.

»Ah«, sagte er, »Sie sind also ein Anwohner.«

Er winkte dem Kollegen, der die Absperrung bewachte, und wandte sich wieder an mich. »Fahren Sie bitte in Ihre Straße, aber nur bis hinter die Absperrung, nicht weiter. Der Kollege wird Ihnen sagen, wo Sie halten müssen.«

»Was ist denn passiert?«, wagte ich endlich zu fragen.

Doch er gab mir keine Antwort darauf.

Kate und ich sahen einander kurz an – uns war beiden nicht wohl zumute –, und dann wurde ich herangewunken und aufgefordert, in einem abgeteilten Bereich hinter der Absperrung zu parken.

Während ich das tat, versuchte ich auszumachen, was hier los war. Doch war vor lauter Polizeiautos fast nichts zu sehen, und überall waren diese gelben Bänder gespannt.

»Da steht *Crime Scene* drauf«, flüsterte Kate.

»Crime Scene?«

Ich kannte das nur aus dem Fernsehen und wusste nicht, ob ich lachen oder weinen sollte. Ja, ein Teil von mir fand das alles peinlich, ganz so, als setze man mich einem Umfeld aus, von dem doch jedes Kind wusste, dass es das eben nur im Fernsehen gab. Denn nur im Fernsehen gab es Verbrechen. Nur im Fernsehen jagte die Polizei Mörder, und mein Mann half ihnen dabei, indem er irrwitzige Zusammenhänge analysierte und … Der Friseur!

Ich schaltete den Motor ab und hatte plötzlich Mühe, zu atmen. Bestimmt hatte der Friseur wieder zugeschlagen. In unserer Straße! Ich spürte, dass ich eine Gänsehaut bekam, denn plötzlich machte alles Sinn: Das ploppende Geräusch, das wir in der Nacht von Freitag auf Samstag gehört hatten; Noah hatte gleich befürchtet, dass es ein Schuss gewesen war, und jetzt …

Bevor ich mich weiter mit diesen Gedanken hätte befassen können, klopfte jemand an meine Autoscheibe.

»Das darf ja nicht wahr sein«, entfuhr es mir.

»Ist das nicht -?«

»Ja, das ist meine schreckliche Nachbarin.«

»Vielleicht weiß die, was hier los ist.«

Im nächsten Moment sprang ich auch schon aus dem Wagen.

»Was ist passiert?«, rief ich hysterisch.

Mary lachte. »Ruhig, Lea, erst mal durchatmen! Da hat wohl jemand eingebrochen.«

»Bei uns?«

»Bei den Leuten gegenüber.«

»Bei den Kellys?«

Mary schien das nicht zu wissen, vor allem schien es sie aber auch nicht sonderlich zu interessieren. »Ich glaube, ja. Aber so genau sagen die dir das nicht. Die nehmen nur die Personalien auf, und dann reißen sie dir das Auto fast auseinander.«

Sie wies auf einen roten Wagen, der in der gleichen Reihe stand wie meiner. Alle vier Türen und der Kofferraum waren geöffnet, und aus jeder Öffnung ragte ein Arm, ein Bein oder ein Hinterteil heraus, und Olivia – wieder mal von Kopf bis Fuß in kleidsames Schwarz gewandet – redete wechselweise auf den Arm, das Bein und das Hinterteil ein, weil man angeblich mit diesem nicht genug achtgab, da gar nicht drangehen durfte – und überhaupt.

»Und Sie sind?«, sprach mich ein Polizist an. Er trug Uniform und hielt einen Block in der Hand.

»Lea Reich«, antwortete ich und gab ihm meine Adresse. »Und das im Auto ist meine Freundin Kate Megully, die wohnt nicht hier.«

»Ist das hier Ihr Wagen oder der Wagen Ihrer Freundin?«

»Meiner.«

»Dann treten Sie bitte da herüber. Unsere Spurensicherung muss den Wagen untersuchen. Dafür haben wir eine Genehmigung, Sie bekommen eine Kopie. Außerdem –«

»Der Kofferraum ist so voll, den müssen wir erst auspacken«, fiel ich dem Beamten ins Wort.

»Das machen unsere Leute«, erwiderte er. »Sie und Ihre Freundin gehen jetzt bitte einfach nur da hinüber.«

Er wies mir die Richtung, und ich erblickte Helena in der Ferne. Mary trat gerade zu ihr, und die beiden flüsterten miteinander, und dann lachten sie, als sei das Ganze hier eine wahre Freude.

Ich drehte mich zu Kate herum. Die stand inzwischen am Straßenrand und starrte mit eigentümlich leerem Blick vor sich hin.

»Kate?«

Sie schien mich nicht zu hören.

»Kate?«, rief ich lauter. »Wir sollen da rübergehen!«

Endlich sah sie zu mir herüber und nickte.

Ein großer, schlanker Mann in Straßenkleidung trat zu mir. »Sind Sie Lea Reich?«

»Ja.«

Er lächelte mich an und stellte sich mir vor, und der Name und sein Gesicht kamen mir irgendwie bekannt vor.

»Kommen Sie bitte mit mir!«, sagte er. »Ich gehe vor.«

»Moment. Meine Freundin ist auch hier, und sie muss –«

»Tut mir leid, Lea, ich darf nur Sie durchlassen.«

Jetzt verstand ich überhaupt nichts mehr, doch spürte ich, dass der Mann es eilig hatte.

»Dann sage ich Kate nur eben Bescheid.«

»Tun Sie es bitte mit so wenig Aufsehen wie möglich.«

Erst jetzt wurde mir bewusst, wie viele Leute dort in der Nachmittagssonne schwitzten. Die Nachbarn mit den kleinen Kindern, die im Nebenhaus wohnten, hatten offenbar einen Kindergeburtstag gefeiert. Da waren an die zwanzig Vier- bis Fünfjährige mit geschminkten Gesichtern, und um sie herum waren viele Erwachsene, offenbar die Eltern, und all diese Menschen warteten darauf, dass es weiterging.

Ich winkte Kate zu mir herüber und teilte ihr im Flüsterton mit, was man mir mitgeteilt hatte.

»Der rote Ford da drüben«, meinte sie, »gehört der eurer schrecklichen Nachbarin?«

Ich konnte mir weder vorstellen, warum Kate sich in dieser Situation damit beschäftigte, noch wollte ich mich damit auseinandersetzen.

»Offenbar«, antwortete ich und ging zurück zu dem Mann.

»Irgendwoher kenne ich Sie«, sagte ich, während ich ihm durch die Absperrung folgte.

»Ihr Mann arbeitet in unserer Sonderkommission«, antwortete er, »deshalb wahrscheinlich.«

Mir wurde schlecht. »Es ist nicht nur irgendwo eingebrochen worden?«

Tim O'Neill gab mir keine Antwort darauf.

»Doktor Lehman hat uns schon erzählt, was Sie Freitagnacht gehört haben«, sagte er stattdessen. »Wir wünschten nur, Sie hätten auch was gesehen.«

North Oceangate 102 war ganz mit gelbem Plastikband abgezäunt. Große Polizeiautos versperrten die Sicht. Noah hatte gehört, dass ich gekommen war, und lief uns entgegen.

Noch bevor ich etwas fragen konnte, nahm er mich in die Arme und hielt mich ganz fest. »Ruhig, Lea. Ganz ruhig!«

»Das Trauma an den Genitalien ist hier zehnmal schlimmer«, hörte ich jemanden sagen. »Habt ihr davon genug Fotos gemacht? Nicht, dass wir nachher wieder dastehen!«

Ohne mich loszulassen, zog Noah mich weg vom Haus zur anderen Straßenseite, drückte mich mit sanfter Gewalt auf den Bordstein vor unserer Garage.

»Larry?«, stieß ich aus. »Eleanor und Larry?«

»Sie sind tot, Lea.«

»Es war also doch ein Schuss?«, flüsterte ich.

Noah nickte.

»Wir haben gehört, wie jemand getötet wurde?«, schluchzte ich auf. »Wir hätten also doch die Polizei holen sollen –«

»Wir haben einen Knall gehört, Lea! Wenn jeder die Polizei holen würde, weil er einen Knall hört, wären die Tag und Nacht unterwegs.«

»Wir hätten nichts tun können?«, vergewisserte ich mich.

Noah machte ein nachdenkliches Gesicht. »Ich weiß, wie ein Schuss klingt. Aber ich wusste nicht, wie es sich anhört, wenn in unserer Straße, im Haus gegenüber, eine Waffe abgefeuert wird … Nein, wir hätten nichts tun können.«

»Hat er … hat er Eleanor vergewaltigt?«

»Er vergewaltigt seine Opfer nicht, Lea.«

»Aber sie haben im Fernsehen gesagt, dass er –«

»Er vergewaltigt sie nicht.«

Es machte mir im Allgemeinen nur wenig aus, wenn Noah mir nicht sagte, was er wusste, denn das war ja nun mal so in seinem Beruf. Dass er mir jedoch bewusst etwas Unwahres sagte, wollte ich nicht hinnehmen.

»Nein?«, fragte ich und sah ihn verärgert dabei an. »Warum hat der Mann dann gerade gesagt, dass das Trauma an den Genitalien so schlimm ist?«

»Lea … was ich dir jetzt sage, darfst du niemandem erzählen, verstehst du? Auch nicht Kate!«

»Ich verspreche es dir.«

»Das reicht nicht. Du musst es dir selbst versprechen, Lea. Wenn du es Kate sagst, empfindet die ihrem Journalistenfreund gegenüber die gleiche Verpflichtung. Und wenn es rauskommt, kann es eine Katastrophe geben.«

Er konnte sich auf mich verlassen, doch wollte ich nicht noch einmal etwas Falsches sagen, also schwieg ich gleich.

»Er sodomiert«, sagte Noah.

Ich starrte ihn an. Kriminologen benutzten das Wort »Sodomie« nicht, um Geschlechtsverkehr eines Menschen mit einem Tier, sondern um eine Vergewaltigung zu definieren, die mit einem Fremdobjekt verübt worden war.

»Schraubenzieher, Messer, ein Stuhlbein«, flüsterte Noah, »was ihm gerade in die Quere kommt.«

»Deshalb keine DNA«, sagte ich leise und berichtete ihm von Scott Cranes diesbezüglicher Bemerkung bei einer Pressekonferenz. »Nach dem letzten Mord war das.«

Noah nickte. »Genau, deshalb keine DNA.«

»Und Fingerabdrücke?«

»Handschuhe.«

Ich konnte nicht umhin, mir vorzustellen, wie Eleanor und Larry die letzten Stunden ihres Lebens verbracht hatten. Vermutlich hatten sie Pläne für die nächste Woche gemacht, für Weihnachten, für nächstes Jahr …

»Er hätte uns umbringen können.« Erst jetzt kam mir das zu Bewusstsein. »Was machen wir denn jetzt?«

»Du, geh ins Haus und reagiere dich ab. Ich werde versuchen, Kate auszulösen. Sie muss unseren Leuten ihre Autoschlüssel geben, damit sie den Wagen untersuchen können.«

»Kate war aber doch gar nicht –«

»Das heißt nichts. Der Wagen steht hier, und was heute hier steht, kann auch schon am Freitag hier gestanden haben und wird auseinandergenommen. Wenn du was tun möchtest, mach was zum Essen. Nicht nur für uns, sondern auch für die Jungs.«

Die folgenden Stunden verbrachten Kate und ich in der Küche. Aus Nudeln, Trockenfleisch, mehreren Gemüsekonserven und einem Glas Mayonnaise zauberte ich einen Bottich Nudelsalat, und alles, was an Wurstaufschnitt und Käse im Haus war, wurde auf die Unmengen Brot verteilt, die ich eingefroren aufbewahrte.

»Sag Noah, dass er mit dir zu Costco fahren muss«, mahnte Kate. »Das Zeug kannst du nicht allein wieder herbeischaffen. Dazu brauchst du entweder zwei Lastenesel oder ihn.«

Ich bemühte mich zu lachen, doch gelang es mir nicht. Ich hatte in der Schule eine Freundin gehabt, deren Bruder bei einem Klassenausflug erstochen worden war, und das war meine einzige Lebenserfahrung mit einem Verbrechen.

Kate erging es ähnlich. Sie hatte auf dem College eine Klassenkameradin gehabt, deren Cousine von einem Triebtäter vergewaltigt worden war.

»Sonst habe ich auch nur immer davon gehört«, sagte Kate. »Oder was im Fernsehen gesehen. Wollt ihr hier wohnen bleiben? Ich könnte hier nicht bleiben. Hast du Noah je gesagt, dass du die Wohnung in Hollywood noch hast?«

Ich hatte es ihm bisher noch nicht gesagt, und ich hatte auch nicht die Absicht, es in naher Zukunft zu tun.

»Was war denn mit dem roten Auto?«, fragte ich Kate.

Sie fuhr zusammen. »Das ist das Auto, das uns damals in Camarillo nachgefahren ist.«

»Bist du sicher?«

»Ziemlich. Das war auch ein roter Ford.«

»Mary hat einen roten Ford?«

Nach Camarillo waren wir mit diesem Touareg gefahren. Den roten Wagen hatte ich gerade zum ersten Mal gesehen.

»Das war das Auto, das uns in Camarillo verfolgt hat, Lea; das weiß ich genau. Da hing nämlich auch so ein komisches Ding am Spiegel.«

»Warum sollte Mary uns denn damals nachgefahren sein? Das war doch noch, bevor wir das Haus hier hatten.«

»Dann ist sie vielleicht hinter deinem Noah her?«

»Und weil sie hinter dem her ist, fährt sie mir nach?«

»Sie wollte vielleicht wissen, wo du wohnst und wie du lebst? Vielleicht ist Mary ja der Friseur! Ach so ... die hat ja keinen Penis zum Vergewaltigen ... oder vielleicht doch! Die operieren dir heute ja alles hin, wenn du's bezahlst. Ich kann mir sogar vorstellen, warum die Mary gewalttätig wird von Zeit zu Zeit. Wenn du dieses Gesicht tagaus, tagein im Spiegel siehst, wirst du irgendwann blutrünstig. Denk doch nur, Lea ...«

Kate redete und redete, und ich tat so, als würde ich ihr zuhören, doch war ich in Wahrheit mit etwas ganz anderem beschäftigt. Vielleicht vergewaltigte der Friseur seine Opfer ja mit Stuhlbeinen und Schraubenziehern, weil er keinen Penis hatte ...

Noah lachte schallend, als ich ihm das in der Nacht erzählte. »Du bist herrlich. Du kannst Mary nicht leiden, weil du dich nicht gegen sie wehren kannst; also kreierst du Indizien, die sie zu einer Massenmörderin machen. Prima, Lea! Wenn sie zum Tode verurteilt wird, bewahrt dich das vor Begegnungen, die disharmonisch werden könnten.«

»Aber es würde doch Sinn machen, Noah. Sie konnte unbemerkt von hinten ins Haus schleichen, und unbemerkt zurück. Sie ist hier eingezogen, weil sie es auf uns abgesehen hatte, und weil das nicht so –«

»Lea, Frauen sind zu solchen Taten nicht fähig. Es gibt in der ganzen Kriminalgeschichte keine einzige Frau, die reihenweise Menschen getötet hat. Das ist eine männliche Domäne, und bitte mich jetzt um Gottes willen nicht, dir das näher zu erklären.«

Er brauchte es mir nicht näher zu erklären. Er hatte seine Meinung, und ich hatte meine. Und ich nahm mir vor, meiner grässlichen Nachbarin weiterhin gezielt aus dem Wege zu gehen, zugleich aber ebenso gezielt beide Augen aufzuhalten. Hier musste mal spioniert werden.

KAPITEL 28

In den folgenden Tagen war ich schwer beschäftigt. Sobald Noah morgens fort war, verlagerte ich meine gesamte Arbeit in die Küche. Ich stellte die Schneiderpuppe zwischen Kühlschrank und Herd – die van Houtens durften nicht mehr aus den Augen gelassen werden!

Seit beide Töchter da waren, stand Mary morgens später auf. Erst um kurz nach neun zog sie die Vorhänge in der Küche auf. Zur gleichen Zeit legten sich Olivia und Helena auf die Terrasse, und dort servierte die Mutter ihnen das Frühstück. Anschließend verschwanden die Damen für anderthalb Stunden im Haus, und dann fuhren sie gemeinsam weg. Wenn sie am Nachmittag zurückkamen, waren sie immer bepackt. Die Lalique-, Gucci- und Louis-Vuitton-Aufschriften auf den Tüten und Taschen hätten mir die genaue Route verraten können, die sie bei ihrer Tour genommen hatten, doch trieb ich es so weit nun auch wieder nicht.

Um Schlag vier Uhr verließ Mary dann erneut das Haus, jeden Nachmittag. Zumeist fuhr sie allein weg, nur selten begleitete sie eines der Mädchen. Und Mary kam jedes Mal genau sechzig Minuten später zurück, was den Rückschluss zuließ, dass sie eine Strecke fuhr, die nicht vom Verkehr beeinträchtigt wurde.

Nachdem ich das ein paar Tage beobachtet hatte, beschloss ich, meine Spionage einen Schritt weiter zu treiben. Ich fuhr um drei Uhr fünfzig zur Zufahrtsstraße vor der Anlage und parkte dort auf dem Seitenstreifen. Marys Wagen tauchte pünktlich auf und bog nach links ab.

So fuhr ich am nächsten Tag schon um drei Uhr fünfundvierzig weg, bog ebenfalls links ab und hielt jenseits der ersten Abzweigung auf dem Seitenstreifen. Wenige Minuten später fuhr Mary an mir vorüber.

Auf diese Weise arbeitete ich mich langsam vor, und eines Nachmittags hatte ich Marys tägliches Ziel erreicht.

Der Valley Oaks Memorial Park war einer der kleineren Friedhöfe von Los Angeles. Ich fuhr regelmäßig daran vorüber, denn er lag direkt neben Costco, einem Großhandel für Waren jedweder Art.

Dafür, dass Mary täglich zu diesem Friedhof fuhr, gab es meines Erachtens keine vernünftige Erklärung. Ich kannte zwar Menschen, die das jeden Tag taten, doch besuchten die ihre verstorbenen Ehepartner, und Mary hatte mir gegenüber behauptet, dass ihr Mann schon vor Jahren in Holland beerdigt worden war. Viele Berühmtheiten waren im Valley Oaks Memorial Park auch nicht beerdigt, da hatten andere Friedhöfe im Großraum Los Angeles weit mehr zu bieten.

Es war allerdings anzunehmen, dass Mary auf dem Friedhof das Grab eines Menschen besuchte, der ihr nahegestanden hatte, und das war in diesem Fall fast so wertvoll wie eine Leiche im Keller. Ich würde das Geheimnis ergründen, davon war ich überzeugt, nur musste ich das sorgfältig planen.

So beschloss ich, meinen nächsten Einkauf bei Costco mit einem Besuch des Friedhofs zu verbinden, um zu sehen, wo man dort parken und sich gegebenenfalls verstecken konnte. Zur Abwechslung kam ich mir mal clever vor, das passierte auch nicht allzu häufig.

Am 16. August 2004 um neun Uhr fünfzehn bekam Noah die erste seiner insgesamt fünfunddreißig Bestrahlungen. An jenem Morgen durfte ich ihn in die Radiologie begleiten, zum ersten und vorerst auch einzigen Mal. Erst am 4. Oktober, seinem letzten Behandlungstag, durfte ich wieder mitgehen, so war es abgemacht. In den sieben Wochen dazwischen wollte mein Mann es morgens allein hinter sich bringen, denn die Behandlung dauerte nur eine Viertelstunde, und die Radiologie war nur eine weitere Viertelstunde Fußweg von seiner Praxis entfernt.

»Es wird mir guttun, das täglich zu laufen, Lea.«

Ich lächelte milde. Noah wusste zwar, dass die Bestrahlungen keine Kleinigkeit waren und es zu unerwünschten Nebenwirkungen kommen konnte, doch war er zurzeit noch gar nicht in der Lage, seine Kenntnisse mit seinem Körper in Zusammenhang zu bringen. Zurzeit war er nämlich noch wie in einem Rausch, so sehr faszinierte ihn diese Technik, von der er plötzlich umgeben war.

Jeder Mensch wird irgendwann im Leben geröntgt, selbst wenn es nur beim Zahnarzt ist. Das Gerät, das dazu benutzt wird, benötigt zwischen sechzig- und achtzigtausend Volt, um den Strahl herzustellen, der dann beispielsweise die Röntgenaufnahme vom rechten Oberkiefer produziert.

Im Vergleich dazu braucht ein Linearbeschleuniger zwischen sechs und einundzwanzig Millionen Volt. Diese Energie verwandelt das Gerät in einen Strahl, den man präzise ausrichten und gebündelt auf das gewünschte Ziel konzentrieren kann. Dabei besteht die Möglichkeit, die Größe und die Form des Strahls zu verändern, nicht aber die Intensität der Strahlung.

Diese Strahlenintensität wird heute weltweit in Gray gemessen, einer Einheit, die man »Gy« abkürzt. Bei einer Röntgenaufnahme des rechten Oberkiefers wird unser Körper etwa dem Tausendstel eines Grays ausgesetzt. Um, wie bei Noah, Prostatakrebs erfolgreich nachzubestrahlen, braucht man eine Gesamtstrahlung von 70 Gy und bekommt die über sieben Wochen verteilt in einer täglichen Dosis von 2 Gy.

Dieses Aufteilen der Gesamtstrahlung, das so genannte Fraktionieren, soll der Schädigung der gesunden Zellen entgegenwirken. Denn es lässt sich nicht vermeiden, dass der Linearbeschleuniger neben bösartigen Zellen auch gesunde trifft.

Dabei zielt das Gerät nicht auf die Zellen an sich, sondern auf die DNA der Zellen, die Desoxyribonukleinsäure.

Bei der Zeugung des Menschen verschmelzen die dreiundzwanzig Chromosomen der männlichen Samenzelle mit den dreiundzwanzig Chromosomen der weiblichen Eizelle. Jedes einzelne der Samenzellen-Chromosomen enthält die Desoxyribonukleinsäure des Vaters, die Eizellen-Chromosomen beinhalten die DNA der Mutter. Durch die Verschmelzung entsteht ein DNA-Doppelstrang, der einzigartig ist.

Jede einzelne Zelle unseres Körpers enthält diese bei der Zeugung geschaffene DNA. Für Krebszellen gilt das jedoch nicht, sie haben eine andere DNA. Trifft der gebündelte Strahl des Linearbeschleunigers die Krebszelle, tötet er sie nur selten sofort. Weit häufiger deaktiviert er sie nur, sodass sie sich nicht teilen und somit auch nicht mehr vermehren kann.

Gesunde Zellen reagieren anders, wenn sie getroffen werden. Führt der Kontakt mit dem Strahl zu ihrem Tode, so ist unser Körper in der Lage, sie auf lange Sicht neu wachsen zu lassen. Wird eine gesunde Zelle von dem Strahl verletzt, so repariert sich das Zellgut sogar innerhalb von vier bis vierundzwanzig Stunden selbstständig.

Noah hatte es also zurzeit mit Fakten zu tun, die sowohl wissenschaftlich als auch technologisch so faszinierend waren, dass es nahezu zwangsläufig Auswirkungen auf sein Y-Chromosom hatte. Ja, der Anfang allen Elends befand sich im Augenblick in einer Art von Rauschzustand.

Wie so viele Männer war auch meiner vernarrt in Computer. Noah hatte kein Notizbuch, sondern einen Palm Pilot, und wir besaßen keinen konventionellen Fotoapparat mehr, weil mein Noah jetzt einen hatte, mit dem er auch telefonieren konnte.

Vor seiner Operation hatte er nach eigener Aussage unter anderem deshalb so wenig über seine Krankheit nachgedacht, weil ihn die Technik von Szintigrafie, Computertomografie und MRI so beeindruckt hatte, dass er es manchmal als Geschenk des Himmels sah, das persönlich erleben zu dürfen. Und ein Teil von ihm empfand die Begegnung mit dem Linearbeschleuniger mit ähnlich ehrfurchtsvoller Begeisterung.

Das legte sich jedoch rasch. Denn bereits nach der ersten Behandlungswoche hatte mein Mann Beschwerden, mit denen er zwar grundsätzlich, allerdings nicht schon zu diesem frühen Zeitpunkt gerechnet hatte.

Er war wund. Da die Haut durch die Bestrahlungen in den oberen Schichten Zellen verlor, war der Bereich zwischen Schließmuskel und Penis stark gerötet, und das Gleiche galt für den Schließmuskel selbst.

»Du sollst Zinksalbe daraufun«, las ich in dem Begleitmaterial, das sie uns gegeben hatten.

»Ja, ja«, brummte Noah. »Kannst auch Maismehl nehmen und mich danach in die Pfanne hauen.«

Nun, ich wusste zwar, dass man ebenso gut Maismehl nehmen konnte – das stand nämlich auch in dem Begleitheftchen –, doch zog ich vor, dass er es erst einmal mit der Zinksalbe versuchte. Leider half die nur, den Damm vorübergehend zu beruhigen. Dem entzündeten Schließmuskel war damit nicht beizukommen.

»Das hat man bei uns früher mit Sitzbädern behandelt«, erinnerte ich mich und suchte nach Kamillentee.

»Ich setz mich doch nicht mit dem Hintern in Kamillentee«, schimpfte mein Mann. »Das hat Irene nach der Geburt der Kinder gemacht.«

Ein paar Tage später sah er auch das anders, denn inzwischen brannte der Schließmuskel nicht nur, jetzt blutete er auch.

»Proktitis«, diagnostizierte Noah und erklärte mir, dass es durch die Bestrahlungen zur Bildung von unzähligen neuen Blutgefäßen käme, die nur dünne Wände hätten und deshalb leicht bluteten. »Und weißt du, Lea … dagegen helfen Sitzbäder schon ein bisschen …«

KAPITEL 29

Am Abend des 23. August fand im North Oceangate eine Gedenkfeier für Larry und Eleanor Kelly statt. Ein paar Tage vorher hatten alle Anwohner eine Einladung erhalten, aus der hervorging, wie der Ablauf der Feier geplant war.

»Aaaccchhh«, stöhnte mein Mann, »das ist so ein Kerzenfest …«

Noah hasste Zeremonien. Hochzeiten nannte er vorsätzliche Irreführungen, Beerdigungen reine Zeitverschwendung, und Kerzenfeste – die waren schlimmer als all die anderen zusammen.

»Ich will daran teilnehmen, Noah, und ich möchte, dass du mich begleitest. Bitte! Nicht, dass du absichtlich zu spät nach Hause kommst!«

Mein Mann rollte die Augen, nickte aber und meinte, ich könne mich auf ihn verlassen. »Verlang nur nicht, dass ich ein Kerzchen schwenke!«

Das LAPD hatte die sterblichen Überreste von Larry und Eleanor Kelly nach wie vor nicht freigegeben. Auch der Ort des Verbrechens war immer noch versiegelt und mit gelben Plastikbändern abgesperrt. Jenseits der Absperrung war im Verlauf der zwei Wochen ein amerikanisches Phänomen entstanden; Noah nannte das ein mobiles Mahnmal.

Diese Mahnmale fand man überall, wo etwas Tragisches passiert war, am häufigsten also an Straßenkreuzungen. Innerhalb von wenigen Stunden nach dem Unglück stellten Menschen erste Kerzen dort auf, und laut Noah waren es die armen Leute, die damit den Anfang machen. Ja, nach seiner Beobachtung erfolgte das Errichten eines mobilen Mahnmals nach der gleichen Struktur, wie der Staat Steuern erhob.

Die Armen brachten erst mal nur die Kerzen, und daneben legten sie einen Zettel oder ein Stück Karton mit ein paar Worten, die an den Verstorbenen gerichtet waren.

Als Nächstes machte dann der gesellschaftliche Mittelstand seine Aufwartung. Die brachten auch Kerzen, schrieben ihre Botschaften aber bereits auf Briefpapier und steckten es in Umschläge; und sie legten zusätzlich auch noch Blumen auf den Asphalt.

Das rief die Reichen auf den Plan, die kamen als Letzte. Deren Kerzen waren größer als die ihrer Vorgänger, und sie schrieben ihre Worte auf teure Grußkarten. Daneben legten sie ihre Blumen und was immer sie sonst für sinnvoll hielten; von Plüschtieren über Luftballons bis hin zu Flaggen war alles erlaubt, was gefiel.

Doch hörte das Mahnmal natürlich irgendwann auf zu wachsen, und dann erging es ihm, wie es den amerikanischen Konzernen auch erging. Sie machten nicht mehr genügend Profit, und deshalb kamen sie weg. Die mobilen Mahnmale verschwanden zumeist bei Nacht und Nebel, und es wurde behauptet, dass alles, was nicht verderblich war, den Angehörigen des Verstorbenen zufiel.

Mein Noah wusste das allerdings besser. Er schwor steif und fest, dass er gewisse Plüschtiere, gewisse Kerzenhalter und sogar gewisse Kartons mit Aufschriften von Montag bis Donnerstag an einem Unfallort in Beverly Hills und von Freitag bis zum folgenden Dienstag an einem Unfallort in Glendale gesehen hatte. Das veranlasste ihn zu der Schlussfolgerung, dass nur ein ganz geringer Prozentsatz der Mahnmal-Bauer dem Opfer und seinen Angehörigen wirklich verbunden war. Die meisten betrieben das lediglich wie einen Sport: Sie zogen zum Trauern von einer Straßenkreuzung zur nächsten.

Am Nachmittag des 23. August fuhr zunächst eine Kolonne von Polizeiwagen in unsere Straße. Als bei Einsetzen der Dämmerung die ersten Menschen kamen, bezogen uniformierte Beamte Stellung vor dem Haus von Larry und Eleanor.

»Die denken sicher, dass der Friseur heute Abend auch kommt«, meinte Kate.

Ich glaubte eher, dass sie die gesicherten Spuren schützen wollten.

Meine Freundin war extra gekommen, um an der Feier teilzunehmen, weniger, weil sie Eleanor Kelly flüchtig gekannt hatte, sondern weil sie Sorge hatte, es könnten nicht genug Menschen an der Gedenkfeier teilnehmen – eine Sorge, die ich teilte. Wie sich bald herausstellte, hatten wir uns diese Sorgen ganz umsonst gemacht. Es kamen nicht nur Eleanors Studenten und Larrys Kunden, es kamen auch die Vorstände und Mitglieder der einzelnen Vereine und Verbände, denen sie angehört hatten.

Larry hatte in seiner Freizeit als Football-Trainer gearbeitet. Eleanor war im Vorstand einer Anti-Abtreibungs-Liga gewesen, und diese Liga erwies sich als der eigentliche Veranstalter des Kerzenfests. Binnen kürzester Zeit wurde eine Rednerbühne aufgestellt, und es wurden Lautsprecher installiert. An einem Stand konnte man kostenlos Kerzen bekommen.

Als es dunkel war, hatten sich so viele Menschen eingefunden, dass die Straße die Massen kaum fasste; wir standen dicht gedrängt.

Kerzenfeste sind in den USA sehr beliebt und werden veranstaltet, um zu bitten, zu danken, zu mahnen, zu trauern, zu erinnern – und manchmal auch einfach nur, um irgendwo den Verkehr für Stunden lahmzulegen. Das Ritual des Kerzenfests bietet den Amerikanern die Möglichkeit, all die vielen verschiedenen Religionsgruppen unter einen Hut zu bringen.

Das funktionierte prächtig, auch bei der Gedenkfeier für die Kellys.

Über die Lautsprecheranlage wurde die Menge willkommen geheißen und alsdann aufgefordert, *Amazing Grace* zu singen.

Dannach hielt ein Pastor eine kurze Rede. Sie begann damit, dass er gestand, nicht viel über die Kellys zu wissen, denn sie waren nur selten zur Kirche gegangen.

»Lea, lass nicht zu, dass bei meiner Trauerfeier jemand über mich spricht, der mich nicht gekannt hat«, sagte Noah.

Ich griff nach seiner Hand und drückte sie. Genau das hasste er so an Zeremonien. Sie erinnerten ihn an unangenehme Erlebnisse in der Vergangenheit – und an drohende in der Zukunft.

Auf die kurze und wirklich nicht gerade erhebende Ansprache des Pastors folgte eine Bibellesung. Als Nächstes sprach die Vorsitzende der Anti-Abtreibungs-Liga, die das Kerzenfest ausrichtete.

Ein Mann trat ans Mikrofon. Er stellte sich zunächst kurz vor – er hieß Homer und war ein Schwager von Larry – und erzählte dann über die Verstorbenen.

Larry und Eleanor Kelly stammten beide aus Ohio, er aus Salem, sie aus Cincinnati. Als neunzehnjähriges Mädchen war Eleanor nach Los Angeles gekommen und hatte an der UCLA, der University of California at Los Angeles, mit ihrem Mathematikstudium begonnen. Im Herbst 1974 lernte sie dort auf der Geburtstagsfeier einer Kommilitonin, die aus Salem kam, deren Bruder Larry kennen. Sie heirateten kurze Zeit später und blieben in Kalifornien. Auf das Haus in Malibu hatten sie dreißig Jahre gespart.

Larry und Eleanor hatten keine Kinder, und Eleanor hatte auch keine Familie mehr. Larrys Schwester war ein paar Jahre zuvor gestorben, und da sie und ihr Mann Homer ebenfalls keine Kinder hatten, war Homer nun der Erbe von North Oceangate 102 und derjenige, der sich um alles weitere kümmern musste, unter anderem darum, dass Larry und Eleanor nach Ohio überführt und dort beigesetzt wurden.

»So, das war eine anständige Ansprache«, lobte mein Mann. »Jetzt weiß man doch wenigstens, wer diese Menschen waren. Da hätten sie sich den Quatsch von Hiob sparen können.«

»Du darfst dich zurückziehen«, erlöste ich meinen Mann.

Dankbar machte er, dass er wegkam, damit ich es mir nur ja nicht noch anders überlegte.

Kate und ich hielten bis zum Ende aus. Wir sangen mit, wir beteten mit, und als die Menschenmassen auseinanderliefen, gesellten wir uns zu einer der Gruppen, die übrig blieb.

Es waren die Nachbarn, die links neben uns wohnten – die mit den vielen Kindern, über die Mary mal so hergezogen hatte. Vier Kinder besaßen die Fratts, das jüngste war vier Monate, das älteste fünf Jahre alt. Alle vier Kinder hatten mit den Eltern an der Gedenkfeier teilgenommen, und nicht einmal das Baby, das im Kinderwagen lag, hatte geschrien – so schlecht erzogen konnten die Fratt-Kinder also gar nicht sein.

»Entschuldigen Sie die Frage«, sagte Kate nach kurzer Zeit zu Amber Fratt, »aber kennen wir uns?«

»Das kommt mir auch so vor. Ich weiß nur nicht, woher.«

Sie machten einander ein paar Angebote, die vom Ballettunterricht zum Babyturnen ihrer Kinder reichten, dann hatte Kate auf einmal einen Geistesblitz.

»Sind Sie auch Patientin von Doktor DeAngelo?«

Genau so war es, und Amber Fratts zweitjüngste Tochter war drei Tage älter als Nasty Nasta, und damit waren die beiden Frauen jetzt beschäftigt.

»Haben Sie die van Houtens heute Abend hier gesehen?«, fragte ich derweil Joel Fratt, Ambers Ehemann.

Er schüttelte den Kopf.

»Die hatten doch so Schwierigkeiten mit der Polizei«, erzählte er mir. »Eine der Töchter wollte wohl zurück nach Europa, und das durfte sie nicht, und da haben die hier vielleicht einen Aufstand gemacht. Das wäre Freiheitsberaubung und gegen die Verfassung der Vereinigten Staaten. Dabei sind das doch gar keine Amerikaner. Was haben die also mit unserer Verfassung zu tun?«

»Und jetzt?«

»Keine Ahnung. Wir haben mit denen ja normalerweise nichts zu tun. Die blonde Mumie hat meiner Frau nur einmal gesagt, dass sie unsere Kinder endlich erziehen soll.«

KAPITEL 30

Am nächsten Morgen schellte es schon früh an unserer Haustür. Noah saß noch in seinem Kamillebad, ich war nicht angezogen. Ich warf mich schimpfend in meinen Morgenmantel und lief in die Küche.

Meine schlimmsten Befürchtungen bewahrheiteten sich. Mary und Olivia standen vor der Tür, um halb acht Uhr morgens, und es ging ihnen wohl alles nicht schnell genug, denn sie schellten gleich noch einmal.

Auf Zehenspitzen lief ich zu Noah ins Bad. »Was machen wir denn jetzt?«

»Vor allem mach bitte die Badezimmertür zu, Lea!«

Ich tat ihm den Gefallen, und dann atmete ich tief durch. Bisher waren mir die van Houtens nur lästig und unangenehm gewesen. Seit dem Mord an den Kellys hatte ich regelrecht Angst vor diesen Frauen, insbesondere vor Mary. Ihr nachzuspionieren war eine Sache, ihr offen entgegenzutreten eine andere.

Noch einmal schellte es an der Haustür, jetzt gleich dreimal hintereinander.

Auf weichen Knien lief ich zur Haustür. Ich durfte mir nicht anmerken lassen, wie sehr ich mich fürchtete. Die van Houtens mussten sich vielmehr vor mir fürchten. In diesem Sinne riss ich die Tür auf.

»Um halb acht in der Frühe?«, kläffte ich und hatte nicht einmal im Nachhinein ein schlechtes Gewissen dafür.

»Das tut uns wirklich leid«, entgegnete Olivia mit einem Tonfall, wie er gleichgültiger gar nicht hätte sein können, »aber wir konnten nicht länger warten, Lea.«

Sie streckte mir einen fliederfarbenen Geschenkkarton entgegen, der mit lindgrünem Schleifenband umschlungen war, und fügte hinzu: »Weil ich doch wegfahre.«

Ich war nicht willig, den Karton anzunehmen, doch klang das Wort »wegfahren« ausgesprochen gut.

»Darfst du denn wegfahren?«, fragte ich. Dabei lehnte ich mich in den Türrahmen und zog die Tür so nah an meinen Körper, dass sich niemand an mir vorüberschlängeln konnte. »Haben die euch nicht gesagt, dass ihr erst mal bleiben müsst, wo ihr seid?« Uns hatten sie das nämlich gesagt, und das, obwohl Noah der Sonderkommission angehörte. Wir durften den Bundesstaat Kalifornien nicht verlassen, und das war nicht ungewöhnlich, so verlangte es vielmehr das Gesetz.

»Das gilt doch nicht für uns«, meinte Olivia und drückte mir den Geschenkkarton nun förmlich in die Magengrube. »Wir haben schließlich gesellschaftliche Verpflichtungen. Ich kann doch hier nicht wochenlang herumhängen, nur weil da irgendwelche Leute ermordet worden sind.«

Noch bevor ich diese Bemerkung verkraften konnte, ergriff nun auch Mary das Wort.

»Komm, Lea, lass uns mal rein.« Sie nahm ihrer Tochter den Geschenkkarton aus der Hand. »Das hier ist nämlich von Olivia, und das musst du jetzt aufmachen, und dann sind wir auch gleich wieder weg.«

»Nein«, antwortete ich, »das geht jetzt nicht.«

»Ach, Blödsinn!«, lachte Mary. »Oder braucht dich dein Mann, damit du ihm beim Anziehen hilfst?«

»Ich muss Frühstück machen, Mary.«

»Dabei helfen wir dir, komm!«

Sie lehnte sich mit ihrem gesamten Körpergewicht gegen die Haustür, sodass mir prompt der Türknauf aus der Hand glitt und die Tür aufflog.

»Heh!«, rief ich zornig und stellte mich ihr in den Weg. »Das ist jetzt aber bald nicht mehr lustig!«

Mary sah mich an und grinste, und im nächsten Moment spürte ich Olivias Hand auf meinem Arm.

»Das darfst du nicht so eng sehen«, lachte sie, »das Temperament geht manchmal mit meiner Mutter durch.«

Olivia betrat hinter ihrer Mama das Haus, und ich fragte mich, wie ich mich gegen diesen Hausfriedensbruch zur Wehr setzen sollte. All meine Angst hatte sich in nackte Wut verwandelt …

»Wartest du auf Helena, Lea? Auf die brauchst du nicht zu warten, die kommt nicht. Die hat was Besseres zu tun.«

»Die fährt ja nicht einmal mit zum Flughafen«, fügte Olivia den Worten ihrer Mutter hinzu. »Das ist noch nie passiert, dass meine Schwester mich nicht zum Flughafen begleitet hat.«

Olivias Stimme erinnerte mich plötzlich an die einer Fünfjährigen, die meldete, dass ihr der böse, böse Nachbarjunge das Schüppchen weggenommen hatte.

»Beklag dich nicht darüber, Kind, sondern freu dich für sie. Komm, Lea, pack das jetzt mal eben aus.«

Mein Mann rief nach mir, und zwar ziemlich laut und ziemlich wütend.

Mary lachte. »Der kann sich wirklich nicht allein anziehen, wie? Hier, Lea, mach auf!«

»Ich will jetzt keine Pakete aufmachen, und ich will jetzt auch keinen Kaffee trinken, ich will –«

Wieder rief Noah, noch lauter, noch wütender.

Ich öffnete die Haustür und deutete den Damen, sie mögen sich bitte darauf zubewegen. Dann lief ich ins Bad.

»Wenn du dich gegen diese Furien schon nicht durchsetzen kannst,« schimpfte mein Mann, »dann schließ wenigstens die Korridortür, damit ich hier rauskann. Oder soll ich etwa mit dem nackten Hintern vor denen herumlaufen?«

Ich entschuldigte mich bei Noah, schloss die Türen und lief zurück ins Wohnzimmer. Mary war nicht mehr da. Und Olivia hatte die Haustür geschlossen und auf dem Wohnzimmersofa Platz genommen. Gleich bekam ich wieder Angst. Dieses Benehmen war nicht normal. Diese Frauen waren nicht normal. Und was nicht normal war, das war gefährlich. Ohne ein Wort zu sagen, öffnete ich wieder die Tür und machte neuerlich jene Geste, von der ich bislang geglaubt hatte, sie sei unmissverständlich.

Olivia lächelte. »Es tut mir so leid, Lea, dass du unseretwegen Ärger hast mit deinem Mann, wir wollten dir nur eine Freude machen.«

Sie stand auf und brachte mir jenen fliederfarbenen Geschenkkarton mit der lindgrünen Schleife, der ja offenbar wichtiger war als alles andere auf der Welt.

»Mach auf, pack aus, und dann bin ich auch schon weg!«

Ich trat einen Schritt zurück, denn es behagte mir nicht, Olivia so nah zu sein. Mit einem Ruck zog ich die Schleife herunter, hob den Deckel des Kartons. Inmitten von lindgrüner Holzwolle lag eine Dose.

»Was ist das?«, fragte ich verwirrt. »Kakao?«

»Und was für welcher!«, meinte Olivia. »Davon machst du uns jetzt eine Tasse, dabei helfe ich dir, und dann geht es uns richtig gut. Steht genau drauf, wie man das macht.«

Sie zeigte mir eine Anleitung, die auf die Dose gedruckt war, und versuchte, mich in die Küche zu schieben.

»Das mache ich jetzt ganz bestimmt nicht!«, sagte ich im Brustton der Überzeugung, stemmte mich gegen Olivias schiebende Hand in meinem Rücken und drehte mich zu ihr um. »Ein andermal vielleicht. Jetzt –«

Das Wort blieb mir im Halse stecken. Ich stand halb in der Küche und konnte von dort nur noch den äußersten Winkel des Wohnzimmerfensters sehen. Marys blond gebleichtes Haar wehte im Wind.

»Olivia«, sagte ich dann mit fester Stimme, »ich wünsche dir einen guten Flug, und danke für den Kakao – aber du musst jetzt bitte gehen!«

Mit einem Satz war ich an der Haustür, machte zum dritten Mal binnen weniger Minuten diese Geste. Dann lächelte ich.

»Denn wenn du jetzt nicht gehst«, sagte ich betont freundlich, »dann schrei ich! Ich schrei so laut … Ich schrei die ganze Nachbarschaft zusammen!«

Olivia sah mich an, als sei ich von allen guten Geistern verlassen.

»Wir wollten dir nur eine Freude machen!«, wiederholte sie noch einmal und bewegte sich endlich nach draußen.

Ich schlug die Tür zu und legte die Kette vor. Dann brachte ich den Kakao in die Küche. Kakao! Ich fragte mich, wie gestört man sein musste, um jemanden um halb acht in der Frühe wegen so was zu belästigen.

»Sehr gestört!«, gab ich mir die Antwort selbst.

Dabei war viel eher anzunehmen, dass sich diese Frauen nur so gestört und so frech verhielten, weil sie etwas wollten. Sie wollten uns etwas tun, Noah und mir, davon war ich nach diesem letzten Auftritt überzeugt. Und ich hätte ein Königreich dafür gegeben, wenn ich mit meinem Mann darüber hätte sprechen können.

Stattdessen lief ich jetzt seufzend ins Schlafzimmer und stellte mich innerlich auf eine therapeutische Strafpredigt ein. Die blieb jedoch aus. Es kam sogar noch besser. Noah war inzwischen fast angezogen, und er lobte mich. Er hatte alles mit angehört und schon gefürchtet, ich würde mich wieder mal nicht durchsetzen können.

Erschöpft ließ ich mich aufs Bett fallen.

»Die sind wirklich verrückt«, sagte ich, legte mich flach auf den Rücken und erzählte Noah von dem Kakao.

»Kakao?«, vergewisserte er sich. »Glauben die, wir könnten uns keinen kaufen?«

Samantha leistete mir auf dem Bett Gesellschaft.

»Was weiß ich?«, jaulte ich, als mein Kätzchen auf meine Brustwarze trat. »Olivia fährt zumindest schon mal weg, und damit sind es da nebenan schon nur noch zwei Irre.«

»Die fährt weg?«, hakte Noah nach.

»Zurück nach Europa.«

»Nie im Leben! Da haben sie dir wieder mal einen Bären aufgebunden. Wenn nicht einmal wir –« Noah stockte.

Ich kraulte Samantha. »Was ist?«

»Lea, du musst zu einem anständigen Gynäkologen!«

KAPITEL 31

Noah hatte von Anfang an gewollt, dass ich zu seinem Freund David Weinhaupt ging, einem Frauenarzt mit dem Fachbereich Onkologie. Am Morgen des 24. August ließ er es nicht dabei bewenden, mir das noch einmal vorzuschlagen, sondern er bestimmte über meinen Kopf hinweg, dass ich zu David ging.

»Und zwar gleich morgen früh, das regle ich für dich!«

So fuhr ich am nächsten Morgen artig hinter meinem Mann ins Parkhaus des Ärztehauses und lief ebenso artig an seiner Seite den langen Gang entlang, der von Noahs Praxis zu der von David Weinhaupt führte.

Noah klopfte an die Tür, und Sekunden später öffnete eine junge, hübsche Frau, die ein himmelblaues Kittelchen trug.

»Hi, Doktor Lehman!«, rief sie fröhlich und dann sah sie mich an, nickte und lächelte.

»Alles klar?«, vergewisserte sich mein Mann bei ihr.

»Alles klar«, antwortete sie und deutete mir, ich möge doch bitte eintreten.

Ich wollte nicht und wäre am liebsten davongelaufen, denn David Weinhaupt war ein Krebsarzt. Ich wusste, dass ich mir etwas einredete, wenn ich auch nur eine Sekunde annahm, dass mein Schicksal damit bereits besiegelt war, aber ich traute dem Braten trotzdem nicht.

Mein Mann wusste genau, was in mir vorging, hatte aber keinerlei Mitleid mit mir.

»Ich muss jetzt los«, sagte er nur und presste seine Wange kurz gegen meine. »Wenn du vor halb elf fertig bist, komm bitte rüber.«

Während Noah zu seiner Bestrahlung in die Radiologie eilte, ließ ich mich von der hübschen jungen Frau in Dr. Weinhaupts Büro führen.

»Ich heiße übrigens Macy«, stellte sie sich vor.

»Nett, Sie kennenzulernen«, log ich.

»Der Doktor kommt immer erst um neun«, erklärte Macy und forderte mich auf, vor Weinhaupts Schreibtisch Platz zu nehmen. »Aber vielleicht wären Sie so freundlich und würden uns schon mal die lästigen Formulare ausfüllen?«

David Weinhaupt war sehr groß und sehr schlank.

»Das ist also die Lea«, freute er sich und eilte mir mit ausgestreckter Hand entgegen.

Sein Händedruck war angenehm fest und warm. Er setzte sich an seinen Schreibtisch, und ich schob ihm die Formulare herüber, die ich ausgefüllt hatte.

Weinhaupt flog darüber. Er hatte große graubraune Augen, eine spitze Nase, lockiges, dunkelblondes Haar.

Dann erzählte ich ihm die traurige Geschichte meiner postmenopausalen Blutungen.

»Haben Sie irgendwelchen seelischen oder körperlichen Stress?«, wollte er anschließend wissen.

Ich seufzte. »Ja.«

»Darf ich fragen, welcher Art der Stress ist?«

»Was ich Ihnen erzähle, bleibt zwischen Ihnen und mir?«, erkundigte ich mich sicherheitshalber.

»Selbstverständlich!«

Ich schluckte. »Noah hat Prostatakrebs. Er ist im –«

»Was?« Dr. Weinhaupts Gesicht erblasste unter der Sonnenbräune, und er starrte mich an mit heruntergeklapptem Unterkiefer.

Ich nickte. »Er ist im Mai operiert worden, und dann –«

»Radikale Prostatektomie?«, unterbrach mich der Herr Doktor neuerlich.

Wieder nickte ich und fuhr fort, von den vergangenen dreieinhalb Monaten zu berichten. Dabei bekam ich zusehends das Gefühl, dass Weinhaupt weit mehr an Noahs Schicksal als an meinem interessiert war, doch war das vielleicht sogar verständlich. Er war eben nicht nur ein Arzt, sondern auch ein Mann, und vor allem war er ein Mann, der ziemlich genau in Noahs Alter war.

»Und er hatte überhaupt keine Beschwerden?«, erkundigte er sich mehrmals.

»Keine.«

»Mein Gott! Ich wusste das gar nicht. Noah und ich sehen uns jeden Tag, aber wir sprechen nur selten, und wenn wir reden, dann natürlich über andere Dinge.«

»Sie könnten mit Noah auch nicht darüber sprechen, Doktor Weinhaupt. Er spricht nicht über seinen Krebs, und ich bitte Sie inständig, auf gar keinen Fall –«

Er hob abwehrend die Hand. »Alles, was Sie mir hier erzählen, bleibt zwischen Ihnen und mir, sonst können Sie mich verklagen. Aber unter diesen Umständen sind Sie natürlich gestresst, und das bedeutet, dass Ihre Schmierblutungen ganz harmlose Gründe haben könnten.«

Er blickte noch einmal in Ruhe durch die Formulare, die ich ausgefüllt hatte, und stellte mir eine Vielzahl von Fragen bezüglich meiner Krebserkrankung und der Therapien, die ich als junges Mädchen bekommen hatte. Er wollte die Formulare schon zur Seite legen, als er plötzlich zusammenzuckte und sich eines der Blätter so vornahm, als sei er kurzsichtig geworden.

»Ihre Mutter ist an Gebärmutterkrebs gestorben?«

Ich bestätigte das und fügte hinzu, dass die Mutter meiner Mutter an Darmkrebs gestorben war.

David Weinhaupt blickte auf und sah mich ganz eigenartig an; etwas Forschendes lag in seinem Blick. »Sagen Sie mir das nur, damit ich es weiß? Oder sagen Sie es mir, weil Sie wissen, was es bedeuten könnte?«

Die Fragen verwirrten mich. »Nun … ich weiß, dass in den Medien immer … Als meine Mutter starb, hat mir einer ihrer Ärzte gesagt, dass man vermutete, es gebe da eine genetische Verbindung, und dass ich aufpassen sollte …«

»Was der Arzt Ihrer Mutter mit genetischer Verbindung meinte, das nennt man Lynch-Syndrom oder HNPCC.«

Weinhaupt hielt mir einen Vortrag darüber, dass sich gewisse Krebserkrankungen zu vererben schienen. Hatte eine Mutter Brustkrebs, so stieg das Risiko ihrer Tochter gewaltig, ebenfalls an Brustkrebs zu erkranken; das war inzwischen weitreichend bekannt. HNPCC war die Abkürzung für Hereditary Non-Polyposis Colorectal Cancer, und damit verhielt es sich ähnlich.

»Da Krebs des Gebärmutterkörpers vergleichsweise selten ist und Ihre Großmutter Darmkrebs hatte, besteht die Möglichkeit, dass Ihre Mutter bereits an HNPCC litt, und dann könnte das auch für Sie gelten. Gab es in Ihrer Familie mütterlicherseits noch mehr Krebserkrankungen, von denen Sie wissen.« Und er fügte hinzu: »Von denen Sie es sicher wissen, Lea, nicht nur annehmen, sondern wissen.«

So weit in die Vergangenheit war noch kein Arzt gegangen, und damit hatten sie etwas versäumt, wie sich jetzt herausstellte. Die Mutter meiner Großmutter mütterlicherseits war nämlich an Knochenkrebs gestorben und die Schwester meiner Großmutter mütterlicherseits, meine Großtante also, an einem Rückenmarkstumor. Die Brüder der beiden Frauen hatten alle Töchter gehabt, und diese Cousinen meiner Mutter waren eine wie die andere an Unterleibskrebs gestorben.

»Und wie war es auf der anderen Seite? Ihr Vater ist an Lungenkrebs gestorben?«

»Ja, aber er hat auch stark geraucht.«

Die Mutter meines Vaters war mit vierundneunzig Jahren an Altersschwäche gestorben, der Bruder meines Vaters an einer Leberzirrhose.

»Der war Alkoholiker. Wie mein Vater. Wie ich – seit neun Jahren trocken«, fügte ich an und hob den Zeigefinger, denn neun Jahre waren eine stramme Leistung und hatten entsprechend gewürdigt zu werden. »Und der Vater meines Vaters ist an Prostatakrebs gestorben, aber da war er schon alt, weit über achtzig.«

Weinhaupt reagierte merkwürdig auf diese letzten Informationen. Er lehnte sich plötzlich zurück, verschränkte die Arme vor der Brust und lachte mich an.

»Habe ich etwas Witziges gesagt?«, erkundigte ich mich.

Er schüttelte den Kopf, strahlte aber weiter.

»Nichts Witziges, wohl aber … Hi, Lea!«, meinte er da auf einmal und machte mit der Hand eine Bewegung, als entbiete er mir einen militärischen Gruß. »Ich bin David, und ich bin Alkoholiker – seit siebzehn Jahren trocken.«

Ich spürte, wie ich auch so fröhlich zu grinsen begann, das waren vermutlich Spätfolgen unseres Alkoholmissbrauchs. Wir freuten uns alle, wenn wir unerwartet einem Leidensgenossen begegneten.

»Sind Sie im Programm?«, fragte Weinhaupt.

»Nie gewesen. Ich war in Therapie.«

»Sehen Sie, Lea, und meine Therapie waren die Anonymen Alkoholiker. Da gehe ich immer noch regelmäßig hin, mindestens einmal in der Woche.«

Wir tauschten ein paar Trinkererfahrungen aus und beschlossen, Lea und David zueinander zu sagen, denn so gehörte sich das für unsereinen. Wir waren schließlich Promillebrüder.

Dann kam David auf das Thema der Genetik zurück. »Da es in deiner Familie mütterlicherseits so sehr viele Krebserkrankungen gegeben hat, ist eigentlich davon auszugehen, dass deine Mutter am Lynch-Syndrom litt, und das würde dein Risiko erhöhen, gewisse Krebsformen zu entwickeln, wie Darmkrebs, Gebärmutterkrebs und Eierstockkrebs.«

Er führte des Weiteren aus, das Hauptrisiko bei einer genetischen Vorbelastung bestehe darin, dass die Krebserkrankung von Generation zu Generation in jüngeren Jahren ausbreche.

»Ich hatte da so eine winzige Zyste am Eierstock«, fiel ich ihm plötzlich ins Wort.

»Wann hat man die gefunden?«

»Im Juli.«

»Wie stark sind die Blutungen, die du im Moment hast?«

Sie waren am Vortag heftig gewesen. »Jetzt schmiere ich wieder nur so ein bisschen.«

David untersuchte mich sehr viel sorgfältiger, als Dr. DeAngelo es seinerzeit getan hatte.

»Man kann die Eierstöcke normal fühlen. Die Gebärmutter ist recht klein. Oder war die immer klein?«

»War sie.«

Das wusste ich so genau, weil ich ja jahrelang Ovulationsauslöser genommen hatte und die Ärzte, die mich damals behandelten, immer gehofft hatten, die Medikamente würden sich irgendwann auch positiv auf meine so kleine Gebärmutter auswirken.

»Wie lange hast du Ovulationsauslöser genommen?«

»Sechzehn Jahre.«

»Sechzehn Jahre?«, wiederholte er, so laut, dass es wie ein Aufschrei klang.

»Nicht durchgehend«, beruhigte ich ihn. »Durchgehend vielleicht sechs oder sieben Jahre.«

»Was???«

David schloss für einen Moment erschüttert die Augen.

»Die Pille hast du nie genommen?«, fragte er dann.

»Ganz kurz nur, ein paar Monate.«

»Ich mache eben noch einen Abstrich, Lea, dann kannst du dich aufsetzen.«

Als Nächstes untersuchte er meine Brust, und erst da fiel mir auf, dass Dr. DeAngelo das damals nicht getan hatte.

»Was habe ich da auf dem Patientenblatt gelesen?«, raunte David. »Du warst seit fünf Jahren nicht bei der Mammografie? Bei deiner Vorgeschichte? Tastest du die Brust wenigstens regelmäßig ab?«

Verschämt senkte ich den Kopf. »Ich … ich lasse tasten …«

David brauchte einen Moment, um das zu verstehen, dann lachte er. »Ach so, klar! Siehst du, manchmal ist es praktisch, den Doktor im Haus zu haben. Du kannst dich wieder anziehen, Lea!«

Als ich dann in sein Büro zurückkehrte, überreichte er mir ein Blatt, und was da schwarz auf weiß geschrieben stand, sagte er mir auch noch einmal mündlich.

»Zur Mammografie schicke ich dich. Dann will ich einen weiteren Ultraschall, aber nicht von dem Röntgeninstitut, wo du schon mal warst. Gegenüber auf dem Wilshire Boulevard ist eines, da schicke ich meine Patienten hin, und den Termin vereinbare ich auch für dich, da ruft dich eines meiner Mädchen später an. Ein komplettes Blutbild brauche ich, einen Urintest und noch ein paar andere Sachen – und eine Gewebeprobe will ich nehmen.«

»Gewebeprobe? Aus der Gebärmutter?«

»Das ist keine große Sache«, meinte er. »Das machen wir aber erst, wenn du nicht mehr blutest, Lea. Jetzt machen wir erst die anderen Tests, und sobald ich davon alle Ergebnisse habe, sehen wir uns bitte wieder. Okay?«

Mir blieb nichts anderes übrig, als das okay zu finden, und so dankte ich, verabschiedete mich und zahlte draußen dreihundertfünfzig Dollar. Dann beeilte ich mich, in Noahs Praxis zu kommen, denn es war schon kurz nach zehn, und jeden Moment kam sein erster Patient.

»Doktor Lehman ist noch gar nicht da«, teilte Penny mir mit und bot mir im gleichen Atemzug eine Tasse Kaffee an.

»Er ist noch nicht da? Hat er angerufen?«

Penny konnte meine Aufregung natürlich nicht nachvollziehen. Sie glaubte, dass ihr Chef seit zwei Wochen morgens zu Rotlichtbestrahlungen ging, die seine Rückenbeschwerden lindern sollten.

»Da ist er ja!«, rief Penny plötzlich. »Guten Morgen, Doktor Lehman.«

Noah war aschfahl. Er versuchte zu lächeln, nickte aber nur, und er war sichtlich dankbar, dass ich ihm sofort die Tür öffnete. Wir gingen in Noahs Büro, und ich raffte das Ergebnis meines Arztbesuchs zusammen.

»Ertastet hat er nichts?«

»Nein, Noah.«

»Wirklich nicht?« Mein Mann fragte das und rang nach Luft dabei, beugte sich vor, stemmte die Hände auf die Knie.

»Hast du Atemnot?«, fragte ich ängstlich.

Er schüttelte den Kopf und hangelte sich zu seinem Sessel, setzte sich vorsichtig hin.

»Ich habe schrecklichen Durchfall. Und deshalb bin ich dehydriert. Und deshalb bin ich kurzatmig.«

»Soll ich dir Wasser holen?«

»Du fahr nach Hause und erledige deine Telefonate. Damit du mit den Untersuchungen anfängst und wir endlich herausfinden, was los ist.«

Im Vorfeld seiner ersten Bestrahlung hatte Noah eine Menge Lesestoff bekommen. Darin ging es unter anderem um eine besondere Ernährung, die es dem Körper erleichterte, mit der Behandlung fertig zu werden.

»Na, das glaubst du doch wohl nicht!«, hatte mein Mann geschimpft. »Da lass ich das Essen ja lieber gleich!«

Tatsächlich schienen sich die Radiologen gegen ihn verschworen zu haben, denn sie warnten vor allem, was mein Mann gern aß, vor allem Fettigen, vor allem stark Gezuckerten, vor allem Salzigen und vor Gewürzen; sie warnten vor Milchprodukten, vor Cornflakes, Nüssen und Obst, und selbstverständlich warnten sie auch vor Schokolade, Tee, Kaffee sowie sämtlichen Getränken, die Koffein enthielten, und kalten Getränken schlechthin.

»Da bleibt ja nichts mehr übrig, Lea! Und das ist doch auch alles Quatsch!«

Ja, vor noch nicht einmal zwei Wochen hatte mein Mann hundertprozentig gewusst, dass das alles Quatsch war, und mich belehrt, dass der Genuss von fettiger Schokoladentorte während der Strahlenbehandlung höchstens ein bisschen Durchfall verursachen konnte.

»Wozu also der Aufstand?«

Nun, als ich an jenem Mittwochvormittag nach Hause fuhr, nahm ich an, dass Noah bald herausfinden würde, wozu der Aufstand gut war – oder besser, wovor er bewahrte –, und deshalb beschloss ich, Vorsorgemaßnahmen zu ergreifen und auf dem Heimweg ein paar Einkäufe zu erledigen.

Ich fuhr zu Costco und war dort schon auf dem Parkplatz, als ich mich erinnerte, dass ich meinen nächsten Besuch bei Costco ja mit einem Besuch des Valley Oaks Memorial Park hatte verbinden wollen. Jetzt war es kurz nach elf Uhr morgens, und das war eine gute Zeit, also fuhr ich das kurze Stück zurück.

Die Zufahrt zum Friedhof war lang und ungeschützt. Es gab einen zentralen Parkplatz, doch musste ich schon großes Glück haben, wenn Mary just dort parkte und dann zu Fuß weiterging. Es war eher davon auszugehen, dass sie einen der Fahrwege benutzte, die vom Hauptparkplatz zu den verschiedenen Grabbezirken führten.

Diese Fahrwege waren schmal, und in regelmäßigen Abständen fanden sich an den Seiten Parkboxen. Es waren immer nur vier, fünf hintereinander. Das machte das Ganze sehr übersichtlich, doch war es genau das, was ich für meine Zwecke nicht gebrauchen konnte. Nirgendwo sah ich eine Möglichkeit, mich zu verstecken. Wenn Mary nicht auf dem Hauptparkplatz hielt, musste ich vergessen, jemals herauszufinden, welches Grab sie hier besuchte.

Zutiefst enttäuscht, weil ich offenbar doch nicht zur Privatdetektivin taugte, fuhr ich zu Costco zurück und kaufte Lebensmittel.

Als ich nach Hause kam, hatte mir Weinhaupts Praxis den Termin für die Ultraschalluntersuchung bereits rückbestätigt. Also brachte ich den Rest auch noch schnell hinter mich. Ich hasste Mammografien, ich hasste Bluttests, und wenn ich Urinproben abliefern musste, pinkelte ich meist neben den Becher und verursachte Überschwemmungen.

Mein Vater hatte eben recht gehabt: »Die beste Krankheit taugt nichts!«, hatte er immer behauptet.

Wer gesund war, hatte keine Probleme mit Arztterminen, und ich hatte mich in letzter Zeit überhaupt nicht mehr mit meiner Gesundheit beschäftigt. Ich beschloss, daran etwas zu ändern, lief ins Bad und holte das Frauenglück hervor. Bisher hatte ich hin und wieder zwei oder drei Tabletten genommen, und das nicht jeden Tag. Von nun an wollte ich dreimal täglich drei Pillen nehmen, das nahm ich mir vor. Der Naturkram half vielleicht nicht, doch erhoffte ich mir von der Tatsache, dass ich ihn schluckte, das befriedigende Gefühl, endlich etwas für meine Gesundheit zu tun. Denn wer etwas für seine Gesundheit tat, musste doch allein dafür schon vom Schicksal belohnt werden.

Am Nachmittag nähte ich dann endlich Kates Abendhose.

KAPITEL 32

Jeden Montag nach der Bestrahlung wurde Noahs PSA getestet, donnerstags bekamen wir die Ergebnisse. Sein Ausgangswert war 0,92 gewesen, und eine Woche später hatte sich daran nichts geändert. Mich stürzte das sofort in Verzweiflung, während mein Mann es gelassen sah.

»Nach nur einer Woche ist der Wert nicht weiter gestiegen, Lea, so musst du das sehen!«

»Hätte er denn nicht fallen sollen?«

»Ich glaube nicht.«

Da glaubte Noah richtig, wie ich am Freitagmorgen bei einem Telefonat mit Dr. Seidler herausfand, denn mit dem PSA verhielt es sich in diesem Fall wie mit so vielen Dingen im Leben: Glück war all das, was kein Unglück war, Fortschritt, was nicht zugleich Rückgang bedeutete.

»Ich bin aber froh, dass ich mal Gelegenheit habe, mit Ihnen allein zu sprechen«, riss Seidler mich aus meinen Gedanken. »Wie geht es mit Noahs Erektionen?«

»Ganz ordentlich. Hat er Ihnen das nicht gesagt?«

»Er will nur immer neue Rezepte für die Spritzen von mir.«

»Ja«, hob ich an und berichtete, dass wir mit den Spritzen am besten zurechtkamen.

»Die Pumpe hat er noch gar nicht versucht, oder doch?«

Ich wusste nicht, ob Noah seinem Urologen gegenüber zugeben wollte, wie sehr er den Sauger verabscheute, und so stellte ich mich dumm und bekräftigte noch einmal, dass ihm die Spritzen am angenehmsten seien.

»Davon kann er nur Peyronie bekommen, Lea.«

»Was kann er davon bekommen?«

»Peyronie«, wiederholte Seidler und erklärte mir, das sei eine Verformung des Penis. »Wissen Sie, Lea, die Spritzen scheinen in manchen Fällen zu besorgen, was früher nur verkehrte Kleidung, Verletzung oder Fibrose besorgt haben. Es kommt zu knotigen Verhärtungen im Glied, so genannten Plaques.«

Diese Knoten konnten sich über lange Zeit entwickeln oder aber auch über Nacht auftreten. Waren sie auf der Oberseite des Penis und kam es zu einer Erektion, so bog sich das Glied nach oben. Befanden sich die Knoten auf der Unterseite, war es genau umgekehrt.

In jedem Fall war Geschlechtsverkehr mit Peyronie entweder gar nicht mehr möglich oder aber so schmerzhaft, dass die Betroffenen freiwillig operative Hilfe suchten.

»Und Noah weiß das und nimmt die Spritzen trotzdem?«, schrie ich fast ins Telefon.

»Er meint, dass Plaques durch falsches Spritzen entstehen, Lea, und das kann sogar sein, das wissen wir nur noch nicht. Wenn nicht, nützt es ihm nichts, dass er gut spritzen kann.«

»Wenn ich versuche, ihm Angst zu machen, lacht er mich nur aus, Doktor Seidler!«

»Ich hatte auch eher daran gedacht, dass Sie versuchen sollten, ihm die Vakuumpumpe schmackhaft zu machen.«

»Wie soll ich das denn anstellen? Das Ding liegt ja noch im Kofferraum. Ich habe das überhaupt noch nicht –«

»Haben Sie ein Faxgerät, Lea?«

Kurze Zeit später saß ich auf dem Wohnzimmersofa und studierte die Gebrauchsanleitung des Saugers, der in der Fachsprache ein Erektionshilfe-System genannt wurde – wieder ein System!

Ein Plexiglaszylinder, der einem Vibrator ähnlich sah, war oben mit einem Gummiring versehen und unten mit einer Pumpe verbunden. Von den Gummiringen war eine ganze Auswahl im System, denn die Weite des Ringes musste wohl auf den Penis abgestimmt werden. Man stülpte nun den Zylinder mit dem Ring über den Penis und begann, die Pumpe zu betätigen. Dadurch wurde dem Zylinder die Luft entzogen, und das Glied wurde erigiert. Als Nächstes musste der Gummiring nur noch vom Zylinder über die Wurzel des Penis geschoben werden … Ich ließ das Blatt sinken.

Wieder ein Gummiband, zu dem ich erst ein passendes Hütchen nähen musste, sonst würde mein Mann es sicher nicht benutzen! Mir war rätselhaft, wie ich Noah dazu verleiten sollte, das Gerät zu verwenden. Ich musste ihm einen Grund liefern, es zu versuchen.

Der einzige Grund, der mir spontan einfiel, war der, dass ihn die Erektionen, die er bisher mit den anderen Hilfsmitteln erreicht hatte, alle nicht penetrierfähig gemacht hatten. Doch lohnte es sich für Noah natürlich nur, penetrierfähig zu werden, wenn ich selbst mindestens willig, besser aber noch wild darauf war, penetriert zu werden. Ja, hier musste glaubhaft ein Grad von Lust zur Schau gestellt werden …

Samantha war zu mir aufs Sofa gesprungen und stieß klagende Laute aus. Erst da stellte ich fest, dass mein Tier mich nur nachmachte, denn ich stieß klagende Laute aus. Ja, Lust und ich, die gehörten in meiner Welt zusammen wie Thunfisch und Erdbeermarmelade. Doch hatte Seidler berechtigte Sorge, dass Noah im Verlauf der weiteren Strahlenbehandlung zu viele andere Probleme bekam, um sich noch mit seinen Erektionen befassen zu können, und deshalb mussten wir diese Zeit jetzt nutzen; sie wurde knapp.

Seufzend legte ich mich aufs Sofa und starrte an die Decke. Ich musste mir etwas einfallen lassen, und so ging das jetzt schon seit Monaten. Ich musste mir ständig irgendetwas einfallen lassen, und kaum hatte ich ein Problem bewältigt, bekam ich neue, und so blieben viele Probleme unbewältigt. Ich war mit meiner Fantasie und mit meiner Leidensfähigkeit am Ende. Ich …

Es schellte an der Tür.

Es war der Postbote. Er brachte einen Einschreibebrief von einer unserer Kreditkarten-Firmen. Noah hatte die letzte Rechnung nicht bezahlt und auf die zwei vorausgegangenen Mahnungen nicht reagiert. Jetzt hatten sie uns die Karte gesperrt und warteten darauf, dass wir uns mit ihnen in Verbindung setzten.

Ich erledigte das sofort und sprach mit einer Madeline, der ich von Noahs Krankheit erzählte und damit entschuldigte, dass er mit den Zahlungen in Rückstand geraten war. Ich versprach, den Scheck bis zum Ende der kommenden Woche zu schicken, und legte auf.

Achthundert Dollar. So weit war es mit uns gekommen, dass wir keine achthundert Dollar mehr hatten. Auf meinem Internet-Konto waren zurzeit achthundertfünfzig Dollar, wie ich erleichtert feststellte. Damit konnte ich die Rechnung bezahlen, nur blieb mir dann kaum Haushaltsgeld. Doch hatte ich gerade erst eingekauft, und vielleicht kamen wir damit ja erst mal aus. Wenn nicht, musste ich mir irgendetwas einfallen lassen …

Ich stieß einen Schrei aus, der einwandfrei von beginnendem Irrsinn kundete, und dann beschloss ich, mich abzulenken.

Seit unserem Einzug hatte ich noch kein einziges Mal anständig geputzt, nicht einmal die Fenster. Ich begann mit dem Küchenfenster. Ich wusch es von innen, öffnete es, schrubbte den Rahmen ab. Gerade hatte ich angefangen, das Fenster von außen zu putzen, als ein silberner Volkswagen Touareg die Straße hinunterkam.

Das war Mary. Nachdem sie wochenlang mit dem roten Ford unterwegs gewesen war, fuhr sie jetzt wieder mit dem Touareg, darauf konnte ich mir schon mal keinen Reim machen. Außerdem war es eine ungewöhnliche Zeit für sie – es war erst kurz nach zwölf Uhr mittags.

Ich überlegte, was ich tun sollte. Wenn ich das Fenster jetzt schloss und mich im Haus verkroch, schuf ich mir eine Feindin, denn Mary hatte mich sicher schon gesehen.

Und die Vorstellung, diese Frau zum Feind zu haben, behagte mir nicht. Es reichte mir schon, zu ahnen, dass sie böse auf mich war, denn aus Marys Sicht hatte ich mich am Dienstag sicher unmöglich benommen; bestimmt erwartete sie eine Entschuldigung von mir.

Mary fuhr ihren Wagen in die Garage, stieg aus, winkte mir zu. Ich winkte freundlich zurück und sah, wie sie zwei große Louis-Vuitton-Tüten auf den Boden stellte und das Garagentor schloss.

Mit kreisenden Bewegungen schäumte ich die Außenseite des Fensters ein, ich war ja so intensiv beschäftigt. Doch scherte Mary das natürlich nicht, so was scherte sie ja nie. Sie steuerte auf unser Küchenfenster zu, und im nächsten Moment erklang auch schon ihr schrilles Stimmchen.

»Du bist ja so fleißig. Wenn du fertig bist, Lea, kannst du bei uns weitermachen!«

»Ja«, gab ich gequält zurück.

Mary sah mich erwartungsvoll an, und mir wurde ganz elend. Diese Frau schien ernsthaft eine Entschuldigung von mir zu erwarten, aber da wartete sie vergebens.

»Ist Olivia gut weggekommen?«, fragte ich, um wenigstens etwas zu sagen.

Zu meinem Erstaunen schien Mary mit der Frage zunächst gar nichts anfangen zu können. Ihre Augen irrten mit leerem Blick umher.

»Ja, ja«, tönte sie dann. »Oliva fliegt ja immer *first class*, da ist das ja alles anders. Wir waren sogar noch in dieser Lounge hier am Airport, warst du da schon mal? Die ist ja ganz toll, und da waren auch der Tom Cruise und die Nicole Kidman, und ich hatte keinen Fotoapparat dabei, aber die Olivia hat gesagt, da dürfte man auch gar nicht fotografieren, das darf man hier ja oft nicht. Da in dem Restaurant zum Beispiel, in dem rosafarbenen Hotel, Lea, da darf man das ja auch nicht, wusstest du das?«

Ja, das wusste ich. Und ich wusste sogar, dass Tom Cruise und Nicole Kidman schon lange nicht mehr miteinander reisten, doch schien sich das bis zu Mary noch nicht herumgesprochen zu haben.

»Wie heißt das denn noch, dieses pinkfarbene Hotel?«, sprach die bereits weiter. »Das in Beverly Hills, Lea …«

»Das Beverly Hills Hotel«, beantwortete ich ihre Frage.

»Das Beverly Hilton Hotel ist noch ein anderes«, meinte sie dann, »oder nicht?«

Im Beverly Hilton Hotel wurden jedes Jahr die Golden Globe Awards verliehen.

»Das ist ganz woanders, Mary.«

»Und das Peninsula?«

»Das liegt gegenüber vom Beverly Hilton Hotel.«

»Ist das so ein ganz Tolles, das Peninsula?«

Ich nickte.

»Dann ist es das Peninsula«, sagte Mary.

Oh, ich wollte gar nicht wissen, was sie mit dieser Bemerkung meinte, und schickte ein entsprechendes Stoßgebet gen Himmel.

»Da wohnt nämlich Helenas Freund«, brach das Schicksal da auch schon über mich herein. »Die hat ja so einen ganz tollen Mann kennengelernt, Lea, ganz toll. Die Familie ist reich, weißt du? Richtig reich. Die leben ein paar Monate im Jahr im Peninsula. Und der Mann, der ist so verliebt in Helena. So verliebt! Der ruft jeden Tag an und schickt ihr Blumen, und jetzt will er nächste Woche mit ihr auf seine Insel fliegen, und davor habe ich solche Angst, Lea! Das Kind mit einem fremden Mann fliegen zu lassen, das macht mich ganz verrückt, aber sie will natürlich unbedingt, und ich will ihr da ja auch nicht im Wege stehen. Unsere Helena, die war schon immer …«

Ich lederte ein und dieselbe Fensterstelle ab, immer und immer wieder, und dabei fragte ich mich, wie lange ich das aushalten konnte, ob dieses blödsinnige Gerede mich bald schon aus dem Gleichgewicht bringen und ich fallen würde. Diese Frau … Ich sah Noahs Auto kommen. Es war noch keine halb eins, und er hatte an und für sich bis halb vier Patienten.

»Da will ich mal ganz schnell Mittagessen machen!«, fiel ich Mary in die Rede über private Inseln und private Jets.

Sie sah zu Noahs Wagen herüber.

»Ich mach das Fenster jetzt zu, Mary. Okay?«

Sie antwortete nicht, und sie rührte sich auch nicht von der Stelle.

Also schloss ich das Fenster und öffnete die Haustür, blickte vorsichtig um die Ecke. Mary ging langsamen Schrittes auf ihr Haus zu, holte ihre Louis-Vuitton-Tüten, ging zur Haustür, schloss auf. Wieder blickte sie zu unserer Garage herüber, und ich fragte mich, warum sie das tat – wie ich mich zusehends fragte, warum Noah nicht kam.

Als Mary endlich im Haus verschwunden war, ging ich Letzterem auf den Grund. Noahs Wagen stand rückwärts vor der Garage, und mein Mann saß zusammengekrümmt am Steuer.

»Geh bitte weg!«, stieß er aus, als ich die Fahrertür öffnete.

»Hast du Bauchschmerzen?«

»Bitte!«, wiederholte er. »Geh weg!«

Einen Moment brauchte ich noch, dann wurde mir klar, warum Noah sich so merkwürdig benahm. Ich konnte es riechen.

»Ich lasse dir Badewasser ein«, sagte ich noch.

Dann lief ich ins Haus zurück.

Tausend Gedanken schossen mir durch den Kopf, während ich mich im Bad zu schaffen machte. Ausnahmsweise konnte ich mal nachvollziehen, wie Noah sich fühlte. Der Linearbeschleuniger traf eben nicht nur Krebszellen. Er traf auch gesunde Zellen, und die in den Därmen rächten sich schnell dafür: Es kam zu Entzündungen, die jede weitere Strahlendosis nur noch verschlimmerte.

Diese Entzündungen führten zu Blähungen, Krämpfen und Durchfall. Jedoch bestand Strahlendurchfall zu einem Großteil aus Schleim und Wasser, und wenn reine Flüssigkeit von empörten Darmwänden mit massenhaft Luft versehen und mit wehenartigen Krämpfen Richtung Ausgang gedrückt wurde, hatte selbst der fähigste Schließmuskel keine Chance mehr.

Ja, ich erinnerte mich noch blendend an meine eigenen Erfahrungen mit Enteritis, auch an die Übelkeit und an die Nervenschmerzen im Enddarm, die mir fast den Verstand geraubt hatten. An den Durchfällen hatte ich noch viele Jahre nach meiner Strahlentherapie gelitten, wenn auch in stark abgeschwächter Form. Das durfte ich meinem armen Mann gar nicht sagen, für den fing das alles jetzt erst an.

»Es ist so schnell passiert, dass ich gar nichts machen konnte«, wimmerte Noah, als er kurze Zeit später in der wohlriechenden Badewanne lag. »Ich saß da mit einem Patienten und hatte plötzlich das Gefühl, ich müsste zum Klo, stehe auf, entschuldige mich für einen Moment, und als ich den ersten Schritt Richtung Tür machen will, da …«

Ich nahm an, dass dieser Patient nun auch nicht wiederkommen würde.

»Dagegen müssen die mir was geben, Lea. Gibt man da Immodium?«

»Meine Mutter hat damals Immodium bekommen.«

»Hatte die das auch so schlimm?«

Meine Mama war fast daran verzweifelt, doch behielt ich das für mich. Stattdessen erklärte ich Noah, meine Mutter habe damals ihre Ernährung umgestellt und ihren Zustand damit entscheidend verbessert.

So saßen wir ein paar Stunden später am Abendbrottisch, und Noah löffelte missmutig Rührei mit Kartoffelpüree und Apfelmus.

»Wie lange?«, fragte er.

Ich hatte keine Ahnung, worauf er hinauswollte. Doch war ich für Prognosen jedweder Art sicher nicht die geeignete Ansprechpartnerin.

»Wie lange kann man so ein Zeug hier essen, Lea, bis einem die Zähne ausfallen?«

KAPITEL 33

Gleich am Montagmorgen hatte ich meine erste Untersuchung. Die junge Dame, die den Ultraschall an mir vornahm, hieß Sandy. Sie war klein und bildhübsch. Schulterlange, rötlich blonde Locken umrahmten ein Gesicht, das auf Anhieb an einen Botticelli-Engel erinnerte.

»Haben Sie irgendwelche Fragen, Frau Reich?«

Ich hatte keine Fragen, fand es aber nett, dass ich gefragt wurde, so wie ich es nett fand, dass sie mir während der nachfolgenden Untersuchungen genauestens erklärte, was sie gerade tat. Und als Sandy glaubte, an meinem rechten Eierstock etwas gefunden zu haben, entschuldigte sie sich für einen Moment und kam Augenblicke später mit einem älteren Herrn wieder.

»Das ist Doktor Solomon, unser Radiologe.«

Dr. Solomon war Anfang bis Mitte sechzig, klein, hager und weißhaarig. Er reichte mir kurz die Hand und warf dann einen Blick auf den Monitor.

»Seit wann haben Sie diese Zyste?«, fragte er freundlich.

»Das weiß ich nicht. Gefunden hat man sie Ende Juli.«

»Außer den Schmierblutungen haben Sie keine Beschwerden?«

»Rückenschmerzen habe ich. Und Verdauungsprobleme.«

»Blähungen?«

Ich nickte.

»Immer? Gleichgültig, was Sie essen? Oder manchmal gar nicht? Obwohl Sie etwas gegessen haben, was eigentlich blähen müsste?«

Letzteres war der Fall, und ich war begeistert über die Fragestellung. Bisher war noch niemand darauf gekommen, es so zu formulieren.

»Ist der Bauch auch nur manchmal geschwollen und manchmal nicht?«, fragte Dr. Solomon da auch schon weiter.

»Jawohl!«, freute ich mich gleich noch mehr, schien ich doch tatsächlich an einen Arzt geraten zu sein, der meine körperlichen Probleme bereits kannte, bevor ich sie ihm geschildert hatte. »Aber ich habe auch –«

»Gewichtsverlust?«, fiel er mir ins Wort.

»Etwa zehn, zwölf Pfund, aber ich habe auch –«

»Wie ist es mit Müdigkeit? Fühlen Sie sich erschöpft?«

»Ich könnte immer schlafen, aber ich habe auch im Moment sehr viel Stress. Mein Mann hat Prostatakrebs …«

»Hat er sich schon für eine Behandlung entschieden?«

»Er ist operiert worden, aber es waren noch Zellen in der Prostataloge, und die wird jetzt bestrahlt.«

»Aber er ist funktionstüchtig, ja?«

»Schon«, antwortete ich, »er arbeitet.«

Das schien den Herrn Doktor sehr zu freuen, denn plötzlich lächelte er.

»Sie sind Patientin von Doktor Weinhaupt?«

»Ja.«

»Grüßen Sie ihn schön von mir! Und machen Sie sich keine Sorgen! Das kommt bei Ihnen schon alles wieder in Ordnung.«

Am nächsten Morgen musste ich zur Mammografie. Das war mir eine der verhasstesten Untersuchungen überhaupt, denn dabei wurde ja das Gewebe des Busens untersucht, und ich hatte an meinem Busen nicht allzu viel Gewebe. Mithin war es eine Qual, das bisschen Pelle in die Maschine zu quetschen, und das sagte ich der Technikerin.

Sie lachte laut. »Wenn Sie mal ein bisschen eher gekommen wären, wüssten Sie, dass unsere Geräte heute besser sind.«

Die Frau sprach die Wahrheit. Eine halbe Stunde später hatte ich eine komplikationslose und nahezu schmerzfreie Mammografie hinter mir.

»Alles in Ordnung!«, sagte die Frau zu mir und fügte sogleich hinzu: »Aber warten Sie nicht wieder fünf Jahre bis zum nächsten Mal!«

Am Donnerstag hatten Noah und ich ein grauenvolles Programm. Schön früh am Morgen fuhren wir gemeinsam ins Krankenhaus. Er ging zu seiner Bestrahlung, ich lieferte in einem Labor auf der sechsten Etage des Ärztehauses zuerst meine Urinprobe ab und wurde dann zur Ader gelassen.

Um zehn traf ich mich mit Noah in Seidlers Praxis. Noahs PSA war von 0,92 um nur ein Pünktchen auf 0,91 gefallen.

»Wie weit hätte er denn fallen müssen nach den zwei Wochen?«, wagte ich zu fragen.

»Das liegt im Normbereich«, erwiderte Seidler.

»Aber sollte der PSA nach zwei Wochen Bestrahlungen nicht wenigstens –«

»Der PSA reagiert nicht auf die Dauer der Bestrahlung, sondern auf die Strahlenmenge. Erst nach etwa 40 bis 50 Gray wird sich das auf den PSA auswirken, und bis dahin ist es ja noch eine Weile hin.«

Da Noah sich seit dem Wochenende mit Durchfällen und zunehmend auch mit Übelkeit quälte, fürchtete Dr. Seidler, es kämen jetzt über kurz oder lang auch noch Blasenprobleme hinzu.

»Und da ich die nächsten zwei Wochen im Urlaub bin, gebe ich dir hier prophylaktisch mal was mit.«

Er reichte Noah Muster eines Medikaments, das mit einer mehrseitigen Gebrauchsanweisung kam.

»Wir haben sehr gute Erfolge damit. Du darfst es nur auf keinen Fall länger als zwei Tage hintereinander nehmen.«

Noah flog über das üppige Begleitmaterial. »Orangerote Verfärbung des Urins?«

Seidler nickte. »Wenn Sie noch was zum Abdecken zu Hause haben, Lea.«

»Hilft das Medikament gegen die Reizblase?«, erkundigte ich mich.

»Es ist ein Schmerzmittel. Aber wie gesagt, nicht länger als zwei Tage. Und solltest du andere urologische Probleme bekommen, geh bitte in die Notaufnahme.«

»Was braucht der Patient noch positiv zu denken«, seufzte mein Mann, »wenn er einen Arzt hat, der ihm das abnimmt …? Wo fährst du hin? Big Sur?«

Es folgte eine Unterhaltung darüber, dass Norman besessen zu sein schien vom Big Sur, einem Küstenstreifen zwischen Santa Barbara und San Francisco, der für seine schroffen Felsen und die dichten Wälder in der Umgebung berühmt war.

»Da fährt er seit fünfzig Jahren hin, Lea. Jedes Jahr.«

»Zweimal im Jahr«, verbesserte Norman, »zumindest, seit ich erwachsen bin. Und zwar mit meiner Frau.«

Es war seine dritte Ehefrau, und Noah lachte. »Die zwei davor haben sich scheiden lassen, weil es ihnen zu langweilig war, einen ganzen Monat im Jahr in einer Blockhütte zu leben.«

»Woher weißt du, dass sie sich haben scheiden lassen?«, entgegnete Seidler. »Die Klippen am Big Sur sind steil.«

Wir verabschiedeten uns und wünschten ihm und seiner Frau schöne Ferien. Dann gingen wir in Noahs Büro. Er musste ein paar Telefonate erledigen, ich musste mich waschen.

Um zwölf Uhr mittags waren wir in Weinhaupts Praxis. Laut David war die Gewebeentnahme aus meiner Gebärmutter nur eine Kleinigkeit und binnen kürzester Zeit erledigt. Das konnte ich mir zwar nicht vorstellen, doch konnte ich mir die ganze Prozedur nicht vorstellen, und wie sich bald schon herausstellen sollte, war das ein Segen.

Eine kleine Asiatin gab mir Anweisungen, wie ich mich auf jenen Untersuchungsstuhl zu setzen hatte, den ich aus alter Gewohnheit immer noch den Pflaumenbaum nannte.

Ich legte mich zurück. Noah saß zu meiner Linken auf einem Stuhl und hielt meine Hand. Die Sprechstundenhilfe stellte sich nun zu meiner Rechten auf, ergriff meine rechte Hand und druckte sie mit ihrer linken Hand auf meine Brust.

Das gab mir zu denken. Ganz offensichtlich wollte man verhindern, dass ich um mich schlug.

»Wird es wirklich nicht wehtun?«, vergewisserte ich mich zum soundsovielten Mal.

»Es ziept nur ein bisschen«, antwortete David.

Das beruhigte mich wenig.

»Deine Biopsie hat damals sehr wehgetan«, flüsterte ich Noah zu, »das weiß ich noch.«

Mein Mann zögerte keine Sekunde und meinte: »Als Arzt würde ich sagen, dass es nur geziept hat. Pass auf, Lea! Versuch bitte einfach nur, dich zu entspannen.«

Das war leichter gesagt als getan. David trug einen grünen OP-Kittel und Handschuhe, und er bewegte seine langen, schlanken Finger, als habe er gleich eine Bach-Sonate auf dem Klavier zu spielen. Dann setzte er sich auf einen Stuhl und rollte ihn zwischen meine Schenkel.

Die Sprechstundenhilfe ließ meine Hand los und reichte ihm ein Paar Metall-Löffel. Sie waren nicht nur eiskalt, sondern auch viel zu groß für mich. Das war mir noch nicht ganz bewusst, als ich meinen Unterkörper auch schon vom Pflaumenbaum hob.

»Nicht bewegen!«, rief David. »Schön ruhig liegen!«

Die Sprechstundenhilfe versuchte vergeblich, mein Becken wieder auf den Untersuchungstisch zu drücken.

»Lea!«, sagte Noah mir ruhiger Stimme. »Du bist eine erwachsene Frau, und es ist nur eine Untersuchung …«

Ich blickte zu meinem Mann herüber. Er lächelte, und ich kam mir so dumm vor, dass ich am liebsten geweint hätte.

Langsam legte ich meinen Unterkörper wieder auf den Pflaumenbaum und entspannte meine Muskulatur, sodass Dr. Weinhaupt seines Amtes walten konnte.

»Entschuldigung«, murmelte ich.

»Ist schon in Ordnung«, antwortete David.

Noah lächelte noch immer. »Nur ein ganz normaler Reflex, Lea, ganz normal.«

Ich atmete tief durch und schloss für einen Moment die Augen. Als ich sie wieder öffnete, stand David zwischen meinen Schenkeln, und die asiatische Sprechstundenhilfe reichte ihm ein Gerät, dessen Anblick mich erschauern ließ.

»Gott!«, stieß ich aus. »Was ist das denn?«

David hielt etwas in den Händen, das verdächtig aussah wie ein Ölstandmesser für Autos.

»Das steckt er doch wohl nicht in mich rein?«, wandte ich mich flehentlich an Noah.

Der stand daraufhin auf und presste mit sanfter Gewalt meine Schultern herunter. »Rede bitte nicht, sondern atme.«

»Das wird mir die Gallenblase perforieren.«

»Die sitzt da nicht, Lea. ATME!«

»Noah, ich will –«

Meine Worte wandelten sich in einen Aufschrei. Und es war kein Schrei des Entsetzens, sondern schlicht und ergreifend ein Schmerzensschrei, und den stieß ich in der Folge noch neunmal aus – jedes Mal, wenn Dr. David Weinhaupt das tat, was nach seiner Meinung nur ziepte.

»Dafür gibt es eine ganz einfache Erklärung«, teilte Noah mir später mit.

Ich saß zusammengesunken auf dem Beifahrersitz, von Bauchkrämpfen geplagt und zu Tode erschöpft.

Noah erklärte mir, dass sich solche Ärzte wie mein Gynäkologe und sein Urologe früher an vier Vitalwerten orientiert hätten: am Puls, an der Atmung, an der Körpertemperatur und am Blutdruck. »Und heute haben sie fünf! Und weißt du, wie der fünfte heißt?«

»Nein«, hauchte ich.

»Der fünfte Vitalwert heißt Schmerz, Lea. Ein Patient, der vor Schmerzen schreit, der lebt noch.«

So elend mir auch zumute war, ich musste lachen.

»Nein, das ist ganz und gar nicht witzig«, meinte Noah. »Es wäre nämlich ganz einfach, diese Schmerzen zu lindern, am besten mit einer Betäubung. Und warum geht das nicht?«

Sein Tonfall ließ mich vermuten, dass es gesundheitspolitische Gründe hatte, denn Gesundheitspolitik zählte zu einem seiner Steckenpferde.

»Kluges Mädchen!«, erwiderte er. »Wenn du ein Schmerzmittel verabreichst, läufst du Gefahr, dass der eine oder andere Patient allergisch darauf reagiert, und jede Anästhesie kann gefährlicher werden als der Eingriff selbst. Du brauchst aber nicht nur die teuren Maschinen, du musst auch die Praxis umbauen, damit du den Leuten einen Raum zur Verfügung stellen kannst, in dem sie die Medikamente ausschlafen können, und das ist alles mühsam und teuer, und es treibt deine Versicherungskosten noch höher, als sie es ohnehin schon sind. Da verlässt du dich doch lieber auf den fünften Vitalwert!«

Er regte sich ehrlich auf.

»Du hättest dich mal sehen sollen«, erklärte er mir das. »Glaub mal nicht, dass es lustig ist, wenn sie deine Frau abstechen.«

»Hast du bei deiner Prostata-Biopsie auch geschrien?«

Allein die Vorstellung, es könnte so gewesen sein, tat mir weh, diese Vorstellung, dass Noah damals allein gewesen war.

»Männer schreien nicht«, erwiderte er. »Wir schwören Rache.«

KAPITEL 34

Am 6. September war Labor Day, Tag der Arbeit; damit ging der Sommer offiziell zu Ende. Noah und ich hatten das lange Wochenende bitter nötig. Ich blutete seit der Biopsie erheblich, was laut David normal war und nach ein paar Tagen aufhören würde. Für Noah bedeutete es eine verlängerte Ruhepause vom Linearbeschleuniger. Ausnahmsweise hatte er nicht nur den Samstag und den Sonntag, sondern zudem auch noch den Montag frei, und sein Körper schrie förmlich nach dieser Auszeit.

Die Durchfälle und die Proktitis wurden von Tag zu Tag schlimmer. Nach der Operation war mein Mann stolz gewesen, zu den wenigen zu gehören, die ein sitzkissenfreies Leben führten. Die meisten Männer trugen nach der Prostatektomie nämlich ständig ein Sitzkissen mit sich herum, weil ihnen die normalen Stuhlauflagen zu hart waren. Noah hatte das bisher nicht gebraucht, erst jetzt zwang ihn die Proktitis zum Sitzkissen, und das ärgerte ihn maßlos.

Langsam machte ihm auch die Müdigkeit zu schaffen, die Strahlenbehandlungen nach einiger Zeit mit sich bringen. Diese Müdigkeit wird zum einen dadurch verursacht, dass die vom Linearbeschleuniger zerstören oder deaktivierten Krebszellen Zellabfall hinterlassen, der vom Organismus abgebaut werden muss. Zum anderen kommt es durch den strahlungsbedingten Durchfall zu einem gewissen Grad von Austrocknung, und dadurch geraten die Elektrolyten aus dem Gleichgewicht, was auch müde macht.

Und dann waren da natürlich noch die Depressionen! Wer sich ständig abgeschlagen fühlt, kann nicht mehr leisten, was er zu leisten gewöhnt ist, und glaubt irgendwann, zu nichts mehr zu taugen und deshalb auch nichts mehr wert zu sein. Trotz aller Berufskenntnisse blieb auch Noah dieser Teil nicht ganz erspart.

Mein Mann brauchte also wirklich mal Ruhe, und so hatten wir für das Wochenende, abgesehen von einem Essen mit Irene und den Kindern, nichts geplant. Doch gelang es uns nicht einmal, dieser einen Verpflichtung so nachzukommen, wie es ursprünglich beabsichtigt gewesen war.

Wir wollten Irene das Haus zeigen, und ich wollte für uns alle kochen, vornehmlich, um Noahs Frau zu beweisen, dass ich das besser konnte als sie. Am Ende hätte ich es trotz meiner Arzttermine und der Biopsie vielleicht gerade noch geschafft, die Zutaten einzukaufen, das Kochen wäre bereits schwierig geworden. Am Haus scheiterte alles. Das in einen vorzeigbaren Zustand zu versetzen, war mir unter den gegebenen Umständen unmöglich. Dazu war ich zu erschöpft.

»Lass es uns verschieben!«, bat ich, aber Noah wollte die Kinder sehen.

»Wir gehen raus zum Essen.«

Ich protestierte, denn das konnten wir uns nicht leisten. Aber er hatte bereits einen Tisch bestellt.

Das Sherwood Inn war ein elegantes Restaurant im benachbarten Westlake Village. Es hatte eine riesige Terrasse, die direkt am See lag.

Jacob chauffierte Irene in seinem neuen gebrauchten Ford Explorer, und er fühlte sich sichtlich erwachsen dabei, das stand ihm auf der Stirn geschrieben. Im Einzelnen erläuterte er mir die verschiedenen Vorzüge seines neuen Autos, und ich musste die Radkappen bewundern, die Motorhaube wurde mir geöffnet, sogar eine Kostprobe der Musikanlage wurde mir geliefert.

Janina kam mit ihrem eigenen Wagen, denn sie war nach dem Essen noch mit einer Freundin verabredet.

»Ganz viele Fotos von Europa habe ich mitgebracht«, begrüßte sie uns. »Das war total toll da, da fahr ich nächstes Jahr wieder hin.«

Noah sagte nichts dazu – dafür waren wir alle dankbar –, er umarmte sein Mädchen nur.

Einen geeigneten Tisch zu finden erwies sich bereits als erste Herausforderung. Irene wollte nämlich unmittelbar am Wasser sitzen, und da war gerade nichts frei.

»Da kann man nichts machen«, meinte mein Mann und wollte, dass wir uns an den Tisch setzten, den der Kellner uns zugewiesen hatte.

»Nein«, entgegnete Irene, »lass uns lieber warten, bis am Wasser was frei wird.«

»Es kann sein, dass die Leute diese Tische schon vor Monaten vorbestellt haben«, warnte Noah.

»Lässt sich das denn nicht herausfinden? Frag doch mal!«

»Erst müsst ihr mich mal entschuldigen«, entgegnete mein Mann und entschwand Richtung Toilette.

Also erkundigte Irene sich selbst nach einem Tisch am Wasser und berichtete, es werde um halb sieben etwas frei.

»Das ist ja noch fast eine Stunde«, wandte ich ein.

»Na, dann setzen wir uns so lange an die Bar und trinken was!«

Irene bestellte sich Weißwein und erzählte, wie sehr sie während Janinas Reise gelitten hatte.

»Nicht nur wegen der Entfernung«, führte sie aus. »Es ist ja auch so, dass wir bei den Pazifisten da drüben im Moment so gar nicht gut gelitten sind. Da machst du dir als Mutter alle möglichen Gedanken. Was, wenn ein irrsinniger Franzose deinem Kind was tut?«

Janina zeigte stolz ihre Fotos.

Paris hatte ihr von den drei Städten am besten gefallen. »Die Frauen sind da alle total schick, Dad, das kannst du dir gar nicht vorstellen. Ganz egal, wo du hingehst, die sehen immer alle total aus wie aus dem Modejournal.«

Rom hatte es ihr nicht so angetan. »Vielleicht, weil es da so total heiß war, und im Hotel hatten sie keine Klimaanlage, nicht mal Satellitenfernsehen. Aber die Männer sind da total irre …«

In London waren die Männer vergleichsweise steif gewesen – total –, und da Prinzessin Diana nicht mehr lebte, hatte Janina selbst dem Buckingham Palace nicht viel abgewinnen können. Es folgte die unendliche Geschichte einer Einkaufstour, auf der sie von einer winzigen Boutique in Chelsea in die nächste gefallen waren, und überall hatten sie Dinge gekauft, total schicke Dinge, hier eine Hose, da eine Bluse, dort einen Gürtel.

Während des Reiseberichts ging Noah zweimal zur Toilette.

Beim zweiten Mal beugte Irene sich zu mir herüber und klagte: »Er soll das Jan nicht so zeigen, dass er sich langweilt.«

»Das hat mit Langeweile nichts zu tun«, flüsterte ich zurück, »das geht den ganzen Tag so.«

Irene sah mich an, als wüsste sie es besser.

Endlich wurde der ersehnte Tisch frei, und wir zogen mit unseren Gläsern auf die Terrasse.

»War es das nicht wert?«, jubelte Irene und setzte sich mit einem wohligen Seufzer in die Abendsonne.

Noah sah mich an. »Soll ich uns mal gleich die Jacken aus dem Auto holen, Lea?«

»Vergiss dein Kissen nicht!«

Wir studierten die Speisenkarte, und Noah sagte mir, was er haben wollte. Dann ging er erneut auf die Toilette.

Als Vorspeise hatten wir alle Salat, nur Irene aß eine Suppe. Als Hauptgang aßen wir alle Fleisch oder Fisch, nur Irene aß einen Salat. Und als Noah zum insgesamt siebten Mal an diesem Abend von der Toilette zurückkam, erhob sich seine Frau und meinte mit einem Lächeln auf den Lippen, nun wolle sie endlich wissen, welche Attraktion die sanitären Anlagen in diesem Lokal zu bieten hätten.

»Na, dann lass dich mal überraschen!«, entgegnete Noah.

Er hatte sich kaum wieder hingesetzt, als Irene bereits zurückkam.

»Das ging aber flott!«, kommentierte mein Mann. »Keine Attraktion gefunden?«

Irene antwortete nicht und nahm wieder Platz.

Janina blickte ungeduldig auf die Armbanduhr. »Ich bin um acht mit einer Freundin verabredet, Dad.«

»Von wegen!«, parierte ihr Bruder und grinste.

Sie rammte ihm den Ellenbogen in die Seite. »Wehe! Sonst fange ich auch an …«

»Heh!«, lachte Noah. »Jetzt bin ich aber mal gespannt.«

Jacob plapperte los, dass Janina schon seit Jahren in Brian verknallt sei, den Cousin eines der Mädchen, mit denen sie in Europa war.

»Und heute hat er sie endlich eingeladen«, sagte er und fügte singend hinzu: »Endlich, endlich, endlich!«

»Lästere nur über mich«, schimpfte Janina. »Er hat nämlich auch eine Freundin, Dad. Davon darf man nur nichts sagen, weil er sonst rot wird wie ein kleiner Bubi.«

Das Mädchen war siebzehn, hieß Jennifer, und Jacob hatte sie im vorigen Jahr im Sommerlager kennengelernt.

»Vorsichtig!«, sagte sein Vater. »Da kann ich mich doch hoffentlich auf dich verlassen, oder?«

»Ich bin doch nicht blöd«, antwortete Jacob.

»Na, da wäre ich mir nicht so sicher«, warf Janina ein.

»Du sitzt im Glashaus«, erwiderte Noah, »wirf also bitte nicht mit Steinen!«

»So weit ist das doch noch nicht mit Brian und mir …«

Noah schien darüber erleichtert zu sein, sagte aber nichts, denn er musste schon wieder zur Toilette.

»Und wie weit ist es mit Jennifer und dir?«, fragte ich Jacob.

Er sah mich lange an und grinste unmissverständlich, und das erschütterte mich. Sexuell aktive Kinder waren fast schon Erwachsene, und wer erwachsene Kinder hatte, war alt … Wir waren alt!

»Gut«, sagte ich, einfach, um irgendetwas zu sagen.

Dann trat Stille ein, und erst da fiel mir auf, dass Irene sich überhaupt nicht am Gespräch beteiligt hatte. Vermutlich hatte sie nicht einmal zugehört. Zu sehr schien sie damit beschäftigt, Weißbrotscheiben in kleine Stücke zu reißen und die in ihre Salatsoße zu tunken.

Noah kam zurück, er steuerte auf uns zu, blieb dann plötzlich stehen und drehte sich um.

Eine Frau war ihm nach draußen gefolgt und eilte ihm jetzt mit ausgestreckter Hand entgegen, und mit einigem Abstand folgte dieser Frau ein großer, schlanker Mann, der ein Kind auf dem Arm trug, ein weiteres an der Hand hielt.

»Ach du Scheiße!«, lachte Jacob auf.

»Der Weller!«, entfuhr es Janina.

Irene blickte auf, sah in die aufgeregten Gesichter ihrer Kinder – im nächsten Moment starrte sie mich an, und ich senkte sofort den Kopf. Dabei hätte ich mir die Wellers so gern noch mal näher angesehen.

Noah kehrte an unseren Tisch zurück und suchte offenbar verzweifelt nach passenden Worten.

Janina rettete ihn, indem sie fragte, ob sie jetzt losfahren dürfe.

»Ich muss tanken«, meinte Jacob sofort. »Das mache ich auch besser jetzt als nachher auf dem Heimweg.«

Irene schaute verzweifelt in die Runde.

»Sollen wir noch bleiben?«, wandte Noah sich ausdrücklich an sie. »Oder möchtest du auch lieber gehen?«

Irene schloss die Augen.

»Ich geh kurz mit euch raus«, sagte ich zu den Kindern und nahm meine Zigaretten. »Oder nicht, Noah?«

Mein Mann lächelte. »Rauch du ruhig eine, Lea.«

Irene, Noah und ich saßen noch lange beisammen an jenem Abend. Jacob ging für eine Runde ins Kino, sodass wir ungestört reden konnten, vor allem über Herrn Weller.

»Ich hatte keine Ahnung, dass die Kinder das mitbekommen haben«, jammerte Irene.

Sie hatte geglaubt, sich äußerst diskret verhalten zu haben, und jetzt schämte sie sich vor Janina und Jacob. »Die müssen mich ja für eine dieser … wie nennt Jake diese Frauen? Hormonüberflutete Gichtrunzeln! Die Kinder müssen denken, dass es mir nur um den Sex geht. Dabei …«

Irene war verliebt in ihren Nachbarn, und das war ihr Problem: Sie war verliebt wie nie zuvor in ihrem Leben.

»Nur bin ich ja keine sechzehn mehr«, flüsterte sie. »Und ich weiß doch auch, dass das keine Zukunft hat.«

»Sieh es positiv!«, sagte Noah zu ihr. »Du hast früher immer gesagt, dass du gar nicht weißt, wie das ist, jemanden zu lieben. Jetzt weißt du es! Und das zeigt, dass du es sehr wohl kannst. Er ist vielleicht der falsche Mann, Irene, das mag sein. Aber der richtige wird kommen, ganz bestimmt. Hab ein bisschen Geduld!«

KAPITEL 35

Am Donnerstag, den 9. September, lagen David Weinhaupt sämtliche Ergebnisse meiner Untersuchungen vor. Nach Praxisschluss empfing er Noah und mich in seinem Büro.

»Also, die Biopsie war negativ«, teilte er uns mit. »Leas Gebärmutter ist zwar ungewöhnlich klein, aber gesund.«

»Warum dann die Schmierblutungen?«, fragte Noah.

»Ich glaube, es war Glück, dass sie die bekommen hat, sonst wäre sie vermutlich nicht zum Arzt gegangen.« David schob Noah die Bilder meiner Ultraschalluntersuchung zu und fügte hinzu: »Die Zyste am rechten Eierstock, die ist sehr klein, und sie ist in den Wochen seit der ersten Untersuchung auch nicht gewachsen.«

»Ist das normal?«, fragte Noah.

David suchte sichtlich nach Worten. »Wenn eine Frau noch menstruiert, kommen so kleine Zysten häufiger vor. Nach der Menopause sehen wir das nicht mehr so gern. Trotzdem haben Frauen nach der Menopause natürlich immer wieder Zysten, aber in aller Regel wachsen die dann schnell und können –«

»Und wenn sie nicht wachsen?«, fiel Noah ihm ins Wort.

»Ich hatte eine Menge Bluttests angeordnet, und die Ergebnisse …«

Diese Blätter schob er Noah auch zu.

»Die sind alle nicht berauschend, mit einer Ausnahme zwar alle noch im grünen Bereich, aber immer nur noch so gerade. Was mir überhaupt nicht gefällt, ist der CA125, das habe ich dir da unten rot angestrichen.«

»67?«, las Noah von meinen Laborbefunden.

»Er dürfte nicht höher als 30 sein«, antwortete David. »Dabei kann er in die Tausende gehen, so ist das nicht. Die 67 ist also kein erschütternder Wert, nur ist er auch nicht in Ordnung, und bei Leas Familiengeschichte sollten wir unbedingt –«

»Entschuldigt bitte mal!«, rief ich dazwischen.

Zum einen hatte ich nicht die geringste Ahnung, worüber die beiden Männer sprachen, zum anderen fand ich es unerhört, dass sie sich ausnahmslos miteinander unterhielten, ganz so, als sei ich gar nicht anwesend.

»Ich weiß zwar, dass es langweilig und mühsam ist, mir erst erklären zu müssen, was ihr bereits wisst«, erzwang ich mir Gehör, »aber ich bin die Patientin. Richtig?«

David entschuldigte sich, und Noah griff nach meiner Hand und tätschelte sie.

»Der CA125 ist ein Tumormarker«, erklärte David daraufhin. »Der Test ist zwar leider immer noch sehr umstritten, aber er ist sozusagen unser einziger Messwert, wenn wir Anlass zu der Sorge haben … dass eine Patientin Eierstockkrebs haben könnte.«

Eierstockkrebs! Kate hatte eine Arbeitskollegin gehabt, die daran gestorben war. Lynn Simmons, wir hatten letztlich noch über sie gesprochen. Im Fernsehen berichteten sie auch manchmal über Eierstockkrebs. Wenn ich es recht in Erinnerung hatte, ging es dabei zumeist darum, dass diese Krebserkrankung im Gegensatz zu anderen eine ungünstige Prognose hatte, was die elegante Umschreibung dafür war, dass man die Krankheit nicht überleben konnte.

»Du glaubst, dass ich Eierstockkrebs habe?«, wollte ich es genau wissen.

David wiegte den Kopf. »Du bist genetisch vorbelastet. Du hast keine Kinder, hast nur kurze Zeit die Pille genommen, hast jahrelang Ovulationsauslöser geschluckt, alles Faktoren … Wir müssen hier zuerst ausräumen, dass du keinen Eierstockkrebs hast, Lea. Erst dann können wir uns mit anderen Möglichkeiten befassen. Und der Radiologe –«

»Aber es ist doch nur eine Zyste!«, warf ich ein.

»So sieht es aus, nur ist der CA125 –«

»Der Tumormarker?«, vergewisserte ich mich.

»Das ist so was ähnliches wie der PSA«, wollte Noah mir die Angelegenheit verdeutlichen und fügte an: »Ich muss mich mal eben entschuldigen.«

Er verließ den Raum, und David sah ihm besorgt nach.

»Ist er okay?«, wollte er von mir wissen.

Noah war nicht okay. Seit drei Tagen und Nächten befand er sich in einem Zustand, den er selbst frustrierendes Dauerpieseln nannte. Er verspürte ständig den Drang, seine Blase zu leeren, doch kamen immer nur ein paar Tropfen. Hielt er den Urin gewaltsam zurück, schaffte er es nicht mehr rechtzeitig zur Toilette, denn so weit hatte sich sein Ringmuskel noch nicht wieder erholt.

»Sein Urologe hat ihm da Medikamente gegeben«, klärte ich David auf. »Nur dauert das natürlich, bis die wirken … Was ist jetzt mit diesem CA125?«

»Der CA125 ist ein Krebs-Antigen«, erwiderte David. »Bei manchen Formen von Ovarialtumoren ist der Stoff im Blut erhöht, bei manchen nicht. Wir werden auch noch andere Marker bei dir austesten, aber weißt du, Lea –«

Noah kam zurück und setzte sich wieder auf seinen Stuhl.

David lächelte mich an und wandte sich dann wieder an Noah. »Du weißt, dass Lea und ich etwas gemein haben?«

Noah überlegte, schien aber keinerlei Vorstellung zu haben. Daraufhin hob David den rechten Arm und machte eine Bewegung, als kippe er sich einen Schnaps hinter die Kehle.

»Ach ja«, rief mein Mann. »Ihr habt das ja beide hinter euch. Deshalb seid ihr auch so vertraut miteinander, ich habe mich schon gewundert.«

»Da brauchst du dich also nicht weiter zu wundern«, meinte David, »und das ist ganz wichtig hier: Wir wissen aus Erfahrung mit dem CA125, dass er bei Alkoholikerinnen schon mal falsche Werte anzeigt, weil die Leber vom jahrelangen Alkoholmissbrauch geschädigt ist. Deshalb habe ich alle Lebertests machen lassen.«

Wieder schob er Noah ein Blatt zu. Meine Leberwerte waren weitgehend in Ordnung.

»Reicht das, um die Markerwerte zu verzerren?«, fragte Noah.

»Das kann ich erst sagen, wenn wir den Tumormarker ein paarmal genommen haben.«

»Aber es ist doch nur eine Zyste!«, warf ich nochmals ein. »Und Zysten sind doch gutartig.«

David sah mich an, zeigte aber keine weitere Reaktion.

»Gibt es etwa auch bösartige?«, fragte ich daraufhin.

»Leider ja«, antwortete mein Gynäkologe. »Und oft liegt ein Tumor auch nur unter einer Zyste. Die Eierstöcke …«

Er hielt uns einen langen Vortrag über die Eierstöcke. Schließlich sagte er: »Ebenso komplex ist leider auch die Vielfalt an Eierstocktumoren. Außerdem ist es ein seltener Krebs, den man nur schwer frühzeitig diagnostizieren kann.«

In diesen Fällen hatte der Krebs dann zumeist Jahre Zeit, um zu metastasieren. »Und genau das ist einer der Gründe dafür, dass Ovarialtumoren gefährlicher sind als andere Krebserkrankungen: Sie werden oft viel zu spät erkannt!«

»Und du denkst, dass wir in meinem Fall früh dran sind?«

»Noch steht ja gar nichts fest!«, rief Noah.

»Was, wenn es sich bewahrheitet?«, bohrte ich weiter. »Was dann? Operieren?«

David seufzte. »Lea, wenn eine Frau einen Tumor in der Brust hat, dann ist es Brustkrebs. Und wenn eine Frau einen Tumor in der Gebärmutter hat, dann ist es Gebärmutterkrebs. Wenn eine Frau Eierstockkrebs hat, hat sie indes keinen Tumor im Eierstock, sondern am Eierstock.«

Er sah mich erwartungsvoll an, doch wusste ich mit seiner Erklärung nicht genug anzufangen, um darauf einzugehen.

»Diese Tumoren liegen in der Bauchhöhle«, führte er daraufhin aus, »umgeben von lebenswichtigen Organen. Wenn man da einfach hineinschneidet, richtet man unter Umständen mehr Unheil an, als nötig wäre. So was muss gezielt operiert werden. Außerdem kann es durchaus sein, dass wir es bei dir mit ganz was anderem zu tun haben. Deshalb schlage ich erst mal vor, dass wir den Tumormarker eine Weile einmal im Monat überprüfen und auch einmal im Monat einen Ultraschall machen, und darüber hinaus –«

»Komm«, fiel Noah ihm ins Wort, »einmal im Monat? Du brauchst hier keiner Krankenkasse Geld zu sparen, David. Leas Kasse kommt für so was sowieso nicht auf.«

Das stimmte leider. Arztbesuche musste ich selbst bezahlen, nur Krankenhauskosten wurden von meiner Versicherung getragen.

»Gut«, entgegnete David, »dann würde ich sagen –«

»Sag nur, was du auch sagen würdest, wenn es deine Frau wäre!«, machte mein Mann seinen Standpunkt jetzt ganz klar.

David atmete tief durch. »Wenn es meine Frau wäre, würde ich den Bluttest erst mal jede Woche und den Ultraschall einmal im Monat machen. Darüber hinaus …«

Er erzählte uns, dass Dr. Solomon gleich nach meinem Ultraschall bei ihm angerufen und ihm geraten habe, mich Professor Finkelberg vorzustellen, dem Chefarzt der gynäkologischen Onkologie in der Universitätsklinik.

»Er hat sehr viel Erfahrung mit Ovarialtumoren, und sollte sich der Verdacht bei Lea bestätigen, wäre er auch der richtige Chirurg. Leider …«

Er stockte und sah mir tief in die Augen.

Dass er dadurch Rückschlüsse auf meine Verfassung ziehen konnte, bezweifelte ich jedoch. Ich wusste nämlich selbst nicht, was ich fühlte. Ärgern konnte ich mich am ehesten. Ich ärgerte mich über mich selbst, denn ich hätte meinem Instinkt folgen und nicht zu einem Krebsarzt gehen sollen. Jetzt hatte ich das Theater. Der Mann machte aus einer Zyste eine lebensbedrohliche Erkrankung, vermutlich aus reiner Gewohnheit.

»Leider hat Professor Finkelberg einen ziemlich vollen Terminkalender«, sprach David endlich weiter. »Und ich wollte nicht erst im Oktober einen Termin für dich, deshalb habe ich den einzigen genommen, den ich kriegen konnte, und der ist morgen früh um halb elf.«

KAPITEL 36

So viel Pech gibt es nicht!«, begann Noahs neues, persönliches Glaubensbekenntnis. »So viel Pech auf einen Haufen haben zwei Menschen nicht!«

Wir kamen an jenem 9. September nach Hause, und er setzte sich sofort an den Computer und suchte Fachliteratur zum Thema Eierstockkrebs. Trotz der Medikamente stand er alle paar Minuten auf und lief zur Toilette. Ich vermutete, was die Operation und die Strahlenbehandlung noch nicht besorgt hatten, richtete jetzt der Stress an.

Ich selbst fühlte mich wie betäubt. Noch immer konnte ich mir nicht vorstellen, dass da wirklich etwas Ernstes an meinem Eierstock sein sollte. Vielleicht wollte ich mir das aber auch nur nicht vorstellen, weil es mir zu grausam erschien.

Als ich noch ein Kind gewesen war, hatte es im deutschen Fernsehen eine Serie gegeben mit dem Titel »Kobra, übernehmen Sie!« Darin bekam der Held zum Auftakt jeder neuen Folge einen Auftrag, der so geheim war, dass er auf einem Tonband erteilt wurde, das sich nach dem Abspielen selbst zerstörte.

Genauso kamen mir plötzlich meine Eierstöcke vor. Jahrelang hatte ich ihnen mit Medikamenten den Auftrag erteilt, mich zur Mutter zu machen, und nicht nur das hatten sie mir versagt, nein, jetzt zerstörten sie sich auch noch selbsttätig. *Mission Impossible!* Meine Fortpflanzungsorgane auf dem Kinoplakat wären die ultimative Werbestrategie gewesen.

»So viel Pech gibt es nicht!«, hörte ich Noah neuerlich fluchen. »So viel Pech auf einen Haufen haben zwei Menschen nicht!«

Das hätte ich auch gern so gesehen, doch wusste ich es besser. Pech, wie Noah das nannte, war nur selten das Gegenteil von Glück. Pech war vielmehr ein Weg, den manche Menschen gehen mussten. Warum das so war, wusste niemand, doch hatte ich für mich selbst schon vor langer Zeit eine Erklärung gefunden.

Alles im Leben hatte ein Gleichgewicht. Es gab Tag und Nacht, Sommer und Winter, den natürlichen Gang der Dinge: Die meisten Menschen wurden in eine Familie hineingeboren und verloren diese Familie im Verlauf ihres Lebens, während sie eine eigene gründeten.

Andere Menschen verloren nur, und wieder andere bekamen nur. Diese letzten beiden Gruppen erlebten auch das Gleichgewicht des Lebens, nur brauchten sie einander dazu. Sie existierten in einer geheimnisvollen Symbiose.

Das Model, das es zur Oscar-dekorierten Schauspielerin brachte, zwanzig Millionen pro Film kassierte und mindestens zwei gesunde Kinder hatte – dieses Model brauchte den Obdachlosen, dem ein betrunkener Autofahrer die Beine abgefahren hatte. Die beiden waren miteinander verbunden, ohne einander jemals zu begegnen.

Und wenn Noah und ich Pech hatten, wie er das nannte, waren wir solche Ausgleicher. Ohne uns konnten andere nicht ihr ungetrübtes Glück genießen.

»Das ist doch Schwachsinn«, schimpfte mein Mann, als ich das äußerte. »Wenn du die Welt so siehst, kannst du dich ja nur noch erschießen. Außerdem würde es bedeuten, dass diese Welt von jemandem gelenkt wird, Lea. Willst du wirklich an einen Gott glauben, der dermaßen unfähig ist?«

Ich wusste nicht, ob das etwas mit Unfähigkeit zu tun hatte. Ich glaubte eher, dass wir nicht verstanden, worum es wirklich ging.

»Das ist ja auch nicht zu verstehen!«, schimpfte Noah weiter. »Es sei denn, du glaubst an den Quatsch, dass du in einer anderen Welt für alles entlohnt wirst, was dir hier widerfährt. So einfach hätte ich das auch gern, wenn ich Gott wäre! Schlag ruhig drauf, wenn dir danach ist, die Idioten erklären sich das damit, dass es einen Sinn hat.«

Mein Mann war wütend. Und er war wütend, weil er Angst hatte, und er hatte Angst, weil ich Gefahren ausgesetzt war, denen er nicht trotzen konnte. Er fühlte sich hilflos, und Hilflosigkeit war nicht nur unmännlich, sie war auch lähmend.

Ich fühlte mich auch hilflos, nur reagierte ich nicht mit Wut darauf. Schon als Kind hatte ich geglaubt, dass mir schlimme Dinge nur passierten, weil ich verdiente, dass sie mir passierten – eine fatale Schlussfolgerung. Ich war eben schlecht und merkte es nur nicht. Ich bemerkte erst, wenn ich bestraft wurde, dass ich schlecht gewesen war; nur wusste ich dann immer noch nicht, wann ich schlecht gewesen war und wo und wie – und wer unter meiner Schlechtheit gelitten hatte.

Das wiederholte sich so häufig, dass ich frühzeitig aufhörte, überhaupt noch nach den Gründen zu suchen. So lernte ich, die Bestrafungen zu ertragen, nach außen hin schweigend. Innerlich schämte ich mich indes dafür, bestraft zu werden, denn ich wurde ja bestraft, weil ich es verdient hatte. Ich schämte mich meiner selbst und meiner Existenz, und ich sehnte mich danach, zu sterben, zumindest zu verschwinden, und wenn das alles nicht ging, dann wollte ich wenigstens nichts mehr fühlen – der Weg in den Alkoholismus war geebnet.

Dank jahrelanger Psychotherapie wusste ich jetzt, worauf diese Gefühle zurückzuführen waren, nur konnte ich sie deshalb immer noch nicht abstellen. Ich wollte auch jetzt wieder sterben, verschwinden oder zumindest nichts fühlen, nur war ich mir inzwischen nicht nur dieser Bedürfnisse bewusst, sondern auch der Ursache dieser Bedürfnisse.

Mir dieser Ursache bewusst zu sein verhinderte, dass ich das selbstzerstörerische Bedürfnis ernst nahm. Ich spürte zwar noch, wenn es mich befiel, kämpfte aber dagegen an, indem ich mich sofort irgendwie ablenkte.

Ja, meine Fähigkeit, mich abzulenken, und mein Selbstzerstörungstrieb waren wie zwei Boxer im Ring, und seit ich nüchtern war, gewann meine Ablenkungsfähigkeit immer: Sie war einwandfrei in der höheren Gewichtsklasse.

Während Noah an jenem 9. September 2004 am Computer saß und verzweifelt versuchte, meine mögliche Diagnose weiter zu ergründen, ging ich in die Küche mit der Absicht, uns etwas zum Abendessen zu machen.

Eh ich mich jedoch versah, räumte ich einen ganzen Schrank aus, scheuerte die Regale ab, spülte die Schüsseln. Vermutlich war es in den anderen Schränken ebenso unordentlich, und das erklärte alles: Wer derart unordentliche Schränke hatte, durfte sich nicht wundern, wenn sein ganzes Leben chaotisch war.

Chaos musste man von Grund auf beseitigen, Schrank für Schrank, Schublade für Schublade. Und wer so beschäftigt war, konnte sich unmöglich mit Gefühlen oder gar mit einer möglichen Krebserkrankung befassen.

Es war schon nach zweiundzwanzig Uhr, als ich Noah endlich das versprochene Abendessen servierte.

»Einen Moment noch!«, rief er aus dem Arbeitszimmer.

Das traf sich gut, denn ich hatte vergessen, Wasser auf den Tisch zu stellen. Also lief ich in die Küche, um eine Flasche zu holen. Ich blickte dabei unwillkürlich nach draußen. Marys Haustür wurde von innen geöffnet. Im nächsten Moment trat sie ins Freie, sah sich um, als wolle sie sichergehen, dass niemand sie beobachtete.

Das interessierte mich. Ich hockte mich vor den Schrank mit unseren Wasservorräten und spähte über die Kante des Fensterbretts.

Auf Zehenspitzen lief Mary zu ihrer Garage, sie hatte wohl Angst, die Absätze ihrer Schuhe könnten unerwünschten Lärm verursachen.

Das Garagentor quietschte ein bisschen, und sie zuckte sichtlich zusammen, schaute sich wieder suchend um. Ohne die Scheinwerfer einzuschalten, rollte sie den Wagen aus der Garage vors Haus und schloss das Garagentor wieder. Darüber trat Helena aus der Haustür.

Sie trug ein bodenlanges Kleid und war eingehüllt in einen gewaltigen Schal, den sie um Kopf und Schultern geschlungen hatte. Sie huschte zum Auto und setzte sich auf den Beifahrersitz. Ohne die Scheinwerfer einzuschalten, fuhren Mary und Helena den North Oceangate hinunter.

Ich versuchte, mir einen Reim darauf zu machen. Nicht nur Helena, auch Mary war festlich gekleidet gewesen. Viele Partys begannen erst nach zweiundzwanzig Uhr, das war nichts Ungewöhnliches. Ungewöhnlich war lediglich, dass die Van-Houten-Damen offenbar Angst gehabt hatten, von irgendjemandem gesehen zu werden.

Dafür gab es keine Erklärung, das war einfach nur gestört wie so vieles andere, oder aber es hatte einen Grund, der so grausig war, dass ich ihn gar nicht kennen wollte.

Mein Mann hatte kaum Appetit. Seine Recherchen trieben ihn fast zum Wahnsinn.

»Da weißt du nicht, wo du anfangen sollst«, beschwerte er sich. »Seröses Adenokarzinom, serös-papilläres Zystadenokarzinom, klarzellige Karzinome, zig verschiedene Tumoren, alle gleichermaßen …«

Er sprach es nicht aus, dieses eine Wort, das sich wie ein Leitfaden durch die gesamte Fachliteratur zog, dieses Wort »ungünstig«. Es stach mir aus jedem Bericht sofort ins Auge. Eierstocktumoren hatten eine ungünstige Prognose, selbst dann, wenn sie vergleichsweise früh diagnostiziert und therapiert wurden.

»So viel Pech gibt es nicht!«, meinte mein Mann deshalb nur noch einmal. »So viel Pech hat kein Mensch!«

KAPITEL 37

Wir schliefen kaum in jener Nacht. Noah hielten die Angst, die Aufregung und der Durchfall wach, ich überlegte unablässig, was ich alles dringend tun musste.

Vorerst belastete mich der finanzielle Aspekt einer möglichen Krebserkrankung weit mehr als alles andere – es war schließlich weniger beunruhigend, sich um Schulden und unbezahlte Rechnungen zu sorgen, als um das eigene Leben.

Meine Versicherung zahlte nicht für Untersuchungen bei einem Professor Finkelberg, und wir hatten uns unser Leben ohnehin schon nicht leisten können. Also nahm ich mir vor, sämtliche Schränke zu durchforsten und alles, was nicht mehr gebraucht wurde, bei eBay zum Verkauf anzubieten.

Noahs Medikamente schlugen an. Nach qualvollen Tagen und Nächten gab seine Blase endlich ein bisschen Ruhe.

»Da kann ich mich auch gleich viel besser auf meine Blähungen konzentrieren«, meinte mein Mann. »Wer hier zufällig vor dem Badezimmerfenster steht, wenn ich auf dem Klo sitze, schmeißt sich bestimmt in die Büsche, weil er meint, er würde beschossen. Hast du deine Unterlagen für den Funkelstein?«

Die Unterlagen waren alle noch komplett im Auto.

»Und der Mann heißt Finkelberg, Noah!«

Da ich Angst hatte, mich auf dem verwirrenden Gelände der Universitätsklinik nicht zurechtzufinden, traf ich mich um kurz vor zehn mit Noah in seiner Praxis. Penny konnte die Welt nicht verstehen, dass sie schon wieder Termine absagen und verlegen musste.

»Da ist ein Patient, der war letztes Mal schon richtig wütend«, gestand sie mir.

Ich nahm an, dass uns hier noch ein böses Erwachen bevorstand. Erst wenn Noah wieder voll arbeiten konnte, würde sich zeigen, welche Auswirkungen seine Krankheit auf die Geschäfte der Praxis gehabt hatte.

Während Noah den Wagen durch den Verkehr lenkte, schaute ich durch einige meiner Untersuchungsbefunde. Ich seufzte aus tiefster Seele, und Noah griff mit der Hand zu mir herüber.

»Es wird schon alles werden, Lea. Mit Funkelberg kann gar nichts schiefgehen.«

Ich musste lachen, und genau die Reaktion hatte mein Mann wohl beabsichtigt. Zufall war es gewiss nicht, dass er des Professors Namen schon wieder verhunzte.

»Nein«, gab er zu, »das ist wohl wahr. Aber ist das ein Wunder? Ich meine, da denkst du, dass Seidler und Weinhaupt und Solomon schon das Ärgste wären, was es neben Blaustein und Rosenkranz geben kann, und dann servieren sie dir Finkelberg … Fin-kel-berg! Heißt der mit Vornamen auch noch Schlomo oder Herschel?«

Wieder musste ich lachen und drückte Noahs Hand. »Dann wärest du neidisch. Habe ich recht, Noah Isaac?«

Noah grinste. Mein Mann war zwar überhaupt nicht religiös, doch war er ein stolzer Jude. Er hatte es geschafft, ein erfolgreicher Arzt zu werden, obwohl seine Eltern als Kinder dem Holocaust nur knapp entkommen waren – und auch nur körperlich. Seelisch hatten sie Herrn Heydrichs Endlösung nicht überlebt.

Ihre verkrüppelten Seelen waren der Grund für Noahs Berufswahl gewesen; er wollte seine Eltern heilen. Das gelang ihm nicht, doch heilte er viele andere, und dadurch wurde er für seine Eltern der lebende Beweis dafür, dass man zwar den Sänger töten konnte, nie aber sein Lied.

Er hasste es, wenn ich das sagte. Ja, ich war sicher, dass er sogar hasste, wenn ich es dachte, und dass er spürte, wenn ich es dachte. Grundlos sah er sicher nicht plötzlich mit diesem missbilligenden Gesichtsausdruck zu mir herüber.

Um kurz vor halb elf überreichte ich Professor Finkelbergs Sekretärin meine sämtlichen bisherigen Untersuchungsbefunde und wurde aufgefordert, im Warteraum Platz zu nehmen.

Schmerzliche Erinnerungen an unseren Termin bei Levitan wurden wach. Doch schienen diese endlosen Wartezeiten die Spezialität der Universitätsklinik zu sein. Es wurde halb zwölf, es wurde eins, es wurde halb drei. Andere Patienten kamen und gingen. Nur ein Paar, das etwa in unserem Alter war, wartete fast ebenso lang wie wir.

Irgendwann wurde die Frau nach hinten gerufen, sah den Mann kurz an, er blieb zurück.

»Das geht hier ziemlich schleppend zu«, sagte Noah zu ihm. »Ist das immer so?«

»Nur wenn man dazwischengeschoben wird.«

Etwa zwanzig Minuten später kam die Frau zurück und blieb im Türrahmen stehen. »Bill?«

Im nächsten Moment brach die Frau in Tränen aus, und ich sah vom einen zum anderen, und dabei jagten mir die Erinnerungen durch den Kopf, Erinnerungen an kahlköpfige, ausgemergelte, weinende Frauen, Erinnerungen an mein eigenes Spiegelbild und an lange Krankenhausgänge, die ich nicht durchschritten hatte wie ein normaler Mensch, nein, ich war ganz nah an der Wand entlanggeschlichen, der Hoffnung hingegeben, das Schicksal würde mich dann nicht sofort sehen und mir weitere Schläge ersparen.

Es waren Erinnerungen. Und ich wollte, dass es meine einzigen Erinnerungen blieben und keine neuen hinzukamen. Es reichte mir!

Um kurz nach halb vier machten wir endlich die Bekanntschaft von Herrn Professor Finkelberg. Er war ein Freund und Studienkollege des netten Dr. Solomon vom Röntgeninstitut und sah aus wie dessen Zwillingsbruder.

Das Büro war klein und sehr gediegen. Es hatte holzgetäfelte Wände und Stuck an der Decke und um die Fensterrahmen. Vor einem gewaltigen handgeschnitzten Schreibtisch standen bequeme Ledersessel.

»Zuerst möchte ich mal etwas klarstellen«, sagte Finkelberg, kaum dass wir uns gesetzt hatten. »Der Solomon hat Ihrem Gynäkologen nicht ans Herz gelegt, Sie mir vorzustellen, Lea, weil Sie ein so tragischer Fall sind – überhaupt nicht!«

Mir war, als hörte ich, wie Noah ein zentnerschwerer Stein vom Herzen fiel.

»Es ist vielmehr so«, sagte Finkelberg weiter, »dass wir vor etwa anderthalb Jahren genau die gleichen Symptome bei einer Patientin hatten. Postmenopause, winzige Zyste an einem Eierstock, Rückenschmerzen, Verdauungsprobleme, und bei dieser Patientin haben wir am Ende unter der Zyste einen malignen Tumor gefunden. Und weil sich der Solomon daran erinnert hat, als er Ihre Bilder sah, nur deshalb wollte er mich einschalten. Verstehen Sie?«

»Sie meinen, dass ich unter dieser Zyste einen Tumor habe?«, fragte ich mit leicht zitternder Stimme.

»Im Moment kann ich Ihnen noch gar nichts sagen. Dazu brauchen wir weitere Untersuchungen. Was uns an Ihrem Zystchen so gar nicht gefällt, ist der Umstand, dass es mindestens zwei Kammern hat. Frauen in der Postmenopause sollten eigentlich überhaupt keine Eierstockzysten mehr haben. Wenn es schon welche sein müssen, dann haben wir sie gern groß und prall, und vor allem sollten sie nur eine Kammer haben. Nicht mehrere.«

Ich hatte nicht gewusst, dass Zysten mehrere Kammern haben konnten, und sah daher verwirrt zu Noah herüber.

»Ich erkläre dir das später«, meinte der und wandte sich dann an Finkelberg. »Wie ist das mit dieser genetischen Prädisposition? Ich habe ein bisschen Literatur gewälzt, aber mir kommt das so vor, als könntet ihr Fachleute euch da nicht einig werden, ob das nun einen negativen Einfluss hat oder nicht.«

Finkelberg wiegte den Kopf von einer Seite zur anderen. »Lynch-Syndrom. Falls Lea das überhaupt hat, würde sich ihr Risiko weiter erhöhen. Denn sie hat ja noch andere Risikofaktoren. Beispielsweise, dass sie keine Pille genommen hat; dass sie Fertilitätshormone –«

Finkelberg hielt abrupt inne, denn es ertönte ein lautes und schrilles Geräusch.

»Entschuldigung«, sagte Noah und stellte seinen Pager ab.

»Sie können mein Telefon benutzen«, bot Finkelberg an.

»Auf das Angebot komme ich nachher gern zurück.«

»Lehman«, sinnierte Finkelberg dann. »Ihre Familie stammt aus Deutschland?«

»Aus Polen.«

»Polen!«, freute sich Finkelberg. »Die Eltern meiner Mutter kamen aus Krakau. Waren Sie schon mal drüben? Wir waren vor ein paar Jahren in Deutschland, in Berlin und in … in Buchenwald. Sie stammen auch aus Polen, Lea?«

»Ich komme aus Deutschland, Herr Professor.«

Finkelberg strahlte und erzählte uns von seinem Vater, der 1931 aus Berlin in die USA ausgewandert war. »Und deshalb hat er auch als Einziger von der Familie überlebt … Ist nie so ganz damit fertig geworden. Die Schuldgefühle …«

Sein Blick glitt aus dem Fenster hinaus, und dann sah er Noah an. Er suchte in Noahs Augen nach etwas, und offenbar fand er es auch, denn plötzlich nickten die beiden Männer einander in stummem Einvernehmen zu.

Finkelberg atmete tief durch. »Passen Sie auf, Lea! Es hat keinen Zweck, dass wir uns hier den Kopf zerbrechen über Dinge, die sein könnten. Wir müssen herausfinden, was ist. Hierfür brauche ich eine Computertomografie und vermutlich auch ein MRI und weitere Bluttests. Und für den Fall, dass Sie noch einmal diese Schmierblutungen bekommen, sollten wir eine Ausschabung machen.«

»Und wenn sich herausstellt, dass ich wirklich wieder Krebs habe?«

Finkelberg blickte zu Noah, Hilfe suchend, wie mir schien. Und mein Mann war ihm gnädig. Er griff nach meiner Hand und meinte: »Lea, warum willst du dich zu diesem Zeitpunkt damit belasten? Es reicht doch völlig, wenn –«

Wieder schrillte Noahs Pager. Diesmal kam er auf des Professors Angebot zurück, sein Telefon zu benutzen.

Finkelberg lächelte mich an. »Dann gehen wir schon mal nach draußen, damit ich meiner Sekretärin sagen kann, welche Termine sie für Sie vereinbaren muss.«

Zu einem CT wurde ich geschickt; und es wurden ein so genannter Chem-20 und außer dem CA125 noch weitere Tests angeordnet, von denen ich noch nie gehört hatte.

»Das sind alles nur Blutuntersuchungen«, führte Finkelberg aus. »Und einen weiteren Ultraschall will ich auch, damit wir die Bilder vergleichen können. Und sobald wir alle Befunde haben, sehen wir einander bitte wieder. Und falls Sie noch einmal diese Schmierblutungen bekommen, sehe ich Sie bitte sofort, Lea. Ja?«

Ich nickte, dankte ihm für seine Mühe und rang nach Luft.

Noah trat aus Finkelbergs Büro und lächelte mich an, als hätten wir soeben die besten Neuigkeiten erfahren. Das verstand ich überhaupt nicht. Schweigend liefen wir den Gang hinunter. Plötzlich blieb ich stehen.

»Ich komme mir verarscht vor!«, beschwerte ich mich. »Ich komme mir so vor, als würde mir hier niemand die Wahrheit sagen. Was bedeutet das, wenn eine Zyste mehrere Kammern hat? Was passiert, wenn ich wirklich Eierstockkrebs habe? Sterbe ich dann? Einfach so?«

»Niemand stirbt einfach so!«, sagte Noah. »Das weißt du ebenso gut wie ich. Tun kann man immer was.«

»Fragt sich nur, ob es auch was bringt.«

Mein Mann nahm mich fest in die Arme. »Warum willst du dich jetzt schon mit Operationen und Behandlungen befassen, von denen du nicht weißt, ob du sie überhaupt brauchen wirst?«

»Weil ich Angst habe«, flüsterte ich. »Weil ich nämlich vielleicht gar nicht will, was ich in dem Fall soll oder brauchen würde.«

Noah strich mir zärtlich über den Rücken. »Was du nicht willst, brauchst du auch nicht zu tun, Lea. Du bist ein freier Mensch.«

Ich schnappte nach Luft. Ich war bei meiner ersten Krebserkrankung so jung gewesen, dass ich nie erlebt hatte, was es bedeutete, ein Recht auf Selbstbestimmung zu haben und auch auszuüben.

Wenn man achtzehn ist, weiß man nur wenig vom Leben und noch weniger vom Sterben, und wenn einem dann gesagt wird, dass man dies und nur dieses zu tun hat, um überhaupt eine Überlebenschance zu haben, dann tut man das. Doch war ich schon lange keine achtzehn mehr. Und ich glaubte auch schon lange nicht mehr, dass Ärzte immer wussten, was sie taten.

Am Ende ging es ausschließlich um mich und um meinen Körper. Man konnte mir vorschlagen, welche Behandlung an diesem Körper vorzunehmen war, doch brauchte ich diese Vorschläge nicht anzunehmen, wenn ich das nicht wollte. Ich war hier nichts und niemandem ausgeliefert, ausschließlich meiner eigenen Entscheidung.

Ein nahezu überwältigendes Gefühl von Erleichterung machte sich in mir breit, und ich schmiegte mich ganz eng an meinen Mann.

»Ich liebe dich«, flüsterte ich. »Ich liebe dich so sehr, das kannst du dir gar nicht vorstellen.«

Er hielt mich fest umschlugen und ließ sogar zu, dass ich ihn abküsste. Ja, er küsste mich sogar zurück, wenn auch nur ein einziges Mal – und das auch nur auf die Wange.

»Gleich wirst du mich schon weniger lieben«, sagte er dann. »Ich muss nämlich weg.«

Auf dem Weg zum Parkhaus erzählte er mir, was ich ohnehin bald in den Nachrichten hören sollte. Der Friseur hatte erneut zugeschlagen, diesmal in Hollywood.

»Cherokee Avenue«, führte Noah aus. »Das ist wohl schon letzte Nacht passiert, aber sie haben die Leichen gerade erst gefunden. Und ich habe Tim –«

»Letzte Nacht?«, fiel ich meinem Mann ins Wort. »Weiß man schon, wann letzte Nacht?«

»Wieso?«

»Nur so«, log ich und starrte dabei vor mich hin.

Dabei sah ich vor meinem geistigen Auge Mary und Helena van Houten, wie sie am Vorabend aus dem Haus geschlichen waren. Wie Diebe in der Nacht. Wie Mörder in der Nacht?

KAPITEL 38

Noah kam erst spät am Abend nach Hause und fiel sofort todmüde ins Bett. Am Samstagmorgen frühstückten wir, und danach fuhr mein Mann gleich wieder zum Polizeipräsidium. Es gab zwei Tatverdächtige, die zur fraglichen Zeit unweit des Tatorts bei dem Versuch erwischt worden waren, ein Auto zu stehlen.

Der Mord in Hollywood war zwischen Mitternacht und zwei Uhr morgens passiert. Das stand inzwischen fest, und damit stand für mich fest, dass Mary van Houten der Friseur war. Jetzt musste ich nur noch Beweise dafür finden, dann konnte ich Noah einweihen, der verständigte die Behörden, wir kassierten die Viertelmillion Belohnung, konnten all unsere Schulden bezahlen – rosarot und watteweich breitete sich die Zukunft vor mir aus.

Während ich mich in der Küche auf die Lauer legte, bastelte ich an einem Motiv. So etwas hatte nämlich jeder Mörder, das wusste ich dank regelmäßigem Fernsehen.

Mary van Houten tötete Ehepaare. Die Frauen hatten alle lange Haare wie sie selbst, denn diese Haare sah sie vermutlich als ein Symbol von Weiblichkeit. Sie kastrierte die Frauen, indem sie ihre Haare abschnitt, und sie fügte ihnen körperliche Schmerzen zu, die sicher stellvertretend für die Schmerzen waren, die irgendeine Frau Mary in der Vergangenheit zugefügt hatte. Ja, Mary hatte einen Mann geliebt und verloren, und sein Grab besuchte sie täglich im Valley Oaks Memorial Park. Dieser Mann hatte jedoch nie ihr, sondern einer anderen Frau gehört, und sie war sicher, dass diese andere Frau daran schuld gewesen war, dass sie den Mann verloren hatten. Deshalb rächte sie sich jetzt.

Ich brauchte nur den Namen des Mannes herauszufinden, und schon würde die Polizei ihre Archive durchforsten, zwei und zwei zusammenzählen, und sie hatten den Friseur, wir kassierten die Belohnung – und ich bekam eine neue Nachbarin. Das war fast noch besser als alles andere.

Ich plante mein weiteres Vorgehen. Am Nachmittag wollte ich zuerst zu Costco und anschließend zum Friedhof fahren und dort auf dem Hauptparkplatz auf Mary warten. Vielleicht hatte ich ja Glück, und sie parkte wirklich dort und ging zu Fuß weiter. Vielleicht hatte ich sogar großes Glück, und ich konnte vom Parkplatz aus sehen, wohin sie ging.

Kate rief an und war außer sich vor Sorge. Anastasia war krank, und meine Freundin hatte ihre Mutter gebeten, etwas aus der Apotheke zu besorgen. Das war jetzt schon anderthalb Stunden her, und ihre Mutter war immer noch nicht da und hatte sich auch nicht gemeldet.

»Da ist irgendwas passiert«, wimmerte meine Freundin.

Ich versuchte, sie zu beruhigen. Bei der hiesigen Verkehrslage kam es häufiger vor, dass man Stunden irgendwo im Stau stand und nicht von der Stelle kam.

»Dann hätte sie aber doch angerufen, Lea.«

»Vielleicht hat sie das Handy vergessen.«

Kate stöhnte. Auf den Gedanken war sie selbst nicht gekommen, denn Kate hatte ihre Denkfähigkeit im Verlauf einer schlaflosen Nacht verloren.

»Ich bin nicht gewaschen, Lea. Ich bin nicht angezogen. Ich habe Kopfschmerzen wie verrückt, aber natürlich keine Tablette im Haus, die wollte meine Mutter mitbringen …«

»Was ist denn los?«, fiel ich ihr ins Wort, damit sie sich nicht wieder in irgendwelche Angstzustände steigerte.

»Aaaccchhh«, jammerte sie und berichtete, dass Scott am Vorabend spät vorbeigekommen sei und vom Mexikaner Tacos und Enchiladas mitgebracht habe. Anastasia war aufgewacht und hatte auch davon essen wollen.

»Und ich habe ihr was gegeben, Lea, aber nur ganz wenig.«

Das Wenige hatte jedoch gereicht, die Innereien des Kindes in eine Art von Kriegszustand zu versetzen.

»Es kam von oben, von unten, von unten und von oben zur gleichen Zeit, und Scott ist geflüchtet. Stell dir das vor! Der hat mich mit dem kranken Kind einfach sitzen lassen.«

Dazu hätte ich eine Menge sagen können, doch ich verkniff es mir.

»Und jetzt geht es Nasta besser?«, fragte ich.

»Ich weiß nicht. Sie schläft im Moment, aber sie kommt mir heiß vor, weißt du … Du, Lea, da ist noch was.«

Sie erzählte mir, dass Scott ihr am Vorabend ein Geheimnis anvertraut hatte. »Du musst mir aber versprechen, Noah nichts davon zu sagen. Es gibt da nämlich ein Gerücht. Und wenn das wahr ist … dann könnte deine Nachbarin doch der Friseur sein.«

»Was?«, tat ich ganz ahnungslos.

Kate atmete tief durch.

»Wenn der Friseur seine Opfer vergewaltigt, Lea, dann … Scott sagt, es gebe das Gerücht, dass er das nicht mit seinem Geschlechtsteil, sondern mit Gegenständen tut. Bei deiner Nachbarin soll er ein Brotmesser genommen haben. Stell dir das mal vor: ein Brotmesser!«

Das wollte ich mir nicht vorstellen, deshalb bat ich Kate weiterzusprechen.

»Na, kannst du dir nicht selber denken, wie es weitergeht? Vielleicht nimmt der Friseur ja ein Brotmesser, weil er eine Friseurin ist, Lea! Und ich habe dir ja gesagt, dass es das Auto deiner Nachbarin war, das uns damals in Camarillo verfolgt hat! Das würde auch erklären, warum ihr in der Nacht nichts gesehen habt. Die brauchte nicht zu fliehen, die konnte in Ruhe über den Strand zu ihrem Haus zurückgehen.«

Ich überlegte, ob ich Kate sagen sollte, was Noah mir gesagt hatte, dass nämlich Frauen zu solchen Gewalttaten nicht fähig waren, dass dies eine rein männliche Domäne …

»Warte mal gerade!«, rief Kate mir da auch schon ins Ohr.

Ich hörte, wie sie auf eine andere Leitung umschaltete.

Vielleicht konnte meine Freundin mir jetzt sogar helfen, Marys Friedhofsgeheimnis zu ergründen, denn selbst wenn wir die Viertelmillion Belohnung miteinander teilen mussten, blieb uns immer noch genug, die Schulden …

»Lea?«, kreischte Kate da auf einmal ins Telefon. »Kannst du herkommen? Sofort?«

Kates Mutter war am Morgen nach dem Anruf ihrer Tochter in die Apotheke gefahren und hatte Kopfschmerztabletten und ein paar andere Sachen besorgt, die Kate benötigte. Auf dem Rückweg zum Auto war sie auf dem Parkplatz gestolpert und gestürzt, und dabei hatte sie sich den Fuß gebrochen.

»Ich werde wahnsinnig!«, schrie meine Freundin, als ich etwa eine Stunde nach unserem Telefongespräch bei ihr eintraf.

Gewaschen hatte sie sich immer noch nicht, aber sie war zumindest angezogen, und Kopfschmerztabletten hatte ich ihr mitgebracht.

»Nasta schläft noch, Lea. Aber wenn irgendwas ist, ruf mich bitte sofort auf meinem Handy an! Und wenn –«

»Ruhig!«, sagte ich so laut, dass Kate erschrak. »Wenn du jetzt nicht ruhig bleibst, passiert dir auf dem Weg zum Krankenhaus womöglich auch noch was, und was dann?«

Sie sah es ein und versuchte sogar, tief durchzuatmen.

»Willst du nicht lieber ein Taxi nehmen?«

Darauf zu warten dauerte Kate zu lange. »Was mach ich denn bloß ohne meine Mutter? Ich habe doch sonst niemanden für Nasta. Wie soll ich denn ohne meine Mutter –«

»Kate! Sie bekommt vermutlich nur einen Gips.«

Ich verbrachte den Tag mit Anastasia, rief zwischendurch meinen Noah an, damit der sich nicht wunderte, wo ich abgeblieben war. Kate kam am frühen Abend wieder und stürzte sofort ins Kinderzimmer.

»Sie hat den ganzen Tag geschlafen«, beruhigte ich meine Freundin. »Zweimal war sie wach, und ich habe ihr was zu trinken gegeben.«

Die Verletzung ihrer Mutter war nicht so schlimm, wie sie hätte sein können, aber schlimm genug, um operiert werden zu müssen.

»Das wollen sie am Montag oder am Dienstag machen«, stöhnte Kate. »Wenn die Schwellung nachgelassen hat.«

Wir setzten uns auf Kates Balkon und rauchten eine Zigarette.

»Wenn dir so was passiert, merkst du erst mal, wie verletzbar du bist«, flüsterte meine Freundin. »Stell dir mal vor, meine Mutter hätte sich nicht den Fuß gebrochen, sondern einen Herzinfarkt erlitten! Und stell dir mal vor, Anastasia wäre ernsthaft krank. Beide an einem Tag, Lea! Ich könnte beide an einem Tag verlieren ... Was hat eigentlich dieser Finkelberg gesagt? Bei dem warst du doch gestern, oder nicht?«

Ich erzählte ihr, was der Professor angeordnet hatte, dann kam ich auf die Vorkommnisse des Donnerstagabends zu sprechen, auf diese merkwürdige Flucht von Mary und Helena.

Kate lauschte mir mit weit geöffnetem Mund.

»So was macht ja schon keiner, der nichts zu verbergen hat«, sagte sie dann. »Ich meine, wer schleicht denn aus seinem eigenen Haus und fährt ohne Scheinwerfer, wenn er keinen Dreck am Stecken hat?«

Das sah ich ganz genauso, erst recht nach meinen Recherchen, die mich zum Friedhof geführt hatten.

»Was hast du gemacht?«, ereiferte sich meine Freundin. »Warum? Einfach, weil sie dir auf die Nerven geht?«

Ich nickte. So hatte ich das Thema am schnellsten hinter mir.

»Warum hast du mir denn nichts gesagt? Ich hätte dir doch helfen können.«

»Das kannst du vielleicht immer noch. Ich kann nämlich nicht herausfinden, welches Grab Mary da besucht.«

»Lass mich mal nachdenken. Ich glaube, Mary hat mich einmal von Weitem am Strand gesehen und dann noch mal an dem schrecklichen Abend, als sie die Kellys gefunden haben. Und da war sie so mit dir beschäftigt, da hat sie mich kaum bemerkt. Außerdem …«

Kate hatte sich eine blonde Perücke gekauft, die eigentlich nur zu Scott Cranes Erbauung gedacht gewesen war.

»So wird die Ausgabe womöglich noch sinnvoll«, lachte Kate. »Wenn wir den Friseur damit schnappen, kann ich die hundert Dollar vielleicht sogar von der Steuer absetzen.«

»Ich weiß nicht«, sinnierte ich. »Nur die Haare zu verändern reicht bestimmt nicht. Wenn sie dich erkennt, können wir uns damit –«

»Die erkennt mich nicht, Lea. Ich ziehe mich tiefschwarz an mit Perücke und Sonnenbrille.«

Noah und ich kamen an jenem Samstagabend nahezu zeitgleich nach Hause. Ich stieg gerade aus dem Auto, als sein Wagen in den North Oceangate einbog.

Einen beinharten Tag hatte er hinter sich.

»Neurotiker und nochmals Neurotiker«, klagte er, »und die beiden Jungs sind natürlich nur kleine Lichter.«

Frustrierend war auch, dass Noah nach nur drei Tagen wieder Probleme mit seiner Blase hatte. In der Nacht vom Samstag auf den Sonntag stand er mehrmals auf, und am Sonntagmorgen legte er sich einen der verhassten Kondom-Katheter an, um überhaupt in die Stadt fahren zu können.

»Nun trink aber nicht wieder so wenig, dass du –«

»Lea! Ganz blöd bin ich ja nun nicht!«

Nachdem Noah fort war, brachte ich das Haus ein wenig in Ordnung, und dann machte ich mich auf den Weg zu Kate, damit sie ihre Mutter besuchen konnte.

Anastasia ging es etwas besser, was bedeutete, dass sie wach war, und im wachen Zustand war mir Nasty Nasta längst nicht so lieb wie im schlafenden. Mit nichts konnte man dieses Kind länger als fünf Minuten beschäftigen. Sie wollte ständig etwas anderes, schrie, wenn sie es nicht auf der Stelle bekam, bemühte sich aber, ihre diesbezüglichen Wünsche so unklar wie möglich zu äußern, wohl, damit sie schreien konnte.

»Mit mir nicht!«, fuhr ich sie schließlich an. »Mit deiner Mutter kannst du das machen, das weiß ich, aber von mir kriegst du den Hintern voll, glaub mir das!«

Das kleine Mädchen starrte auf meinen ausgestreckten Zeigefinger und zog im nächsten Moment einen Schmollmund.

»Da kannst du beleidigt sein«, schimpfte ich weiter, »so lange und so viel, wie du willst!«

Und Anastasia war beleidigt. Sie wollte nichts von dem Haferbrei, den ihre Mutter für sie gekocht hatte, sie wollte auch keinen Kräutertee, und etwas anderes als Kräutertee durfte ich ihr nicht geben, darauf hatte Kate mich mehrmals eindringlich hingewiesen.

Folglich war ich heilfroh, als meine Freundin wieder nach Hause kam. Ihrer Mutter ging es etwas besser als am Vortag, operiert wurde sie am Dienstagmorgen.

»Das trifft sich gut«, ließ Kate mich wissen, »denn Scott hat am Dienstag frei, und da kriegt er dann die zweite Chance, die er so unbedingt will.«

Kate war immer noch wütend auf ihn. Sie hielt es nicht nur für unverzeihlich, dass Scott sie Freitagnacht mit dem kranken Kind allein gelassen hatte, sie fürchtete auch, dass sein Verhalten für ihre Beziehung bezeichnend gewesen war.

»Und das brauche ich ja nun nicht, Lea. So gut ist er im Bett nämlich auch wieder nicht. Aber er behauptet ja, ich hätte das alles nur missverstanden.«

Und er bettelte um eine zweite Chance.

»Die kann er am Dienstag haben – und wir könnten unsere Sache gleich morgen machen.«

»Unsere Sache?«, wiederholte ich.

»Mary nachspionieren. Wenn du morgen Nachmittag bei Nasta bleibst, kann ich das in der Zeit erledigen, Lea. Um vier fährt sie immer?«

Mir kam das alles ein bisschen plötzlich, als würden wir übers Knie brechen, was sorgsam geplant werden musste.

»Was willst du da denn noch großartig planen?«, fragte Kate und holte sich Block und Kugelschreiber. »Oder willst du warten, bis sie noch mehr Leute umgebracht hat? Sie fährt immer um vier?«

Sorgsam schrieb sie sich alle Einzelheiten auf, dann legte sich plötzlich ein seliges Lächeln auf ihre Züge.

»Weißt du, was ich mache mit der Belohnung?«

Ich schüttelte den Kopf.

»Ich lasse mir endlich diesen Facelift machen, den ich schon so lange will. Und das Fett lasse ich mir raussaugen! Aus dem Bauch, Lea, und aus den Oberschenkeln. Und danach sehe ich dann so fantastisch aus, dass Scott zu alt für mich ist. Du wirst es erleben.«

KAPITEL 39

Am Montag, dem 13. September 2004, wollte ich mit Kates tatkräftiger Unterstützung das Geheimnis der Mary van Houten lüften und so maßgeblich dazu beitragen, eine der brutalsten Mordserien der amerikanischen Kriminalgeschichte aufzuklären. Wenn ich in Ruhe darüber nachdachte, kam ich mir im besten Fall albern vor, eher aber inkompetent, und das war noch wesentlich schlimmer.

Mary van Houten war entweder eine gefährliche Frau, und dann gingen Kate und ich unabsehbare Risiken ein, oder aber ich bildete mir die angeblichen Indizien alle nur ein, und dann machten Kate und ich uns lächerlich.

Kein Wunder also, dass ich in der Nacht schlecht schlief.

Gleich am frühen Morgen erhielt ich einen Anruf von Professor Finkelbergs Sekretärin. Meine Bluttests waren bereits für den nächsten Vormittag angesetzt, die Computertomografie fand am Mittwoch statt.

»Doktor Solomon hängt Sie hintenan, Frau Reich, aber versuchen Sie bitte unbedingt, pünktlich zu sein.«

Ich kritzelte den Zwölf-Uhr-Termin auf meinen Kalender. Dann legte ich auf und brach in Tränen aus.

Es hätte schon gereicht, dass Finkelberg und Solomon so zügig voranmachten, das allein verhieß schon nichts Gutes. Was ihr schnelles Vorgehen beängstigend machte, war der Umstand, dass am Mittwoch Rosch ha-Schanah war, das jüdische Neujahrsfest. Wer in Oberbayern am Heiligabend um achtzehn Uhr zu einer Röntgenuntersuchung geschickt wurde, machte sich auch ein paar Gedanken.

Meine Panik hielt nicht lange an. Mein Blick fiel auf einen Stapel unbezahlter Rechnungen auf dem Schreibtisch. Vielleicht war ich bald schon froh, todkrank zu sein. Das würde dem drohenden Ruin die Spitze nehmen.

Ich wischte mir die Tränen vom Gesicht. Den September konnten wir gerade noch durchhalten. Wie ich im Oktober die Rechnungen bezahlen sollte, war mir indes ein Rätsel.

Aber ich hatte ja immer noch das eBay-Ass im Ärmel!

Kaum war mir das durch den Kopf geschossen, als ich auch schon anfing, meine Schränke zu durchforsten. Hier zog ich ein paar Kleider heraus, da ein paar Röcke und Blusen. Jetzt hätte ich diese Sachen nacheinander anziehen müssen, um festzustellen, ob sie mir wirklich nicht mehr passten oder nur nicht mehr gefielen.

Dieses Anprobieren wäre aber anstrengend, und meine Rückenschmerzen waren schlimmer denn je, und außerdem wusste ich von vornherein, dass die mögliche Zusatzeinnahme vergleichsweise nur Kleinvieh war. Damit konnte ich im Oktober bestenfalls die Strom-, Wasser- und Telefonrechnungen begleichen. Die Hypothek und die Miete für die Wohnung in Hollywood … Stöhnend legte ich mich zu Samantha und dem Haufen Garderobe aufs Bett.

Wir mussten dieses Haus aufgeben. Noah war glücklich hier, und es war auch herrlich, morgens aufzuwachen und auf den Pazifik hinauszublicken, kein Zweifel. Doch konnten wir uns diesen Luxus unter den gegebenen Umständen nicht leisten.

Noah sah höchstens zwei Patienten pro Tag, mehr schaffte er im Moment einfach nicht. Die Arbeit für das LAPD wurde zwar gut bezahlt, nur leider nicht gut genug. Seit ich selbst Arzt- und Untersuchungstermine wahrnehmen musste, nähte ich weniger als vorher, und da es so nicht weitergehen konnte, musste ich mir …

Ein Wunder geschah! Bevor ich mir wie sonst vorbeten konnte, dass ich mir etwas einfallen lassen musste, fiel mir etwas ein.

Mehr noch, eine vorübergehende Lösung für all unsere Probleme fiel mir wie Schuppen von den Augen, und das war ein Wunder. Ich lief ins Arbeitszimmer. Ein Telefongespräch musste ich führen …

Das Telefon läutete.

Starr vor Schreck blickte ich auf den Apparat, denn das war jetzt ein bisschen zu viel des Guten. Wunder waren eine Sache. Wenn sie gespenstische Formen annahmen, waren sie keine Wunder mehr, sondern wurden Spuk, und das hier war so gespenstisch, dass ich gar nicht wagte, nach dem Hörer zu greifen.

Ich wartete, bis der Anrufbeantworter das Gespräch angenommen hatte, und nutzte die Zwischenzeit, mir zu überlegen, was ich Irene als Erstes sagen wollte.

»Lea!!! Das darf ja nicht wahr sein, dass du nicht zu Hause bist! Leaaaa??? Du bist um diese Zeit doch immer –«

Kate war hysterisch. Nicht von den Tacos und den Enchiladas war ihre Anastasia am Wochenende krank geworden. Das Kind hatte vielmehr eine Infektion, und die war nur zufällig nach dem Genuss des mexikanischen Essens ausgebrochen.

»Sie hat seit gestern Abend hohes Fieber, Lea, und sie weint auch so viel. Ich weiß gar nicht, was ich machen soll. Ich kann da heute nicht der Mary –«

»Denk gar nicht darüber nach!«, fiel ich ihr ins Wort und schickte lautlos ein paar Dankgebete gen Himmel. Zumindest diese eine Sorge war ich schon mal los.

Kate berichtete, dass sie die halbe Nacht in der Notaufnahme und den frühen Morgen beim Kinderarzt verbracht hatte. Nur behaupteten die konsultierten Fachleute, die Kleine habe nichts Tragisches und werde sich rasch erholen, und diese Auskunft hielt Kate für äußerst unbefriedigend.

»Bekommt sie Medikamente?«, fragte ich.

»Die helfen nicht.«

»Seit wann nimmt sie die denn?«

»Schon seit heute Morgen, und das Fieber ist immer noch nicht runter.«

Ich rollte die Augen. Ich wusste, warum ich so viele Vorurteile gegenüber älteren Müttern hatte.

»Kleine Kinder haben so was doch schon mal häufiger, Kate. Trinkt sie denn genug?«

»Sie mag nicht trinken.«

»Was gibst du ihr denn?«

»Kräutertee!«

»Weißt du, Kate, versuch es doch mal mit Wassereis!«

»Das hat mein blöder Kinderarzt auch gesagt. Aber da ist doch Zucker drin, Lea. Davon kriegt sie Blähungen, und –«

»Dann pfurzt sie eben, Kate. Aber sie trocknet dir doch zumindest nicht aus!«

»Ihr macht euch das alle einfach. So einfach ist das nur nicht. Es stürzt mir alles über dem Kopf zusammen.«

Mit steigender Erregung berichtete sie mir, es sehe in ihrer Wohnung aus wie nach einem Bombenangriff, und im Kühlschrank habe sie auch nichts mehr.

»Soll ich was für dich einkaufen und es vorbeibringen?«

Statt meine Frage zu beantworten, führte Kate aus, dass sie längst zum Friseur hätte gehen müssen. »Aber ich habe ja nicht mal die Nerven, mir für fünf Minuten eine Gesichtsmaske … Warte mal gerade!«

Augenblicke später hörte ich im Hintergrund zuerst eine Männerstimme und dann ein verzücktes Jauchzen aus Kates vertrauter Kehle. »Stell dir vor, Lea … Ich rufe dich später noch mal an.«

Ich legte auf und ergab mich meiner Erleichterung. Der Umstand, dass die Mary-Verfolgung fürs Erste abgeblasen war, befreite mich von einer gewaltigen Last, und dass ich es so empfand, warnte mich. Vermutlich hatte ich mich völlig verrannt, was die van Houtens anging, und vermutlich hatte ich mich nur so verrannt, weil ich mich von meinen wirklichen Problemen ablenken wollte.

Noahs Leben war in Gefahr, und vielleicht galt für mein eigenes Leben das Gleiche, und wir wussten es nur noch nicht. In dieser Lage versuchte man sich nicht als Sherlock Holmes, denn in dieser Lage kümmerte man sich nur noch um das Naheliegende, und das war das nackte Überleben. Ja, damit verglichen waren selbst unsere existenziellen Sorgen unbedeutend. Nur …

Unser Leben konnte ich nicht retten, wenn Gott uns etwas anderes bestimmt hatte. Ich konnte aber sehr wohl unsere finanziellen Sorgen mildern, zumindest fürs Erste. Ich brauchte nur Irene anzurufen …

Der Gedanke tanzte durch mein Hirn, und schließlich setzte ich mich stöhnend an meinen Schreibtisch und trank ein paar Schlucke Kaffee. Vielleicht brachte das mein Gehirn in Schwung. Nach einer Weile rührte sich tatsächlich was. Ich erinnerte mich, dass ich dringend einkaufen gehen musste, denn das hatte ich schon am Samstag tun wollen.

Also suchte ich überall nach der Einkaufsliste, die ich zu diesem Zweck erstellt hatte – vergeblich. Zu guter Letzt öffnete ich den Korridorschrank, und eine riesige Abfalltüte mit Stoffresten fiel mir entgegen.

Die Röcke meiner Braut- und Abendkleider wurden nach einer Vorlage zugeschnitten, die den Arbeitsaufwand auf ein Mindestmaß verringerte. Dadurch fielen viele Reste an, die ich zum Teil für die Oberteile verwertete, zum Teil in Abfalltüten warf, die ich allerdings nur selten entsorgte.

Ich zog es vor, die Tüten zu verstauen, denn ich brachte es nicht übers Herz, die vielen schönen, teuren Stoffe so einfach wegzuwerfen.

Jetzt wurde mir plötzlich klar, dass es einen Grund für mein Verhalten gab, denn alles im Leben hatte einen Grund, man musste nur lange genug nach einem suchen: Ich konnte aus den Stoffresten Braut- und Abendtaschen nähen!

Das war nicht allzu zeitaufwendig, würde meine Internet-Umsätze aber sicher noch einmal steigern, vielleicht sogar in dem Maße, dass ich es uns ersparen konnte, Irene anzurufen. Ich musste nur zusehen, dass ich die verschiedenen Taschenmodelle en gros zuschnitt, und deshalb war jetzt erst einmal abzuklären, welche Modelle ich denn überhaupt anfertigen wollte. Ich begann, mich durch meine Schnittmuster zu wühlen.

Dann rief Kate wie versprochen zurück und ließ mich beseelt wissen, dass Scott längst nicht so schlecht war, wie sie ihn gemacht hatte. »Er hat mir zwei Dutzend rote Rosen gebracht, Lea. Ganz roman–«

»Hat er dir auch was zu essen besorgt?«

»Wir haben Pizza bestellt. Und Rotwein habe ich getrunken. Allerdings nur ein itzi-bitzi bisschen.«

Sex hatten sie auch gehabt, und Anastasia schlief und war längst nicht mehr so heiß wie am Morgen. Kates Welt war also wieder in Ordnung.

»Und was hast du so gemacht, Lea?«

Ich hätte mir die Zeit nehmen können, es meiner Freundin zu erläutern, doch fürchtete ich, dass mein bisheriger Tagesablauf dem Vergleich mit Sex und Pizza und roten Rosen nicht standgehalten hätte, und darauf wollte ich es nicht ankommen lassen. Außerdem musste ich endlich einkaufen gehen, jetzt oder nie.

Wieder suchte ich nach der elenden Einkaufsliste, wieder fand ich sie nicht. So schrieb ich schließlich eine neue, kontrollierte die verbliebenen Bestände, und dabei fiel mir irgendwann auf, dass ich das am Samstag nicht getan hatte.

Mithin stand zu befürchten, dass ich stundenlang nach einer Einkaufsliste gesucht hatte, die es gar nicht gab, weil ich sie am Samstag lediglich hatte schreiben wollen. Es kam ja ständig irgendetwas zwischen mich und meine Pläne – entweder das, oder aber ich zeigte allmählich erste Anzeichen von Alzheimer.

Seufzend zerrte ich eine Jacke aus dem Schlafzimmerschrank. Bei Costco war es immer kalt, und –

Ich wollte schreien, brachte aber keinen Ton heraus, weil ich keine Luft bekam. Und ich bekam vermutlich keine Luft, weil mein Herz vor lauter Entsetzen stehen geblieben war.

Noah war ins Schlafzimmer gestürzt, leichenblaß und mit irrem Blick.

»Bist du okay?«, stieß er aus und riss mich in seine Arme. »Was ist passiert, Lea?«

Er presste mich an sich, und ich teilte ihm mit, dass er mich soeben zu Tode erschreckt habe.

»Ich?«, fragte er verwirrt. »Du warst hier und hast nicht bemerkt …?«

Mein Mann sprach nicht weiter. Er ließ mich los, drehte sich um und lief durch den Korridor zurück ins Wohnzimmer.

»Ach, du ahnst es nicht!«, rief er. »Weißt du, was ich gedacht habe, Lea? Guck dich mal um hier!«

Im Wohnzimmer lagen überall Stoffe, auf dem Fußboden, auf dem Tisch, über den Stuhllehnen und auf den Sofas, und da ich nach Schnittmustern gesucht hatte, standen mehrere Schubladen und Schranktüren offen, und das war in der Küche nicht anders, denn ich hatte ja die Einkaufsliste …

»Ich war überzeugt, es hätte jemand eingebrochen, Lea! Wie ist es nur möglich, dass ein einzelner Mensch –«

»Das sieht viel schlimmer aus, als es ist!«, fiel ich ihm ins Wort. »Ich hatte da so eine Idee, und …«

Ich sprach nicht weiter, denn mein Mann sah mich an, als zweifle er ernsthaft an meiner Zurechnungsfähigkeit. Kopfschüttelnd ging er ins Schlafzimmer, während ich mich sofort daranmachte, das Chaos zu beseitigen.

Ich holte mir rasch ein paar Abfalltüten aus der Küche, und binnen weniger Minuten war alles verstaut unter »brauchbar«, »unbrauchbar« und »möglicherweise brauchbar». Die Schnittmuster warf ich dazu, stopfte die Tüten in die Schränke, schloss überall die Türen und Schubladen, und fertig! Da hätte Noah sich gar nicht so aufzuregen brauchen! Ich hatte schließlich nicht voraussehen können, dass er schon so früh nach Hause kam. Und erst da fragte ich mich, warum er eigentlich so früh nach Hause gekommen war.

Mein Mann lag im Schlafzimmer auf dem Bett, die Arme über der Stirn verschränkt, die Augen fest geschlossen.

»Im Wohnzimmer ist wieder Ordnung«, flüsterte ich. »Aber … ist was passiert?«

»Nichts ist passiert«, seufzte er nach einer Weile. »Es geht mir nur beschissen!«

»Hast du Schmerzen?«

»Auch.«

»Und wo?«

Wieder seufzte er und meinte: »Überall.«

»Im ganzen Körper?«

»Nein, nicht im ganzen Körper, Lea. Nur …«

Seine Blase brachte ihn langsam, aber sicher, um den letzten Verstand, denn inzwischen musste er nicht nur wieder alle paar Minuten pinkeln, jetzt hatte er auch noch Krämpfe im Unterbauch und stechende Schmerzen im Penis.

»Und du meinst, dass das von den Bestrahlungen kommt?«

Noah zuckte mit den Achseln.

»Dagegen gibt es aber doch bestimmt was«, sagte ich. »Hast du deinen Radiologen mal gefragt?«

»Meinen Radiologen? Den habe ich seit der Steinzeit nicht gesehen. Morgens schwirren da doch immer nur die Handlanger herum.« Noah öffnete seine Nachttisch-Schublade und reichte mir eine Medikamentenpackung. »Das haben sie mir heute Morgen gegeben. Soll sofort helfen, hilft aber überhaupt nicht.«

Ich sah auf die Tabletten in meiner Hand und las ein Wort, von dem ich hoffte, es niemals aussprechen zu müssen: L-hyoscyamine. Ich konnte überhaupt nichts damit anfangen.

»Ich auch nichts«, entgegnete Noah.

»Soll ich morgen mal mit dir in die Radiologie gehen?«

»Wozu? Glaubst du ernsthaft, dass du etwas kannst, was ich nicht selbst könnte?«

»Ich kann jammern, Noah.«

Mein Mann sah mir fest in die Augen, und ich spürte, wie sich seine Stimmung wandelte. Gerade noch zornig, weil von Gott und der Welt vernachlässigt, war er jetzt voller Selbstmitleid, überzeugt, dass Gott und die Welt ihn aus gutem Grund vernachlässigten. Sie taten es, weil ihm einfach nicht mehr zu helfen war.

»Ich kann das alles nicht mehr«, bekannte er im nächsten Moment. »Und das sag ich denen morgen. An die 50 Gray habe ich intus, Lea – das muss reichen.«

Ich atmete tief durch, dann nickte ich zustimmend und tätschelte Noahs Hand. Er hatte noch nicht an die 50, sondern gerade erst 40 Gray intus – darüber führte ich genauestens Buch! –, und dass er mir irgendwann damit drohen würde, die Strahlenbehandlung abzubrechen, erstaunte mich überhaupt nicht. Damit hatte ich im Grunde meines Herzens schon viel eher gerechnet, denn früher oder später kam jeder Patient auf diese glorreiche Idee.

»Da bin ich sehr für!«, erklärte ich ihm. »Dann fange ich mit meinen Untersuchungen morgen nämlich gar nicht erst an, und wir sterben miteinander.«

Ich ging zur Tür und zwang mich, mich nicht umzudrehen.

»Das wäre mal was anderes«, rief mein Mann mir prompt nach. »Miteinander leben tun so viele.«

Der Nachmittag und der Abend waren grauenvoll. Alle zwanzig bis dreißig Minuten ging Noah zur Toilette, und dabei jammerte er jedes Mal lauter und länger. Wenn das so weiterging, konnte er am Dienstag nicht arbeiten. Vielleicht konnte er bald überhaupt nicht mehr arbeiten.

Verbissen packte ich meine Internet-Päckchen, schrieb Rechnungen und E-Mails, und ich rief das Labor an und verlegte die Blutabnahme auf den Mittwoch. So konnte ich am Dienstag die Einkäufe erledigen und mich weiter um das Taschenprojekt kümmern.

Am nächsten Morgen fühlte Noah sich besser. Kaum dass er fort war, ging ich mein Tagwerk an. Ich brachte meine Pakete zur Post und fuhr endlich zum Einkaufen. Bei Costco besorgte ich neue Vorräte und im Supermarkt all das, was ich für Rosch haSchanah brauchte. Challah, Knishes und Tzimmes standen auf meinem Speiseplan, und für den Fall, dass mein Mann aus religiösem Trotz nichts davon essen wollte, war ich wild entschlossen, alles allein zu verputzen.

Am Nachmittag nähte ich meine erste Brauttasche, einen runden Beutel, den ein Blatt und eine Rosenblüte zierten. An die zwei Stunden brauchte ich, um das Teil fertigzustellen. Insofern war es vielleicht doch vorteilhafter, wenn ich Irene anrief. So makellos schön mein erstes Taschenmodell auch war, vor dem Hungertod konnte uns diese Einnahmequelle sicher nicht bewahren.

Statt noch einen zweiten Prototyp in Angriff zu nehmen, wie ich ursprünglich vorgehabt hatte, räumte ich die Wohnung auf. Nicht, dass mein Noah neuerlich glaubte, wir seien von Verbrechern heimgesucht worden.

Kate rief an. Die Operation ihrer Mutter war ohne Komplikationen verlaufen, Anastasia ging es wesentlich besser, und Scott und Kate planten ein gemeinsames Wochenende in Rio de Janeiro.

»Ihr wollt übers Wochenende nach Brasilien?«

»Romantisch, nicht wahr?«

Nun, für romantisch hielt ich das ganz und gar nicht, eher für hirnrissig, doch behielt ich das für mich.

»Wie machen wir das jetzt mit unserer Freundin, Lea?«

»Mit wem?«, stellte ich mich dumm.

»Von der Mary spreche ich. Von wem denn wohl sonst? Meine Mutter wird morgen entlassen und wohnt dann erst mal bei uns. Damit habe ich Nasta versorgt, und Urlaub habe ich noch bis nächsten Dienstag, ich könnte also schon übermorgen oder am Freitag –«

»Lass uns das nicht überstürzen!«

»Ich dachte, das hätten wir geklärt. Wenn das Weib wirklich der Friseur ist, dürfen wir nicht tatenlos –«

»Aber was, wenn sie nicht der Friseur ist, Kate?«

Dann berichtete ich ihr ausführlich über meine koscheren Kochpläne, ganz der Hoffnung hingegeben, sie möge darüber das Thema Mary vergessen. Ich hatte Glück.

»Challah backst du?«, wunderte sich Kate. »Isst der Noah so was denn? Haben die Ungläubigen nicht Angst, ihnen falle die Zunge ab, wenn sie so was essen?«

Nun, an diesem Dienstagabend wollte mein Mann überhaupt nichts essen, gleichgültig, was ich ihm anbot. Er hatte heftige Kopfschmerzen, übel war ihm, und in diesem Zustand wollte er weder essen noch fernsehen. Die Nachtruhe half ebenfalls nicht viel.

»Ich kann das heute nicht«, wimmerte Noah, als am Mittwochmorgen der Wecker schrillte. »Ich kann nicht.«

Ich legte mich noch einen Moment zu ihm, streichelte seine Wange und redete ihm ein, wenn er erst einmal aufgestanden sei, fühle er sich sicher schon besser, doch half das auch nicht. So zog ich ihm schließlich die Bettdecke weg.

»Tut mir leid, Noah – du musst!«

Er stieß eine Reihe von knurrenden und murrenden Lauten aus und rollte sich über die Seite auf die Bettkante.

»Du liebst mich überhaupt nicht.«

»Ich weiß«, antwortete ich. »Das weiß jeder.«

Da wir ohnehin geplant hatten, an diesem Mittwoch nur mit einem Wagen in die Stadt zu fahren, brauchte ich mich nicht zu sorgen, wie mein Mann in seiner Verfassung heil in die Radiologie kam. Ich brachte ihn hin und rannte dann so schnell, wie ich eben konnte, zu meiner Blutuntersuchung.

Als ich in die Radiologie zurückkehrte, saß mein Noah im Wartezimmer. Vornübergebeugt, die Ellenbogen auf die Knie gestützt, den Kopf gesenkt, schien er zu versuchen, im Linoleumboden sein Spiegelbild zu entdecken.

»Alles in Ordnung?«, fragte ich.

»Die sagen, das käme von den Tabletten«, antwortete er.

Todmüde sah er aus, und seine Lippen waren ganz trocken. Alsdann erlebte ich, wie er sich von seinem Stuhl erhob, seine Jacke nahm, sie überstreifte – all das dauerte geschlagene fünf Minuten.

Ursprünglich hatte Noah die Absicht gehabt, mich zu meiner Computertomografie zu begleiten. Jetzt änderten wir unsere Pläne, denn als wir in der Praxis ankamen, war mein Mann so erschöpft, dass er sich erst einmal hinlegen musste.

Ich stellte ihm den Wecker auf zehn Uhr fünfzehn. So hatte er jetzt noch genau dreißig Minuten Zeit, ein wenig zu dösen, dann kam sein Patient.

»Es tut mir leid, was ich heute Morgen gesagt habe«, flüsterte Noah, als ich ihm zum Abschied einen Kuss auf die Wange gab.

»Was meinst du?«

»Dass du mich überhaupt nicht liebst«, sagte er traurig, »das stimmt nicht.«

Ich lächelte und küsste ihn gleich noch einmal. »Das weiß ich, Noah. Das weiß jeder.«

Zunächst ging ich in die Krankenhaus-Cafeteria und stellte mich in die Warteschlange all derer, die eine Kleinigkeit zum Essen haben wollten – und erschrak. Da hatte ich am Vortag eingekauft, aber Eier hatte ich vergessen. Dabei waren Eier die so ziemlich einzige feste Nahrung, die mein armer Mann zurzeit zu sich nehmen konnte.

Ich rannte ins Parkhaus. Wenn ich ganz schnell machte, konnte ich vor dem Solomon-Termin noch Eier besorgen.

Zwanzig Minuten später fuhr ich auf den Parkplatz eines Supermarkts – und damit fing das eigentliche Theater erst an. Auf dem Parkplatz war weit und breit keine freie Stelle zu finden.

Kehrtmachen konnte ich nun auch nicht mehr, und so blieb mir keine andere Wahl, als mich fluchend all den anderen anzuschließen, die darauf warteten, dass irgendwo jemand wegfuhr.

Ich zündete mir eine Zigarette an – und im nächsten Moment stockte mir der Atem: Mary van Houten war mir so nah, dass ich nur das Fenster hätte öffnen müssen, und schon hätte ich nach ihr greifen können.

Das war mir nicht nur unangenehm, es war mir auch unheimlich. Mir war, als solle mir dieser unglückselige Zufall etwas sagen. Vielleicht war es ja doch wichtig, dass Kate und ich die vermeintliche Spur verfolgten. Vielleicht sollte mich das hier daran erinnern. Starr saß ich da. Ich wagte nicht zu schlucken, ich wagte kaum zu atmen, ganz der Hoffnung hingegeben, Mary möge mich nicht bemerken.

Dabei war die Frau viel zu beschäftigt, um überhaupt noch irgendetwas zu bemerken.

Mary stand hinter dem geöffneten Kofferraum ihres Ford, und vor ihr auf dem Boden hatte sie drei volle Tüten des Supermarkts aufgereiht. Gerade nahm sie ein Körbchen Erdbeeren aus einer dieser Tüten und steckte es in eine andere Tüte, die nicht vom Supermarkt war; darauf stand vielmehr »Gucci« geschrieben.

Da wunderte ich mich seit Wochen, dass die Van-Houten-Damen ständig Kristall und Haute Couture einkauften, dabei hatten die Tüten vermutlich immer Lebensmittel enthalten. Auf so eine Idee musste der Mensch erst mal kommen.

Ich hatte Glück. Mary sah mich nicht, ich fand einen Parkplatz, besorgte die Eier, und um kurz vor zwölf Uhr mittags sah ich Dr. Solomons Institut etwa zehn Meter von mir entfernt auf der entgegengesetzten Seite des Wilshire Boulevards liegen.

Das wäre in Marktheidenfeld oder Pocatello, Idaho, Grund zur Freude gewesen. In Beverly Hills war es Grund, das Röntgeninstitut auf eine mögliche Verspätung vorzubereiten.

»Wo sind Sie denn jetzt?«, fragte mich das Mädchen am Empfang. »Doktor Solomon muss nämlich zum Flughafen.«

Ich erklärte ihr, wo ich war.

»Meinen Sie denn, Sie können es in der nächsten halben Stunde schaffen?«

Das war eine berechtigte Frage. Der Wilshire Boulevard war gnadenlos verstopft und wurde mit jeder Sekunde verstopfter.

»Das ist schon an normalen Wochentagen eine Qual!«, versuchte eine Weile später Botticelli-Engel Sandy mich zu beruhigen. »Durch den Feiertag wird es ein Horror.«

Sie half mir in ein Krankenhaus Totenhemdmodell und verlieh dabei immer wieder ihrer Freude Ausdruck, dass ich es doch noch geschafft hatte, rechtzeitig zu kommen.

»All unsere Patienten hassen die Fahrerei«, meinte sie. »Wenn man das lange genug mitmacht, wundert man sich nicht mehr, dass Leute anfangen, auf andere zu schießen.«

Da musste ich ihr recht geben. Ich selbst erwischte mich immer häufiger, wie ich gewalttätige …

»Der Doktor wird gleich einen Tampon in Ihre Scheide einführen. Hatten Sie das schon mal?«

»Nein«, gab ich leicht verwirrt zurück. »Ich kenne Kontrastmittel, die gespritzt werden, aber –«

»Das kriegen Sie später auch noch«, strahlte Sandy mich an und kam dann gleich wieder auf den Tampon zurück, führte aus, dass die Prozedur überhaupt nicht schmerzhaft sei, die Bilder aber wesentlich besser würden, weil der Tampon mit einem Kontrastmittel behandelt sei.

Zwei Stunden später saß ich wieder in meinem Auto, und inzwischen ging auf dem Wilshire Boulevard gar nichts mehr. Stoßstange an Stoßstange bremste man sich voran.

Ich rief Noah an, damit er sich keine Sorgen machte.

»Er ist beschäftigt«, sagte Penny, und ihr Tonfall klang irgendwie eigenartig.

»Ist alles in Ordnung?«, erkundigte ich mich sofort.

»Bestens, warum?«

»Sie klingen so angespannt, Penny.«

Penny stieß einen Lacher aus, der noch eigenartiger klang als alles andere, und meinte, das bilde ich mir nur ein.

»Ich sage Doktor Lehman, dass Sie angerufen haben.«

»Und sagen Sie ihm bitte dazu, dass ich noch nichts –«

Aber da hatte Penny schon aufgelegt.

Ich seufzte. Was bei der Computertomografie herausgekommen war, würden wir erst in der nächsten Woche erfahren. Ich fragte mich, ob sich durch die Untersuchung, die ich da gerade hinter mir hatte, meine Zukunft entschied. Was, wenn ich wirklich Eierstockkrebs hatte?

Ich konnte mir das nicht vorstellen. Ich wollte mir das auch gar nicht vorstellen, denn ich musste mich ja um Noah kümmern und um Samantha, um unser Leben und um unsere Existenz, und wenn ich heute Abend die Challah backte, durfte ich nicht vergessen, dass man sie zu Rosch ha-Schanah nicht wie sonst zu einem Zopf flocht, sondern … Ich konnte mich nicht erinnern. Ich wusste nicht mehr …. Ich hatte ja auch keine Ahnung, was die Computertomografie kostete. Noah hatte nicht gewollt, dass ich danach fragte.

»Was soll das?«, hatte er geschimpft. »Du brauchst die Untersuchung, also ist es doch völlig unwichtig, was sie kostet. Sie muss sein.«

Mein Mann machte sich solche Dinge immer einfach. Er sah sich ja auch unsere Bankauszüge nicht an. Das tat nur ich mit dem Ergebnis, dass ich immer schlechter schlief und mir nächtelang den Kopf darüber zerbrach … Zu Rosch ha-Schanah flocht man den Challah-Teig nicht wie sonst zu einem Zopf, sondern man wand ihn zu einem Kranz.

Genau! Der Kranz symbolisierte den Kreis des Lebens, und zum neuen Jahr … Ich war so glücklich, mich rechtzeitig daran erinnert zu haben, dass ich vor lauter Begeisterung viel zu viel Gas gab. Prompt übersah ich die rote Ampel und kam erst mitten auf dem Fußgängerübergang zum Stehen.

Von den Seitenstraßen schallten wahre Hupkonzerte, einer der vorübereilenden Fußgänger klopfte ärgerlich auf die Motorhaube meines Wages, ein anderer zeigte mir gar den Stinkefinger.

Ich lächelte und machte ein paar entschuldigende Gesten.

Dann beschloss ich, das zu tun, was mein Noah in solchen Fällen immer machte.

»Verflucht seid ihr!«, zischte ich durch die Zähne. »Ich verfluche euch elende Scheißtiere zu einem langen und langweiligen Leben!«

KAPITEL 40

Penny war heilfroh, mich zu sehen.

»Ich wollte Ihnen das am Telefon nicht sagen«, erklärte sie mir mit zittriger Stimme. »Nicht, dass Sie sich aufregen und noch was passiert!«

Noah lag in seinem Büro auf dem Sofa, eingewickelt in eine dicke Wolldecke und zusammengerollt wie ein ungeborenes Kind. Seine Gesichtshaut war kreidebleich und schweißnaß, doch zitterte er vor Kälte so sehr, dass er kaum sprechen konnte.

»Mir ist so schlecht, Lea.«

In den vorangegangenen Stunden hatte er sich mehrere Male übergeben, und sein Durchfall war schlimmer, als er es je zuvor gewesen war. Ein Mittel gegen Übelkeit sollte ich ihm in der Apotheke besorgen. Penny hatte sich geweigert, ihm einfach irgendwelche Medikamente zu besorgen, und ich weigerte mich jetzt ebenfalls.

»Hast du Schmerzen in der Brust oder im Rücken?«, fragte ich und kniete mich neben meinen Mann auf den Fußboden.

»Ich habe keinen Herzinfarkt. Ich habe –«

Er begann zu würgen und zugleich zu husten, und als der Anfall vorüber war, griff er mit angewiderter Miene zwischen seine Beine.

»Frische Einlagen sind im Schrank«, flüsterte ich.

Noah kamen die Tränen. »Ich habe solche Krämpfe im Bauch, und mein Penis brennt wie Feuer …«

Ich nahm meinen Mann fest in die Arme, doch half ihm das ja auch nicht weiter. »Wir müssen in die Notaufnahme. Wir können hier nicht spekulieren, was dir fehlt. Das ist viel zu gefährlich, da muss ein Fachmann –«

»Ich bin selbst ein Fachmann«, jammerte Noah. »Und ich will nicht wieder in die Notaufnahme und die halbe Nacht da rumsitzen. Ich will nach Hause. Noch ein paar Minuten, Lea, dann gehst du in die Apotheke, und dann fahren wir. Ja?«

Ich weigerte mich, unter diesen Umständen nach Hause zu fahren, nur um dort in ein paar Stunden festzustellen, dass man doch besser in die Notaufnahme gegangen wäre.

Unwillig sah Noah es ein.

Es war kurz vor halb neun, als wir am Abend des 15. September 2004 in der Notaufnahme eintrafen. Gleich stürzten sich mehrere weiße und blaue Kittel auf Noah, denn seine Symptome sprachen tatsächlich für einen Herzinfarkt.

Als die Entwarnung kam, war ich so erleichtert, dass mir im ersten Moment gar nicht auffiel, welche Auswirkungen die Entwarnung auf unseren Gesamtstatus hatte. Natürlich mussten wir den Trauma-Raum frei machen, das leuchtete mir ein. Dass wir aber auch gleich den ganzen Notaufnahmetrakt wieder verlassen mussten, begriff ich schon nicht mehr.

»Eine Blutprobe haben wir, eine Urinprobe brauchen wir noch, und dann melden Sie sich bitte am Empfang.«

Der Empfang war ein verglastes Kämmerchen vor einem riesigen Warteraum. Dort wurden Noahs Personalien aufgenommen, und mir drückte man ein Stück Papier in die Hand, auf dem »192« geschrieben stand.

»Nehmen Sie bitte Platz, bis Ihre Nummer aufgerufen wird. Es kann ein bisschen dauern, heute ist viel los.«

Nun, um mir einen ungefähren Eindruck zu verschaffen, was »ein bisschen dauern« wohl bedeuten mochte, zählte ich die Häupter derer, die vor uns da gewesen waren, und kam dabei auf achtzehn.

»Selig sind die Ahnungslosen!«, knurrte mein Mann.

»Wie?«

»Na, denk doch mal nach, Lea!«

Ich dachte nach, und mir fiel auf, dass wir hier im Warteraum nur jene Notfälle sahen, die auf ihren zwei Beinen zur Tür hereingekommen waren. Für Notfälle, die liegend eingeliefert wurden, gab es nämlich einen separaten Eingang, und die liegenden Notfälle hatten immer Vorrang.

»Und das ist nur ein Aspekt«, sagte Noah und fing an, mir Vorwürfe zu machen. Es läge in meiner Natur, aus jeder Mücke einen Elefanten zu machen, und da er in einem Augenblick der Schwäche wieder einmal darauf hereingefallen war, musste er jetzt die ganze Nacht auf einem unbequemen Stuhl verbringen.

Bevor ich eine Chance bekam, mich zu verteidigen, kam eine Frau und reichte Noah einen riesigen Plastikbehälter.

»Bitte trinken!«, sagte sie.

»Wieso?«

»Ist nur Wasser. Ganz leer trinken!«

Noah begann an dem Strohhalm zu saugen, der in der Deckelklappe des Behälters steckte.

Mein Mann hatte nur ein paar Schlucke Wasser im Magen – doch es gelang ihm nicht, diese paar Schlucke Wasser bei sich zu behalten. Und fast war es ein Segen, dass er sich übergeben musste, denn weil er erbrach, durfte er sich anschließend auf eine Trage legen, und diese Trage schoben sie aus dem großen Warteraum heraus in den Korridor.

Damit waren wir schon mal ein gehöriges Stück weiter. Das dachten wir zumindest.

»Du denkst das«, verbesserte mich mein Mann und fragte, ob ich glauben würde, dass sie uns bei der Aufnahme nur eine Nummer gegeben hätten, damit ich was zum Lesen hatte.

Das Zettelchen mit der »192« steckte vorn in meiner Handtasche, damit ich es jederzeit griffbereit hatte.

»Dann frag mal da draußen, was für Nummern die anderen haben, Lea! Da wirst du platt sein. Da haben nämlich bestimmt welche ›42‹ und ›19‹, denn die waren heute Morgen schon hier und sind zwischendurch mal eben ein Stündchen an den Strand gegangen.«

Das wollte ich nicht glauben. Ich wollte ja auch nicht glauben, dass die vielen Kinder, die im Verlauf der nächsten Stunden an uns vorüberzogen, bevorzugt behandelt wurden. Erst gegen Mitternacht war ich endlich geneigt, das zu glauben.

»Iss was, Lea!«, riet mein Mann. »Vor morgen Mittag wird das hier nichts. Die Cafeteria ist zwar zu, aber du kannst dir was aus dem Automaten holen.«

Um eins tat ich das und kaute alsdann Gummibärchen, die ich mit Zitronenlimonade hinunterspülte. Noah sah mir dabei zu und musste sich gleich wieder übergeben.

Es war zwei Uhr fünfzehn in der Frühe, als man uns endlich einen Behandlungsraum zuwies. Doch waren wir nach Ansicht des Schicksals wohl noch nicht geschlagen genug, denn es hielt noch eine weitere Überraschung für uns bereit: Ein Krankenpfleger klemmte die Ergebnisse von Noahs Blut- und Urinproben mit der Krankenakte in eine dafür vorgesehene Vorrichtung neben der Tür. Dann lächelte er.

»Frau Doktor McCormack kommt gleich zu Ihnen.«

Ich erschrak so sehr, dass ich befürchtete, ohnmächtig zu werden. Dann fasste ich mich und blickte zu meinem Mann herüber. Das nackte Entsetzen sprach aus seinen Augen.

»Wer?«, vergewisserte er sich.

»Frau Doktor McCormack«, wiederholte der Pfleger und entschwand.

Noah sah mich an mit diesem Blick, der da sagte: Sieh nur, was du mir antust!

»O Gott«, war das Einzige, was mir dazu einfiel.

Noah war keineswegs ein Chauvinist. Das gab er zumindest regelmäßig kund, einfach, weil er großen Wert darauf legte, nicht missverstanden zu werden. Nein, Noah war wirklich nicht frauenfeindlich, er hatte lediglich gewisse Vorbehalte, wenn es um Frauen in bestimmten Berufen ging.

Bei Feuerwehr, Polizei und Armee hatten Frauen nach Ansicht meines Mannes überhaupt nichts zu suchen. Dazu waren sie körperlich und mental einfach nicht stabil genug, und damit stellten sie automatisch eine Gefahr für jene Menschen dar, die sie eigentlich schützen sollten. Kinderärztinnen ließ er gelten, allerdings nur, solange sie sich im Bereich der konservativen Medizin betätigten. Wo operiert wurde, musste schon wieder ein Mann her, denn Männer brauchten nicht zu beweisen, dass sie gut schneiden und gut nähen konnten, und weil sie das nicht beweisen mussten, liefen sie nicht Gefahr, aus profilneurotischen Beweggründen Eingriffe zu versuchen, zu denen sie eigentlich gar nicht befähigt waren.

Dass Frauen bessere Anwälte waren als Männer, glaubte Noah indes unbesehen. Frauen waren seines Erachtens auch sehr viel bessere Psychologen, denn eine Frau fand für jeden Blödsinn eine leidlich vernünftig klingende Erklärung, und da es Psychologen in den USA verboten war, Medikamente zu verschreiben, hatte mein Noah mit diesem Beruf als Frauenberuf auch kein Problem. Selbst ordentliche Apothekerinnen konnten manche Frauen werden, das gestand er uns auch noch zu, denn das Pillendrehen war dem Teigrühren verwandt, wenn auch nur entfernt, und damit kamen wir unserer eigentlichen Berufung sehr nah.

»Wer wird denn Urologin?«, tönte er in dem kleinen Raum der Notaufnahme. »Vor so einer muss ein denkender Mensch sich doch fürchten.«

Er erklärte mir, eine solche Frau habe ein Problem mit dem männlichen Geschlechtsteil, nur deshalb habe sie einen Beruf gewählt, in dem sie permanent mit dem Penis zu tun hatte. »So einer macht das Spaß, Schläuche da hineinzuschieben, Lea! – Weißt du was? Lass uns morgen wiederkommen! Wenn die keinen Dienst mehr hat! Ich will nicht, dass ein Mannweib …«

Nun, Frau Dr. McCormack war Anfang dreißig und alles andere als ein Mannweib. Sie war mittelgroß, ausgesprochen schlank, dunkelhaarig und sehr sachlich. Sie studierte Noahs Befunde und schlussfolgerte, seine Beschwerden seien zwar unangenehm, aber keineswegs tragisch.

»Zum einen haben Sie eine Magen-Darm-Infektion«, teilte sie ihm mit. »Da kursiert zurzeit ein Virus, davon hatten wir heute schon über dreißig Fälle, vor allem Kinder. Und bei Ihrem angegriffenen Immunsystem …

»Ach du liebe Güte!«, entfuhr es mir, denn plötzlich war mir alles klar. Kates Tochter hatte diese Virusinfektion gehabt, und vermutlich hatte Noah sich über mich mit Anastasias Viren angesteckt.

»In jedem Fall kommen der verstärkte Durchfall und das Erbrechen daher«, befand die Frau Doktor. »Und durch die Bestrahlungen kommt es zu Veränderungen in der Blasenwand. Deshalb haben Sie ständig den Drang zu urinieren, entleeren die Blase dabei aber nie vollständig, und das führt über kurz oder lang immer zu Entzündungen.«

Eine solche Entzündung hatte Noah, deshalb die Krämpfe im Beckenboden und die brennenden Schmerzen im Penis.

»Dagegen schreibe ich Ihnen Medikamente auf, die werden das richten. Sie müssen aber auch Ihre Kegel-Übungen machen, Herr Kollege!« Diese letzten Worte sprach Frau McCormack mit vorwurfsvollem Unterton und fügte ebenso hinzu: »Die machen Sie nämlich bestimmt nicht so, wie Sie sollen. Und Sie müssen sich auch zwingen, den Urin eine Stunde einzuhalten, selbst wenn Sie noch so gern rennen möchten. Sechzig Minuten! Und falls Sie –«

»Frau Kollegin«, fiel Noah ihr ins Wort. »Wenn ich versuche, den Urin auch nur eine halbe Stunde einzuhalten, Frau Kollegin, kann ich ihn schon nicht mehr halten.«

»Ja«, seufzte die Frau Doktor, »das sind wahrscheinlich noch die Nachwehen von der Prostatektomie. Deshalb sollte man mit Nachfolgebehandlungen ja auch immer erst anfangen, wenn die Kontinenz wieder ganz hergestellt ist. Wenn das, wie in Ihrem Fall, viel zu früh –«

»Das haben wir aber doch nicht getan, weil mir das Leben ohne Bestrahlungen zu langweilig war. Das hatte ja einen Grund, dem sich niemand verschließen konnte. Und es hat auch einen Grund, dass wir heute hergekommen sind –«

»Was sind das denn für neue Medikamente, die Sie meinem Mann verschreiben wollen?« Ich musste hier eingreifen, sonst kam es womöglich zu einer Schlägerei.

Frau Dr. McCormack sah mich dankbar an. »Ein Antibiotikum. Das wird die Krämpfe lindern. Und –«

»Und was für Begleiterscheinungen hat das Antibiotikum?«, ging Noah gleich wieder auf sie los. »Durchfall?«

»Alle Antibiotika wirken negativ auf die Darmflora –«

»Dann lassen Sie sich bitte was anderes einfallen, Frau Kollegin! Eine negativ beeinflusste Darmflora habe ich nämlich schon. Es muss doch auch Medikamente –«

»Doktor Lehman!«

Frau Dr. McCormack schrie das mehr, als dass sie es sagte, und das verfehlte seine Wirkung nicht. Ich zuckte zusammen, Noah hielt inne. Betont langsam blickte er zu mir, denn wenn ich es bis jetzt vielleicht noch nicht eingesehen hatte, jetzt musste ich ihm beipflichten: Unfähig waren diese Frauen! Und Manieren hatten sie auch nicht!

»Doktor Lehman«, sagte die Frau Doktor noch einmal, dieses Mal wesentlich leiser. »Ich kann verstehen, dass Sie das alles sehr mitnimmt. Ich meine, selbst Patienten, bei denen die Bestrahlungen anschlagen, leiden unter den Nebenwirkungen, und wie sollen Sie sich da erst fühlen? Nur kann ich in meiner Position leider gar nichts anderes –«

»Was war das?«

Ich rief diese Worte so laut, und meine Stimme klang so schrill dabei, dass Frau Dr. McCormack zusammenzuckte.

Ich schnappte nach Luft. »Was heißt denn … dass selbst Patienten, bei denen die Behandlungen anschlagen …?«

Ich sprach nicht weiter. Jedes weitere Wort war überflüssig, denn Frau Dr. McCormack errötete. Zugleich weiteten sich ihre

Augen, und sie blickte hastig zu Noah herüber, der unverändert auf seiner Liege lag.

»Sie wissen das noch gar nicht, Doktor Lehman?«

Noah kniff die Lippen so fest zusammen, dass sie aussahen wie ein Strich.

Frau Dr. McCormack schluckte. »Na ja, so hätten Sie das nicht erfahren sollen. Es tut mir außerordentlich … Ihr PSA ist ziemlich stark angestiegen, und –«

Sie sah zu mir herüber und fügte pflichtschuldig hinzu: »Tut mir leid.«

KAPITEL 41

Leben und Hoffen scheinen eine Einheit zu sein, untrennbar miteinander verbunden wie Himmel und Horizont. Der Mensch hofft, wie er atmet. Es ist ein unbewusster, scheinbar lebenserhaltender Vorgang, denn ohne Hoffnung glauben wir, das Leben nicht ertragen zu können. Was heute passiert, ist nur auszuhalten, weil morgen alles besser sein wird – hoffentlich.

An dieser Hoffnung hangeln wir uns von einem Tag zum nächsten, und ist es vollbracht, füttern wir mit der nackten Tatsache, dass es vollbracht ist, neue Hoffnung. Hoffnung verleiht der Zeit Flügel und betäubt so manchen Schmerz. Hoffnung lässt uns an das Gute und vor allem an uns selbst glauben. Und in einer Welt, in der jeder einfältige Tropf positives Denken für die Grundvoraussetzung eines erfüllten Daseins hält, hat die Hoffnung zudem auch noch leichtes Spiel.

Früher oder später befällt sie jeden. Sie ist wie eine ansteckende Krankheit, leicht übertragbar und anfangs ohne besondere Merkmale. Hoffnungskranke im Frühstadium sind sogar angenehm im Umgang. Sie sind durch nichts aus dem Tritt zu bringen, ängstigen sich vor nichts, und sie haben immer ein aufbauendes Sätzchen parat.

Diese beneidenswert scheinende Frohnatur verwandelt sich im weiteren Verlauf zusehends in Beschränktheit. Wo ein Wille ist, da ist halt nicht immer auch ein Weg, und wo kein Weg ist, kann man sich auch nicht immer einen schlagen. Hoffnungskranke hält das aber nicht zurück. Drehen sie sich halt im Kreis weiter, im Zweifelsfall nur mehr um die eigene Achse.

Damit erreicht die Krankheit ihr Endstadium. Die Hoffnung zerstört den Menschenverstand, jene Mischung aus Instinkt,

Selbsterhaltungstrieb und aus zunehmendem Alter gewonnener Erfahrung.

Dass der Volksmund dem Menschenverstand so gern das Wort »gesund« voransetzt, ist kein Zufall, sondern Wunschdenken. Gesunder Menschenverstand ist im Zeitalter krankhaften Hoffens selten geworden, und deshalb kann man es gar nicht genug herausstreichen, wenn irgendjemand einen Menschenverstand an den Tag legt, der noch gesund ist.

Mein eigener Verstand war so krank, dass nicht mehr mit Genesung zu rechnen war. Was der Hoffnung nicht gelungen war, hatte die Angst erledigt. Monatelang hatte ich verdrängt und gefürchtet, und jetzt stand ich da: Es hatte alles nichts genützt.

Um vier Uhr morgens kamen Noah und ich endlich nach Hause. Noah war unsicher auf den Beinen, und ich half ihm ins Bett. Erst da fiel mir auf, dass Samantha uns nicht erbost miauend empfangen hatte, wie sie das sonst immer machte, wenn wir spät kamen.

Mein Tier! Wenn meinem Tier jetzt auch noch … Im nächsten Moment durchflutete mich wohlige Wärme. Samantha saß im äußersten Eck des Schlafzimmers und beobachtete mich. Und als ich Noah zudeckte, war sie mit einem Satz an meiner Seite, leckte meine Hand, presste ihr Köpfchen gegen meinen Arm und begann zu schnurren. Und da behaupteten manche Menschen, Katzen seien nicht empfindsam.

Mit Samantha auf dem Arm lief ich in die Küche. Meine Kleine verdiente einen Löffel Thunfisch, und ich … Mein Blick fiel auf die Schale mit Datteln und Apfelscheiben, die ich am Morgen vorbereitet und so in den Kühlschrank gestellt hatte, dass ich sie nicht übersehen konnte.

Rosch ha-Schanah und Silvester sind beide Neujahrsfeste, doch hören die Gemeinsamkeiten damit auch schon auf. Zu Rosch ha-Schanah knallen weder Sektkorken noch Feuerwerkskörper, und man setzt sich auch keine Pappnasen auf oder betrinkt sich bis zur Besinnungslosigkeit.

Vielmehr feiern wir Juden am »Kopf des Jahres« – das ist die wörtliche Übersetzung des hebräischen »Rosch ha-Schanah« – die Erschaffung der Welt und Gott als unseren Herrn und König, den alleinigen Herrscher des Universums.

Ich griff nach einer der Apfelscheiben und tunkte sie in den Honig.

»Leshanah tovah tiktavi vetichtami«, brach ich mir fast die Zunge, denn so wünschte man als Frau auf Hebräisch ein gutes Jahr.

In unserem Haushalt konnte ich damit nur leider niemandem imponieren. Noah hielt Religion für Gehirnwäsche und Kleriker für paranoide Größenwahnsinnige: Einerseits bildeten sie sich ein, eine besonders enge Verbindung zum Überirdischen zu haben, andererseits waren sie überzeugt davon, keiner ihrer potenziellen Anhänger besitze von Natur aus auch nur einen Funken von Anstand. Deshalb drohten sie mit Plagen und Höllenqualen, oder sie machten leere Vesprechungen von beischlafwilligen Jungfrauen, alles in blumige Sprüche gepackt, deren Grammatik zumeist zu wünschen übrig ließ.

Ich seufzte. Dass Noah nichts von Religion hielt, störte mich nicht. Dass er nicht an Gott glaubte, tat mir leid. Für ihn tat es mir leid. Ich selbst konnte mein Leben nur ertragen, weil ich an Gott glaubte, und ich hätte die Kraft, die ich aus meinem Glauben schöpfte, so gern mit meinem Mann geteilt.

Ich setzte mich auf den Küchenboden, lehnte meinen Rücken gegen den Kühlschrank, bedeckte mit den Händen mein Gesicht. Es war töricht, auf ein gutes neues Jahr zu hoffen. Wenn ich nur noch einen Funken von gesundem Menschenverstand besaß, musste ich einsehen, dass das neue Jahr nichts Gutes bringen konnte.

Noah würde sterben. Wie meine Mutter gestorben war. Wie mein Vater gestorben war. Und ich … Lauwarm musste das Wasser sein, und ich musste die Badewanne so weit wie möglich füllen. Verhältnismäßig dicke, saugfähige Kleidung musste ich tragen, und die Medikamente musste ich aus dem Bankschließfach holen, das war das Allerwichtigste. Ich …

Samantha miaute mich an, und ich brach in Tränen aus. Ich musste ein neues Zuhause für sie finden, einen Menschen, der sie ebenso liebte, wie ich sie liebte, und den gab es ja gar nicht. Nicht auf diesem Planeten.

Ganz fest nahm ich meine Kleine in die Arme und schluchzte in ihr Fell. Sie ließ es sich widerstandslos gefallen, ein Umstand, der mich gleich noch heftiger weinen ließ. Ich durfte dieses geliebte kleine Wesen nicht einfach verlassen. Ich musste zumindest kämpfen, wenn ich im Moment auch überhaupt nicht wusste, wie ich das anstellen sollte.

Mit Samantha in den Armen lief ich ins Schlafzimmer zurück. Noah schlief tief und fest. Ohne mich auszuziehen, legte ich mich an seine Seite, mein Kätzchen fest umschlungen. Für ein paar Stunden mussten alle Sorgen ruhen, alle Ängste – selbst die Hoffnung.

Geschlafen hatten wir nur wenig, lagen um zwei Uhr nachmittags aber immer noch im Bett.

Noah fühlte sich besser. Die Medikamente, die Frau Dr. McCormack ihm mitgegeben hatte, schienen zu wirken.

»Und wenn es ein Laborfehler ist, Lea –«

Ich stöhnte. Ich glaubte nicht an das Märchen vom Laborfehler, und ich wollte mich auch nicht dazu hinreißen lassen, daran zu glauben, denn ich hatte genug von Hoffnungen, die sich nicht erfüllten.

»Was da passiert ist, würde ich nur gerne wissen«, lamentierte ich. »Ich meine, die Linearbeschleuniger machen die Krebszellen in der Prostataloge doch kaputt. Dass der PSA trotzdem steigt, kann also nur bedeuten, dass der Krebs gar nicht in der Prostataloge war, sondern ganz woanders.«

Nun war es Noah, der stöhnte, wenn auch nur verhalten. »Ich furchte, Lea, dass der Krebs nicht *nur* in der Prostataloge ist. Sondern *auch noch* woanders.«

»Aber Seidler hat doch gesagt, dass man auf dem ProstaScint genau sehen kann, wo sich Krebszellen –«

»Mikrometastasen«, fiel mein Mann mir ins Wort. »Erinnerst du dich?«

Ich erinnerte mich. Und weil ich mich erinnerte, legte ich meinen Kopf auf Noahs Brust und schlang meine Arme fest um seinen Körper. Wenn Gott uns trennen wollte, musste er mich wegreißen. Uns gab es nicht im Einzelpack.

Noah strich über mein Haar, und ich hörte seinen Magen knurren.

»Hast du etwa Hunger?«, fragte ich.

»Nicht wirklich«, gähnte Noah.

»Ich habe Tzimmes. Und Knishes und Challah kann ich in einer halben Stunde fertig haben.«

Ernst blickte mein Mann auf mich nieder. »Muss ich mich sorgen, Lea?«

»Sorgen?«

»Du wärest nicht die Erste, die aus schwierigen Lebensumständen in religiösen Wahnsinn flüchtet.«

Ich rollte die Augen. »Es ist Rosch ha-Schanah!«

»Was?«, rief er mit gespielter Empörung. »Es ist Rosch ha-Schanah, und wir liegen hier herum, statt die Schofar zu blasen? Hast du wenigstens koscheren Schweinebraten im Haus?«

Ich floh in die Küche, um mich da um meine Knishes zu kümmern, kleine Klöße aus geriebenen rohen Kartoffeln und Mehl. Ich füllte sie mit Hühnerleber und Röstzwiebeln, und um Noah zu beruhigen, dass religiöser Wahnsinn von meiner Seite nicht zu befürchten war, briet ich sie im gleichen Topf, in dem ich auch unserem Kartoffelpüree die Milch beimengte. Und für den Fall, dass ihm das als Beweis immer noch nicht ausreichte, servierte ich die Knishes auch noch mit Crème fraîche.

»Jetzt zufrieden?«

Mein Mann strahlte über das ganze Gesicht. »Einwandfrei nicht koscher. Ist nämlich lecker!«

Es schmeckte ihm überhaupt an jenem Donnerstagnachmittag ein bisschen zu gut.

»Nicht, dass du gleich wieder Durchfall bekommst!«

»Den krieg ich sowieso«, erwiderte er mit vollen Backen, »ob es mir schmeckt oder nicht. Ist wie mit dem Krebs. Der macht auch, was er will. Egal, was wir anstellen.«

Ich atmete tief durch. Schon den ganzen Tag quälte mich eine Frage. Ich hatte Angst, dass Noah die Bestrahlungen nun wirklich vorzeitig abbrechen wollte.

»Das weiß ich noch nicht«, ließ er mich im Unklaren. »Das werde ich entscheiden, sobald ich mit Seidler gesprochen habe, und der ist Sonntag wieder zu Hause.«

»Und morgen? Wäre es nicht vernünftiger, wenn du –«

»Morgen mache ich das Gleiche wie heute! Ich gehe jetzt nämlich wieder ins Bett und gucke Filme.«

Panic Room und das Ding vom Axt-Mörder standen auf seinem Programm.

»Danach werde ich bestimmt zu schätzen wissen, wie gut es mir geht.«

KAPITEL 42

Die Nacht vom Donnerstag auf den Freitag schien gar nicht enden zu wollen. Noah schlief nicht nur dank der McCormack-Medikamente, sondern er schnarchte auch, und das tat er im Allgemeinen nicht.

Anfangs versuchte ich es mit Liebe. Ich schob meine linke Hand unter Noahs Kopf, meine rechte unter seine Lenden, und dann rollte ich ihn ein wenig, und darauf reagierte er sogar und drehte sich auf die linke Seite. Stille trat ein.

Ein paar Minuten später ging der Krach von vorne los.

Noah in die Seite zu boxen brachte ich nicht übers Herz, ebenso wenig, ihn anzuschreien. Also zogen Samantha und ich um zwei Uhr morgens ins Wohnzimmer. Da fand ich nur auch keine Ruhe. Seit dem Nachmittag hatte ich so einen merkwürdigen Druck im Bauch. Es fühlte sich an, als sei meine Blase randvoll, aber wenn ich zur Toilette ging, kamen nur ein paar Tropfen.

Und so lag ich da im Dunkel des Wohnzimmers und diagnostizierte meine neuesten Probleme als Symptome von steigender Nervösität. In ein paar Stunden musste ich etwas tun, was ich gern vermieden hätte, nur gab es einfach keinen anderen Ausweg mehr.

Um halb fünf reichte es mir. Ich hatte mich lange genug von einer Seite auf die andere gewälzt, und Noahs Schnarchen hörte ich noch durch zwei geschlossene Türen.

Ich kochte Kaffee und ließ mir Badewasser ein. Es tat gut, in dem nach Pfirsich duftenden Schaum zu liegen und dabei an der Kaffeetasse zu nippen. Ich wusch meine Haare und lackierte meine Finger- und Fußnägel, das hatte ich schon ewig nicht mehr getan. Zu guter Letzt cremte ich mich auch noch vom Scheitel bis zur Sohle mit einer Lotion ein.

Um kurz nach acht blickte ich in den Spiegel. Ich sah so gut aus und fühlte mich so gepflegt, wie es unter den gegebenen Umständen möglich war. Ob das reichen würde, mein Selbstwertgefühl zu stärken, blieb abzuwarten.

»Gehst du weg?«, gähnte Noah, als ich mich anzog.

»Ich muss in die Stadt«, log ich. »Die Kordeln sind mir ausgegangen. Kann ein bisschen dauern, Noah.«

»Okay«, meinte mein Mann. »Pass nur schön auf dich auf!«

Ich fuhr tatsächlich in die Stadt. Nur brauchte ich nicht wirklich Nachschub. Da ich so früh dran war, konnte ich mir den Umweg aber erlauben, und auf diese Weise belog ich Noah nicht wirklich, sondern nur ein bisschen.

Ich schaffte es knapp zum Parkplatz. Meine Blase drohte zu explodieren. Mit winzigen Schritten quälte ich mich in eines meiner Stoffgeschäfte. Die Toiletten waren dort gleich am Eingang. Wie schon die letzten Tage kamen nur ein paar Tropfen, aber danach fühlte ich mich erleichtert.

Ich besorgte die Kordeln, ein paar Tüten Seidenblumen und eine Rolle Spitze. Dann musste ich wieder zur Toilette. Es war mir peinlich, in dem Geschäft nur die sanitären Einrichtungen zu besuchen, also sah ich mich ein wenig um. Ein wundervoller Stoff fiel mir ins Auge. Er war nur nicht geeignet für ein Braut- oder Abendkleid, und ich hielt es in unserer finanziellen Lage für unverantwortlich … Gleich musste ich noch einmal zur Toilette, und danach war ich es den Besitzern des Geschäfts einfach schuldig, den Stoff zu kaufen – zumal er auch noch im Sonderangebot war.

»Du wirst ja immer dünner!«, sagte Irene zur Begrüßung und führte mich ins Wohnzimmer.

»Liegt am Stress«, antwortete ich und setzte mich sacht aufs Sofa, denn meine Blase fing wieder an zu revoltieren.

Irene nahm neben mir Platz und fragte, was los sei. Sie genoss diesen Augenblick, das spürte ich. Noch nie zuvor hatte ich die Frau meines Mannes um ein Gespräch unter vier Augen gebeten; Irene fand das einwandfrei spannend.

Ich atmete tief durch und überlegte, wie ich anfangen sollte. Seit vier Tagen überlegte ich mir das, aber bisher war mir nichts Gescheites eingefallen. Jetzt fiel ich gleich mit der Tür ins Haus.

»Du musst uns helfen, Irene. Wir brauchen Geld!«

Noah zahlte seiner Frau monatlich einen festen Betrag, mit dem sie und die Kinder mehr als gut zurechtkamen.

Ich erzählte ihr nun, was sich in den letzten Tagen zugetragen hatte, und machte mich gefasst auf eine Abfuhr. Die meisten Menschen waren nur an sich selbst interessiert. Insbesondere wenn es um Geld ging, konnte man weder Verständnis noch Entgegenkommen verlangen, höchstens Ausflüchte. Doch überraschte Irene mich in jeder Hinsicht.

»Mach dir ums Geld nicht auch noch Sorgen!«, fiel sie mir irgendwann ins Wort. »Gib mir lieber deine Kontonummer.«

Ich konnte es kaum fassen und gab ihr die Informationen.

»Bitte«, flehte ich dabei, »Noah darf das nie erfahren. Es wäre ihm bestimmt peinlich, und du weißt ja –«

»Soll ich es rückwirkend schon für diesen Monat machen, Lea?«

Meine Fassungslosigkeit steigerte sich ins Unermessliche. »Wäre das denn möglich?«

Irene nickte. Ohne weitere Fragen zu stellen, war sie bereit, bis zum Jahresende ein Drittel ihrer monatlichen Unterhaltszahlungen auf mein Konto zu überweisen. Dann hatte ich ausreichende Mittel, um unsere laufenden Rechnungen zu begleichen, und konnte Noah gegenüber so tun, als verdiente ich das Geld mit meinem Internet-Geschäft.

»Ich mache das gleich am Montag, Lea. Du musst mir nur irgendeinen Beleg –«

Ein entsprechendes Schreiben hatte ich bereits abgefasst. Ich legte es ihr vor.

Irene las es sich durch und bat mich um einen Kugelschreiber. Sie lächelte mich an.

»Weiß er eigentlich, wie sehr du ihn liebst, Lea?«

Nichts erstaunte mich mehr als diese Frage aus Irenes Mund, und ich spürte, dass mir die Tränen kamen.

»Ja, das weiß er.«

Daraufhin sah sie mich eine ganze Weile eindringlich an, unterschrieb schließlich die Papiere.

»Weißt du denn auch, wie sehr er dich liebt? Und vor allem … wie lange er dich schon liebt?«

Nun war ich nicht mehr erstaunt, sondern verwirrt, und meine eben noch feuchten Augen weiteten sich.

»Das weißt du nicht?«, vergewisserte sich Irene, stand auf und bat mich, ihr in die Küche zu folgen. »Ich weiß, dass du seine Patientin warst. Penny hat es mir erzählt.«

Ich lehnte mich gegen den Rahmen der Küchentür, und meine Verwirrung schwand einem Gefühl von peinlicher Berührtheit.

»Weißt du, Lea, bis Noah dir damals begegnet ist, war unsere Ehe eigentlich ganz in Ordnung. Ich meine, so in Ordnung, wie sie immer gewesen ist, versteh mich da nicht falsch. So doll war das ja nie mit uns. Nur dann hat er sich verliebt. Plötzlich war Noah verliebt wie ein Teenager, und das ging lange, an die zwei Jahre, und darüber ist er dann irgendwann ins Gästehaus gezogen.«

Ich klammerte mich förmlich an den Türrahmen. Irene hatte den Küchentisch gedeckt, und sie hatte mal wieder ihren grässlichen Gemüseauflauf vorbereitet.

»Verstehst du, Lea? All das war nicht, als ihr eure Beziehung begonnen habt, sondern lange vorher. Als du noch seine Patientin warst. So sehr liebt er dich.«

Ich stand da und rührte mich nicht. Ich wusste nicht, ob ich glauben sollte, was Irene mir gerade erzählt hatte. Ich wusste überhaupt nichts mehr. Der Druck in meinem Bauch war inzwischen unertraglich. Mir war, als musse meine Blase jeden Moment zerplatzen.

Irene sah mich fragend an. Sie erwartete wohl zumindest eine Reaktion von mir, irgendeine Regung.

»Ich … wenn ich … wenn … Liebe Berge versetzen – ich muss mich mal eben entschuldigen …«

Eine halbe Stunde später schienen sich nicht nur fürs Erste unsere finanziellen, sondern auch meine neuesten gesundheitlichen Probleme aufzulösen, alles dank Irene.

»Diesen ewigen Harndrang kenne ich«, erklärte sie mir. »Das habe ich schon seit Jahren. Seit Jakes Geburt, um präzise zu sein.«

Sie nahm Medikamente dagegen, und da sie genügend Vorrat hatte, gab sie mir eine Packung mit.

»Nimm das, und ich schwöre dir, in ein paar Stunden fühlst du dich wie neugeboren. Das ist das Alter, Lea. Da leiert das alles aus bei uns Frauen. Daher kommt das.«

»Aha«, seufzte ich.

Krebs und Ruin wären ja auch nicht genug gewesen. Ausleiern musste ich auch noch!

Noah saß in unserer Hot Spa, als ich nach Hause kam.

»Bin wieder da!«, rief ich.

»Alles bekommen?«, fragte Noah, ohne sich zu rühren.

Ich trat nach draußen und listete auf, welche Kordeln und welche Blümchen ich nachgekauft hatte, und dann beschrieb ich den smaragdgrünen Stoff, den ich für mich selbst gekauft hatte. Nach langer Zeit wollte ich endlich mal wieder etwas für mich selber nähen und nicht immer nur für andere Leute. Auf Dauer war es nämlich ausgesprochen …

»Weißt du, was wir unbedingt machen müssen?«, fiel Noah mir ins Wort. »Wenn es uns wieder besser geht? Wir müssen eine Party geben, Lea. So ein richtig großes Fest. Mit Musik, und die Leute können am Strand tanzen, und hier auf der Terrasse bauen wir ein Buffet auf. Und dazu laden wir all die Leute ein, die uns kennen. Was meinst du?«

Ich kniete mich hinter ihn auf die Fliesen und legte meine Hände auf seine nackten Schultern.

»Das ist eine sehr schöne Idee«, flüsterte ich und gab ihm einen Kuss auf den Nacken.

Ob wir je Gelegenheit hatten, sie umzusetzen, war eine andere Sache. Im Moment sah es nicht danach aus, als würde es uns in diesem Leben jemals wieder besser gehen.

Ein paar Stunden später sah ich das schon anders. Die Tabletten, die Irene mir mitgegeben hatten, schienen zunächst alles nur noch schlimmer zu machen. Kurz nachdem ich die erste genommen hatte, lief ich jede Viertelstunde zur Toilette, doch kamen jetzt nicht nur ein paar Tropfen, sondern wahre Wassermassen. Nach etwa zwei Stunden hörte dann alles auf. Ja, der ganze elende Harndrang war plötzlich weg.

Beseelt legte ich mich zu Noah aufs Bett. Er hatte sich am Morgen endlich *Schindlers Liste* angesehen, und gemeinsam schauten wir jetzt die geniale Neuverfilmung von *Das Tagebuch der Anne Frank.*

»Damit habe ich aber erst mal genug von unserem Kulturgut«, befand er anschließend. »Depressiv werden kann ich schließlich auch anders.«

Dazu brauchte er sich nur mit Literatur über steigende PSA-Werte während der Behandlung mit Linearbeschleunigern zu befassen. Was er am Samstag tat.

Wäre das nicht genug gewesen, seine Stimmung zu drücken, hätte ich noch etwas beisteuern können.

Dreimal versuchte ich zwischen Samstagmorgen und Sonntagnachmittag, jenen smaragdgrünen Stoff zuzuschneiden, den ich für mich gekauft hatte. Alle drei Male schaffte ich nur, das Material auf dem Fußboden auszulegen. Weiter kam ich nicht. Ich konnte mich plötzlich nicht mehr bücken.

Jedes Mal, wenn ich mich auf den Boden kniete und vorbeugte, durchfuhr mich ein unerträglicher Schmerz. Es war, als wolle sich ein hartgekochtes Ei von meinem Rücken durch meine Eingeweide aus meinem Unterbauch heraus seinen Weg zurück ins Freie bahnen. Und dieser neue Schmerz war links, nicht rechts. Er konnte also überhaupt nichts mit dem Zystchen an meinem Eierstock zu tun haben.

Außerdem hatte ich Krämpfe in den Füßen und in den Waden. Das erstaunte mich weniger, denn es kam von Irenes Wundermittel, das in Wahrheit gar nicht so wundersam war. Die Tabletten entwässerten. Deshalb linderten sie den Harndrang. Nur spülte man mit dem Urin natürlich auch Mineralien heraus, vor allem Kalium, deshalb die Krämpfe.

Ich behielt das alles für mich. Noah hatte genug damit zu tun, sich um seine eigenen Probleme zu kümmern.

Am Sonntagabend führte er ein langes Telefongespräch mit Norman Seidler. Es fand hinter geschlossener Tür im Arbeitszimmer statt, was mir überhaupt nicht behagte.

»Also, Big Sur ist wieder ganz großartig gewesen«, erfuhr ich hinterher, »und er hat sich prächtig erholt.«

Im Einzelnen wurde mir mitgeteilt, in welchen Restaurants die Seidlers am liebsten was gespeist hatten, doch kam mein Mann irgendwann auch noch auf das Wesentliche zu sprechen.

»Gut ist das natürlich nicht, dass der PSA gestiegen ist. Aber das passiert wohl schon mal. Ein Laborfehler ist aber wahrscheinlicher, sagt er. Das überprüfen wir morgen.«

»Und die Bestrahlungen, Noah?«

»Die mache ich weiter.«

»Sonst hat er nichts gesagt?«

»Was soll er denn sonst noch sagen, Lea? Warst du schon mal in Monterey? Das ist wunderschön da. Der Norman …«

KAPITEL 43

Ab Montag sollte wieder Alltag herrschen, so war es geplant. Das lange Wochenende und die Medikamente hatten meinem Mann gutgetan. Nach seiner Bestrahlung ließ er den PSA-Test wiederholen, zum Mittagessen traf er sich mit Tim O'Neill, am Nachmittag hatte er zwei Patienten.

»Das würde ich gar nicht schaffen, wenn ich wieder ernsthaft krank wäre, Lea. Du wirst es sehen, diesmal war es wirklich ein Laborfehler.«

Ich bemühte mich, beipflichtend mit dem Kopf zu nicken oder zumindest wohlwollend zu lächeln, doch wollte mir beides nicht gelingen. Im Gegensatz zu meinem Mann rechnete ich wie gewöhnlich mit dem Schlimmsten, ließ mich aber gern angenehm überraschen. Bis es so weit war, hielt ich es mit Sartre: Erst mit der Hoffnungslosigkeit beginnt der wahre Optimismus.

Da ich also in Wahrheit kein Pessimist, sondern ein Lebenskünstler war, legte ich mich erst einmal eine halbe Stunde in die Sonne, nachdem Noah fort war. Das tat ich morgens gern, um vorab im Kopf zu klären, was im Verlauf des Tages alles erledigt werden musste.

An diesem Montag hatte ich zweiunddreißig Internet-Bestellungen zu bewältigen, das Schlafzimmer wollte ich putzen, und um die Wäsche musste ich mich endlich kümmern. Dass Irene uns finanziell unter die Arme griff, war zwar hilfreich, doch durfte ich das Brauttaschen-Projekt deshalb nicht aus den Augen verlieren. Wir brauchten jeden Cent, deshalb musste ich mehr nähen, nur fehlte es mir dazu im Moment nicht nur an Zeit, sondern vor allem an Energie.

Wenn ich die Entwässerungstabletten nicht nahm, konnte ich den Druck auf meiner Blase eigentlich nur ertragen, wenn ich auf der Toilette sitzen blieb. Nahm ich die Pillen, bekam ich Krämpfe und fühlte mich saft- und kraftlos. Die Rückenschmerzen gingen inszwischen gar nicht mehr weg. Mit der Zyste an meinem Eierstock konnte das nichts zu tun haben.

Nach einem halbstündigen Sonnenbad auf der Terrasse ging ich ins Haus und zerrte die Tüten mit dem Brauttaschen-Stoff aus den Schränken.

Ich hatte da so eine Idee. Dazu brauchte ich nur leider ein ziemlich großes rechteckiges Stück Stoff, und kaum einer meiner Reste war groß und rechteckig. Also blieb mir nichts anderes übrig, als meine ursprüngliche Idee ein wenig zu verkleinern. Ich wollte gerade zu Werke gehen, als das Telefon läutete.

Dr. Solomons Stimme klang freundlich, als er mich fragte, ob wir schöne Feiertage gehabt hätten. Ich beschränkte mich auf eine leeres: »Danke der Nachfrage, und wie war es bei Ihnen?«

»Sehr schön«, antwortete er. »Wir feiern Rosch ha-Schanah seit Jahren in New York bei Freunden. Sagen Sie, Lea, haben Sie irgendwelche Beschwerden im linken Unterbauch?«

Die Frage erschütterte mich so sehr, dass ich zunächst gar nicht reagierte. Das war jetzt schon das zweite Mal, dass Dr. Solomon mit telepathischen Fähigkeiten brillierte. Ich fragte mich, wie er das machte.

»Woher wissen Sie das?«, flüsterte ich ins Telefon.

»Sind es Schmerzen, Lea? Oder würden Sie eher sagen, es ist ein unangenehmes Gefühl?«

»Eher ein unangenehmes Gefühl«, erwiderte ich nach einiger Überlegung. »Ich spüre das auch nicht immer, sondern nur manchmal.«

»Das wäre meine nächste Frage gewesen«, meinte Solomon. »Fühlen Sie sich beengt, wenn Sie zusammengekrümmt sitzen?«

Ich erzählte ihm, dass ich die Beschwerden nur hatte, wenn ich mich bückte.

»Und wie ist es mit Blase und Darm, Lea? Haben Sie Verstopfung oder erhöhten Harndrang?«

Ich antwortete wahrheitsgetreu und erzählte von den Entwässerungstabletten, die Irene mir gegeben hatte.

»Das nehmen Sie bitte NICHT! Sie haben da plötzlich eine ziemlich große Zyste an Ihrem linken Eierstock, Lea. Das Biest muss mit ganz enormer Geschwindigkeit wachsen. Nehmen Sie wirklich keine Hormone?«

Wieder dauerte es eine ganze Weile, bis ich reagierte.

»Hormone?«, wiederholte ich schließlich.

»Ich weiß, in Ihrer Akte steht, dass Sie nichts nehmen, und bei Ihrer Familiengeschichte würde auch kein Arzt auf die Idee kommen, Sie auf HET zu setzen …«

Er hielt mir einen langen Vortrag über HET, Hormon-Ersatz-Therapien, darüber, wie beliebt sie in der Vergangenheit gewesen und wie sehr sie in der letzten Zeit in die negativen Schlagzeilen geraten seien. Dass sie gewisse Symptome linderten, wie Hitzewellen und Austrocknen der Scheidenschleimhäute, war ein verschwindend kleiner Vorteil, wenn man die gewaltigen Nachteile bedachte.

»HET erhöhen das Risiko von Herz- und Kreislauferkrankungen und das Risiko von Brust- und Eierstockkrebs. Und trotzdem findet man heute kaum noch Frauen, die nicht auf HET sind. Und wenn sie pflanzliches Zeug in sich hineinstopfen, Hauptsache jugendlich.«

Dr. Solomon redete sich immer weiter in Rage. Hollywood war seines Erachtens verantwortlich für vielen Jammer im Rest der Welt.

»Unsterblich wollen sie werden. Nie älter als dreißig aussehen, als Frau mit fünfzig mal langsam ans erste Kind denken, und die Männer nehmen noch mit achtzig Viagra und schleppen Wiederbelebungsgeräte mit sich herum, für alle Fälle. Aber was rege ich mich auf, Lea? Ein MRI müssen wir machen. Können Sie morgen um eins?«

Ich wusste gar nicht, wovon er sprach, und deshalb sagte ich vorsichtshalber erst mal nein.

Das hörte Dr. Solomon offenbar gar nicht gern. Er holte tief Luft und blies sie dann laut aus. »Es muss morgen oder spätestens übermorgen sein, Lea. Sie müssen dringend operiert werden, und ich will dem Finkelberg vorher genaueste Bilder von dieser …«

Er dachte noch eine ganze Weile laut weiter und versprach mir schließlich, später noch einmal anzurufen und mir für Mittwoch einen Termin zu geben.

»Da könnten Sie, ja?«

»Ja …«

»Dann kriege ich das Mittwoch auch irgendwie hin.«

Er sagte mir noch einmal, dass er mich im Laufe des Tages wieder anrufen würde, ich dankte und legte auf.

Und dann lief ich auf weichen Knien ins Wohnzimmer, setzte mich dort aufs Sofa und schlug beide Hände vors Gesicht – nicht aus Verzweiflung, sondern um dieses Bild zu erschlagen, das während meines Gesprächs mit Dr. Solomon vor meinem geistigen Auge aufgetaucht war, dieses Bild einer blutroten Dose, auf der mit schwarzer Lackfarbe chinesische Schriftzeichen gemalt waren.

»Ach, jetzt soll das Frauenglück an allem schuld sein?«

Kate fühlte sich persönlich angegriffen. »Das ist ein rein homöopathisches Mittel. Das nehmen Frauen jeden Alters, da brauchst du –«

»Aber was heißt denn homöopathisch, Kate? Dass sie dir gegen eine Krankheit, die sie gar nicht kennen, das Mittel geben, von dem Gesunde die Krankheit erst bekommen würden?«

»Wie kommst du denn auf so was, Lea? Frauenglück ist reine Natur. Da ist Vitamin E drin und Kalzium und –«

»Hast du einen Beipackzettel?«, fiel ich ihr in die Rede.

»Das habe ich im Kopf, Lea. Dafür brauche ich keinen Beipackzettel.«

»Gibt es überhaupt einen?«

Kate stöhnte. »Wenn ich das nächste Mal zu meiner Chinesin gehe, frage ich.«

»Und wann gehst du das nächste Mal?«

»Denk bitte nach, Lea!« Kate führte aus, wann ich mit dem Frauenglück angefangen hatte. »Du hast diese Blutungen bekommen, deshalb bist du zu Doktor DeAngelo gegangen. Und der hat die Zyste an deinem Eierstock gefunden. Richtig?«

Das Frauenglück konnte also gar nichts mit meinen Problemen zu tun haben.

»Und es ist ganz bestimmt kein pflanzliches Östrogen, Kate?«

»Quatsch.«

Ich hoffte inniglich, dass Kate das nicht nur so dahinsagte. Und ich schwor mir, nie wieder etwas zu schlucken, was nicht über einen Beipackzettel verfügte.

Seufzend kniete ich mich auf den Fußboden, beugte mich vorsichtig vor. Der Druck in meinem Bauch war nicht nur schlimmer, die schmerzende Stelle war innerhalb der letzten vierundzwanzig Stunden auch größer geworden. Vielleicht bildete ich mir das aber auch nur ein, weil ich jetzt wusste, dass da etwas war.

Umgeben von Stofffetzen und Plastiktüten saß ich im Wohnzimmer auf dem Fußboden. Ich musste Noah die Wahrheit sagen. Wenn ich jetzt nicht ehrlich zu ihm war, durfte ich auch nicht erwarten, dass er ehrlich zu mir war. Ich überlegte, ob ich ihn anrufen sollte, kam aber zu dem Schluss, dass ich besser bis zum Abend wartete …

Das Telefon klingelte. Es war Mary. Sie wollte mal wieder wissen, ob bei uns alles in Ordnung war, weil sie so lange nichts von mir gehört hatte.

Ich behauptete, auf der anderen Leitung ein Ferngespräch zu haben. »Ich rufe dich gleich zurück, Mary.«

Ich legte auf und atmete tief durch. Diese Sumpfkuh, wie Noah sie nannte, brauchte ich jetzt auch noch; sonst wäre meine Misere ja nicht vollkommen gewesen!

Wenn mir sonst nichts mehr einfiel, waren Putzen und Aufräumen immer eine gute Idee. Ordnung um mich her zu schaffen half mir bis zu einem gewissen Grad, auch in meinem Innenleben Ordnung herzustellen. Also zog ich jetzt die Betten ab. Samantha freute sich über die Abwechslung. Zuerst kroch sie in die schmutzigen Laken. Dann trotzte sie dem lärmenden Staubsauger, der in ihren Katzenaugen ein Feind war, mit dem sie es aufnehmen konnte. Deshalb stellte sie ihre Öhrchen waagerecht und plusterte ihren Schwanz auf. Aus ihrer Sicht brachte ihr furchterregendes Äußeres den tosenden Hoover irgendwann zum Schweigen.

Als ich die Terrassenfenster abwusch und mit Seidenpapier trocken rieb, half sie mir tatkräftig: Sie versuchte, die Ecken des Papiers zu erhaschen. Drei von fünf Versuchen scheiterten, und Samanthas Pfötchen klatschten gegen das halb trockene Glas und hinterließen formschöne Spuren darauf. Es war mit dem Putzen bei mir halt wie mit dem Leben schlechthin: Alles für die Katz!

Nachdem die Betten frisch bezogen waren, ging ich ins Arbeitszimmer, um mich meinen Internet-Bestellungen zu widmen. Doch blinkte der Anzeiger meines Anrufbeantworters; der Lärm des Staubsaugers hatte das Telefon übertönt. Drei Nachrichten hatte ich auf dem Band.

Die erste war von Mary. Mit klagender Stimme teilte sie mir mit, dass sie mein Verhalten so ganz und gar nicht nett fände. »Das hast du nämlich schon öfter gemacht, Lea. Du sagst, du rufst zurück, und dann tust du es nicht, und das finde ich nicht richtig. Ich meine …«

Ich hörte mir den Schwachsinn nicht weiter an, sondern löschte die Nachricht. Die nächste war von Dr. Solomon.

»Ich schiebe Sie in meine Mittagspause, Lea, anders lässt es sich nicht machen. Wir sehen uns also am Mittwoch um vierzehn Uhr, und seien Sie bitte vernünftig und zögern Sie es nicht noch weiter heraus.«

»Ich bin's, Lea«, vernahm ich Noahs Stimme. Die dritte Nachricht war von ihm, und er bat mich um Rückruf.

»Du, Lea, der Tim kommt heute Abend vorbei, um ein paar Unterlagen zu holen. Ich habe ihn zwar nicht zum Essen eingeladen, aber es kann natürlich sein … Weißt du, wen ich meine? Tim O'Neill?«

»Wann kommt er denn?«, fragte ich ängstlich an.

»So gegen halb sechs.«

Auf der Uhr im Arbeitszimmer war es schon kurz vor vier, und wie ich in anderthalb Stunden …

»Nun mach dich nicht verrückt«, mahnte mein Mann. »Ich weiß ja gar nicht, ob er zum Essen bleiben will. Ich will nur nicht, dass du mir hinterher die Hölle heiß machst, weil ich nicht rechtzeitig … Lea?«

»Ich bin noch dran«, erwiderte ich. »Soll ich Nudeln mit Lachssoße machen?«

»Mach dir nicht zu viel Arbeit!«

Ich zwang mich, ruhig zu bleiben und keine Würgelaute auszustoßen. Noah war ein ausgesprochen pflegeleichter Mann. Überraschungen wie diese hier bot er mir nur selten.

Die Würgelaute mussten indes sein. Allerdings stieß ich sie erst aus, nachdem ich aufgelegt hatte. »Mach dir nicht zu viel Arbeit!«, sagten die Männer immer und meinten damit: »Enttäusch mich bitte nicht!«

In diesem speziellen Fall schien die Enttäuschung aber vorprogrammiert zu sein. Für Tim O'Neill ein Abendessen auf den Tisch zu stellen war noch das kleinste Problem. Unerreichbar schien mir, unser Haus in der Kürze in einen vorzeigbaren Zustand zu versetzen. Es lag wieder überall Stoff herum, im Arbeitszimmer häuften sich Papiere, das Badezimmer war nicht sauber … Ich lief in die Küche und nahm den tiefgefrorenen Lachs aus dem Eisschrank.

Es war Schlag vier Uhr. Mary fuhr nämlich gerade weg. Mir blieben also noch etwa neunzig Minuten …

Eine Stunde später war überall Staub gewischt und gesaugt, und das Bad blitzte. Die Zutaten für die Nudelsoße standen aufgereiht auf der Küchenzeile.

Das Frauenglück musste ich entsorgen. Dringend. Denn wenn Noah dahinterkam, dass ich wochenlang Medikamente geschluckt hatte, von denen niemand wusste, welche Wirkstoffe sie enthielten … Ich wollte nicht den Rest meines Lebens in einer Gummizelle verbringen.

Ausnahmsweise hatten wir mal Platz in unserer Abfalltonne. So wickelte ich die blutrote Dose mit den chinesischen Schriftzeichen in Zeitungspapier und warf darauf den Abfall, der beim Zubereiten des Abendessens entstanden war. Gerettet.

Als ich ins Haus zurückging, läutete das Telefon. Ich legte einen Schritt zu und fragte mich, ob das jetzt wohl mein Mann war. Bei meinem Glück war das jetzt bestimmt mein Noah, der mir mitteilen wollte, dass Tim O'Neill heute Abend doch nicht kam. »Ich hoffe, du hast dir nicht zu viel Arbeit gemacht, Lea …«

Aber es war nicht Noah.

KAPITEL 44

Es ist was Schreckliches passiert!«

»Kate?« Die Stimme meiner Freundin klang so anders als sonst, dass ich mich vergewissern musste, ob sie es wirklich war.

»Ich kann dir gar nicht … Ich zittere am ganzen …«

Kate sprach nicht nur unvollständige Sätze, darüber hinaus war die Verbindung auch noch schlecht.

»Was ist los, um Himmels willen?«

»Ich war auf dem Friedhof, Lea, und sie hat mich erwischt.«

Wie erstarrt stand ich da, unfähig, mich zu rühren.

»Mary!«, keifte Kate. »Sie hat mich erkannt … Bist du noch dran, Lea?«

Ich schnappte nach Luft und versuchte zu denken, zu verstehen, was ich da gerade gehört hatte. »Du bist Mary nachgegangen? Heute?«

»Ich kann dir das erklären. Ich hatte so ein schlechtes … Ich wollte dir nur … und wir hatten uns doch auch … Aber das ist jetzt alles unwichtig, Lea. Total unwichtig!« Nun keifte Kate wieder, und dieses Keifen wurde in der Folge immer hysterischer. »Die hat mich verfolgt! Das kannst du dir nicht vorstellen, Lea. Die ist wahnsinnig! Ich habe bis gerade gebraucht, sie abzuschütteln! Die ist gemeingefährlich! Die scheut vor nichts zurück! Wer so skrupellos Auto fährt, der –«

Das Gespräch riss ab.

Mary hatte Kate verfolgt. Vielleicht verfolgte Mary meine Freundin immer noch, und Kate war in Gefahr, während ich dumm herumstand und darauf hoffte, das Telefon möge neuerlich klingeln.

Mit zittrigen Händen zündete ich mir eine Zigarette an.

Ich durfte mir gar nicht vorstellen, welche Konsequenzen Kates Verhalten für uns haben konnte. Selbst wenn niemand körperlich zu Schaden kam, konnte uns die Geschichte in ärgste Schwierigkeiten bringen. Immerhin lebten wir in Kalifornien. Mit dem richtigen Anwalt konnte Mary mich jetzt auf alles Mögliche verklagen, denn sie brauchte ja nur zu kombinieren, und schon wusste sie, dass Kate ihr lediglich nachgegangen war, weil ich …

»Hundert Dollar müsste ein Liter Benzin kosten!«, schimpfte Noah, stieß die Haustür auf und eilte mit Riesenschritten ins Bad. »Was meinst du, wie leer die Straßen dann wären? Kannst du dir das vorstellen, Lea? Kannst du dir vorstellen, mal wieder richtig zu fahren und dich nicht immer nur Stoßstange an Stoßstange durch diese Metallfalle zu wälzen?«

Ich konnte mir im Augenblick gar nichts vorstellen.

»Ist was, Lea?«

»Nein«, rief ich hastig und lehnte mich betont lässig in den Türrahmen der Toilette.

Noah erleichterte sich und machte dabei artig seine Kegel-Übungen, schimpfte über den Verkehr, über die Politiker – und überhaupt!

»Hast du den PSA wiederholen lassen?«, fragte ich.

»Mmh. Hat sich der Solomon gemeldet?«

»Ja.«

Noah erwartete wohl, dass ich ihm Bericht erstattete. Als ich nachhaltig schwieg, sah er mich besorgt an. »Und?«

Ich atmete tief durch. Ich wusste nicht, wie ich anfangen sollte. Ich wollte ihn schließlich nicht beunruhigen. Also begann ich damit, dass Solomon ein MRI machen wollte.

»Am Mittwoch. Das heißt, eigentlich wollte er das schon morgen durchziehen, aber ich –«

»Und warum das MRI? Was ist denn beim CT herausgekommen?«

»Bei dem CT?«

Ich überlegte fieberhaft, wie es sich wohl am ungefährlichsten anhören würde. Und so stammelte ich nach einer Ewigkeit, dass die Zyste an meinem rechten Eierstock nach wie vor unverändert sei.

»Das ist alles?«, hakte Noah nach. »Haben Sie denn die Ergebnisse deiner Blutuntersuchungen schon? Das Labor hast du nicht angerufen?«

Auf die Idee war ich gar nicht gekommen, denn die Laborbefunde wurden gleich an Professor Finkelberg geschickt; so war es vereinbart.

»Erwartest du einen Anruf?«

Mit der Frage hatte ich nicht gerechnet und fühlte mich irgendwie ertappt. »Wieso?«

Mein Mann zog die Brauen hoch und sah mich an, als zweifle er an meinem Verstand. »Weil du das Telefon so fest in der Hand hältst, dass sich die Fingerknöchel weiß abzeichnen.«

»Ich ... hatte gerade mit Kate telefoniert ... und das Gespräch ist abgerissen. Deshalb mache ich mir jetzt –«

»Hat sie von unterwegs angerufen?«

Ich nickte, und Noah verzog das Gesicht. Er hasste dieses so genannte Multitasking. Nur Auto zu fahren war eines modernen Menschen ja unwürdig geworden. Heutzutage musste man mindestens fahren und zeitgleich telefonieren, besser noch fahren, telefonieren und auf dem drahtlosen Palm Pilot die letzten E-Mails abrufen.

»Das ist eine Werbestrategie der Unfallchirurgie, Lea. Der Fortschritt bringt denen die Kundschaft. Und die Idioten da draußen –«

Bevor er den Satz zum Ende bringen konnte, läutete das Telefon in meiner Hand.

»Kate?«

Es war Kate. Ihre Stimme klang nach wie vor hysterisch, was sie sagte, kam nur bruchstückhaft bei mir an, und doch reichten die Fetzen, mich erst mal ein wenig zu beruhigen. Meine Freundin war inzwischen auf der Autobahn.

»Dann lass uns später reden«, sagte ich so locker wie möglich, um nur ja keinen weiteren Verdacht zu erwecken. »Noah ist nämlich gerade gekommen, und wir wollen zu Abend essen ...«

Tim O'Neill kam um Schlag halb sechs und brachte als Gastgeschenk einen Sechserpack Bier mit.

Beim Abendessen erzählte Tim von seiner Frau. Sie hatte sechs Wochen zuvor Zwillinge zur Welt gebracht, Mädchen. Seither litt sie unter schweren Depressionen, wollte das aber nicht wahrhaben.

»Das musst du verstehen, Tim. Wenn sie das zugäbe, würde sie sich schuldig fühlen.« Noah war ganz in seinem Element.

Ich stocherte in meinem Abendessen herum und fragte mich, wann ich wohl endlich Gelegenheit hatte, mit Kate zu sprechen. Inzwischen platzte ich nahezu vor Neugier und Erregung.

»Hast du was zum Nachtisch, Lea?«

Ich starrte Noah an. »Wie? Ach so! Bananensplit.«

»Bananensplit!«, freute sich mein Mann. »Sollen wir das draußen essen, Tim? Dann können wir dabei schon mal anfangen, durch die Papiere zu gehen.«

Endlich war ich die Männer los. Jetzt musste ich nur noch den Tisch abräumen, das schmutzige Geschirr in die Spülmaschine ... Marys Garagentor stand nach wie vor weit offen. Sie war also immer noch nicht zu Hause, und das ließ mich befürchten, dass sie zur Polizei gegangen war. Oder zu einem Anwalt.

Vor meinem geistigen Auge sah ich Anklageschriften. Zwei, drei, fünf Millionen würde sie von uns verlangen, weil wir ihre Privatsphäre verletzt hatten und ...

Ich schluckte und spürte einen dicken Kloß in meinem Hals. Ich musste jetzt erst einmal mit Kate sprechen, sonst würde ich verrückt.

»Endlich!«, stieß meine Freundin aus, als sie meine Stimme hörte. »Ich dachte schon, es wäre was passiert.«

Im Flüsterton berichtete ich ihr von Tims Besuch und dass ich nicht wusste, wie lange er blieb.

»Wenn Noah kommt, muss ich nämlich sofort auflegen, Kate. Dass du das weißt und dich nicht wunderst!«

»Kannst du ein bisschen lauter sprechen, Lea?«

Nein, ich konnte nicht lauter sprechen. Und ich wollte jetzt endlich wissen, was am Nachmittag passiert war.

»Und zwar in allen Einzelheiten, Kate!«

KAPITEL 45

Der Unfall ihrer Mutter hatte Kate gezwungen, ein paar Tage Urlaub zu nehmen. Der 20. September 2004 war ihr letzter freier Tag, und sie hatte ihn nur aus einem Grund hinten angehängt: An jenem Montag fand in ihrem Lieblingskaufhaus in Beverly Hills die so genannte Vorschau für den vierundzwanzig Stunden später beginnenden Ausverkauf statt.

Bevorzugte Kunden wurden zu diesem Ereignis persönlich eingeladen und konnten sich in aller Ruhe die Waren ansehen, die am nächsten Tag zu reduzierten Preisen verkauft wurden. Zweimal im Jahr fand eine solche Vorschau statt, einmal im Frühjahr und einmal im Herbst, und meine Freundin versäumte eher die Mitternachtsmesse am Heiligabend. Sie hatte sich eine detaillierte Liste all der Dinge gemacht, die sie wollte oder brauchte, und die hatte sie gerade in ihre Handtasche gesteckt und nach den Autoschlüsseln gegriffen, als ich anrief.

Kate nahm das Frauenglück seit Jahren. Eine ehemalige Leidensgenossin hatte es ihr empfohlen. Sie begegnete der Frau im Wartezimmer eines der Fruchtbarkeitsspezialisten, die Kate reihenweise konsultierte. Die Frau hatte ebenso wie Kate alles versucht, um schwanger zu werden. Erst das Frauenglück hatte ihren Herzenswunsch erfüllt: Sie wurde Mutter.

Noch am gleichen Tag fuhr Kate nach Santa Monica. In einer Seitenstraße war eine Reinigung. Man betrat das Geschäft durch den Vordereingang, tat so, als verlasse man es wieder durch den Hintereingang, ging in Wahrheit aber durch ein Treppenhaus in die zweite Etage. Dort war das Reich der Chinesin, in dem schwunghafter Handel betrieben wurde mit Kräutern und Tees und Salben und Pillen.

Jahrelang hatte Kate nicht mehr an diesen Nachmittag zurückgedacht. Erst durch meinen Anruf am Morgen des 20. September 2004 erinnerte sie sich wieder – auch, dass sie damals nach einem Beipackzettel gefragt hatte.

»Was ist in den Pillen drin?«

So genau konnte die Chinesin ihr das nicht beantworten, denn chinesische Rezepturen waren ja geheim. Doch erzählte sie Kate etwas von Kalzium und Vitamin E und von sogenannten Uso-dings … oder Iso-dings?

Kate geriet in Panik, und da das Recherchieren ihr Beruf war, kam sie bald dahinter, dass ihre Panik berechtigt war.

Iso-Dings konnte Isoflavon bedeuten, und Isoflavon war ein aus Sojakeimlingen gewonnener Extrakt, den man umgangssprachlich pflanzliches Östrogen nannte. Handelsübliche Präparate enthielten pro Tablette zwischen fünfundzwanzig und achtzig Milligramm Isoflavon, und eine durchschnittliche Tagesdosis bestand aus fünfzig bis neunzig Milligramm.

Kate rief die Chinesin an und erfuhr, dass das Frauenglück pro Pille einhundertundzehn Milligramm Isoflavon enthielt. Meine Freundin war verzweifelt. Sie hatte nicht nur jahrelang fälschlicherweise einen Dr. DeAngelo als die heimliche Gottheit der modernen Fortpflanzungsgynäkologie verehrt, nein, sie hatte mir auch ein Medikament aufgeschwatzt, das mir bei meiner Familiengeschichte gefährlich werden konnte.

Sie fragte sich, wie sie das je wiedergutmachen sollte. Sie wusste nicht einmal, wie sie mir das beibringen sollte. Die schlechte Nachricht musste irgendwie verpackt werden – am besten in eine gute Nachricht.

Um kurz vor drei Uhr nachmittags begann Kate, sich zu verkleiden. Schwarze Strumpfhosen zog sie an, schwarze Schuhe und einen knöchellangen schwarzen Rock. Darüber trug sie einen engen schwarzen Pullover, der ihre Brüste betonte, die sie vorher in einen Push-up gezwängt hatte.

Da Kate bereits von Natur aus einen üppigen Busen hatte, sah sie jetzt aus, als sei sie stolze Besitzerin von E-Körbchen, doch hielt sie das für taktisch klug, denn wer ihr auf die Brust schaute, sah ihr nicht ins Gesicht.

Kate schminkte ihre sonnengebräunte Haut mit sehr hellem Make-up, klebte künstliche Wimpern und umrandete die Augen mit blauem Lidstrich. Die hellblonde Perücke fiel ihr in steifen Locken bis zur Taille, und unter dem Pony war eine riesigen Sonnenbrille mit rosafarbenen Gläsern, ein Überbleibsel aus den Siebzigerjahren, von dem sie sich aus Sentimentalität nie hatte trennen können.

Dann fuhr Kate zum Valley Oaks Memorial Park und legte sich dort auf dem Hauptparkplatz auf die Lauer.

Es war ein ganz besonders heißer Tag, und deshalb war nur wenig los. Kate erspähte den roten Ford sofort.

Mary fuhr noch weit in das Friedhofsgelände hinein. Kate folgte ihr mit einigem Abstand und hielt ein paar Wagen hinter ihr in einer der Parkbuchten. Mary stieg aus und machte sich auf den Weg. Nur blieb sie nach ein paar Schritten wieder stehen und kehrte langsam zu ihrem Auto zurück. Sie öffnete den Wagen wieder und setzte sich noch einmal hinein.

Eine ganze Weile tat sich nichts. Mary van Houten saß in ihrem Ford, die Fahrertür halb geöffnet. Dann stieg sie plötzlich wieder aus und machte sich erneut auf den Weg.

Kate hatte Glück. Sie brauchte die Sicherheit ihres Wagens nicht zu verlassen, um genau sehen zu können, wohin Mary ging. Sie steuerte auf eines der Gräber zu, blieb davor stehen, dann bückte sie sich, strich über den Grabstein, tätschelte ihn. Schließlich hockte sie sich vor die Grabstelle, und in dieser Haltung verweilte sie lange.

Nach etwa zehn Minuten erhob sie sich wieder und ging zurück zu ihrem Auto. Kate duckte sich. Sie wollte kein Risiko eingehen. Als sie Motorengeräusche hörte, richtete sie sich wieder auf und sah, wie Mary davonfuhr.

Nun schlug Kate Megullys große Stunde. Sie stieg aus ihrem Wagen und lief zu jenem Grab, das Mary besucht hatte. Block und Kugelschreiber hatte sie schon in der Hand, und was auf dem Grabstein geschrieben stand, war schnell notiert. Dafür war Kate dankbar, denn sie fühlte sich plötzlich alles andere als wohl in ihrer Haut.

Es wurde schon dunkel, und es war totenstill auf diesem Friedhof, und außer ihr war weit und breit keine Menschenseele zu sehen. Scott nannte solche Momente grusel-gruftig, und Kate hasste alles, was grusel-gruftig war. Sie lief schnell zu ihrem Auto zurück und war heilfroh, als sie in der Ferne Motorengeräusche vernahm, die schnell näher kamen. Sie war also doch nicht allein auf diesem Friedhof, und es wurde auch noch nicht dunkel, das Van-Houten-Grab war lediglich in einem schattigen Abschnitt …

Kate erstarrte. Sie war nur mehr wenige Schritte von ihrem Auto entfernt. Sie hätte nur noch den Fahrweg überqueren müssen. Doch sie musste nun stehen bleiben und den roten Ford Taurus vorbeilassen. Plötzlich hielt der Wagen, und Mary van Houten sah geradewegs in Kates Gesicht. Es schien eine Ewigkeit zu dauern, und Kate konnte weder denken noch fühlen, sie stand nur da und starrte zurück. Dann gab Mary Gas und fuhr davon.

Kate war hundeelend zumute. Mit zitternden Knien schwankte sie zu ihrem Auto, mit zittrigen Händen öffnete sie den Wagen und ließ sich in den Sitz fallen. Sie fragte sich, warum Mary zurückgekommen war, doch lag die Antwort auf der Hand.

Nur konnte Kate sich nicht vorstellen, dass Mary sie wirklich erkannt hatte. Kate fuhr aus der Parkbucht, zwang sich, logisch zu denken – stieß einen schrillen Schrei aus. Mary hatte vielleicht nicht sie erkannt, vermutlich aber ihr Auto, denn das hatte ja oft genug vor meiner Haustür gestanden, und noch während Kate sich schalt, das nicht bedacht zu haben, stellte sie plötzlich fest, dass ihr ein Auto folgte. Es war ein rotes Auto. Vielleicht bildete sie sich das aber auch nur ein.

Da sie das Friedhofsgelände inzwischen verlassen hatte, war die Wahrheit leicht herauszufinden. Kate fuhr auf den Parkplatz von Costco. Der rote Wagen folgte ihr.

Also verließ Kate den Parkplatz wieder. Der rote Wagen tat es ebenfalls. Im Rückspiegel versuchte Kate, den Fahrer des Wagens auszumachen. Es war eine Frau mit langen blonden Haaren, und der rote Wagen war Marys roter Ford Taurus, daran bestand jetzt nicht mehr der geringste Zweifel.

Kate fuhr Richtung Küste, doch wurde ihr schnell klar, dass das unklug war, um Mary abzuschütteln. Sie nahm die Autobahn Richtung Norden. Marys Ford klebte förmlich an Kates Stoßstange. Also gab Kate Gas, wechselte von der rechten auf die ganz linke Fahrspur, ging rasch wieder zurück auf die rechte und nahm ihm letzten Moment die Ausfahrt nach Westlake Village.

Mary ließ sich nicht beirren, nicht von Kates verkehrswidrigem Verhalten und schon gar nicht von der überhöhten Geschwindigkeit.

Kate hatte Freunde in Westlake Village und kannte sich daher dort aus. Mit quietschenden Reifen bog Kate hier links ab, da rechts, aber der rote Ford blieb ihr auf den Fersen. So brauste meine Freundin eine Viertelstunde durch die verwinkeltesten Wohnanlagen. Am Ende schaffte sie es, Mary abzuschütteln, indem sie durch eine versteckt gelegene Hintergasse auf den Parkplatz einer Tankstelle und geradewegs in die Autowaschanlage fuhr.

Von dort rief sie mich an.

»Bist du noch dran, Lea?«

Ich war noch dran. Ich saß im Schneidersitz auf meinem Bett und knetete mit der freien Hand einen Zipfel des Bettlakens.

»Vielleicht hat sie dich gar nicht erkannt«, sagte ich. »Vielleicht ist ihr nur aufgefallen, dass da irgendjemand war, und vielleicht wollte sie –«

»Ein kleines Flugzeug ist das übrigens, was die da am Rückspiegel hängen hat«, fiel meine Freundin mir ins Wort. »Damit weiß ich jetzt ganz genau, dass das Marys Wagen war, der uns damals in Camarillo nachgefahren ist. Da war nämlich auch ein Flugzeug am Rückspiegel.«

»Du willst sagen, dass die uns schon im April … Das würde ja bedeuten, dass sie uns wirklich ausgesucht hat, Kate. Dann wohnt die womöglich nur hier, weil wir hier wohnen. Wen besucht sie denn da auf dem Friedhof?«

»Hast du was zum Schreiben?«

Ich war schon auf dem Weg ins Arbeitszimmer und setzte mich an den Schreibtisch. Die Terrassentür stand offen, sodass ich hören konnte, wie Noah und Tim O'Neill sich unterhielten. Um das Pelican Bay State Prison ging es, darum, wie schwierig es war, einen Besuchstermin für den SHU4 zu bekommen, und dass sie es ohne Noah gar nicht versuchen wollten.

»Ich bin so weit«, flüsterte ich ins Telefon.

»Also pass auf«, sagte Kate. »Das Grab gehört einer Sophie Henderson, geboren am –«

»Sophie?«, entfuhr es mir mit lauter und zudem auch noch schriller Stimme, denn dieses eine Wort zertrümmerte ja das großartige Motiv, das ich mir zusammengebastelt hatte.

»Lea?«, rief Noah von draußen. »Magst du dich ein wenig zu uns setzen?«

»Augenblick«, rief ich nach draußen, grabschte mir Papier und Kugelschreiber und lief damit ins Schlafzimmer zurück.

»Mist!«, schimpfte ich. »Jetzt müssen wir Schluss machen, Kate. Sag es mir bitte noch mal: Sophie?«

»Sophie Henderson«, wiederholte meine Freundin und fing an, den Namen zu buchstabieren. »Geboren am 15. Juni 1961, gestorben am 16. Dezember 2001. Ich glaube doch, dass sie mich erkannt hat, Lea. Die hat mich so ganz komisch angeguckt. Hast du noch irgendwas von dem Zeug, was die dir immer anschleppt?«

»Was für Zeug?«

»Na, die bringt dir doch immer diese guten Gaben: Brot, Kekse … Schmeiß das bloß alles weg! Wer so Auto fährt, so ohne Rücksicht auf Verluste, der vergiftet auch Leute.«

»Den Kakao haben wir noch«, fiel mir ein.

»Lea?«

Noah war unbemerkt ins Schlafzimmer getreten, und ich erschrak so sehr, dass ich einen Entsetzensschrei ausstieß.

Mein Mann war fassungslos. »Deine Nerven …« Er schüttelte den Kopf und bat mich, doch eben kurz ins Wohnzimmer zu kommen. »Tim möchte gehen.«

»Okay.«

Ich verabschiedete mich hastig von Kate und ließ die Notiz in der Nachttisch-Schublade verschwinden.

»Sie wollen schon gehen, Tim?«

»Es ist halb elf, Lea. Meine Frau wird sich wundern, wo ich bleibe.«

»Grüßen Sie sie schön.«

»Ich geh mit dir raus«, sagte Noah, und gemeinsam verließen die Männer das Haus.

Das gab mir Gelegenheit, eben das Allerwichtigste zu erledigen. Ich lief in die Küche und suchte nach dem Kakao, den Olivia mir gebracht hatte. Dass sie das getan hatte, war mir seinerzeit ebenso absurd erschienen, wie es mir jetzt absurd erschien, dass der Kakao vergiftet war.

Endlich fand ich die Dose, öffnete den Mülleimer – vielleicht war es klüger, den Kakao nicht wegzuwerfen, sondern testen zu lassen. Ich schloss den Mülleimer wieder.

Noah kannte durch seine Arbeit für das LAPD ein Labor, in dem sie solche Sachen häufiger testeten. Wenn sich herausstellte, dass der Kakao vergiftet war, konnten sie Mary darauf festnageln.

Noah kam zurück. »Bist du in Ordnung?«

»Wieso?«

Mein Mann sah mich an, als könne ich mir diese Frage selbst beantworten, und mir wurde unbehaglich zumute. Da zog ich es vor, den Tisch abzuräumen.

»Wann ist das MRI am Mittwoch?«, fragte Noah.

»Ich habe es aufgeschrieben.«

»Kannst du dann mal eben nachsehen, damit ich mir den Tag entsprechend einteilen kann?«

»Sicher.«

Ich lief ins Arbeitszimmer, sah auf meinen Kalender – und wollte nicht glauben, was ich sah. In großen Lettern hatte ich »MRI« auf die ansonsten leere Seite geschrieben. Nur hatte ich mir die Uhrzeit nicht dazugeschrieben.

»Es ist während Solomons Mittagspause, Noah. Um eins, glaube ich. Nein … Ich weiß das nicht mehr, ich muss –«

»Das gibt es doch nicht«, tönte Noah. »Hast du nur noch die van Houtens im Kopf?«

Ich erschrak so sehr, dass ich mich schlagartig fühlte, als weiche jedwedes Blut aus meinem Kopf. Mein Noah las zwar häufig meine Gedanken, doch war er kein Hellseher. Folglich gab es nur eine einzige Erklärung für seine Frage: Mary hatte sich bereits bei ihm beschwert. Sie war nicht zur Polizei gegangen oder zu einem Anwalt, sondern zu meinem Mann, und der hatte mir bisher nichts davon gesagt, weil er mich testen wollte. Er wartete vermutlich seit Stunden darauf, dass ich …

»Nun guck mich doch bitte nicht an, als sähest du einen Geist«, schimpfte mein Mann weiter.

Dabei hielt er mir die Kakaodose unter die Nase, die bisher auf der Küchenzeile gestanden hatte.

Nun verstand ich überhaupt nichts mehr. Noah wusste ja gar nichts von meinen Befürchtungen hinsichtlich des Kakaos. Folglich war es nicht möglich, dass er auf die Dose blickte und schlussfolgerte …

»Ach, Gott!«, stieß ich im gleichen Moment aus und griff nach der Dose. »Das ist ja …«

Der Kakao war von der Firma van Houten, das war mir bisher noch gar nicht aufgefallen.

»Weißt du, was das ist?«, fragte ich Noah.

Er sah mich an, als sei ich nicht bei Sinnen, und das wurde noch schlimmer, denn eh er sich versah, stürzte ich ins Arbeitszimmer zurück und zerrte dort aus einem der Schränke den Geschenkkarton, in dem der Kakao seinerzeit verpackt gewesen war.

Ich zog den Umschlag heraus, den ich mir seinerzeit nie angesehen hatte, und hielt im nächsten Moment eine Visitenkarte in der Hand, auf der geschrieben stand:

»With Compliments, van Houten – Vaals/NL, Paris, London, Aachen, Antwerpen, New York, Montreal.«

Quer darüber hatte Olivia ihren Namen und die Worte »Liebe Grüße!«, geschrieben.

»Van Houten ist eine ganz alte Firma, Noah. Die kennt in Europa jedes Kind. Die machen ganz hervorragenden Kakao und ganz hervorragende Schokolade, und ich glaube –«

Noah nahm mir die Visitenkarte aus der Hand, und ich versuchte, mich auf all die Gedanken zu konzentrieren, die mir da plötzlich durch den Kopf schossen.

Wenn Mary und Helena und Olivia die van Houtens waren, dann machte das Gerede von den Privatjets und Louis-Vuitton-Taschen Sinn. Dann waren sie nicht gestört, sondern nur sehr reich und leider ziemlich blöde dabei. Ja, vielleicht hatte ihr ganzes Gebaren eine vernünftige Erklärung, auf die ich bisher nur nicht gekommen war …

»Das sind *die* van Houtens …«, hauchte ich.

Noah hatte also von Anfang an recht gehabt. Ich konnte meine Nachbarin nicht leiden, weil ich mich nicht gegen sie wehren konnte, und da ich mich nicht damit beschäftigen wollte, warum ich mich nicht gegen sie wehren konnte, hatte ich einen Grund gesucht und gefunden, der bewies, dass es nicht an mir lag, sondern an Mary. Gegen diese Frau konnte man sich nicht wehren, denn sie war eine gesuchte Mörderin.

»Lea, die Karte hier ist nicht gedruckt«, sagte Noah auf einmal. »Die ist auf dem Computer gemacht. Glaubst du, dass eine so bekannte Firma ihre Visitenkarten auf dem Computer macht?«

Ich sah mir die Visitenkarte noch einmal an und stellte fest, dass Noah recht hatte.

»Das ist mir gar nicht aufgefallen …«, flüsterte ich.

Noah stöhnte.

»Weil du … Tust du mir einen Gefallen, Lea? Verschone mich in Zukunft bitte mit diesen Mary-Geschichten! Bitte! Ob Mary dies gesagt oder so geguckt hat, ob du Blumen oder Kakao gekriegt hast, ob sie dreimal angerufen hat oder fünfmal vorbeigekommen ist – es geht mir auf die Nerven! Meinst du nicht, dass wir genug echte Sorgen haben? Müssen wir uns da auch noch mit so einem Schwachsinn befassen?«

Ich stand da und schämte mich. Ich schämte mich so sehr, dass ich mir schwor, Marys Namen nie wieder zu erwähnen, denn nie wieder wollte ich meinen Mann langweilen und mich so dumm fühlen, wie ich mich in diesem Augenblick fühlte.

»Was ist denn jetzt, Lea?«

»Nichts.«

»Habe ich dich gekränkt?«

»Nein, nein.«

»Das war nicht meine Absicht, Lea. Ich will nur –«

»Möchtest du noch irgendetwas essen?«

»Nein«, seufzte er, »ich will nichts mehr essen.«

Ich versuchte zu lächeln.

Er sah mir tief in die Augen. »Zieh dir feste Schuhe an und einen dicken Pullover. Du brauchst mal ein bisschen Sauerstoff.«

KAPITEL 46

Südkalifornients Wetter war nicht umsonst weltberühmt. Richtig kalt oder richtig heiß war es nur selten. Die durchschnittlichen Temperaturen lagen das ganze Jahr tagsüber zwischen zwanzig und neunundzwanzig, nachts zwischen neun und neunzehn Grad Celsius.

Diese gemäßigten Werte machten mir ein wenig zu schaffen. Ich liebte es nämlich heiß. Richtig wohl fühlte ich mich erst ab achtundzwanzig Grad. Fiel die Quecksilbersäule auf unter fünfundzwanzig Grad, brauchte ich bereits eine Jacke und einen Wollschal, und bei zwanzig Grad wurden Strickmütze und Handschuhe aus dem Schrank geholt.

Auch aus diesem Grund war Noahs Traum, Hand in Hand mit mir einen nächtlichen Spaziergang am Strand zu unternehmen, bisher ein Traum geblieben. Doch war der September in Los Angeles der wärmste Monat, und in der Nacht vom 20. auf den 21. September 2004 hatten wir zudem Santa-Ana-Winde, die heiße Wüstenluft über die Stadt trieben.

»Ist es dir warm genug?«, fragte mein Mann, als wir um kurz nach elf Uhr abends nach draußen gingen.

»Absolut.« Ich war so dick verpackt, dass ich mich gar nicht mehr richtig bewegen konnte.

»Bist du sicher?«, hakte Noah nach. »Sonst leg dir lieber noch eine Decke über!«

Ich hielt das zwar für überflüssig, doch er lief noch mal ins Haus zurück und holte gleich zwei Wolldecken.

»So, und jetzt lass uns strammen Schrittes gehen, Lea! Damit du dich entspannst!«

Artig trabte ich neben meinem Mann den Strand entlang und ließ mich belehren, warum ich angeblich so verspannt war.

»Du tust nie, was du tun sollst, Lea. Du tust nur, was dir gerade einfällt. Und dir fällt alle paar Minuten was Neues ein, und das fängst du alles an, bringst aber nichts zu Ende. Und deshalb fühlst du dich ständig, als würdest du nichts schaffen. Deshalb bist du deprimiert. Und weil du deprimiert bist, bist du unkonzentriert. Der Solomon sagt dir, dass die Zyste an deinem Eierstock unverändert ist, aber er will ein MRI. Warum? Was hat er auf dem CT gesehen, was das MRI erforderlich macht? So was fragst du doch normalerweise. Aber du notierst dir nicht einmal die Uhrzeit? Erlaubst aber der Kate, ihre irrsinnigen Probleme bei dir abzulassen! Mit so was gräbst du dir selbst das Wasser ab, Lea, dabei wäre es so einfach ... Willst du schon zurückgehen?«

Ich war ziemlich abrupt stehen geblieben, nicht, weil ich nicht weitergehen wollte, sondern weil ich nicht denken und laufen konnte.

»Was ist?«

»Ich weiß, was bei dem CT herausgekommen ist«, sagte ich endlich. »Ich hatte nur noch keine Gelegenheit ...«

Noah sah mich an, als wisse er noch nicht so recht, ob er verwirrt, beunruhigt oder verärgert sein sollte. Doch war es wirklich nicht so, dass ich ihm irgendetwas hatte vorenthalten wollen. Wir hatten bisher tatsächlich noch keine ruhige Minute gehabt, denn zuerst hatte Kate angerufen, dann war Tim gekommen.

»Jetzt sind an beiden Eierstöcken Zysten?«, fasste mein Mann es am Ende zusammen.

Ich nickte.

»Und die neue«, führte ich nochmals aus, »die ist wohl schon wesentlich größer als die andere.«

»Wie wesentlich?«

»Das habe ich nicht gefragt.«

»Hast du denn gefragt, wie sie sich das erklären?«

Am liebsten wäre ich im Boden versunken. Ich biss mir auf die Unterlippe und sah Noah tief in die Augen. »Der … der Solomon hat mich gefragt, ob ich … Hormone nehme.«

»Na, weil das heutzutage fast alle nehmen«, meinte er und legte seinen Arm um meine Schultern, »deshalb hat er das gefragt.«

Wir liefen weiter.

»Nur nimmst du ja nichts, daran kann es also nicht liegen.«

»Wenn man Hormone nimmt, kriegt man solche Zysten?«, erkundigte ich mich vorsichtig.

»Davon können Frauen sie kriegen«, erwiderte mein Mann. »Ist doch logisch. Solange eine Frau menstruiert, kommen kleine Eierstockzysten häufig vor; die vergehen einfach wieder. Wenn man jetzt in der Postmenopause Medikamente verabreicht, die dem Körper simulieren …

»Es gibt auch pflanzliche Hormone, Noah. Stimmt das?«

Nun war es mein Mann, der abrupt stehen blieb. Ganz langsam drehte er den Kopf zu mir und sah mich an. »Warum fragst du das?«

»Nur so. Ich dachte …«

»Sprich weiter, Lea! Du denkst?«

Ich atmete schwer. »Na ja, so chinesisches Heilzeug … kann das pflanzliche Hormone enthalten?«

»Was für chinesisches Heilzeug? Was, um Gottes willen, hat Kate dir aufgeschwatzt?«

»Kate hat nichts damit zu tun«, behauptete ich.

»Lea, solcher Schwachsinn kann nur von Kate kommen. Versuch also gar nicht erst, mich anzulügen.«

»Na gut«, druckste ich, »sie hat mir was mitgebracht.«

»Was, Lea? Was hat sie dir mitgebracht?«

»Frauenglück …«

»Was???«, rief mein Mann, dass es laut über den Strand von Malibu schallte. »Und was ist da drin? Östrogene?«

»Das weiß ich nicht, Noah. Ich habe keine Ahnung, was –«

»Du schluckst Pillen, von denen du nicht weißt, was sie enthalten? Wie kann denn ein im Allgemeinen vernünftiger Mensch –«

»Isoflavone sind in den Tabletten. Und Kalzium und Vitamin –«

»Seit wann nimmst du das?«

Ich konnte mich zwar immer noch nicht genau erinnern, doch glaubte ich, es nach meinem Besuch bei Dr. DeAngelo zum ersten Mal genommen zu haben.

»Du nimmst seit Juli Tabletten, deren Wirkstoffe du nicht kennst und von deren möglichen Wirkstoffen du keine Ahnung hast? Sehe ich das so richtig, Lea?«

»Kate hat gesagt, das nehmen Frauen von fünfzehn bis fünfundsiebzig.«

Noah schloss die Augen, als könne er so viel Dummheit auf einem Haufen einfach nicht ertragen. »Kate glaubt an Außerirdische, Lea. An Ufos und grüne Männchen. Hat sie nicht schon mal eines gesehen? Auf dem Balkon?«

Ein Ufo hatte Kate angeblich gesehen. Das war aber vor ihrer Augenoperation gewesen, und deshalb …

»Weißt du was, Lea? Das kann die Erklärung sein. Wir machen uns hier ganz umsonst verrückt, alles wegen Frauenglück.« Noah umfasste meine Schultern und drückte mir einen Kuss auf die Wange. »Lass uns zurückgehen!«

»Du bist nicht böse?«

»Lass mir Zeit, Lea! Erst will ich mal dieses Gefühl von Erleichterung genießen. Böse werde ich noch, keine Sorge.«

Auf dem Weg zum Haus rückte ich mit der ganzen Wahrheit heraus. Ich hatte ja nicht nur Medikamente genommen, deren Wirkstoffe ich nicht kannte, ich hatte ja darüber hinaus noch sehr viel mehr davon genommen, als ich gesollt hätte.

»So viel Blödheit muss bestraft werden«, befand mein Mann. »Und du musst gewusst haben, dass es blöde war, sonst hättest du was gesagt. Hast du noch mehr Geheimnisse?«

»Wie kommst du denn darauf?«, empörte ich mich.

»Ich frage ja nur. Reine Vorsorge. Ist da sonst noch etwas, was ich früher oder später doch erfahre?«

Da ich nicht sofort antwortete, seufzte Noah und setzte sich jenseits der Begrenzungsmauer, die unser Haus vom Strand trennte, in den Sand. Erwartungsvoll sah er mich an.

»Eine Sache wäre da noch«, sagte ich nach einer Weile.

»Ach ja?«

»Ich … ich habe …«

»Du hast einen Liebhaber?«

Ich erschrak. »Wie kommst du denn darauf, Noah?«

Er hatte die Frage ernst gemeint, das stand ihm auf der Stirn geschrieben. Und er war auf einmal auch ganz nervös.

Ich setzte mich zu ihm in den Sand und schlang meine Arme um seinen Hals. »Nein, Noah! Ich habe keinen Liebhaber. Oder doch. Ich habe einen Liebhaber, den besten, den ich mir denken kann, den einzigen Mann, den ich je geliebt habe und den ich je lieben werde –«

Ich fing an zu weinen und schmiegte mich so eng an meinen Mann, wie es mir eben möglich war. Endlich spürte ich seine Hände. Er umfasste meine Taille, immer fester.

»Tut mir leid, Lea. Entschuldige, dass ich das gefragt habe. Aber ich … Wenn du mir Dinge verheimlichst, die so wichtig –«

»Ich habe Irene um Hilfe gebeten«, fiel ich ihm schluchzend ins Wort. »Sie überweist uns bis zum Jahresende ein Drittel ihres monatlichen Unterhalts auf mein Konto zurück. Damit du das nicht merkst. Damit du dich nicht schämst. Wir hätten aber sonst die Rechnungen nicht mehr bezahlen können …«

Ich weinte hemmungslos, und Noah ließ mich gewähren. Eingehüllt in die zwei dicken Wolldecken hockten wir eng umschlungen da, und er strich über mein Haar.

Er war erschüttert, nicht so sehr darüber, dass ich Irene hinter seinem Rücken angesprochen hatte, vielmehr, weil ihm selbst gar nicht aufgefallen war, wie schlecht es um unsere Finanzen bestellt war.

»Warum hast du denn nichts gesagt, Lea?«

»Es ging dir so schlecht«, flüsterte ich. »Und sei ehrlich, Noah: Nur weil es dir heute mal gerade besser geht, sind wir ja noch nicht aus dem Schneider. Ich wollte dich nicht damit behelligen. Aber ich musste uns doch irgendwie helfen.«

Noah presste mich an sich, und für geraume Zeit saßen wir einfach nur da und lauschten dem Schlag der Wellen.

»Ich muss dich etwas fragen«, unterbrach ich schließlich die Stille.

»Mmh«, erwiderte er und gab mir einen Kuss auf die Stirn.

»Wann hast du dich damals in mich verliebt?«

»Wie kommst du da denn jetzt drauf?«, lachte mein Mann. »Du weißt doch, als wir uns damals in diesem Supermarkt –«

»Du hast dich nicht vorher in mich verliebt?«

»Irene hat es dir erzählt?«, mutmaßte er.

Ich nickte. »Warum hast du es mir nie erzählt?«

Er seufzte. »Ich war zu stolz. Der Berufsethos verlangt es, dass gewisse Dinge einfach tabu sind. Und eines der größten Tabus ist, dass man sich als Arzt in seine Patientin verliebt. So etwas passiert nicht, denn so etwas darf nicht passieren.«

»Und es ist doch passiert?«

Wieder seufzte er. »Ich glaube, gleich bei deiner allerersten Sitzung. Ich hätte dich damals sofort an einen Kollegen überweisen müssen, aber ich dachte, dass ich das schon packe.«

Er erzählte mir, wie schwierig es streckenweise für ihn gewesen war, mich zu behandeln, wie eifersüchtig er gewesen war, wenn ich von Männern erzählte, die ich kennengelernt hatte, wie traurig er gewesen war, seine Gefühle nicht mit mir teilen zu können.

»Ich habe das nie bemerkt.«

Er nahm mich in die Arme und küsste mich. »Auf lange Sicht, Lea, hat es mich zu einem besseren Therapeuten gemacht, das weiß ich. Es hat mir meine Selbstherrlichkeit genommen. Es passiert nicht, was nicht passieren darf? Schrott! Es ist mir passiert, obwohl es nicht hätte passieren dürfen, und seither habe ich sehr viel mehr Verständnis für die Schwächen anderer Menschen.«

»Danke, dass ich dir das alles wert war«, flüsterte ich und kämpfte gegen die Tränen.

Es war aber auch alles zu romantisch. Und bei uns ging es sonst ja nie romantisch zu.

»Und jetzt guck dir das hier an«, seufzte ich verklärt. »Der Mond über uns, die Sterne strahlen, und wir …«

Ich erschrak so sehr, dass ich selbst dann nicht hätte schreien können, wenn ich auf die Idee gekommen wäre, zu schreien. Völlig unerwartet hatte Noah seine Hand auf meinen Mund gepresst, nicht zärtlich, sondern nahezu gewaltsam. Mit der anderen Hand griff er fest in meine Schulter.

Ich sah ihn an. Seine Augen waren weit geöffnet, und er presste seine Lippen aufeinander, wohl, um mir zu deuten, still zu sein. Dann nahm er seine Hand von meinem Gesicht.

»Da ist jemand, Lea.«

Nun hörte ich es auch. Da waren Schritte hinter dem Haus. Langsam bewegten sie sich auf unser Schlafzimmerfenster zu, blieben stehen. Als Nächstes hörten wir, wie die Terrassentür nahezu geräuschlos aufgezogen wurde. Samantha miaute, und mir traten die Tränen in die Augen.

»Nicht, Gott!«, betete ich lautlos. »Bitte nicht!«

Im nächsten Moment hörte Samantha wieder auf zu miauen, und Noah befreite sich vorsichtig aus unseren Wolldecken.

Auf allen vieren bewegte er sich an der Begrenzungsmauer entlang, bis er auf einer Höhe mit unserem Schlafzimmerfenster war. Er lugte über den Rand, während ich ein Stoßgebet nach dem anderen sprach. Eine Ewigkeit verstrich, dann duckte sich mein Mann plötzlich, als könne nur das sein Leben retten, und ich machte es ihm automatisch nach und legte mich flach in den Sand.

Ich spürte Noahs Hand auf meinen Schultern.

»Du kannst aufstehen«, flüsterte er, »sie ist weg.«

»Sie?«

»Das war unsere Nachbarin.«

Noah zog die Terrassentür hinter uns zu und die Vorhänge.

»Saman–?«

»Schschschschsch!«, tönte mein Mann. »Rühr dich nicht von der Stelle, Lea! Und sei still! Bitte!«

Im Dunkel lief er ins Arbeitszimmer, schloss auch dort die Terrassentür.

Ich kniete mich auf den Boden und tastete mit den Händen nach meiner Samantha.

»Im Wohnzimmer und in der Küche ist auch alles zu«, sagte Noah und knipste das Licht im Schlafzimmer an. »Dann rufe ich jetzt erst mal – was ist los, Lea?«

Noch immer kniete ich auf dem Boden; dicke Tränen rannen mir über das Gesicht. »Samantha … Sie ist weg.«

Noah kniete sich zu mir, nahm mein Gesicht zwischen seine Hände.

»Guck mal da!« Er drehte meinen Kopf zur Seite.

Durch den Tränenschleier sah ich Samantha. Sie saß unmittelbar neben mir auf dem Fußboden, unversehrt und, wie es schien, auch völlig unbeeindruckt. Von Erleichterung übermannt, stürzte ich mich auf meine Katze, presste sie an mich und herzte und küsste sie.

»Ich dachte schon, die Mary hätte ihr was angetan. Was wollte die denn hier? Was machst du?«

Noah war aufgestanden und griff nach dem Telefon.

»Ich rufe die Polizei an.«

»Die Polizei? Aber Mary wollte sich bestimmt nur rächen, Noah. Weil Kate ihr heute Nachmittag …«

Ich stockte. Ich musste Noah so vieles erklären, dass ich gar nicht wusste, wo ich anfangen sollte. Mühsam rappelte ich mich auf, lief zu meinem Nachttisch und zog die Schublade auf.

»Sagt dir dieser Name hier was?«, fragte ich ihn. »Sophie Henderson?«

»Woher hast du den Namen?«

»Du kennst die Frau?«

»Sophie Henderson? Ich kenne den Namen.«

»War sie mal eine Patientin?«

»Eine Patientin bestimmt nicht, das wüsste ich. Ich kann ihr aber mal irgendwo begegnet sein …«

Er überlegte angestrengt, und als erst mal nichts dabei herauskam, fing ich an, ihm Stück zu Stück zu beichten, was ich seit dem Tod der Kellys aufgeführt hatte. Er hörte mir aufmerksam zu, schüttelte ein paarmal verständnislos den Kopf, am Ende schlug er gar beide Hände vors Gesicht.

»Und das war heute?«, vergewisserte er sich. »Kate hat sich heute als Pamela Anderson für Arme verkleidet und ist der Frau auf dem Friedhof nachgestiegen?«

»Deshalb könnte ich mir denken, dass Mary sich irgendwie rächen wollte. Vielleicht wollte sie was –«

»Das war nicht Mary«, fiel Noah mir ins Wort. »Das war die Tochter. Und die hatte eine Pistole, Lea, oder zumindest etwas, was aussieht wie eine Pistole.«

»Helena?«

»Nicht die Dicke, die andere.«

»Olivia? Aber die ist doch in Europa, Noah. Da musst du dich verguckt haben.«

»Schau, ich habe dir das mal erklärt mit den Serientätern, erinnerst du dich? Frauen sind zu solchen Gewalttaten nicht fähig, Lea. Nur … es gibt Ausnahmen. Und ich möchte nicht hier sitzen und –«

Das Wort blieb ihm im Halse stecken. Da war ein grauenvolles Geräusch, ein Scheppern und Klappern. Noah lief in die Küche, und ich rannte ihm nach. Das Geräusch war von der Straße gekommen. Vorsichtig lugte mein Mann aus dem Fenster.

»Das waren die Mülltonnen«, sagte mein Mann schließlich.

Er trat einen Schritt vor, sodass ich nun auch aus dem Fenster sehen konnte. Unsere Mülltonne stand genau an der Stelle, an der sie in der Nacht von Montag auf Dienstag jede Woche stand: vor der Garage. Die van Houten'sche Mülltonne lag indes mitten auf der Straße.

»Tu mir einen Gefallen, Lea! Leg dich bitte ein paar Stunden hin, am besten hier ins Wohnzimmer.«

»Und du?«

Noah stellte sich einen Stuhl vor das Küchenfenster und bezog darauf Stellung. Das behagte mir nicht. Ich sah nicht ein, dass ich angeblich Ruhe brauchte, während er sich die Nacht um die Ohren schlug.

»Schon mal was vom Y-Chromosom gehört?«

Unwillig legte ich mich aufs Sofa. Schlafen konnte ich nicht. Dass Noah Sophie Henderson kannte, glaubte ich nicht. Er war überzeugt davon und wollte seine Patientenakten durchsehen. Ich nahm eher an, dass er sich einbildete, den Namen zu kennen, weil der Name Henderson in Kalifornien ebenso bekannt war wie der Name Trump in der ganzen Welt.

Die Hendersons lebten in San Diego. Ihnen gehörten Einkaufszentren, Hotels und Vergnügungsparks, und daneben besaßen sie Architektenbüros, Baufirmen und Immobilienagenturen, die darauf spezialisiert waren, mehr Einkaufszentren, Hotels und Vergnügungsparks zu bauen und hinterher zu vermieten oder zu verkaufen.

Um halb vier stand ich auf, kochte Kaffee und packte Samantha in ihre Reisetasche.

»Was schleppst du denn das Tier mit, Lea?«

»Samantha bleibt hier nicht allein, das würde ich mir nie verzeihen.«

Noch bevor es draußen hell wurde, fuhren wir in Noahs Praxis. Er setzte sich an seinen Computer, ich forstete mich durch riesige, staubige Aktenstapel, die aus einer Zeit stammten, da Penny die Patientendaten noch nicht elektronisch gespeichert hatte.

Es dauerte etwa drei Stunden. Dann wussten wir, woher Noah den Namen Sophie Henderson kannte.

KAPITEL 47

Am frühen Nachmittag des 10. September 2001 hatte Noah in seiner Praxis den Anruf einer verzweifelten Frau erhalten.

»Sie müssen mir helfen, sonst bringe ich mich um.«

»Und wer sind Sie?«

»Sie müssen mir helfen!«

»Aber wer sind Sie denn? Kennen wir uns?«

Eine Weile war es still am anderen Ende der Leitung, dann vernahm Noah leises Schluchzen.

»Sophie …«

»Und wo sind Sie, Sophie?«

Schräg gegenüber von Noahs Praxis, auf der gleichen Etage, waren öffentliche Toiletten. Dort hatte sich die fremde Frau namens Sophie vor der Polizei versteckt.

»Mein Mann hat die geholt. Damit sie mich einsperren.«

Ein paar Stunden zuvor hatte Sophie versucht, in einer Apotheke unweit des Krankenhauses ein Rezept für Demerol einzulösen, ein Schmerzmittel, das dem Betäubungsmittelgesetz unterlag. Der Apotheker bat sie, sich ein paar Minuten zu gedulden, und so wartete Sophie.

Zehn Minuten vergingen, eine Viertelstunde, plötzlich sah sie einen Polizeiwagen, und der stellte sich hinter ihr eigenes Auto, das sie vor der Apotheke geparkt hatte.

Von Panik erfasst, floh Sophie aus der Hintertür. Die führte auf einen Hof, und über diesen Hof gelangte sie in eine Tiefgarage, die zum Krankenhaus gehörte.

»Und Sie glauben, dass Ihr Ehemann die Polizei verständigt hat?«, fragte Noah. Er nahm eher an, das der Apotheker das getan hatte.

»Natürlich war das mein Mann«, jammerte Sophie. »Das macht der immer.«

»Wer hat Ihnen das Demerol denn verschrieben?«

Sophie konnte sich zunächst nicht erinnern. Dann musste sie es zugeben. Das Rezept war gefälscht gewesen, aber sie brauchte das Demerol nun mal.

»Deshalb müssen Sie mir helfen«, flehte sie neuerlich. »Sonst bringe ich mich um.«

»Aber das tun Sie doch schon, Sophie. Indem sie das Demerol nehmen, bringen Sie sich um.«

»Ich will ja damit aufhören, aber jetzt brauche ich noch mal was, sonst schaffe ich das nicht.«

Noah ließ Sophie reden. Ihr Mann hasste sie und wollte sie einsperren lassen. Er verbreitete Lügen über sie, behauptete, sie sei schuld daran, dass sie ein krankes Kind hatten, dabei wollte er das Kind in Wahrheit nur für sich allein haben.

»Das ist eine schreckliche Situation, Sophie. Da kann ich verstehen, dass Sie das Demerol brauchen. Wie viel nehmen Sie denn pro Tag?«

Das kam angeblich ganz darauf an. Manchmal brauchte Sophie gar keine Tabletten, meist schluckte sie am Abend eine oder höchstens zwei, äußerst selten nahm sie auch über Tag welche.

»Und haben Sie heute schon was genommen?«

Wieder konnte sie sich nicht erinnern. Sie wusste aber genau, dass sie in ihrer Handtasche nur noch zwei Demerol hatte, und mit denen schaffte sie es höchstens bis zum Abend, die Nacht konnte sie nicht mehr durchstehen.

»Helfen Sie mir! BITTE!!!«

Noah hatte ihr bereits geholfen, das wusste sie nur nicht. Zwei Beamte des Krankenhaus-Sicherheitsdienstes brachen die Toilettentür auf und übergaben Sophie dem diensthabenden Psychiater. Der ließ sie in die Notaufnahme bringen, wo man ihr erst einmal ein Beruhigungsmittel verabreichte.

»Sie brauchen Hilfe, Sophie! Sie brauchen einen Entzug!«

Sophie sperrte sich. Sie wollte mit dem anderen Doktor sprechen. »Mit dem ich telefoniert habe …«

An jenem 10. September hatte Noah noch spät einen Patienten. Es war schon nach sieben, als er von seiner Praxis in die Notaufnahme des Krankenhauses ging.

Sophie Henderson hatte am Telefon wie eine Zwanzigjährige geklungen. Sie war genau doppelt so alt, und ihre Augen waren leer und glanzlos. Noah blickte in die Augen einer medikamenten- und alkoholabhängigen Frau, die sich gegen einen Entzug wehrte wie der Teufel gegen Weihwasser.

Es bedurfte einiger Überredungskunst, doch war Sophie schließlich zu allem bereit. Noch in der gleichen Nacht wurde sie einem Entzugsprogramm überstellt.

»Sie müssen aber mit mir gehen«, wimmerte sie beim Abschied.

»Sie müssen erst einmal gesund werden«, erwiderte Noah.

»Aber wenn ich gesund bin? Darf ich Sie dann anrufen?«

»Selbstverständlich.«

»Und?«, fragte ich.

Noah und ich saßen in seinem Büro auf dem Sofa, und Samantha hatte sich zwischen uns eingerollt und schlief.

»Nichts«, antwortete mein Mann, »sie hat sich nie wieder gemeldet. Und ich habe da scheinbar nie nachgehakt … Im Allgemeinen rufe ich in solchen Fällen zumindest –«

»Moment. Es war am 10. September 2001, hast du gesagt?«

Noah wollte mir das gerade bestätigen, als es ihm wie Schuppen von den Augen fiel. »Kein Wunder.«

Am nächsten Morgen änderte sich unser aller Leben. Von einem Augenblick zum anderen hatten Noah und seine Kollegen nicht nur mit Menschen zu tun, die von den Angriffen auf das World Trade Center und das Pentagon auf die eine oder andere Weise persönlich betroffen waren, bei vielen lösten die Terroranschläge einfach nur Angstneurosen aus.

Wie wir selbst hörten sie nur davon und sahen die Bilder im Fernsehen, doch reichte das, sie zu lähmen. Sie wollten ihre Häuser nicht mehr verlassen, wollten ihre Kinder nicht mehr zur Schule, ihre Ehepartner nicht mehr zur Arbeit gehen lassen. Sie hatten Angst vor einer Verseuchung des Trinkwassers und vor nuklearen Angriffen.

»Damals hätte mein Tag vierzig Stunden haben können«, sinnierte Noah. »Ich konnte mich gar nicht mehr retten, so viele Patienten hatte ich …«

»Du hast Sophie Henderson nur dieses eine Mal gesehen?«

Er nickte.

»War sie Amerikanerin?«

»Ich muss da mal ein bisschen herumtelefonieren, Lea. Kannst du dir mit irgendwas die Zeit vertreiben?«

Ich hatte am Morgen nur Samantha eingepackt. An ihr Futter hatte ich nicht gedacht, ebenso wenig an ihre Katzentoilette. Also fuhr ich jetzt zur nächstgelegenen Tierhandlung und besorgte alles. Ich baute die Toilette im Kofferraum auf, und Samantha benutzte sie sofort.

Zehn Dollar kostete mich das. Zehn Dollar, weil ich am Morgen so unkonzentriert gewesen war. Zehn Dollar, die wir nicht hatten.

Wir hatten überhaupt nichts mehr, nur noch Probleme. Meine Rückenschmerzen zogen inzwischen nicht nur in den Unterbauch, sondern auch in die Oberschenkel, und erst als ich Samantha wieder in ihre Reisetasche packte, fiel mir auf, wo ich war.

Ich kannte den Parkplatz dieser Tierhandlung, denn hier hatte ich damals meinen Noah trockengelegt, nach seiner Operation, als der Schlauch vom Blasenkatheter …

Damals hatten wir geglaubt, das Schlimmste hinter uns zu haben. Jetzt war mir plötzlich, als liege das Schlimmste erst noch vor uns. Ja, ich hatte plötzlich eine Vorahnung, und die war so düster, dass ich eine Gänsehaut bekam: Alles, was in den letzten

Monaten passiert war, war nur die Vorhut gewesen. Das wirkliche Grauen stand uns erst noch bevor.

Am liebsten hätte ich laut geschrien. Doch war ich vernünftig und setzte mich stattdessen ins Auto und atmete ein paarmal tief durch.

Es gab keine Vorahnungen. Früher hatte ich daran geglaubt, jetzt wusste ich es besser. Noah hatte mich gelehrt, dass all das, was wir für eine Vorahnung hielten, in Wahrheit nichts anderes war als die Erinnerung an ein Ereignis in der Vergangenheit, dem seinerzeit ein unangenehmes Ereignis gefolgt war.

Ein letztes Mal atmete ich tief durch. Dann fuhr ich zurück.

Noah war froh, dass ich schon wieder zurück war.

»Du wirst es nicht glauben«, begrüßte er mich, »aber unsere Nachbarin Mary van Houten heißt in Wahrheit Maria Hauten, und Sophie Henderson war eine geborene Hauten. Weißt du noch, Lea? Als die dicke Tochter damals bei uns war? Die kam mir irgendwie bekannt vor, um die Augen herum. Das ist die Schwester von Sophie Henderson. Ich vergesse Namen, aber keine Gesichter.«

Er griff nach einem Stapel Notizen, die auf seinem Schreibtisch lagen, und setzte sich aufs Sofa. »Das sind übrigens keine Holländerinnen, sondern Deutsche. Aus Emmerich kommen die. Kannst du damit was anfangen?«

Emmerich war eine Kreisstadt an der holländischen Grenze.

»Da haben die ein Elektrogeschäft«, las mein Mann ab. »Oder genauer, Marys Mann hatte da ein Elektrogeschäft. Der ist Anfang dieses Jahres gestorben, und die Frauen haben den Laden verkauft. Und die Sophie hat Selbstmord begangen. Auf dem Friedhof, auf dem sie jetzt beerdigt ist. Mit einer Überdosis Demerol und jeder Menge Alkohol. Jetzt müssen wir nur noch herausfinden, was ich nach Ansicht der Hautens mit diesem Drogentod zu tun habe. Und das finden war am einfachsten heraus, Lea …«

Noah erhob sich und streckte mir die Hände entgegen.

»Bist du sicher, dass die bei uns eingebrochen ist, weil du vor drei Jahren für ein paar Stunden –«

»Ganz sicher«, fiel Noah mir ins Wort, und ich ergriff seine Hände.

»Du meinst nicht, dass es andere Gründe hatte, dass sie vielleicht doch –«

»Nein, sie ist ganz bestimmt nicht der Friseur!«, tönte mein Mann und schob mich mit sanfter Gewalt auf seinen Schreibtisch zu.

»Was soll das?«

»Du musst einen Anruf für mich erledigen. Die besten Antworten bekommt man, wenn man fragt, Lea. Und damit ich Mary in aller Ruhe fragen kann …«

Ich brauchte eine geschlagene Stunde, um mich körperlich und vor allem seelisch auf die an und für sich simple Aufgabe vorzubereiten. Dann wählte ich Marys Telefonnummer.

»Hallo?«, vernahm ich da auch schon. »Halloooohhhhhh?«

Mary meinte lediglich: »Ach!«, als sie meine Stimme hörte, ansonsten war da keinerlei Reaktion. Also entschuldigte ich mich erst mal dafür, nicht früher zurückgerufen zu haben.

»Heute Morgen mussten wir dringend weg, Noah und ich.«

»Das habe ich gemerkt«, taute Mary langsam auf. »Ich habe geguckt und geguckt, aber alle ausgeflogen.«

»Ja«, zwang ich mich zu einem Lachen. »Du, wir haben heute Abend ein paar Freunde eingeladen und würden uns riesig freuen, wenn du auch kämest.«

»Heute?«, fragte Mary dann nach.

»Um sechs?«

»Schön! Damit habe ich ja gar nicht gerechnet.«

Ich schluckte. »Wir freuen uns, Mary.«

Samantha saß auf meinem Schoß, während Noah den Wagen nach Hause lenkte. Ich fragte mich, wie Mary reagieren würde, wenn sie feststellte, dass wir um ihr Geheimnis wussten.

»Na, das wird sie sich denken, dass wir das wissen«, belehrte mich mein Mann. »Denk doch mal, Lea! Die Frau hat Kate dabei erwischt, wie sie ihr zum Grab ihrer Tochter gefolgt ist.«

»Sie kam mir am Telefon nicht so vor, als würde sie irgendetwas ahnen.«

»Dir ist nichts aufgefallen, das trifft wohl eher den Nagel auf den Kopf.« Noah seufzte. »Halte du dich bitte weitgehend aus allem heraus! Lass mich reden, denn die Frau ist gestört, und wenn wir beide auf sie einreden, verunsichert sie das nur.«

Das leuchtete mir ein. »Weiß die Polizei, was du vorhast? Hast du Tim gesagt, dass Mary heute Abend –«

»Lea!«, rief Noah mit mitleidigem Unterton. »Du sprichst von dieser Frau, als sei sie eine Psychopathin. Das ist sie sicher nicht, und der Friseur ist sie auch nicht –«

Mein Handy klingelte.

»Wenn das Mary ist, tu so, als wäre die Verbindung schlecht«, sagte mein Mann. »Ich will das nicht rausschieben. Tu so, als würdest du sie nicht verstehen.«

Es war nicht Mary, die da anrief. Kate war in ihrem Lieblingskaufhaus in Beverly Hills und hielt das Sonderangebot des Jahres in den Händen.

»Was sage ich? Das Sonderangebot des Jahrhunderts«, verbesserte sie sich. »Eine voll gefütterte Jacke aus reiner Schurwolle für dreißig Dollar. Hat ursprünglich hundertneunundsechzig gekostet, Lea, und die gibt es in Schwarz, Rot und Violett. Ich wollte nur kurz fragen, ob ich dir eine mitbringen soll. Die Dinger sind super-trooper für den Winter.«

»Dreißig Dollar?«, wiederholte ich gedehnt.

Wir erreichten die Zufahrtsstraße zu unserer Anlage, und ich steckte Samantha wieder in ihre Reisetasche und stellte sie zwischen meine Füße auf den Boden.

»Was für ein Rot ist es denn?«, fragte ich dabei und fingerte nach dem Hausschlüssel. »Ein leuchtendes oder eher so –«

»Ganz leuchtend. Aber nicht orangestichig. So richtig blutrot, weißt du?«

Ich blickte zu Noah herüber. Dreißig Dollar waren wirklich günstig, nur mussten wir im Augenblick jeden Cent sparen, und da waren dann auch dreißig Dollar noch zu viel.

»Brauche ich eine Jacke für den Winter?«, flüsterte ich meinem Mann zu. »Kate kann da für dreißig Dollar –«

»Was zum Teufel!«, schrie mein Mann da auf einmal.

Sein Blick war starr auf die Fahrbahn gerichtet, und er umklammerte das Lenkrad mit beiden Händen. Ich schaute nach vorn, sah in der Ferne zwei der Fratt-Kinder, die im Vorgarten spielten. Dann sah ich alles andere.

Während Noah und ich langsam den North Oceangate hinunterfuhren, kam uns mit atemberaubender Geschwindigkeit ein Wagen entgegen. Er fuhr geradewegs auf uns zu, schien sogar noch zu beschleunigen; ich konnte das Aufheulen des Motors deutlich hören.

Es war ein rotes Auto, das war das Letzte, was ich wahrnahm. Dann gab es nur noch einen ohrenbetäubenden Knall, und meine Welt begann zu schweben.

KAPITEL 48

Ich hörte das Klirren von Glas und das Bersten von Blech. Da waren kreischende Geräusche und solche, die wie metallenes Stöhnen klangen. Dann war es still.

»Lea?«

Noahs Stimme klang wie die eines verängstigten Kindes.

»Ja?«

Meine eigene Stimme war kaum hörbar.

»Kannst du deine Zehen bewegen?«

Meine Zehen? Auf Anhieb wusste ich gar nicht, was das war. Im nächsten Moment spürte ich, dass ich sie bewegte. Dann geriet ich in Panik.

»Samantha?«

Samanthas Reisetasche hatte zwischen meinen Füßen auf dem Boden gestanden; jetzt war sie da nicht mehr.

»Samantha???«

»Kannst du deine Zehen bewegen?«, wiederholte Noah.

»Ja, Noah, ja. Aber ich kann Samantha –«

»Versuch bitte, deine Hände zu Fäusten zu ballen, Lea.«

Wieder hatte ich zunächst keine Ahnung, wovon die Rede war. Hände? Fäuste? Ja, ich hatte zwei Hände mit jeweils fünf Fingern, und damit tastete ich an mir längs, griff unter meine Knie. Die Tasche war da, ich nahm zumindest an, dass sie das war.

»Kannst du deine Hände –«

»Ja!«, kreischte ich, dabei meinte Noah es ja nur gut.

»Kannst du den Kopf zu mir drehen, Lea?«

Kopf! Erst jetzt fiel mir auf, dass ich meine Augen fest zusammenkniff. Ich hatte sie noch kein einziges Mal geöffnet, ganz so, als hätte ich Angst, es könne etwas Schreckliches passieren, wenn ich es tat. Doch war das Schreckliche bereits passiert.

Zaghaft hob ich die Lider. Mein Körper war umhüllt von eigenartigen Stoffblasen. So sah das also aus, was in Noahs Auto normalerweise unter schwarzem Plastik verborgen war und Airbag hieß. Ich drehte den Kopf zur Seite. Noah war nicht neben mir, sondern unter mir. Er war von den gleichen Stoffblasen umgeben, doch lächelte er mich an.

»Bist du okay?«, hauchte ich, und dabei schämte ich mich, erst jetzt an das Wohlergehen meines Mannes zu denken.

»Weiß noch nicht.«

»Kannst du denn deine Zehen bewegen?«, fing ich an zu weinen.

»Nicht, Lea! Nicht heulen, jetzt! Ja, bei mir ist alles in Ordnung. Dreh du den Kopf mal bitte nach rechts! Nach links! Jetzt wieder zu mir! Sieh mich an!«

Noah streckte mir den Zeigefinger seiner rechten Hand entgegen. »Folge dem Finger mit deinen Augen, Lea!«

Ich tat es artig, und er lächelte wieder.

Ich griff nach seiner Hand und wollte sie festhalten. Da hörte ich plötzlich ein lautes, kräftiges Miau.

Ich ließ meinen Mann los und fingerte wieder an mir längs. Unter meinen Knien war die Tasche.

»Samanthalein!!! Sag was, Samanthalein!«

»Kannst du deine Tür öffnen, Lea?«

Ich erschrak. Denn erst jetzt wurde mir bewusst, dass unser Auto nicht auf seinen vier Rädern stand. Der Sicherheitsgurt hielt mich so fest, dass mir das bisher entgangen war.

»Wir liegen auf der Seite, Noah.«

»Nicht ganz, aber ich kriege meine Tür nicht auf.

Meine gab nach ein bisschen Drücken nach.

»Haben deine Füße Halt, Lea? Sobald sie Halt haben, löse ich deinen Sicherheitsgurt. Okay?«

Einmal mehr in meinem Leben war ich dankbar für die Ballettausbildung, die ich in meiner Kindheit und Jugend genossen hatte. Es war nämlich gar nicht einfach, ohne den Halt des Sicherheitsgurts mein Körpergewicht so zu verlagern, dass ich nicht auf meinen armen Mann fiel.

Ich schaffte es, stieß die Tür weit auf und kletterte ins Freie. Dann griff ich noch einmal ins Wageninnere nach Samanthas Reisetasche.

»Samanthalein? Bist du okay?«

Ich hörte Noah fluchen. Er hatte Probleme, seinen eigenen Sicherheitsgurt zu öffnen, und außerdem war ihm das Lenkrad im Weg.

»Du musst dich erst drehen und dann aufstehen«, rief ich. »Nicht umgekehrt.«

Zu meinem Erstaunen tat Noah das widerspruchslos, und im nächsten Moment wuchtete er sich aus dem Wagen und sank neben mir ins Gras.

»Polizei und Feuerwehr sind unterwegs«, schrie jemand von hinten.

Ich drehte mich um und sah Amber Fratt. Sie weinte.

»Kann ich etwas tun?«, fragte sie. »Ich weiß nicht, was man in solchen Fällen macht, aber kann ich irgendwas tun?«

Sie kniete sich zu uns auf den Rasen und streckte ihre Hände nach mir aus.

»Schaffen Sie Ihre Kinder hier weg«, sagte Noah mit sanfter Stimme, und ich blickte zur Haustür, sah Joel Fratt und zwei seiner Söhne.

Es waren die Kinder, die gerade hier gespielt hatten.
Wäre unser Wagen nur einen halben Meter weiter nach rechts …
In der Ferne waren Sirenen zu hören.

»Hör mir jetzt ganz gut zu!«, sagte Noah zu mir. »Wenn die gleich kommen und dich fragen, ob du irgendwo Schmerzen hast, dann sagst du, dass dir der Nacken und der Rücken wehtun. Ich will nicht heute Abend mit dir vor dem Fernseher sitzen und mir dann anhören, dass es hier ziept oder da zwackt. Ich sage denen das Gleiche, Lea. Der Rücken und der Nacken. Wir müssen uns beide von Kopf bis Fuß durchchecken lassen, allein schon wegen der Versicherung.«

Der Lärm der Sirenen war auf einmal unerträglich laut. Ein riesiger Löschzug der Feuerwehr bog ein in den North Oceangate.

»Wir lassen uns von hier ins Krankenhaus bringen, Lea! Hörst du?«

»Ja, Noah.«

Artig erzählte ich dem Notarzt, was ich erzählen sollte. Prompt schob man ein Brett unter meinen Körper, band mich darauf fest und legte mir eine Nackenstütze um.

»Noah?«, rief ich unablässig. »Noah?«

»Der wird auch versorgt«, beruhigte mich der Notarzt.

»Wo ist Samantha?«

»Ist das die Katze? Um die kümmert sich ein Kollege.«

Zwei kräftige junge Männer hoben das Brett an, auf dem ich lag, und hoben es auf eine Trage, die vor den weit geöffneten Türen des Krankenwagens bereitstand.

Es war inzwischen dunkel. Amber Fratt erzählte aufgeregt, was sie gesehen hatte. Sie putzte Fenster, als es passierte, und ihre Kinder spielten im Vorgarten. Der andere Wagen hatte es darauf angelegt, frontal mit unserem zusammenzuprallen, erfasste unser Auto aber nur an der linken Vorderseite. Daraufhin drehte sich unser Wagen um dreihundertsechzig Grad, schlug mit der rechten Vorderseite gegen einen Laternenpfahl, kippte dadurch auf die Seite und rutschte so an die zehn Meter, bis er schließlich vor Ambers Augen zum Stillstand kam.

Den anderen Wagen konnte ich im Dunkeln nicht ausmachen. Ich nahm aber an, dass er ganz in der Nähe und der Fahrer nicht entkommen war, denn die vielen Polizisten und Feuerwehrleute, die umherschwirrten, liefen immerzu auf die andere Straßenseite.

Im gleichen Moment schob ein junger Mann, den ich bisher noch nicht gesehen hatte, die Trage in den Krankenwagen.

Ich schloss die Augen. Das war jetzt zu viel für mich. Ich war allein in einem geschlossenen Raum, der anfing, sich zu bewegen; immer schneller fuhr er über holperige Straßen. Ich brach in Tränen aus.

»Keine Angst haben!«, sagte jemand zu mir.

Ich öffnete meine Augen wieder und stellte fest, dass ich gar nicht allein war. Dicht neben mir saß der Notarzt, der mich an der Unfallstelle versorgt hatte.

Ich hatte keine Angst. Das wurde mir schlagartig klar. Ich weinte aus einem anderen Grund.

»Mein Bauch«, stieß ich aus. »Mein Bauch!!!«

»Was ist mit Ihrem Bauch?«

Ich wollte antworten, konnte aber nicht. Irgendetwas stimmte nicht in meinem Bauch. Es war auf einmal ganz heiß darin, und mir war auch plötzlich übel, als müsse ich mich jeden Moment übergeben.

»Wir sind gleich da«, versuchte der Doktor mich zu beruhigen. »Nur noch ein paar Minuten.«

Bis zum 21. September 2004 hatte ich überhaupt nicht gewusst, dass es ein Valley Glen Hospital gab. Es war ein kleines Krankenhaus zwischen Thousand Oaks und Ventura. Ambulanzen fuhren es nur an, wenn alle übrigen Kliniken im Umkreis überlastet waren. Genau das war an diesem Dienstag der Fall. Ein Geisterfahrer hatte den Verkehr auf dem Pacific Coast Highway zum völligen Stillstand gebracht.

Auf Anhieb fiel mir nicht auf, dass das Valley Glen ein kleines Krankenhaus war. Ich wurde von einer Armee von weißen und blauen und grünen Kitteln empfangen, und noch während man die Trage aus dem Krankenwagen hob, machte sich ein Plastikmann an mir zu schaffen.

Der behauptete zwar, ein Doktor zu sein, doch sah er in seiner gelben Regenkleidung eher aus wie ein Fischer. Selbst sein Kopf war unter Plastik verborgen, und was er vor den Augen trug, sah verdächtig nach einer Schutzbrille aus, wie man sie beim Sägen, Schleifen, Schweißen brauchte.

Sie schoben mich über einen langen Korridor in einen mit Maschinen überladenen Raum. Grelles Licht stach mir in die Augen, und eine junge Philippinerin wollte wissen, ob ich krankenversichert war.

»CT von der Halswirbelsäule!«, rief der Plastikmann und begann, in meiner rechten Armbeuge nach einer geeigneten Vene zu suchen.

»Und wo sind Sie krankenversichert?«, fragte die Philippinerin weiter.

Man baute ein eigenartiges Gerät über mir auf. Einer kitzelte mich unter meinen Fußsohlen, ein anderer versuchte, mich mit einem Plastikschlauch zu erdrosseln.

»Das ist nur Sauerstoff.«

Er schob mir etwas Hartes in die Nasenlöcher.

Der Plastikmann drückte auf meinen Oberbauch. »Tut das weh, Lea?«

»Nein.«

»Und wenn ich hier -?«

Ich schrie so laut, dass es seine Frage beantwortete.

»Ihre Sozialversicherungsnummer müssen Sie mir geben!«, ermahnte mich die Philippinerin.

»Sechs, zwei, sechs«, antwortete ich schleppend, denn dass meine Sozialversicherungsnummer mit diesen drei Ziffern begann, wusste ich. Darüber hinaus glaubte ich zu wissen, dass sie mit neun und zwei endete, während mir die dazwischenliegenden Zahlen …

Der Plastikmann goß Unmengen eines kalten Gels auf meinen Bauch. »Ich mache einen Ultraschall, Lea.«

»Sechs, zwei, sechs – und wie weiter?«, blieb die Philippinerin am Ball.

»Sechs, zwei, sechs«, wiederholte ich, »sieben, neun, zwei, vier, sechs, neun, zwei.«

»Das ist eine Nummer zu viel.«, war die Philippinerin immer noch nicht zufrieden.

»Besteht die Möglichkeit, dass Sie schwanger sind, Lea?«

»Nein«, beruhigte ich den Plastikmann. Die Schmerzen in meinem Bauch zogen die Beine hinunter, und mein Rücken verkrampfte sich.

»Also lassen Sie mich das noch mal eben wiederholen: sechs, zwei, sechs, sieben, neun –«

»Nicht jetzt«, brachte der Plastikmann die Philippinerin zum Schweigen und legte seine Hand auf meine Schulter. »Sie haben eine Blutung im Unterbauch, Lea. Das müssen wir operativ –«

»Ich habe Zysten«, brachte ich hervor.

»Wo haben Sie Zysten? Am Eierstock?«

»Beiden.«

Ich konnte die Schmerzen nicht mehr aushalten.

»Bei wem sind Sie in Behandlung?«

Ich wollte antworten, konnte aber nicht. Stattdessen schrie ich. Ich schrie, und ich konnte nicht damit aufhören. Es wurde heiß in meinem Arm …

Mein Hals brannte. Das fiel mir als Erstes auf, als ich wieder zu mir kam. Außerdem waren da piepsende Geräusche. Es war so hell, dass meine Augen sofort zu tränen begannen, als ich sie öffnete.

»Da wird ja jemand wach«, vernahm ich eine vertraute Stimme und drehte den Kopf zur Seite.

Kate saß an meiner Seite und lächelte mich an. »Du bist im Krankenhaus, Lea, aber es ist alles in Ordnung. Weißt du noch, was passiert ist?«

Ich erinnerte mich. Da war dieses rote Auto gewesen, der Unfall, der Krankenwagen, mein Bauch -

»Noah?«, stieß ich heiser aus. »Wo ist –«

»Noah ist okay«, sagte Kate und strich mir mit dem Finger über die Wange. »Und Samantha ist auch unversehrt und bei mir zu Hause.«

Meine Freundin hatte den Unfall am Telefon mitbekommen. Sie hatte Noah und mich schreien hören und anschließend grausige Geräusche vernommen. Dann war die Verbindung abgerissen.

In Panik fuhr sie nach Malibu. Mich hatte man bereits abtransportiert, als sie eintraf. Noah wurde gerade versorgt, und ein netter Feuerwehrmann kümmerte sich um unsere Samantha.

Noah hatte dann die halbe Nacht an meinem Bett gesessen. Jetzt schlief er im Schwesternzimmer, doch hatte Kate ihm versprechen müssen, ihn sofort aufzuwecken, wenn ich zu mir kam.

»Was ist denn mit mir?«, bekam ich plötzlich fürchterliche Angst.

Mein Rücken tat so weh, und ich hatte Mühe, meine Beine zu bewegen, und da waren überall Schläuche.

»Das kann Noah dir besser erklären als ich.«

Mein Mann schien in den wenigen Stunden um Jahrzehnte gealtert zu sein. Seine Gesichtshaut war aschfahl, über dem linken Auge prangte ein riesiges Pflaster, seine linke Hand war verbunden.

»Das sind nur Kratzer«, meinte er und beugte sich über mich, presste seinen Mund auf meine Stirn.

»Gott, Lea, bin ich froh, dass das gut ausgegangen ist.«

Durch den Zusammenprall mit dem entgegenkommenden Wagen hatten sich nicht nur unsere Airbags geöffnet, vor allem hatten unsere Sicherheitsgurte bewiesen, dass sie nicht nur zur Zier da waren. Welche der beiden lebensrettenden Vorrichtungen meine Verletzung verursacht hatte, ließ sich im Nachhinein nicht mehr feststellen. Ich erlitt Blutergüsse im Bauchraum, und die Zyste an meinem linken Eierstock zerplatzte und blutete in die Bauchhöhle.

»Deshalb hattest du solche Schmerzen, das war ein riesiges Ding.«

»Und was haben sie gemacht?«

»Es war alles gutartig«, sagte Noah und setzte sich vorsichtig zu mir aufs Bett. »Deshalb haben sie dir nur den rechten Eierstock, den mit der kleinen Zyste, ganz herausgenommen, und den linken haben sie dir gelassen. Der Doktor wird dir morgen ganz genau erzählen, was er da im Einzelnen gemacht hat. Für den Moment ist nur wichtig, dass alles gutartig war.«

»Gutartig« war ein derart schönes Wort, dass ich gleich wieder darüber einschlief.

Am nächsten Morgen machte ich die Bekanntschaft von Dr. Alan Leysiefer. Er war noch jung, höchstens dreißig Jahre alt. Groß und schlank und blond und blauäugig stand er da, der Plastikmann, diesmal im schneeweißen Ärztekittel.

Er erzählte mir, dass er am Vorabend vergeblich versucht hatte, den Namen meines Gynäkologen in Erfahrung zu bringen.

»Ich hätte den gern angerufen, um ein bisschen was über Ihre Krankengeschichte zu hören.«

Dann wurde Noah eingeliefert. Er fragte nach mir, erfuhr, dass ich im Operationssaal war, lief Amok.

»Ihr Mann vertraut dem System offenbar noch weniger als ich«, sagte Leysiefer und verkniff sich das Lachen. »Er hatte Sorge, wir hätten Sie mit irgendeinem anderen Opfer verwechselt, weil da doch dieser Unfall auf dem PCH war.«

Als Noah feststellte, dass alles seine Richtigkeit hatte, erwies er sich als äußerst hilfreich. Er berichtete Leysiefer von meinen postmenopausalen Blutungen und vor allem vom Frauenglück.

Nun setzte sich Leysiefer ans Fußende meines Bettes und hielt mir einen langen Vortrag über die illegale Einfuhr von angeblich homöopathischen Heilmitteln in die USA.

»Vieles davon ist reine Chemie. Oder enthält reine Chemie wie das Zeug, das Sie genommen haben.«

Frauenglück enhielt Kalzium, Vitamin E und Spurenelemente, jede Menge Isoflavone, vor allem aber auch Clomifen.

»Und Clomifen ist reine Chemie, Lea. Hervorragende Chemie, nur nicht für Sie. Das verschreiben wir Frauen mit Kinderwunsch zur Ovulationsauslösung. Fünfzig oder hundert Milligramm, fünf Tage pro Zyklus.«

In jeder Frauenglück-Pille waren zwanzig Milligramm Clomifen, und ich hatte zwischen neun und fünfzehn Tabletten pro Tag genommen.

»Und davon habe ich die Zyste bekommen?«, fragte ich zutiefst beschämt.

»Und Ihre Eierstöcke sind angeschwollen.«

Den rechten hatte er nicht retten können und unter den gegebenen Umständen auch nicht retten wollen.

»Das war ja nur noch ein Stumpf, und da Sie diese kleine Zyste schon so lange hatten und sie trotz der Hormone so überhaupt nicht weitergewachsen war … Und wir haben die Bauchhöhle mehrmals ausgewaschen, das war auch alles ohne Befund. Ganz genau wissen wir es natürlich immer erst, wenn wir den endgültigen Befund der Pathologie haben, aber ich denke, Sie können beruhigt sein.«

Ich war beruhigt, und ich dankte Dr. Leysiefer.

»Keine Ursache, Frau Lehman. Nur schlucken Sie bitte nie wieder ohne ärztliche Rücksprache Hormone! Oder irgendwelche andere Pillen!«

Das musste ich Noah auch versprechen. Kate musste meinem Mann gar beim Leben ihrer Tochter schwören, mir niemals wieder etwas mitzubringen.

»Tja«, meinte Noah dann, »da das geklärt wäre, lass uns mal die Zukunft planen, Lea! Deine Krankenkasse hat mich nämlich gerade informiert, dass deine Zukunft schon morgen Nachmittag beginnt.«

»Morgen?«, fragte ich vorsichtshalber noch mal nach. »Nach dieser Operation?«

»Morgen Nachmittag, spätestens übermorgen früh, sonst müssen wir es selbst bezahlen.«

Das war unmöglich. Wir konnten uns keine zweitausendachthundert Dollar Tagessatz leisten.

»Ich kann tagsüber bei Lea bleiben«, bot Kate an. »Meine Mutter ist ja noch bei mir, und wenn sie sich um Nasta –«

»Das ist schrecklich lieb von dir«, fiel Noah ihr ins Wort. »Doch geht es mir im Moment weniger darum, wer Lea die erste Zeit betreut, sondern wo Lea die erste Zeit betreut wird.« Er machte eine kunstvolle Pause und sah mir dabei fest in die Augen.

»Denn stell dir vor …«, sagte er dann, »ich habe erfahren, dass wir zwei nicht nur ein Haus in Malibu haben, nein, wir haben auch immer noch eine Wohnung in Hollywood. Ist das nicht toll, Lea?«

Kate hatte es ihm verraten.

»Ich dachte, dass du doch sicher nicht in dieses Haus zurückwillst«, begründete sie den Vertrauensbruch. »Und da dachte ich …«

Sie sah meinen missbilligenden Blick, und der verschlug ihr nicht nur die Sprache, sie hatte es plötzlich auch eilig, nach Hause zu kommen.

»Es tut mir leid«, flüsterte ich, als Noah und ich allein waren. »Der Umzug damals, den haben wir so übers Knie gebrochen. Und ich hatte Angst …«

Mein Mann nahm mich in die Arme. »Mir sollte es leidtun, Lea, nicht dir. Ich bin seit Monaten nur noch mit mir selbst beschäftigt. Mit meinem Krebs, mit meiner Arbeit, mit den Kindern und mit meiner so genannten Lebensqualität – alles andere ist an dir hängen geblieben.«

Er hatte in den letzten vierundzwanzig Stunden viel Zeit zum Nachdenken gehabt. Wir konnten uns das Haus in Malibu nicht leisten. Wir hatten es uns noch nie leisten können, nur hatte mein Noah das bisher nicht wahrhaben wollen.

»So geht das nicht weiter, Lea. Und nach allem, was jetzt passiert ist …«

KAPITEL 49

Wir Menschen fürchten uns vor Naturkatastrophen, Terrorismus, Krieg, Verarmung, Krankheit, Tod … Was wir indes wirklich fürchten müssen, übersehen wir zumeist, denn es hat ein vertrautes Gesicht oder ein freundliches Lächeln. Es lebt im Nebenhaus, arbeitet in der gleichen Firma, grüßt morgens in der Untergrundbahn oder schläft unter Pappkartons im Stadtpark.

Es ist das Unglück, das Unglück eines einzelnen Menschen.

Wer nichts mehr zu verlieren hat, schert sich auch nicht mehr darum, ob andere etwas verlieren. Wer selbst geschlagen worden ist, neigt nicht etwa zur Brutalität, sondern schlägt lediglich zurück. Der sexuell missbrauchte kleine Junge wird zu einem Mann, der kleine Jungen sexuell missbraucht. Aus einem werden zehn, und aus zehn werden hundert.

Jede einzelne dieser unglücklichen Seelen besitzt einen geheimen Schlüssel. Die meisten benutzen ihn nie. Viele haben Angst, ihn zu benutzen, und geben ihn vorsichtshalber weiter, an einen Seelsorger, einen Therapeuten oder einen geliebten Menschen, der ihn fortan sicher aufbewahrt.

Doch sind da noch die anderen. Die sind ebenso gefährlich für die Welt wie Naturkatastrophen, Terrorismus und Krieg. Sie benutzen ihre Schlüssel nämlich und öffnen damit die Pforten ihrer ganz persönlichen Hölle.

Um zu verstehen, was am Spätnachmittag des 21. September 2004 auf dem North Oceangate in Malibu passiert war, musste man zurückgehen ins Jahr 1941. In einer feudalen Berliner Villa kam die Frau zur Welt, die sich uns als Mary van Houten vorgestellt hatte und die in Wahrheit Eva Maria Hauten hieß.

Sie war ein Einzelkind. Ihre Mutter gab rauschende Feste, und ihr Vater wurde von allen verehrt oder zumindest gefürchtet. In späteren Jahren fiel es Mary schwer, sich an diese wunderbare Zeit zu erinnern. Sie war nur kurz gewesen und überdies abrupt zu Ende gegangen.

Eines Tages hatte man ihren Vater verhaftet, und ihre Mutter hatte ein paar Sachen zusammengepackt und war mit Mary in ein Dorf an der holländischen Grenze geflüchtet. Dort zogen sie in eine Einzimmerwohnung, die über der Gastwirtschaft lag, in der die Mutter fortan als Kellnerin arbeitete.

»Das ist nur vorübergehend«, versprach sie Mary immer wieder. »Bald sind wir wieder da, wo wir hingehören: ganz oben!«

Doch vergingen die Jahre, und es änderte sich nur wenig. Mary gewöhnte sich daran, das Kind einer armen Frau zu sein, die einen schlechten Ruf hatte, und dass sie sich daran gewöhnte, brachte ihre Mutter zur Weißglut. Dann schlug sie Mary, mit den Händen, lieber aber noch mit dieser Wolldecke, die sie damals aus Berlin gerettet hatte.

»Da kommst du her!«, schrie sie dabei. »Vergiss das nie, sonst kommen wir nie dahin zurück. Eva Maria ist dein vollständiger Name. Eva wie in Eva Braun!«

Eva Braun war nämlich eine ihrer engsten Freundinnen gewesen. Sie hatte ihr zu Marys Geburt diese Wolldecke geschenkt. Der Führer hatte auf einer Autofahrt von München nach Berlin darauf gesessen.

»So ein besonderer Mensch bist du!«

Mary hätte das gern geglaubt und noch lieber gefühlt. Nur vergingen die Jahre, und sie blieb die Tochter einer Kellnerin, die inzwischen zwar verwitwet war, nach wie vor aber einen schlechten Ruf hatte.

Die Schule bescherte ihr keine Erfolgserlebnisse. Mary fiel das Lernen schwer, und hübsch war sie auch nicht. Sie war ausgesprochen groß gewachsen, hatte grobe Gesichtszüge, viel zu viele Sommersprossen, grässlich blondes Haar. Umso mehr erstaunte es sie, dass so ziemlich jeder Junge im Dorf hinter ihr her war. Ja, wenn Mary bisher auch nichts gelungen war in ihrem Leben, beim anderen Geschlecht war sie die Nummer eins.

Der Höhenflüg war von kurzer Dauer. Schon bald kam Mary dahinter, warum ihr die Jungen und Männer so zugetan waren. Sie war so ziemlich die einzige Sechzehnjährige, die sexuell verfügbar war, und dass sie nichts zum Heiraten war, sagten ihr manche Verehrer frech ins Gesicht. Das tat weh. Aber unterkriegen ließ sie sich nicht davon, im Gegenteil.

Die nächstgelegene Kreisstadt war Emmerich, und der reichste Mann von Emmerich hieß Wilhelm Hauten. Er hatte ein Geschäft und Angestellte, eine Limousine mit Chauffeur, das größte Haus in der Stadt, und er war einundzwanzig Jahre älter als Mary und gerade Witwer geworden.

Jeden Nachmittag besuchte er das Grab seiner verstorbenen Frau. Jeden Nachmittag traf er dabei auf das Mädchen mit dem strohblonden Haar. Sie begannen, einander zu grüßen, ein paar Worte zu wechseln, bald schon freute Wilhelm sich darauf, Maria zu sehen. Sie sagte nämlich immer das Richtige, und sie machte ihm auch Komplimente; ja, manchmal kam es ihm so vor, als flirte sie mit ihm, doch konnte das im Grunde nicht sein, denn sie war ja noch ein Kind.

Eines Tages eröffnete ihm das Kind, dass sie sich in ihn verliebt hatte. Das fand er rührend, es schmeichelte ihm – ein bisschen zu sehr, denn Mary wurde schwanger.

Sie war siebzehn, er achtunddreißig. Es war für sie beide das erste Kind, und Mary glaubte sich am Ziel: Sie wurde die Ehefrau von Wilhelm Hauten.

Diese Rolle nahm sie die ersten Jahre so sehr in Anspruch, dass ihr ganz recht war, daneben nicht auch noch Mutter spielen zu müssen. Um den kleinen Ulrich kümmerte sich ihr Mann. Er wickelte ihn, er fütterte ihn, er trug ihn nächtelang durchs Haus, als er zahnte. Derweil fand Mary heraus, dass man sich nicht mit Kleidung aus dem Warenhaus zu begnügen brauchte, wenn man genügend Geld hatte, sie nach Maß fertigen zu lassen. Strohblondes Haar musste auch nicht sein, das ließ sich bleichen, und die Sommersprossen verdeckte man mit Make-up.

Ihre Mutter wurde krank und starb. Einerseits war Mary traurig darüber, doch überwog das Andererseits. Sie begrub mit ihrer Mutter auch ihre gesamte Vergangenheit und warf alles weg, was an früher erinnerte. Nur die Führer-Wolldecke behielt sie; sie wusste selbst nicht, warum.

Kurze Zeit später musste Wilhelm Hauten geschäftlich verreisen. Es war nur für ein paar Tage, doch war es das erste Mal, dass er sich von seinem Sohn trennte. Fast zwei Jahre lang hatte er ausschließlich für das Kind gelebt, und den Geschäftsbilanzen hatte das nicht gutgetan. Er musste sich wieder mehr um seine Arbeit kümmern.

Mary dachte an nichts Böses, als sie ihrem Mann zum Abschied nachwinkte. Sie ging ins Haus zurück und las von einem Blatt ab, was ihr Ulrich zu frühstücken pflegte, nur wollte Ulrich nicht frühstücken: Er wollte seinen Papa. Er wollte auch nicht mit seiner Mutter spielen, sondern auf den Papa warten, und als der Papa nicht kam, fing er an zu weinen und hörte erst damit auf, als er Papas Stimme am Telefon hörte. Kaum dass Wilhelm aufgelegt hatte, gingen das Weinen und Schreien von vorne los.

Mary versuchte, ihr Kind abzulenken, doch wollte es nur weg von ihr. Er stieß sie von sich und trat nach ihr. Er wurde erst wieder friedlich, als Wilhelm heimkam.

»PAPA!!!«

Mary begann, ihren Mann zu beobachten, und kam zu dem Schluss, dass es unnatürlich war, was er mit Ulrich aufführte. Das war keine väterliche Liebe, sondern Besessenheit. Sie bestand darauf, dass man ein Kindermädchen einstellte.

Wilhelm war zunächst dagegen, ließ sich am Ende aber überreden, wohl, weil er im Voraus wusste, dass dem Vorhaben seiner Frau kein Erfolg beschieden war. Und in der Tat! An seinem dritten Geburtstag gelang es Ulrich, sein neuntes Kindermädchen zu vergraulen, indem er mit einer brennenden Kerze nach ihr warf.

Er wollte eben seinen Papa, und daran konnte niemand etwas ändern. Nicht einmal seine Mutter. Selbst dann nicht, wenn sie ihn mit der stinkenden Wolldecke schlug.

Das tat Mary regelmäßig, einzig und allein aus Hass. Sie hasste dieses Kind, weil dieses Kind sie nicht liebte. Und sie sah nur eine Möglichkeit, Ulrich ebenso zu verletzen, wie er sie verletzt hatte.

Sophie kam zur Welt.

Mary war überglücklich, und dieses Mal erhob sie Anspruch auf ihre Mutterrolle. Wilhelm durfte seine Tochter nur bewundern, sie zu halten war schon ein außerordentliches Zugeständnis.

Das hielt er zwar für merkwürdig, doch kam es ihm gelegen, denn Ulrich, inzwischen vier Jahre alt, brauchte ihn mehr denn je. Die Geburt der Schwester hatte den Jungen verwirrt. Jetzt war er nicht einmal mehr dazu zu bewegen, in den Kindergarten zu gehen. Er zog es vor, Papa ins Geschäft zu begleiten und dort stundenlang artig zu sitzen.

Mary sah das voller Groll. Seit sie die kleine Sophie hatte, hasste sie Ulrich zwar nicht mehr, aber jetzt war sie eifersüchtig auf ihn. Dass er sie nicht liebte, musste sie hinnehmen. Daran, dass er die ganze Aufmerksamkeit ihres Mannes bekam, daran konnte sie etwas ändern.

Olivia wurde geboren.

Und die war knapp vier Monate alt, als Mary feststellte, dass sie erneut schwanger war. Das war nicht geplant gewesen. Das sah nicht nur sie so, ihr Körper schien ihr beizupflichten. Mary fühlte sich mehr tot als lebendig. Ihr wurde strikte Bettruhe verordnet, und obwohl sie inzwischen ein Kindermädchen hatten, blieb viel an Wilhelm hängen.

Nachts stand er mehrmals auf, um Baby Olivia zu versorgen, dann wurde Sophie wach und hatte Hunger, Durst oder einfach nur Langeweile. Ulrich musste seinen Vater also nicht etwa mit den Schwestern teilen, vielmehr glaubte er, seinen Vater an die Schwestern verloren zu haben.

Eines Morgens kam der Anruf aus der Schule: Ulrich war auf den Dachboden geklettert und aus einem der Fenster gesprungen.

»Er war sofort tot, Wilhelm. Er hat nicht gelitten.«

Immer wieder sagte Mary diese Worte, doch vermochten sie ihren Mann nicht zu trösten. Nichts tröstete Wilhelm Hauten, nicht einmal die Geburt seiner dritten Tochter, Helena. Er zog sich ganz in sich selbst zurück, ging kaum noch ins Geschäft, dafür immer häufiger auf den Friedhof.

Wilhelm war überzeugt, dass sein Sohn nicht wirklich hatte sterben wollen. Nach Aufmerksamkeit hatte Ulrich geschrien, und diese Aufmerksamkeit hatte Wilhelm ihm nicht gegeben, weil er als Vater versagt hatte. Er taugte nicht zum Vater. Er taugte überhaupt nichts.

Nicht lange, und Wilhelm zog aus dem ehelichen Schlafzimmer in den Keller. Dort baute er sich eine Art von Schrein mit Fotos von Ulrich und altem Spielzeug und Büchern, aus denen er ihm vorgelesen hatte.

Mary war froh, dass sie nicht mehr neben Wilhelm schlafen musste. Sie fand seine fortdauernde Trauer nicht nur körperlich abstoßend, sie fühlte sich davon auch persönlich angegriffen. Sie litt nicht so unter dem Tod ihres Sohnes. Sie konnte es sich auch gar nicht erlauben, so zu leiden, denn sie hatte drei Töchter großzuziehen.

»Und einen Vater haben meine Mädchen ja nicht. Du lebst schließlich nur in der Vergangenheit!«

»Wie kannst du bloß so grausam sein?«, weinte Wilhelm.

Er weinte schnell, wenn er seine Tabletten nicht nahm, und dann aß er auch kaum und schlief nachts nicht, sondern geisterte durchs Haus.

»Das ist doch eine Zumutung«, keifte Mary in diesen Fällen und warf ihm die Medikamente im wahrsten Sinne des Wortes vor die Füße. »Friss das Zeug, verdammt noch mal! Damit du wenigstens aussiehst wie ein Mann!«

Helena war noch zu klein, um zu verstehen, was in ihrem Elternhaus vor sich ging. Und Olivia war ausschließlich auf ihre große Schwester fixiert. Sophie wusste das. Deshalb hielt sie Olivia immer die Augen und Ohren zu, wenn es ganz schlimm wurde zwischen Vater und Mutter.

Ihre eigenen Augen und Ohren schützte niemand. Das war aber auch nicht nötig. Sophie spielte sich ihren Kummer von der Seele.

Ihren Puppen war sie eine wunderbare Mutter, denn diese Puppen hatten keinen Vater. Als Sophie älter wurde und begriff, dass jedes Kind einen Vater hatte, passte sie ihr Spiel dem neuen Wissensstand an: Der Vater ihrer Puppenkinder war krank, und deshalb lebte er nicht mit ihnen, wie Sophies eigener Vater nicht mit ihnen lebte.

Wilhelm Hauten litt unter schwersten Depressionen und wohnte in einem Sanatorium in den Niederlanden. Mary und ihre drei Töchter besuchten ihn einmal im Monat für zwei Stunden, und das war fast schon zu viel.

Sophie war jedes Mal todtraurig, wenn sie wieder nach Hause fuhren. Dann wollte sie weinen, zwang sich aber, es nicht zu tun, und je mehr sie sich zwang, desto schlimmer wurden die Schmerzen in ihrem Kopf. Es hämmerte und dröhnte darin, aber vielleicht lag das auch nur daran, dass Olivia immer so widerspenstig war, wenn sie aus Holland zurückkamen. Sie schrie dann bei jeder Gelegenheit, wollte nicht angefasst werden, schlug um sich, wenn man sie doch anfasste; im Zweifelsfall warf sie mit Gegenständen.

Helena fürchtete sich vor den Gefühlsausbrüchen ihrer älteren Schwester. Sie zog sich dann immer ganz in sich selbst zurück und aß Schokolade.

Mary machte sich Sorgen um ihre Große, und es wurden reihenweise Kinderärzte und Neurologen konsultiert. Ein Kinderpsychiater verschrieb Sophie schließlich Medikamente. Die linderten die Kopfschmerzen, machten Sophie aber müde. Also bekam sie zusätzliche Tabletten, die diese Müdigkeit bekämpften, nur konnte Sophie davon nachts nicht schlafen. Hier schuf ein weiteres Präparat Abhilfe, zumindest für gewisse Zeit. Dann brauchte Sophie andere Schlafmittel, immer stärkere und auch immer mehr.

Sie war zwanzig, als ihrer Mutter das Geld ausging. Da Olivia und Helena noch zur Schule gingen, war Sophie die Einzige, die Mary tatkräftig beistehen konnte. Sie entließ nach und nach die Angestellten und leitete das Hauten'sche Geschäft schließlich selbst. Sophie arbeitete von morgens sieben bis abends um neun, sechs Tage die Woche.

Derweil machte Olivia das Abitur und wurde damit die einzige Hauten, die es zur Hochschulreife brachte. Sie studierte Volkswirtschaft, allerdings nur für ein Semester. Dann kehrte sie abgemagert und am Ende ihrer Kräfte nach Emmerich zurück und schwor, Mutter und Schwestern nie wieder zu verlassen. Sie konnte und wollte nicht ohne sie leben, und das konnten Mary, Sophie und Helena bestens nachvollziehen, denn ihnen erging es ebenso.

Es dauerte nicht lange, und alle drei Mädchen arbeiteten in Wilhelms Geschäft, während Mary das Haus führte, in dem sie alle zusammenlebten. Die Schwestern hielten zueinander wie Pech und Schwefel, und für ihre Mutter taten sie alles. Sie liebten Mary abgöttisch.

Sophie kam gar nicht auf die Idee, sie je zu verlassen, und Olivia ließ zwei Verlobungen platzen, weil der Auserwählte Mutters Allgegenwart bemäkelt hatte. Dann kam Olaf Merk.

Der hatte ein miserables Verhältnis zu seinen Eltern, weil sie missbilligten, dass er mit dreißig noch keinen Beruf hatte. Da Mary dieses Verhalten seiner Eltern schändlich fand, hassten sie fortan mit vereinten Kräften, und das war ja fast so viel wert wie Liebe.

Olaf und Olivia beschlossen zu heiraten, aber das Schicksal machte ihnen einen Strich durch die Rechnung. Wilhelm Hauten erlitt einen Schlaganfall. Statt Verlobung zu feiern, fuhr die Familie nach Holland, denn auf den ersten Schlag folgt meist schnell der zweite, und der endet dann tödlich.

Die Enttäuschung war groß. Vater Hauten lebte weiter. Allerdings konnte er in seinem jetzigen Gesundheitszustand nicht weiter im Sanatorium leben.

Wochenlang suchten Mary und ihre Töchter nach einem neuen Heimplatz für Papa, doch war es schwierig, überhaupt etwas zu finden, und wenn sie endlich etwas Passendes in Aussicht hatten, konnten sie es sich finanziell nicht leisten. So blieb nur noch eines. Sie holten Wilhelm nach Hause.

Er war seit dem Schlaganfall halbseitig gelähmt, und obwohl zweimal in der Woche eine Krankenschwester kam und Mary dreimal in der Woche eine Haushaltshilfe hatte, trug sie die Hauptlast. Wilhelm konnte nicht allein zur Toilette gehen. Er konnte nicht allein essen, und er schlief tagsüber sehr viel und war deshalb nachts unangenehm rege.

Sophie, inzwischen fünfunddreißig, rief den Familienrat zusammen. Die Mutter brauchte Hilfe, und sie war willens, ihr diese Hilfe zu geben. Das ging aber nur, wenn Olivia und Helena ihre Arbeit im Geschäft mit übernahmen. Bereit waren sie dazu, nur bezweifelte Sophie, dass sie dazu auch fähig waren.

Helena mangelte es an Selbstständigkeit. Unter der geringsten Belastung wurde sie krank, legte sich ins Bett, sah den ganzen Tag fern und aß Süßigkeiten.

Olivia war auf andere Weise zerbrechlich. Sie litt beispielsweise darunter, dass sie ihre Hochzeit hatte verschieben müssen, doch machten sie und Olaf keine neuen Pläne. Olivia beschimpfte vielmehr ihren Vater, wann immer sich ihr Gelegenheit dazu bot, und sie bestrafte sich selbst, indem sie nicht aß. Doch gelobten Olivia und Helena, in diesem so besonderen Fall Stärke zu bewahren.

Es blieben leere Versprechungen. Sophie wusste bald kaum mehr, wo ihr der Kopf stand. Die Pflege des Vaters war körperlich anstrengend, und Mary war das alles zu viel. Um die Mutter musste Sophie sich also auch noch kümmern, und Helena und Olivia gerieten einander im Geschäft in die Haare. Dadurch blieb vieles liegen, was Sophie dann in den Nächten erledigte.

Dass sie das schaffte, verdankte sie einem persönlichen Geheimrezept. Mit Anfang zwanzig war sie zufällig darauf gekommen. Wenn sie ihre Medikamente, die sie gegen die Kopfschmerzen und die Müdigkeit und die Schlaflosigkeit nahm, mit Alkohol mischte, war sie schier unbesiegbar. Dann kam sie zwei, drei Nächte ohne Schlaf aus.

Im Herbst 1999, drei Jahre nach Wilhelms Schlaganfall, wurde Mary endlich bewusst, dass das Leben, das sie und ihre Töchter führten, kein vorübergehender Zustand war. Und so konnte es nicht weitergehen. Mary nahm einen Kredit auf das Haus auf. Von dem Geld leistete sie die Anzahlung auf das Haus, das dem Hauten-Besitz genau gegenüberlag, denn dort sollten die Merks fortan wohnen. Olivia und Olaf mussten endlich heiraten und eine Familie gründen.

Ihren beiden anderen Töchtern schenkte Mary eine Reise nach Florida. Helena konnte sich dort in einer Spezialklinik der Abmagerungskur unterziehen, die sie so dringend brauchte, und Sophie sollte mal zwei Wochen Urlaub machen; das Mädchen hatte es bitter nötig.

Sophie fühlte sich zunächst wie abgeschoben. Bis sie in Miami Beach dem gleichaltrigen Steven Henderson begegnete. Der stammte aus einer bekannten südkalifornischen Familie und hatte sich nach zehn Ehejahren gerade von seiner Frau scheiden lassen. Er hatte ein Haus mit einem privaten Anlegesteg, eine Hochseejacht und ein Auto mit Fahrer.

Sophie schmolz dahin. Eh sie sich versah, teilte sie das Bett mit Steven, und zehn Tage später weinte sie sich am Miami International Airport fast die Augen aus dem Kopf.

»Na, dann bleib doch hier!«, meinte Steven.

Doch ging das natürlich nicht.

Sophie flog heim, und sechs Wochen später nahm sie Helena am Flughafen in Empfang. Die kleine Schwester war kaum wiederzuerkennen. Sie hatte dreißig Pfund abgenommen, trieb jetzt Sport und wurde Mitglied in einem Fitnesscenter. Sie schloss sich den Anonymen Essgestörten an und ging jeden Abend zu irgendeinem anderen Treffen.

Olivia schien ihre große Schwester auch nicht mehr zu brauchen. Die hatte jetzt ihren Olaf und dachte nur noch ans Kinderkriegen.

Sophie versuchte, sich mit Arbeit abzulenken. Doch war sie plötzlich viel zu traurig, um sich auf irgendetwas konzentrieren zu können. Nur nachts fühlte sie sich einigermaßen wohl, nachts, wenn sie ihren Tablettencocktail intus hatte. Dann träumte sie davon, Steven wiederzusehen, ein eigenes Leben mit ihm anzufangen.

Sie telefonierten hin und wieder miteinander. Jedes Mal lud Steven sie ein, nach San Diego zu kommen. Im Spätherbst 2000 meldete er sich dann überraschend aus Hamburg, wo er geschäftlich zu tun hatte.

Das Wiedersehen verlief längst nicht so harmonisch, wie Sophie es sich erträumt hatte. Steven war ihr fremd geworden, und ihr fiel auch jetzt erst auf, dass er nicht trank. Sophie musste allein trinken, und er sah ihr dabei zu, als tue sie etwas Verwerfliches.

»Das hast du dir bestimmt nur eingebildet«, behauptete Mary. Sie war begeistert von der Vorstellung, ihre Älteste könne einen richtigen Millionär heiraten, und sie wollte Sophie die Beziehung schmackhaft machen. »Denn du willst ja wohl nicht dein Leben lang in Emmerich hocken und darauf hoffen, dass dein Vater stirbt!«

Sophie wusste nicht, was sie wollte oder hoffte. Sie stellte lediglich fest, dass sie ihre Periode nicht bekam.

Olivia schrie so laut, dass man es in der gesamten Nachbarschaft hörte. Ein ganzes Jahr lang hatte sie vergeblich versucht, schwanger zu werden, und ihre ältere Schwester brauchte bloß einmal Sex zu haben …

»Lass dir nicht einreden, dass es nicht sein Kind ist!«, bearbeitete Mary ihre Tochter. »Und schlag ihm ins Gesicht, wenn er was von Abtreibung sagt! Das ist jetzt deine Chance, Kind! Nutze sie! Und hör, um Gottes willen, mit dem Trinken auf und mit den Tabletten! Das tut dem Baby nicht gut.«

Mit dem Trinken und mit den Tabletten aufzuhören war das Einzige, was Sophie nicht gelang. Die anderen guten Ratschläge ihrer Mutter befolgte sie.

Steven Henderson bot keine Gegenwehr. Um Auseinandersetzungen mit seiner Familie zu vermeiden, flog er mit Sophie nach Las Vegas, ließ sie den gleichen Ehevertrag unterschreiben, den er schon mit seiner ersten Frau gehabt hatte, und binnen weniger Stunden waren sie verheiratet. Er hielt Sophies Schwangerschaft für ein Zeichen des Himmels, und er war bereit, dieser Ehe eine Chance zu geben. Nur war das leichter gesagt als getan.

Sophie vermisste ihre Mutter und die Schwestern. Noch mehr vermisste sie ihre Medikamente. Da sie schwanger war, durfte sie die nicht nehmen. Daher trank sie mehr als früher und log Steven an, wenn er sie dabei erwischte.

»Einen Schluck habe ich genommen, hab dich nicht so!«

»Die Flasche war heute Morgen fast voll, Sophie! Jetzt ist nur noch –«

»Du gottverdammter Scheißkerl, du! Weißt du eigentlich, wie schlecht es mir geht?«

Bald ging es Sophie noch schlechter. Olivia kam zu Besuch, und die Schwestern reisten für ein Wochenende nach Laguna Beach. Gleich am ersten Abend bekamen sie schlechte Nachrichten.

Wilhelm Hauten hatte einen Herzinfarkt erlitten. Mary war bei ihm gewesen, als es passierte, und sie hatte sich so erschreckt, dass sie nur noch aus dem Zimmer wollte. Sie stolperte und stürzte die steile Treppe hinunter. Dabei zog sie sich schwere Rückenverletzungen zu. Olivia musste auf der Stelle nach Deutschland zurückkehren.

Sophie wollte auch bei ihrer Mutter sein, aber sie durfte nicht mehr fliegen. Der Arzt hatte es verboten, denn dem ging es nur um das Kind. Wie es Steven nur um das Kind ging. Wie es ihrem Vater immer nur um Ulrich gegangen war.

Sophie Henderson kehrte nicht nach San Diego zurück. Sie rief Steven vom Flughafen aus an und teilte ihm das mit. Dann ging sie ins nächstbeste Hotel und nahm sich dort ein Zimmer. Endlich konnte sie mal in Ruhe weinen. Und trinken.

In den folgenden Wochen war Sophie täglich aufs Neue auf der Flucht, und sie war erfolgreich dabei. Da Steven anhand der Kreditkarten, die sie benutzte, leicht herausfinden konnte, wo sie war, wechselte sie täglich die Hotels. Alle zwei Tage holte sie sich vom Automaten größere Beträge, denn sie musste an die Zukunft denken. War ihr Kind erst einmal geboren, würde Steven die Kreditkarten sperren; da machte sie sich nichts vor.

Der kleine Kevin kam vier Wochen zu früh zur Welt. Sophie telefonierte gerade mit Olivia, als die Fruchtblase platzte. Ihrer Mutter ging es inzwischen etwas besser, doch musste sie mindestens noch zwei Operationen über sich ergehen lassen. Der Vater hatte nach dem Herzinfarkt auch noch eine Lungenentzündung überstanden. Er schien unsterblich zu sein.

Eigentlich wollte Sophie überhaupt nicht ins Krankenhaus, doch überlegte sie sich das nach der zweiten Wehe anders. Sie hatte aber genau den richtigen Instinkt gehabt. In der Klinik beschimpfte man sie nur. Dass sie betrunken sei! Dass sie verantwortungslos wäre! Angeblich könne sie nie wiedergutmachen, was sie ihrem Kind angetan hatte!

Sie gaben ihr aber Demerol gegen die Schmerzen, und das entschädigte. Ja, Sophie schwor sich, den Namen dieses wunderbaren Medikaments nie wieder zu vergessen.

Als sie wieder zu sich kam, war um sie her die Hölle los. Steven war da, und Angestellte des Jugendamtes stritten sich mit Angestellten der Klinik. Nein, Sophie wollte keine Entziehungskur, und man konnte sie nicht dazu zwingen. Sie konnten ihr allerdings das Sorgerecht für ihr Kind entziehen. Steven war bereit, sie beide aufzunehmen, das sagte er zumindest. Im Endeffekt wollte er aber nur seinen Sohn. Sophie sollte nach Deutschland zurückkehren.

»Das wolltest du doch so gern!«

Nun, ohne ihr Kind traute Sophie sich nicht zurück, denn das hätte ihre Mutter nie gebilligt. Fürs Erste konnte sie das mit Steven aber nicht auskämpfen. Vorher musste sie sich von der schweren Geburt erholen.

Sophie schlüpfte bei Freunden unter. Die lebten nördlich von Los Angeles in Thousand Oaks, und die hatten Verständnis für sie. Sie teilten ihren Alkohol mit Sophie und brachten ihr bei, was sie einem Arzt vormachen musste, um ein Rezept für Demerol zu bekommen.

»Nächste Woche komme ich«, lallte Sophie jedes Mal, wenn sie mit ihrer Mutter telefonierte.

»Das hast du letzte Woche auch gesagt, Kind. Wie geht es denn dem Kleinen?«

»Gut«, behauptete ihre Tochter. »Er schläft.«

»Und Steven?«

»Arbeitet.«

Mary hatte ein ungutes Gefühl. Sobald sie wieder richtig laufen konnte, würde sie nach Kalifornien reisen. Das hatte sie sich fest vorgenommen.

Und dann kam der 11. September 2001. Sophie wachte in einem kleinen, dunklen Zimmer auf, und wildfremde Menschen versicherten ihr, von jetzt an werde alles besser werden.

Doch gaben sie ihr kein Demerol. Schon am Vortag hatte man ihr kein Demerol gegeben. Der verfluchte Apotheker hatte stattdessen die Polizei geholt, und dieser gottverdammte Psychiater hatte sie gar hier einsperren lassen.

Sophie war am Rand der Verzweiflung. Niemand schien sie zu verstehen. Dass man ihr einreden wollte, ihre Probleme hätten mit ihrer Kindheit zu tun, half ihr nicht. Zum einen hatte sie eine großartige Kindheit gehabt mit wunderbaren Eltern und den besten Schwestern, die man sich denken konnte, zum anderen hatte sie ja gar keine Probleme, solange sie genügend Demerol hatte.

Zwei Wochen später war Sophie sich ihrer Sache schon nicht mehr so sicher. Ihre Mutter hatte bestürzt reagiert, als sie vom Entzug ihrer Tochter hörte.

»Brauchst du das denn, Sophie? So etwas brauchen wir doch nicht. Wir Hautens sind doch starke Frauen.«

Seither wurde Sophie immer häufiger von Erinnerungen geplagt, die sie lieber nicht gehabt hätte. Ihre Kindheit war alles andere als großartig gewesen. Ihre Mutter hasste Gefühle von Schwäche, ja, Gefühle jedweder Art, sofern sie nicht inszeniert waren. Man spielte, glücklich zu sein, weil das angeblich die anderen glücklich machte.

Am 1. Oktober 2001 durfte Sophie Henderson die Klinik erstmals für ein paar Stunden verlassen. In einer kleinen Gruppe von insgesamt vier Suchtkranken fuhren sie mit dem Bus nach Santa Monica und machten einen Spaziergang.

Als es galt, den Rückweg anzutreten, wurde Sophie ganz sonderbar zumute. Sie vermisste ihre Freiheit. Sie vermisste ihren Mann und auch ihr Kind.

Nein, Sophie wollte nicht in die Klinik zurück.

Sie bat ihre Freunde in Thousand Oaks, sie am Pier in Santa Monica abzuholen, und gleich am nächsten Morgen wollte sie diesen Dr. Lehman anrufen und eine Therapie beginnen. So konnte sie es auch schaffen.

Doch war Sophie am nächsten Morgen viel zu betrunken, um irgendjemanden anzurufen. Sie und ihre Freunde hatten ihre Heimkehr gefeiert und feierten noch ein paar Tage weiter. Danach fiel Sophie in tiefe Depressionen.

»Weil mein Psychiater nicht will, dass ich mit euch spreche«, erklärte sie die Traurigkeit ihrer Familie. »Ich soll mich von euch lösen und mich nur noch um mich selber kümmern.«

Mary, die gerade die erste von zwei Rückenoperationen überstanden hatte, fand das Verhalten dieses Psychiaters unerhört.

»Zu Weihnachten komme ich«, versprach sie Sophie. »Und dann sage ich dem mal meine Meinung, diesem Doktor Lehman.«

Bis Weihnachten waren es noch acht Wochen. Da ihre angebliche Psychotherapie kostspielig war und Steven nicht dafür zahlte, hatte Sophie ihre Mutter um finanzielle Hilfe gebeten. Von dem Geld kaufte sie Demerol, Ritalin und Alkohol. Jede Woche traf sie sich mit ihrem Dealer auf einem Friedhof. Im Valley Oaks Memorial Park.

Ohne ihre Drogen konnte Sophie nicht leben, ein Leben ohne ihre Drogen wollte sie sich gar nicht vorstellen. Doch fiel es ihr auch täglich schwerer, mit den Drogen zu leben. Sie brauchte immer mehr davon.

Am 16. Dezember 2001 machte Sophie Henderson ihrem Leben ein Ende. Ein paar Stunden vorher hatte sie erfahren, dass Olivia endlich das lang ersehnte Kind erwartete.

»Sophie ist tot.«

Als Mary diese Worte zwei Tage später zum ersten Mal hörte, waren es zunächst nur Worte für sie. Sie hatten keine Bedeutung, denn es war einfach unnatürlich, dass eine Mutter ihr Kind verlor.

Tagelang starrte Mary auf das Telefon. Sie sprach nicht, sie aß nicht, sie schlief nicht. Doch Sophie rief nicht an.

Sophie war tot. Als diese Worte für Mary zur Wahrheit wurden, begann sie zu schreien. Es war ein lauter, schriller Schrei, erfüllt von unbändigem Schmerz, und er hörte nicht auf. Erst der Notarzt, den Helena verständigte, brachte ihre Mutter mit einer Spritze zur Ruhe.

»Wenn es nicht hilft, müssen Sie sie ins Krankenhaus bringen.«

Helena nickte. Zu mehr war sie nicht fähig. Ihr Vater brauchte mehr Pflege denn je, und Olivia hatte man strikte Bettruhe verordnet. Sie hatte an dem Tag, da sie von Sophies Tod gehört hatten, Blutungen bekomme; eine Weile sah es so aus, als würde sie das Baby verlieren. Da Olaf anderweitig beschäftigt war, musste Helena sich um ihre Schwester kümmern. Und um ihre Mutter. Und ums Geschäft.

Um sich selbst kümmerte Helena sich auch, allerdings nur mit Schokolade und Gummibärchen und Eiscreme.

Ein paar Monate später sah das Leben im Hauten-Haus schon anders aus. Mary nahm Medikamente gegen die Depressionen, und nach langen Wochen im Rollstuhl und an Krücken tat sie ihre ersten Schritte mit Stock.

Olivia war inzwischen im sechsten Monat schwanger, und sie und Olaf hatten gerade erfahren, dass sie einen Jungen bekamen.

»Deshalb bist du so schmal«, tönte Mary. »Wenn man Jungen bekommt, nimmt man kaum was zu.«

Nun, Olivia wusste selbst viel besser, warum sie immer noch so schmal war. Sie hatte bisher in ihrer Schwangerschaft nicht nur nicht zugenommen, sie hatte auch noch drei Kilogramm abgenommen.

Sie aß nämlich kein Fleisch, keinen Fisch, weder Kartoffeln noch Brot. Von Gemüse ernährte sie sich, hin und wieder erlaubte sie sich auch schon mal einen Apfel.

Warum sie das tat, wusste sie selbst nicht genau. Sie wusste nur, dass sie es tun musste. Sonst bekam sie Angst, regelrechte Panik, und sie wurde dann auch so traurig.

Das Hauten-Quartett gab es nicht mehr. Doch war das Hauten-Terzett im Frühsommer 2002 endlich in der Lage, Sophies Tod als Gegebenheit hinzunehmen. Die Umstände ihres Todes erschienen ihnen jedoch unglaubwürdig. Mary, Olivia und Helena schlossen einen Pakt: Sie würden die Wahrheit herausfinden.

Sobald Olivias Sohn geboren war, wollten sie gemeinsam nach Kalifornien reisen.

Im Juli 2002, wenige Wochen vor dem errechneten Geburtstermin, wurde Olivia schwer krank. Sie hatte hohes Fieber, Schüttelfrost und musste sich erbrechen. Im Krankenhaus wurden hastig Untersuchungen durchgeführt, die alle zu dem gleichen niederschmetternden Ergebnis kamen. Das Baby war gestorben, und die Mutter würde ebenfalls sterben, wenn man sie nicht schnellstens operierte.

In den folgenden Monaten wich Mary nicht mehr von Olivias Seite. Das Mädchen hatte einen Verlust erlitten, von dem niemand besser wusste als Mary, was er bedeutete. Mit Essstörung hatte das überhaupt nichts zu tun, das wollte man ihnen nur einreden. Liebe und Freude brauchte Olivia, und Olaf gab ihr beides nicht.

Der hatte den Traum, ein Rockstar zu werden, schon Jahre zuvor begraben. Jetzt wurde es Zeit, dass er sich auch von dem Traum verabschiedete, Produzent eines Rockstars zu werden. Stattdessen sollte er im schwiegerelterlichen Betrieb Olivias Aufgabenbereich übernehmen. Das war aber noch nicht alles. Das Haus, in dem er bis dahin mit Olivia gelebt hatte, wurde verkauft, denn von dem Geld konnte Mary eine Pflegerin für Wilhelm einstellen.

»Und wo sollen wir wohnen?«

»Bei uns!«

Olafs Augen weiteten sich vor Entsetzen. Mit den Schwiegereltern unter einem Dach zu leben war immer sein zweitschlimmster Albtraum gewesen.

»Ich weiß«, säuselte Mary. »Deshalb sieh zu, dass nicht am Ende dein schlimmster Albtraum wahr wird. Oder sehnst du dich heimlich danach, zu deinen Eltern zurückzuziehen?«

Weihnachten 2002, ein Jahr nach Sophies Tod, reiste das Hauten-Terzett nach Kalifornien. Mary wollte endlich ihr Enkelkind kennenlernen und Sophies Grab sehen.

Steven Henderson sah dem Besuch der Hauten-Frauen mit Sorge entgegen. Er sorgte sich darum, die Fassung zu verlieren, denn aus seiner Sicht hatte sich diese Familie nie um etwas gekümmert.

Er hatte Mary angerufen, als er von Sophies Selbstmord erfahren hatte, und seine damalige Schwiegermutter hatte einfach den Hörer aufgelegt. Ein paar Tage später hatte er von Helena wissen wollen, wann er Sophies sterbliche Überreste nach Deutschland überführen lassen sollte. Seine ehemalige Schwägerin hatte angefangen zu weinen und dann ebenfalls den Hörer aufgelegt.

Also hatte Steven fortan sämtliche Entscheidungen allein getroffen. Er ließ Sophie an der Stelle beisetzen, an der sie ihrem Leben ein Ende gemacht hatte.

Das Hauten-Terzett mietete sich unweit von Stevens Haus in einem Hotel ein. Dort wollten sie erst mal ein, zwei Wochen bleiben, um dem kleinen Kevin näherzukommen.

Das hielt Steven für keine gute Idee.

»Aber ich bin doch Kevins Großmutter!«

»Kevin ist nur nicht wie andere Kinder, Mary.«

Steven erzählte ihr etwas von fetalem Alkoholsyndrom, davon, dass der kleine Kevin schwerstbehindert sei und sich niemals normal entwickeln würde.

»Was für ein Quatsch!«, keifte Olivia, als sie das hörte. »Komische Augen hat das Kind, das ist alles.«

Sie nahmen sich einen Mietwagen und fuhren von San Diego nach Thousand Oaks. Mit jeder Meile weinte Mary heftiger. Ihr Schwiegersohn hatte ihre Tochter am anderen Ende von Amerika verscharren lassen. Damit er sie nur ja nie besuchen musste! Damit er sie leichter vergessen konnte!

Nein, Sophie hatte sich nicht das Leben genommen, das war nur eine von vielen Lügen, die der reiche Steven Henderson verbreitete. Mary schalt sich dafür, nicht eher darauf gekommen zu sein: Steven hatte Sophie getötet. Sie war ihm als Frau nicht gut genug gewesen, und da hatte er sie umgebracht, weil er nur das Kind haben wollte, den Erben. Und damit er den mit niemandem teilen musste, erfand er jetzt diese haarsträubenden Geschichten über Behinderungen.

In den folgenden Wochen knüpften die Hautens Kontakte zum deutschen Generalkonsulat und zur örtlichen Polizei. Der Fall Sophie Henderson sollte noch einmal neu aufgerollt werden, denn es war kein Selbstmord, sondern heimtückischer Mord gewesen. Als sie wieder in Deutschland waren, konsultierten sie einen Rechtsanwalt nach dem anderen, setzten sich mit jeder nur denkbaren Behörde in Verbindung.

Im Herbst 2003 mussten sie es dann endlich einsehen. Sophie hatte sich mit einer Überdosis Demerol das Leben genommen, und niemand außer ihr selbst war für diesen Freitod zur Rechenschaft zu ziehen.

»Und das glaubt ihr?«, kläffte Olivia Mutter und Schwester an.

Mary und Helena wussten nicht mehr, was sie glauben sollten. Sie waren enttäuscht und fühlten sich am Ende ihrer Nerven und ihrer Kräfte.

Das neue Jahr begann, grau und hoffnungslos tat es sich vor den Hautens auf – da geschah ein Wunder: Wilhelm starb. Eines Morgens lag er tot in seinem Bett.

Mary konnte ihre Erleichterung kaum verbergen.

»Jetzt fängst du noch mal ganz von vorne an!«, redete Olivia auf ihre Mutter ein. »Du bist doch noch jung.«

Sie beschlossen zu reisen, einander und jeden neuen Tag zu genießen, und Sophie …

Jedes Mal, wenn Mary an Sophie dachte, krampfte sich ihr Herz zusammen. Die Polizei konnte ihr tausendmal sagen, dass sie Selbstmord begangen hatte. Mary wusste es besser.

»Weil du eine kluge Frau bist«, sagte Olivia. »Natürlich hat sie jemand in den Selbstmord hineingetrieben, das ist mir schon lange klar.«

Und Olivia wusste sogar, wer das gewesen war, dieser Psychiater nämlich, dieser Dr. Lehman. Und sie hatte auch schon eine präzise Vorstellung davon, es dem Mann heimzuzahlen.

»Den spüren wir auf und richten ihn genauso hin, wie er Sophie hingerichtet hat. Wenn er Kinder hat, sollten wir die umbringen, damit er lernt, wie sich das anfühlt.«

Helena lachte, als Olivia das erstmals äußerte. Sie lachte immer, wenn ihre ältere Schwester von Gewalttaten fantasierte, denn das tat Olivia von Kindheit an, sobald sie sich beleidigt oder angegriffen fühlte.

Mary fand diesen Charakterzug ihrer Mittleren ganz und gar nicht lustig, nahm ihn aber auch nicht ernst, denn Olivia redete immer nur davon, Menschen die Schädel einzuschlagen oder ihnen die Haut abzuziehen; wenn es darauf ankam, war sie nicht einmal in der Lage, eine Mücke zu töten.

Mary selbst wollte sich nicht rächen an diesem Dr. Lehman, vielmehr wollte sie mit ihm reden. Er wusste Dinge von ihrem Kind und über ihr Kind, die vermutlich niemand sonst wusste und die sie als Mutter einfach wissen musste, sonst konnte sie nicht weiterleben.

Helena blieb zu Hause, um ihrem Schwager im Geschäft zu helfen. Am 14. Februar 2004 trafen Mary und Olivia in Los Angeles ein.

»Houten?«, fragte der junge Mann am Hotelempfang. »Wie der Kakao?«

»Das ist van Houten«, fiel Olivia ihm in die Rede.

»Weißt du was?«, meinte ihre Mutter später dazu. »Nennen wir uns doch einfach van Houten! Was meinst du, was die Leute dann Respekt vor uns haben!«

Olivia hielt das für eine großartige Idee. Als Olivia Merk, geborene van Houten, würde man sie gewiss nicht so leicht mit Sophie Henderson in Verbindung bringen. Das erhöhte die Sicherheit.

Da es nur einen Psychiater namens Lehman in Los Angeles gab, kamen die Van-Houten-Damen schnell voran. Sie fuhren zum Krankenhaus, und Olivia ging in Noahs Praxis. Unter dem

Vorwand, einen Kardiologen namens Lohman zu suchen, verwickelte sie Penny in ein Gespräch und hatte Glück. Noah kam irgendwann dazu, um sich Kaffee zu holen. In den folgenden Tagen arbeiteten sie sich schrittweise vor. Von der Praxis in die Tiefgarage zum Auto war die erste Hürde. Danach galt es, dem Wagen unauffällig zu folgen.

Noah Lehman hatte eine Frau und zwei Kinder und ein großes Haus. Er hatte aber auch eine Freundin, und mit der teilte er eine Wohnung in Hollywood.

Mary und Olivia fanden gleich im Nebenhaus ein Apartment.

Am 25. März 2004 kam Helena nach Los Angeles, und Olivia kehrte nach Deutschland zurück. Mary entspannte sich. Olivia war so verbissen. Ihr ganzes Leben schien bestimmt zu sein von der Idee, Sophies Doktor ebenso zu verletzen, wie er sie verletzt hatte.

Mary war da ganz anders. Sie war froh, dass sie jeden Tag zum Friedhof fahren konnte, und ein paarmal war sie schon kurz davor gewesen, diesen Doktor Lehman anzusprechen. Aber so einfach ging das nicht.

So nahm sie sich schließlich vor, es über die Freundin von Dr. Lehman zu versuchen. Die war ihm näher, als Frau und Kinder es waren, und die musste sie kennenlernen, sich mit ihr anfreunden, und irgendwann musste sie ihr dann die Wahrheit sagen, damit die ihrem Mann ins Gewissen redete.

Olivia lachte schallend, als sie von diesem Plan erfuhr.

»Du träumst doch, Mama! Das ist ein Psychiater«, keifte sie ins Telefon. »Der hat Schweigepflicht, und hinter der wird er sich verschanzen. Von dem erfährst du nichts!«

Deshalb hatte Olivia ihre Mutter aber nicht angerufen. Olaf hatte einen Käufer für das Geschäft gefunden, und wenn Mary und Helena das Angebot annehmen wollten, mussten sie die Verträge mit unterschreiben.

So flogen sie am 10. April 2004 für zwei Wochen nach Deutschland. Bald brauchten sie sich nicht nur van Houten zu nennen, sondern durften sich auch fühlen wie die Millionäre.

Olaf hatte aber noch eine weitere Überraschung für sie: Er bat Olivia um die Scheidung.

»Warum?«, fragte die, ohne dabei eine Miene zu verziehen.

»Weil … ich habe jemanden kennengelernt.«

Olivia sah ihrem Mann fest in die Augen. »Die bringe ich auch irgendwann um. Warte nur ab!«

Olivia war immer schon anders gewesen, nicht nur anders als ihre Schwestern, auch anders als ihre Schulkameraden. Deshalb hatte sie wohl auch nie Freunde gehabt.

Wenn Olivia etwas haben oder etwas erreichen wollte, machte sie sich einen Plan, und von dem wich sie nicht ab, selbst dann nicht, wenn es im Endeffekt erforderlich gewesen wäre, um das angestrebte Ziel zu erreichen.

Dem Leben Raum zur freien Entfaltung zu lassen machte ihr Angst. Das ganze Leben machte ihr in gewisser Weise Angst.

Olivias größte Sorge war die, dick zu werden, denn sie sah täglich an ihrer Schwester Helena, wie schrecklich das war. Jahrelang hatte Olivia Kalorien gezählt und grundsätzlich nur die Hälfte von dem gegessen, was auf ihrem Teller lag. Trotzdem hatte sie sich manchmal gefühlt, als habe sie über Nacht zwanzig Pfund zugenommen, und das war unerträglich gewesen, so unerträglich, dass sie früh begann, sich dafür zu bestrafen. Dann legte sie Fastentage ein, aß zwei, drei Tage hintereinander überhaupt nichts.

Das half. Selbstkontrolle half überhaupt. Doch hatte sie trotz aller Selbstkontrolle ihre Schwester Sophie verloren, ihr Baby und jetzt auch noch ihren Ehemann. Das erfüllte sie mit Zorn.

Olivia liebte die Vorstellung, Menschen Gewalt anzutun, die ihr Gewalt angetan hatten. Rache war das einzige Gefühl, das keinen bitteren Beigeschmack hatte. Liebe kam mit Verlustangst, und das Gleiche galt für Glück. Erfolg und Versagen waren nur einen Atemzug voneinander entfernt, und Sicherheit gab es nicht.

Als Kind hatte Olivia mit Fäusten auf die eingeschlagen, die sie verletzt hatten. Doch hatten sie zurückgeschlagen, und das war nicht so angenehm gewesen. So begann Olivia, mit Worten zu verletzen.

Der Musiklehrer, der ihr geraten hatte, mit dem Singen aufzuhören und lieber ein Instrument zu spielen, fand so schnell keine Anstellung mehr, denn Olivia hatte der Schuldirektorin geschworen, dass der Mann mehrmals versucht hatte, sie zu verführen. Mit zunehmendem Alter wurde Olivia mutiger. Im Dunkel der Nacht war sie schon mal schnell dabei, Autoreifen zu zerschneiden oder Fensterscheiben einzuschlagen. Sie lockte auch gern den einen oder anderen Hund ins Auto, fuhr mit ihm von Emmerich nach Bonn und ließ ihn da zurück.

So richtig erfüllend war das aber alles nicht. Es war nie genug, um ihr den Schmerz ganz zu nehmen, es dämpfte ihn immer nur vorübergehend. Und Olivia hatte viele Schmerzen. Ihre Seele litt unbändig, und als Sophie starb, drohte ihre Seele gar, daran zu zerbrechen.

»Mit Lea Reich freundest du dich nicht an, Mama! Der kannst du noch so viele Geschenke machen, da kannst du noch so sehr versuchen, sie zu beeindrucken, die mag dich nicht. Die mag uns alle nicht. Und ihr Noah, der mag uns noch weniger.«

Für Olivia war die Sache ganz einfach. Eine Pistole hatte sie sich beschafft – das war ja ein Kinderspiel in den USA –, jetzt hätte man nur noch planen müssen, wer, wo und wann … Aber nein, ihre Mutter wollte ja mit Noah reden.

Das klappte nicht, und Helena konnte mal wieder den dummen Mund nicht halten. Sie verplapperte sich mir gegenüber zweimal, und damit das nur ja kein drittes Mal passierte, ergriff Olivia drakonische Maßnahmen.

Helena wurde nach Florida geschickt. Da hatte sie sich schon einmal einer Abmagerungskur unterzogen, und das half hoffentlich auch ein zweites Mal.

»Wir tun aber so, als würde ich wegfahren, Mama. Denn vor mir haben die Angst, das spüre ich.«

Olivia liebte Spiele, die Verwirrung stifteten. Wenn es nach ihr gegangen wäre, hätten sie beispielsweise ständig andere Mietwagen benutzt. Aber Mary und Helena fuhren lieber mit dem Ford, den sie gebraucht gekauft hatten.

Mutter und Schwester konnten sich auch so überhaupt nicht merken, wem sie wann was vorlogen. Man behauptete nicht, auf Tahiti gewesen zu sein, und warf die Postkarten in Pasadena in den Briefkasten! Dabei hatte Olivia ihnen ganz genau erklärt, wie man so etwas auf dem Computer machte, genau so nämlich, wie sie auch die Van-Houten-Visitenkarten hergestellt hatte.

Eines ließ sie sich nicht versalzen. Nachdem sie angeblich nach Deutschland zurückgekehrt war, verkleidete Olivia sich als Helena und bot der Nachbarschaft ein Schauspiel im bodenlangen Abendgewand.

Ein paarmal hintereinander verließen sie und Mary das Haus, kamen wieder zurück, machten sich neuerlich auf den Weg, und dabei taten sie so, als geschehe das alles heimlich, als dürfe es niemand sehen. Nur so war sichergestellt, dass sich jeder daran erinnern würde. Ja, man hatte Helena in jener Nacht gesehen, nicht Olivia.

Die mietete sich nach ihrer angeblichen Abreise in einem kleinen Hotel in Ventura ein. Dort hielt sie auf insgesamt einhundertdreiundvierzig eng linierten Ringbuchseiten im Einzelnen fest, was ihr gerade durch den kranken Kopf ging, und vor allem wann und wo sie mich erschießen würde. Noah sollte dabei zusehen, so hatte sie sich das ausgedacht, und erst wenn ich tot war, schlug seine Stunde.

Die Kniescheiben wollte sie ihm zuerst zerschießen, dann die Hände … Am Nachmittag des 20. September 2004 war sie gerade intensiv damit beschäftigt, sich das bevorstehende Blutbad auszumalen, als Mary zur gewohnten Zeit zum Friedhof fuhr. Dabei bemerkte sie gleich, dass ein Wagen ihr folgte und dann nur wenige Meter hinter ihrem eigenen auf dem Friedhof parkte.

Mary stieg aus und lief ein paar Schritte. Doch stieg der Fahrer des anderen Wagens nicht aus, und das beunruhigte sie. Um sich nicht unnötig in Gefahr zu begeben, ging sie zu ihrem Auto zurück und tat so, als habe sie etwas vergessen. Dabei drehte sie den Rückspiegel so, dass sie einen Teil des anderen Wagens darin sehen konnte.

Eine Sexbombe saß da am Steuer. Sie trug eine riesige Sonnenbrille, und sie hatte dermaßen langes, blondes Haar … Mary zwang sich, die Ruhe zu bewahren. Vielleicht war ja alles nur Zufall. So ging sie schließlich wie gewohnt zu Sophies Grab und kehrte dann zu ihrem Wagen zurück.

Die Sexbombe duckte sich, als sie Mary kommen sah, und das fand Mary sehr auffällig. Sie fuhr aus der Parklücke heraus, den Fahrweg hinunter und machte an der ersten Abzweigung kehrt. Mary wollte ihren Augen nicht trauen. Die Sexbombe ging zu Sophies Grab, schrieb sich etwas auf. Als sie zu ihrem Auto zurücklief, fuhr Mary ihr entgegen, und für ein paar Sekunden sahen die beiden Frauen einander ins Gesicht. Mary erkannte die Frau zwar nicht, doch war ihr, als habe sie das Gesicht schon mal gesehen.

Sie fuhr der Fremden nach. Die Frau versuchte, Mary abzuhängen. Wer das versuchte, hatte etwas zu verbergen. Mary übertrat so ziemlich alle Verkehrsregeln, um der Fremden zu folgen, doch half ihr das alles nicht. Am Ende kurvte sie verloren auf dem Parkplatz einer Tankstelle herum und fuhr schließlich weiter nach Ventura, um die mysteriöse Angelegenheit mit Olivia zu besprechen.

»Eine blonde, üppige, groß gewachsene Frau?«, wiederholte die. »Was für ein Auto fuhr sie denn?«

Das konnte Mary leicht beantworten. Es war ein weißer Cadillac gewesen.

»So einer, wie er schon mal bei Lea vor der Tür steht. Der Wagen von Leas Freundin?«

Mary erschrak, und Olivia geriet außer sich. Sie hatten viel zu lange mit allem gewartet, und jetzt waren wir ihnen zuvorgekommen.

»Die wissen Bescheid, Mama. Helenas blödes Gerede, dein Getue. Die Lea wird dem Noah alles erzählen, und dann … Du bleibst jetzt hier und überlässt die Angelegenheit mir.«

Also blieb Mama im Hotelzimmer in Ventura, und Olivia fuhr nach Malibu. Sie parkte den Wagen weitab und betrat ihr Haus durch die Hintertür. Dann wartete sie im Dunkel ihres Wohnzimmers, bis bei uns das Licht abgeschaltet wurde, gab noch eine halbe Stunde zu, lud ihre Pistole.

Unsere Terrassentür war einen Spaltbreit geöffnet. Samantha miaute, und Olivia zielte auf die Betten. Doch waren die leer. Die Katze war das einzige Lebewesen im Raum, und so beschloss Olivia, zumindest das Tier … Sie betätigte den Abzug, doch nichts geschah. Gleich tat sie es noch einmal, doch passierte wieder nichts.

Sie hatte versäumt, die Waffe zu entriegeln. Irgend so ein Teil war da doch, das man drehen oder drücken musste, nur fand sie dieses Teil in der Dunkelheit nicht.

Olivia ärgerte sich maßlos. Dann schlich sie wieder ins Freie und zurück in ihr Haus. Sie wollte auf uns zu warten, und sich die Zeit damit vertreiben, das Entriegeln der Waffe zu üben.

Plötzlich hörte sie ein eigenartiges Geräusch. Es kam von der Straße. Olivia eilte in die Küche. Zwei junge Männer fuhren auf elektrischen Rollern den North Oceangate hinunter. Sie amüsierten sich prächtig dabei, so prächtig, dass sie die van Houten'sche Mülltonne umfuhren. Das machte grauenvollen Lärm.

Im nächsten Moment sah Olivia zunächst Noah und dann auch mich am Küchenfenster stehen. Ihr wurde ganz elend zumute. Da wir zu Hause waren, stand zu befürchten, dass sie uns nur nicht gesehen hatte – dass wir sie aber gesehen hatten.

Mit der Pistole in der Hand verbrachte sie die Nacht am Küchenfenster, sah Noah und mich in den frühen Morgenstunden wegfahren. Das konnte sie sich nun überhaupt nicht mehr erklären. Sie rief ihre Mutter an und holte sie am frühen Nachmittag zurück nach Malibu.

»Sobald die zurückkommen, Mama, gehst du rüber und bittest sie auf einen Kaffee zu uns. Weil du ihnen was beichten müsstest. Das sagst du! Den Rest mache ich.«

Kurze Zeit später rief ich an, um Mary für den Abend zu uns einzuladen. Olivia geriet in Panik.

»Jetzt werden die dafür sorgen, dass wir alle eingesperrt weden«, behauptete sie. »Das haben sie mit Sophie ja auch so gemacht.«

Mary schüttelte verständnislos den Kopf. »Du wolltest doch, dass ich mich mit ihnen treffe. Ob das nun hier bei uns oder drüben bei ihnen –«

»Du kapierst es nicht, Mama! Die haben es auf uns abgesehen.«

Mary konnte endgültig nicht mehr folgen. Sie musste sich erst einmal eine halbe Stunde hinlegen und fest schlafen.

Derweil ging Olivia in die Garage. Sie öffnete das Tor, ließ den Motor an und wartete. Sie brauchte nur auf Noahs Toyota zu warten, und dann durfte sie nicht zögern. Sie durfte nicht eine Sekunde zögern. Sie musste Gas geben und einfach darauf zufahren, denn es lag in der Natur des Menschen, einem Hindernis auszuweichen, und so würde Noahs Wagen aus der Spur geraten und sich überschlagen.

Die Rechnung ging nicht auf. Denn mein Mann wich nicht aus. Er hätte nämlich nur nach rechts ausweichen können, und da spielten die Kinder der Fratts.

So war es Olivia, die das Steuer verriß. Trotzdem erwischte sie unser Auto noch am linken vorderen Kotflügel. Zu diesem Zeitpunkt hatte Olivias Ford zweiundachtzig Stundenkilometer auf dem Tacho. Laut Aussage von Amber Fratt überschlug sich der Wagen zweimal, bevor er auf dem Dach weiterschlitterte und schließlich gegen den Starkstromkasten am Anfang der Straße prallte.

Olivia Merk war nicht angeschnallt gewesen. Sie erlitt lebensgefährliche Schädelverletzungen und wurde noch am gleichen Abend in eine Spezialklinik geflogen. Dort war sie inzwischen mehrmals operiert worden, doch sah es nach wie vor nicht gut aus.

Mary lag auch im Krankenhaus. Akute Belastungsstörung lautete die Diagnose. Früher hatte man so etwas Nervenzusammenbruch genannt.

KAPITEL 50

Am Spätnachmittag des 23. September 2004, knapp achtundvierzig Stunden nach der Operation, überreichte mir Dr. Leysiefer die Entlassungspapiere.

»Wenn es nicht gehen sollte, kommen Sie bitte einfach wieder!«, mahnte er mich. »Dann behandele ich Sie in der Notaufnahme, dagegen können die gar nichts machen.«

Ich seufzte. Die Versicherungsgesellschaften ließen sich ständig etwas Neues einfallen. Minimale Nachversorgung, wie ich sie hier erlebte, war noch das wenigste. Viele Policen waren mit so genannten Grenzwerten gespickt.

Wer an A erkrankte, war für die Behandlung von A nur bis zu diesem Grenzwert gedeckt. Alles, was darüber hinausging, musste aus eigener Tasche bezahlt werden. Für Krankheiten B bis Z galten die gleichen Regeln, nur gab es auch einen Grenzwert für die Gesamtkosten der Behandlungen A bis Z. War der bereits bei C erreicht, hatte man Pech gehabt, und die Krankenversicherung existierte nur noch auf dem Papier.

Dies war eine Folge von steigenden Kosten im Gesundheitswesen, und dafür, dass die Kosten stiegen, machte einer den anderen verantwortlich. Im Zweifelsfall waren die illegalen Einwanderer schuld an Kaliforniens Dilemma. Die hatten keine Krankenversicherung, wurden aber trotzdem in den Notaufnahmen behandelt – kostenlos. Das brachte den Staat an den Rand des Ruins, und dagegen musste etwas unternommen, die Grenze geschlossen oder wenigstens dort scharf geschossen werden – so sprachen unsere Senioren. Denn die erinnerten sich, dass früher alles besser gewesen war.

Heute brauchten sie Blutdrucksenker zum Frühstück, und obwohl sie mindestens ein neues Hüftgelenk hatten, konnten sie ohne Schmerzmittel die Arthritis nicht ertragen. Die täglichen Gaben von Entwässerungsmitteln entlasteten ihre Herzen, der Cholesterinspiegel wurde mit Pillen reguliert, und damit all diese Medikamente im Endeffekt nicht mehr schadeten als nutzten, wurde regelmäßig das Blut untersucht. Auf einen alten Körper musste man überhaupt viel besser aufpassen als auf einen jungen. Wenn man achtgab, konnte man neunzig, hundert Jahre leben; die moderne Medizin machte es möglich.

»Dem sollten sie mal einen Riegel vorschieben!«, schimpfte mein Mann, während er über die Autobahn Richtung Malibu fuhr. »Gib jedem über achtzig nur noch Aspirin oder Morphium. Aber nein, da kriegt Oma noch mit fünfundachtzig Chemotherapie und Opa mit neunzig einen neuen Schrittmacher. Warum hasse ich die Alten alle so?«

Die Frage konnte sich mein Noah selbst beantworten, dazu brauchte er mich nicht.

Wir erreichten die Zufahrtsstraße zu unserer Anlage. Automatisch schloss ich die Augen, denn ich wollte mich nicht an den Unfall erinnern.

Noah hielt an. »Genau umgekehrt, Lea! Mach die Augen ganz weit auf! Sonst fahre ich nicht weiter.«

Ich atmete schwer und stöhnte. Ich hasste es, wenn Noah recht hatte.

Was ich in den nächsten Minuten erlebte, verwirrte mich mehr, als dass es mich erschreckte. Wir bogen in den North Oceangate ein, und ich wollte meinen Augen nicht trauen. Wie einst das Haus der Kellys war jetzt Marys Haus mit gelben Plastikbändern umzäunt, auf denen *Crime Scene* geschrieben stand. Die Haustür stand weit offen, und vor der Garage parkte ein großer Kombi des LAPD.

»Tim hat sogar Beamte für unseren persönlichen Schutz abgestellt, Lea. Siehst du?«

Tatsächlich parkte vor unserem Haus ein braunes Auto, in dem zwei Männer saßen. Sie winkten Noah zu, und er winkte zurück, bevor er vor unserer Garage parkte.

»Du brauchst also überhaupt keine Angst zu haben. Lea?«

Angst hatte ich nicht, zumindest nicht wirklich. Es war eher eine tiefe Traurigkeit, die mich bedrückte, gemischt mit der Sorge, es könne noch etwas nachkommen, dem ich wieder nicht gewachsen war. Im Augenblick war ich ja nicht einmal fähig, die simpelsten Dinge zu bewältigen.

Vornübergebeugt, weil der Bauchschnitt spannte, schleppte ich mich ins Haus.

Kate hatte sich wieder mal als gute Fee verdingt. Nirgendwo lag auch nur ein einziges Staubkorn, der Kühlschrank war prallvoll und der Esstisch gedeckt.

Samantha war ganz außer sich vor Erregung. Sie versuchte, an meinem Bein emporzuklettern, und gab dabei derart flehende Laute von sich, dass es selbst dem sonst eher hartgesottenen Noah das Herz erweichte.

Er hob Samantha hoch und legte sie in meine Arme. Sogleich begann sie, mein Gesicht abzuschlecken.

»Unfassbar!«, meinte er. »Ist das in Wahrheit gar kein Tier?«

Er schien es endlich erkannt zu haben.

Wir aßen eine Kleinigkeit zu Abend, und ich ging früh ins Bett. Es rumpelte und pumpelte in meinem Bauch, wie in dem Märchen meiner Kindheit, doch hatte Noah gegen alles die richtigen Medikamente. Das eine musste ich schlucken, das andere lutschen, eine Spritze bekam ich auch.

Ich träumte von meinen Eltern. Sie saßen in ihrem Wohnzimmer, und es war Sonntagmorgen, denn auf dem Tisch stand eine Platte mit Streuselquarkschnitten, und die hatte es bei uns immer nur sonntags gegeben. Meine Mutter erzählte mir etwas. Ich verstand nicht, was sie sagte, doch ich antwortete, als hätte ich jedes Wort verstanden, und wir lachten beide fröhlich auf. Mein Vater teilte unsere Heiterkeit und strahlte über das ganze Gesicht, und ich blickte in seine Augen. Es lag so viel Liebe darin, so unendlich viel Liebe.

Ich erschrak und blickte auf meine Armbanduhr. Es war schon spät, ich musste los. Hastig streifte ich mir einen Mantel über. Es war der schlammgrüne Trenchcoat, den ich als junges Mädchen wirklich mal besessen hatte.

Ich lief aus dem Haus durch Straßen, die mir fremd waren, doch schien ich genau zu wissen, wo ich hinmusste. Durch einen dunklen Hauseingang betrat ich Noahs Praxis.

Er stand im Wartezimmer und blätterte durch Papiere.

»Ich komme gleich«, sagte er zu mir und blickte kurz auf.

Ein helles Hemd trug er und eine braune Hose, die viel zu kurz war. Seine Füße steckten in eigenartigen weißen Gazestrümpfen.

»Ich komme gleich«, wiederholte Noah, und dann spürte ich plötzlich eine warme Hand auf meiner Schulter.

»Lea? – Lea???«

Ich öffnete die Augen. Ich lag in meinem Bett in unserem Haus in Malibu, und Noah saß neben mir. Seine Nachttischlampe war eingeschaltet.

»Du musst eben deine Schmerzmittel nehmen«, sagte mein Mann und reichte mir ein Glas mit Wasser.

Ich schluckte meine Tabletten, drehte den Kopf zur Seite und schlief sofort wieder ein.

Um kurz vor halb sieben weckte mein Mann mich erneut auf. Fieber hatte ich keines, mein Puls und meine Atmung waren prächtig, also brauchte ich nur noch mal wieder Schmerztabletten.

Noah half mir beim Waschen, zog frische Bettwäsche auf, gab mir ein neues Nachthemd. Ich nahm das alles nicht nur dankbar an, ich nahm es darüber hinaus auch aufmerksam zur Kenntnis. Bisher hatte ich nicht gewusst, dass mein Mann zu solch profanen Handlungen wie der, ein Spannbetttuch aufzuziehen, überhaupt fähig war.

»Und jetzt leg dich wieder hin, Lea! Bis du ganz ausgeschlafen bist. Okay?«

Es läutete an der Haustür, und ich wollte noch fragen … aber dazu war ich viel zu erschöpft.

Auf meinem Wecker war es kurz nach zehn, als ich aufwachte, weil ich Hunger hatte. Langsam setzte ich mich auf, streichelte Samantha, die zusammengerollt neben mir lag.

Aus dem Wohnzimmer klangen Stimmen. Der Fernsehapparat war eingeschaltet, und davor auf dem Sofa lag Kate und hatte sich gerade die Fußnägel frisch lackiert.

»Hi, Fremde!«, begrüßte sie mich und sprang auf. »Dann lass mich mal sofort die Kaffeemaschine anschmeißen!«

Ich folgte Kate in die Küche und blickte aus dem Fenster. Das Auto mit den Beamten in Zivil war nicht mehr da, zum Ausgleich standen jetzt gleich zwei Kombis des LAPD vor Marys Garage.

»Die sind da drüben ja immer noch zugange«, wunderte ich mich. »Hast du mal irgendwen gesehen?«

»Die Dicke«, antwortete Kate nach einigem Zögern. »Das heißt, so dick ist sie nicht mehr.«

Helena hatte beim Frühstück gesessen, als die Polizei kam. Die Beamten der örtlichen Dienststelle in Fort Lauderdale brachten sie zum Flughafen, und in Los Angeles wurde sie von Beamten des LAPD in Empfang genommen. Ein netter Mensch vom deutschen Generalkonsulat riet ihr, irgendjemanden anzurufen, der ihr in ihrer Lage beistehen konnte.

»Haben Sie denn gar keine Freunde hier? Niemanden, den Sie kennen?«

Steven Henderson war der Einzige, der Helena einfiel.

»Und der war gestern mit ihr hier«, seufzte Kate. »Haben ein paar Sachen geholt. «

KAPITEL 51

Noah und ich verbrachten ein geruhsames Wochenende. Am Dienstagnachmittag, genau eine Woche nach dem Unfall und der Operation, sah ich Dr. Leysiefer wieder.

»Nehmen Sie noch Schmerzmittel?«, fragte er.

»Paracetamol und Ibuprofen«, antwortete ich. »Je zwei, morgens und mittags.«

»Das ist wenig. Schlafen können Sie?«

»Wie ein Stein.«

»Und wie ist es mit der Verdauung?«

Auch dieses leidige Thema handelten wir ab.

»Ich schicke die Befunde gleich an Ihren Gynäkologen … den David Weinhaupt«, las er von meinem Krankenblatt. »Und wenn Sie ihn nächste Woche mal anrufen und einen Nachsorgetermin machen, reicht das.«

Noch lag der Bericht der Pathologie nicht vor, aber das wunderte Leysiefer auch nicht.

»Zwei Wochen sind bei uns hier leider die Regel.«

Kate hatte mich zum Krankenhaus gefahren, und auf dem Rückweg machten wir Halt in Westlake Village. Ich wollte meine Freundin zum Essen einladen, doch bestellte sie nur Kaffee. In drei Tagen flog sie mit ihrem Scott nach Rio, und bis dahin musste sie in den neuen Badeanzug passen, den sie sich extra eine Nummer zu klein gekauft hatte.

»Um mich zu motivieren!«

»Aha. Und ihr bleibt wirklich nur über das Wochenende?«

»Montag sind wir wieder da.«

Schon bei der Idee wurde mir ganz elend. Der Stress des Packens, die Menschenschlangen vor Sicherheits- und Passkontrolle, der lange Flug …

»Ihr beide müsstet auch endlich mal raus!«, riss Kate mich aus meinen düsteren Visionen. »Sobald du wieder auf dem Posten bist, solltet ihr da mal was planen.«

»Wir haben schon mehr als genug Pläne«, seufzte ich.

»Für euch dachte ich an ein paar Tage Hawaii. Das ist vor der Haustür, und du warst da noch nie, und –«

»Da kann ich Samantha nicht mitnehmen, die haben Quarantäne.«

»Na, dann lässt du die mal für ein paar Tage zu Hause, Lea. Ihr braucht einfach mal –«

»Wir werden das Haus verkaufen, Kate.«

»Ernsthaft?«, vergewisserte sie sich.

Ich nickte. Noah und ich hatten am Wochenende alle Einzelheiten besprochen und schon konkrete Pläne gemacht.

»Die Maklerin schickt uns ab Samstag Leute vorbei, und wer will, kann frühestens zum 15. Oktober einziehen.«

»Das sind ja nur noch zwei Wochen, Lea.«

»Zweieinhalb. Vorher geben wir aber noch ein richtig schönes Fest. Am 8.«

Kate griff über den Tisch nach meiner Hand. »Ist es sehr schlimm für euch?«

Diese Frage klang so einfach, hatte es aber in sich. Natürlich war es nicht angenehm, dieses schöne Haus zu verkaufen. Noah liebte es, und ich liebte ihn. Schlimm war indes die Erkenntnis, die mit dem Hausverkauf kam.

»Vor ein paar Jahren, Kate, da waren wir noch jung. Da hatten wir keine gescheiten Möbel, nur zusammengewürfelte Bettwäsche, und es war egal, wo wir unter welchen Umständen zur Miete wohnten, denn wir hatten ja gerade erst angefangen mit dem Leben.«

»Ich weiß genau, was du meinst, Lea. Wir sind nicht mehr jung.«

Kate hatte den Nagel auf den Kopf getroffen. Die Jahre des stetigen, erbarmungslosen Aufstiegs waren nicht nur schon zu Ende, für Noah und mich hatte auch bereits die Zeit des Abstiegs begonnen. Wir wurden alt. Was wir bis jetzt nicht erreicht hatten, erreichten wir nicht mehr, und was wir bisher erreicht hatten, konnten wir zum Teil nicht weiter erhalten.

Kate tätschelte meine Hand.

»Ich habe immer noch keine gescheiten Möbel«, meinte sie. »Aber immer noch zusammengewürfelte Bettwäsche.«

»Tröste dich! Wir wohnen bald wieder in Hollywood zur Miete.«

»Ihr könntet tot sein. Damit verglichen ist selbst Noahs Krebs niedel-nudel nichtig.«

Ich stützte meine Ellenbogen auf die Tischplatte und starrte vor mich hin. Es stimmte schon, was Kate sagte. Ich hatte allen Grund zur Dankbarkeit. Doch wollte sie sich einfach nicht einstellen, ich verspürte nicht einmal Erleichterung. Ganz so, als käme da noch irgendetwas nach.

KAPITEL 52

Das rassige Fräulein Moralez konnte nicht fassen, dass wir das Haus schon wieder verkaufen wollten.

»Ist es wegen der vielen Kinder?«

Bevor ich antworten konnte, führte sie aus, wie nervtötend es sei, wenn viele Kinder viel Lärm machten.

»Vor allem, wenn die eigenen nicht mitschreien.«

Ich war verblüfft. Ich war immer verblüfft, wenn Menschen mich an meine Kinderlosigkeit erinnerten, als hätten sie Sorge, es könne mir selbst noch nicht aufgefallen sein.

»Haben Sie Kinder?«, fragte ich milde lächelnd.

»Drei.«

Fräulein – und drei Kinder! Das verblüffte mich wiederum gar nicht. Ich hatte es fast sogar geahnt.

»Kann ich Ihnen einen Kaffee anbieten?«, wechselte ich das Thema.

»Gern.« Maria Moralez folgte mir in die Küche.

»Also, die Kinder haben uns nie gestört«, beruhigte ich sie, schenkte ihr eine Tasse Kaffee ein und reichte sie ihr, doch schaute sie gerade aus dem Küchenfenster.

Im nächsten Moment stieß sie einen Seufzer aus. »Dann ist es wegen dem da drüben, habe ich recht?«

Trotz intensiver Bemühungen hatten sie immer noch keinen Käufer für das Haus der Kellys gefunden. Das Gesetz verlangte, potenzielle Kunden darüber zu informieren, ob in einer Immobilie ein Mord verübt worden war.

»Da können Sie sich den Rest ja denken, Lea. Wir sind mit dem Preis schon dreißig Prozent runtergegangen, aber das reicht scheinbar immer noch nicht.«

»Und wie ist es mit dem Kopfhaus?«, fragte ich.

»Damit haben wir die Probleme nicht. Da ist ja nichts im Haus selbst passiert. Trotzdem versuchen wir natürlich, den Weiterverkauf unter Dach und Fach zu bringen, bevor die Staatsanwaltschaft Anklage erhebt. Wir haben auch schon Interessenten.«

Interessenten für die Häuser am North Oceangate schien es überhaupt viele zu geben. Bis zum Mittag hatte Noah an jenem 2. Oktober schon sechsmal erklärt, wie unsere Hot Spa funktionierte, und der eigentliche Ansturm wurde erst am Nachmittag erwartet.

Ich fragte mich, wie mein Noah das bewältigte. Sein steigender PSA-Wert war zwar kein Laborfehler gewesen, doch hatte Norman Seidler ihm versichert, es komme häufiger schon mal vor, dass der Wert erst anstiege, bevor er fiele. Wie es schien, hatte Noah diese Aussage beflügelt. In jedem Fall war er seit meiner Operation sehr viel kräftiger und widerstandsfähiger als in den Monaten zuvor. Mir war, als habe er Kräfte mobilisiert, von denen er gar nicht gewusst hatte, dass er sie besaß.

Am Abend war ich so erschöpft, dass ich ungewaschen ins Bett ging. Ich mochte mir nicht mal mehr die Zähne putzen.

Noah saß neben mir auf der Matratze und aß Kartoffelchips.

»Drei haben konkrete Angebote gemacht«, erzählte er mir mit vollem Mund. »Selbst wenn nur das niedrigste durchgeht, hätten wir in der kurzen Zeit zehntausend Profit gemacht.«

»Zehntausend Dollar?«, vergewisserte ich mich.

Statt mir zu antworten, begann mein Mann, von der Reise seiner Träume zu schwärmen, vom peruanischen Hochland, vom Amazonas und von irgendeiner Geisterstadt. Vor meinem geistigen Auge taten sich staubige Landstraßen auf, Zeltlager und Kakerlaken, und deshalb empfand ich es als Geschenk des Himmels, dass plötzlich Noahs Pager schrillte.

»Bin gleich zurück«, sagte er und gab mir einen Kuss auf die Stirn.

Dann zog er sich ins Arbeitszimmer zurück, und ich kuschelte mich in die Kissen. Mit zehntausend Dollar konnten wir schon mal eine unserer Kreditkarten abzahlen …

Ich war zu müde, um darüber nachzudenken. Ich war so müde, dass ich überhaupt kaum noch denken konnte, und deshalb bekam ich auch nur noch im Halbschlaf mit, dass Noah zurückkam und sich zu mir aufs Bett legte. Wieder erzählte er mir etwas vom Verreisen.

Am Sonntagnachmittag flogen Noah und Tim O'Neill mit einem dritten Mann in den äußersten Nordwesten von Kalifornien. Dort lag in Crescent City das Pelican Bay State Prison. Der klangvolle Name war irreführend, und von unberührter Natur war weit und breit keine Spur. Der SHU4, der Sicherheitstrakt dieses Staatsgefängnisses, war vielmehr die Alternative zur Todesspritze in San Quentin.

SHU stand für Special Housing Unit, die Zahl dahinter klassifizierte den Schweregrad des begangenen Verbrechens. Grad 4 war immer Mord. Im SHU4 des Pelican Bay State Prison verbüßten die gewalttätigsten der Gewalttätigen ihre lebenslangen Freiheitsstrafen ohne Bewährung. Persönlichen Kontakt hatten sie nicht, weder untereinander noch mit dem Wachpersonal. Die Zellen, fensterlose Wunderwerke aus Beton und Stahl, wurden mit Kameras und Mikrofonen überwacht, und die Mahlzeiten wurden in eine Art Briefkasten gestellt, der sich in der Zellentür befand und von innen erst zu öffnen war, nachdem man ihn von außen verschlossen hatte. Das Wachpersonal brauchte trotz allem noch besondere Schutzkleidung, denn bei aller Vorsicht kam es immer wieder vor, dass sie von SHU4-Insassen angespuckt, mit Fäkalien beworfen oder gebissen wurden.

Eine Besuchsgenehmigung für den SHU4 zu bekommen war nicht einfach gewesen. Tim hatte sämtliche Beziehungen spielen lassen. Am Ende hatte man ihm nur einen einzigen Termin angeboten, und selbst den durften sie nur unter der Bedingung wahrnehmen, dass Ryans Anwalt bei dem Gespräch mit seinem Klienten zugegen war.

Ryan Leppert war einundvierzig Jahre alt. Er hatte acht Frauen getötet, doch hatte er die Taten gestanden und war deshalb der Todesstrafe entgangen. Ryan schrieb gern. Er hatte auch Tim O'Neill mehrmals geschrieben. Denn Ryan wusste, wer der Friseur war. Ja, Mitte September hatte er Tim gar darüber informiert, wann der Friseur das nächste Mal zuschlagen würde.

Während Noah im nördlichsten Zipfel von Kalifornien war, befasste ich mich damit, die ersten Umzugskartons aus unserer Garage zu holen. Ich trug sie ins Wohnzimmer, stellte den ersten auf, und Samantha sprang sofort hinein.

Das wäre mir persönlich auch das Liebste gewesen. Am besten, ich ließ mich mit meinem Tier verpacken, und wir beide schliefen die nächsten Tage durch. Und da hatte ich den Umzug von Hollywood nach Malibu als anstrengend empfunden! Das war damals ein Pappenstiel gewesen, denn da hatte ich mich nebenbei ja nur um einen kranken Mann kümmern müssen. Jetzt war ich selbst krank oder fühlte mich zumindest so, und ich bekam in vier Tagen dreißig Leute zu Besuch. Deshalb konnte ich eigentlich noch gar nicht anfangen zu packen. Oder doch?

Nach zähem Ringen entschied ich mich dagegen, hob Samantha aus dem Karton, klappte das Pappbiest wieder zusammen und brachte es mit den anderen zurück in die Garage. Einkaufslisten musste ich machen, das war im Moment viel wichtiger.

Noah rief an. Er hatte sich am Vorabend gleich gemeldet, nachdem sie in Crescent City gelandet waren. Jetzt waren sie mit ihrem Mietwagen nur noch wenige hundert Meter entfernt vom Haupttor des Pelican Bay State Prison.

»Ich kann mir nicht denken, dass man da drinnen Empfang hat, Lea. Ich bin jetzt also erst mal nicht zu erreichen, aber du hast ja die Nummer von der Verwaltung hier.«

Mein Mann machte sich schreckliche Sorgen um mich, das hörte ich deutlich an seiner Stimme.

»Brauchst du nicht«, beruhigte ich ihn. »Es geht mir gut.«

»Wenn alles glattgeht, bin ich heute Abend ja auch wieder zu Hause«, entgegnete er.

Nach diesem Telefongespräch legte ich mich erst mal ein bisschen hin. Es ging mir wirklich gut. Die Wunde heilte prächtig, ich hatte kaum noch Schmerzen, ich war halt nur ständig müde. Aber das war ja angeblich immer so nach größeren Operationen.

Nur zwanzig Minuten später weckte mich das Telefon aus meinen schönsten Träumen.

»Le-krr-a-krr?«

»Hallo?«

»Kate krr hier krr. Kannst du krr mich krr ver-krr-steh-krr?«

Es fiel mir äußerst schwer, Kate zu verstehen, was sie allerdings nicht daran hinderte weiterzusprechen. Sie waren noch in der Luft, irgendwo über dem südamerikanischen Kontinent, und sie hatten ein wunderbares Wochenende verlebt und jede Menge Champagner getrunken.

»Wann landet ihr?«, schrie ich in den Apparat.

»Um krr Uhr.«

Ich bedankte mich für die Information. Dann legte ich auf, doch läutete das Telefon gleich wieder.

»Hallo?«

»Krrrrrrrrrrrr«, krachte es mir in die Ohren.

»Du hast nicht richtig aufgelegt, Kate!«

Ich legte den Hörer neuerlich auf, doch schien das nicht zu nützen. Mein Telefon klingelte sofort wieder.

»Du musst auflegen, Kate. Hörst du mich?«

Die Dame am anderen Ende der Leitung war ziemlich überrascht, so begrüßt zu werden.

»Ich möchte gern mit Doktor Lehman sprechen«, sagte sie.

Ich lachte und bat um Entschuldigung für mein Benehmen.

»Noah ist beruflich unterwegs«, sagte ich dann. »Kann ich ihm etwas ausrichten?«

Die Dame am anderen Ende der Leitung war die persönliche Assistentin eines Professor Cowell. Sie hatte bereits versucht, Noah in seiner Praxis zu erreichen, doch war dort wohl gerade Mittagspause, denn es hatte niemand abgenommen.

»Professor Cowell hat die Bilder gleich an Doktor Seidler geschickt«, erklärte sie mir. »Doktor Lehman wollte die wohl hier abholen, aber weil es dabei Verzögerungen gab und der Fall ja eilig ist, haben wir sie gleich an Doktor Seidler geschickt. Wenn Sie ihm das bitte sagen!«

Ich brachte nur ein »Danke!«, heraus. Dann legte ich auf.

Den Namen Cowell hatte ich noch nie gehört. Noah hatte mir auch nichts von irgendwelchen Bildern erzählt …

Ich nahm mir das Telefonbuch vor. Darin fand ich zwei Cowells. Einer war Gastroenterologe. »Siehe Universitätsklinik« stand statt einer Adresse neben der Telefonnummer. Ich überprüfte das und stellte fest, dass George Cowell Chef der dortigen Gastroenterologie war.

Ich brach in Tränen aus. Ich hatte es geahnt. Da kam noch etwas nach. Ich spürte das ganz deutlich.

Noah war todmüde, als er am späten Abend nach Hause kam, todmüde, aber überglücklich, es geschafft zu haben.

»Da war ein Anruf für dich«, sagte ich und reichte ihm die Notiz, die ich am Nachmittag abgefasst hatte. »Ist das George Cowell, der Gastroenterologe von der Uni-Klinik?«

Noah errötete. Wir setzten uns aufs Wohnzimmersofa. Noah hatte mit seiner Strahlenbehandlung aufgehört, nachdem er erfahren hatte, dass sein PSA-Wert angestiegen war.

»Und warum hast du mir das verschwiegen?«

»Du warst gerade operiert worden, Lea!«

Ein Knochen-Scan hatte das Schlimmste ausgeschlossen.

»Im Knochenmark ist nichts, Lea, das war mir das Wichtigste. Du weißt ja: Sollte mir dieser verdammte Krebs jemals in die Knochen streuen …«

Ich griff nach Noahs Händen und umschlang sie mit meinen. Ich erinnerte mich noch sehr gut an unser diesbezügliches Gespräch in der Krankenhaus-Cafeteria, und ich konnte auch verstehen, dass er diesen Ausweg brauchte. Nur weil er wusste, dass es einen Ausweg gab, konnte er den Weg gehen, der da vor ihm lag.

»Im Dickdarm sitzt es«, flüsterte er und legte seinen Kopf gegen meinen. »Das haben sie auf einem MRI gesehen, und der Cowell hat es dann bestätigt.«

»Und jetzt?«

Cowell hatte zur Operation geraten. Doch sprach auch einiges für eine weitere Radiotherapie, vielleicht sogar in Verbindung mit einer leichten Hormonbehandlung. »Das will ich mit Norman besprechen.«

»Und warum hast du mir nichts gesagt?«

»Ich hätte es dir gesagt, Lea. Ich wollte die Bilder heute bei Cowell abholen und mich nach der Arbeit mit Norman treffen. Danach hätte ich es dir gesagt.«

Ich sah ihm tief in die Augen. Er sagte die Wahrheit, das spürte ich, wie ich spürte, dass er mich vor allen grausamen Wahrheiten beschützen wollte.

»Das brauchst du aber nicht«, beschwor ich ihn. »Du brauchst solche Dinge nicht allein zu tragen.«

Mein Mann sah mich an, als sei er nur bedingt meiner Ansicht. Es hatte bestimmt mal wieder mit dem Y-Chromosom zu tun.

Vielleicht war er mit seinen Gedanken aber auch nur woanders. Die Begegnung mit Ryan Leppert war erschreckend gewesen. Wenn nur ein Bruchteil von dem stimmte, was der Mann behauptete, hatte der Friseur gerade erst mit dem Morden angefangen.

KAPITEL 53

Kate war der Kurzurlaub nach Rio de Janeiro nicht so gut bekommen, wie sie sich das vorgestellt hatte.

»Ich war vielleicht alle, als wir gestern nach Hause kamen! Habe aber die ganze Nacht kein Auge zugetan!«

Seite an Seite schoben wir unsere Einkaufswagen über Costcos breite Gänge.

»Brot, Brötchen, Toast«, las ich von meiner Liste. »Gehacktes, Hähnchenbrust, gekochten Schinken. Eier, Käse ... Wer macht was?«

Kate wollte, dass ich bei den Einkaufswagen blieb und alles andere ihr überließ.

»Und wenn der Wagen voll ist, Lea, schiebe ich ihn! Nicht, dass du das Ding dann noch anfasst!«

So ging es die nächsten Tage weiter. Morgens fuhr Kate in den Sender, und statt mittags heimzufahren, kam sie zu mir.

»Sag, was getan werden muss, aber fass du nichts an!«

Meine Freundin hatte große Sorge, mein Bauchschnitt könne aufreißen. Sie hatte mal irgendwo gehört, dass das passieren konnte, und die Vorstellung war Kate ein Gräuel. Für ihre Begriffe wurde es dann nämlich nicht entzündlich gerötet und feucht an einer Stelle der Narbe, nein, in Kates Welt gab es dann einen lauten Knall, und ich stand da mit einem riesigen, klaffenden Loch im Bauch.

»Das würde uns jetzt gerade noch fehlen, Lea!«

So hatte ich jede Menge Zeit. Während Kate das Haus putzte, die Terrasse bestuhlte und Umzugskartons packte – die dann nach draußen gestellt und mit Tüchern so abgedeckt wurden, dass wir am Freitagabend das Buffet darauf aufbauen konnten –, kochte ich in all dieser Zeit.

Es gab Salate und Partyfrikadellen, Spargelröllchen und gebratene Hähnchenbrustecken. Ich backte einen Zitronen- und einen Marmorkuchen, machte mein so beliebtes Schokoladenmousse und hatte am Donnerstagabend noch Zeit, mir diese Hose zu nähen, von der ich seit dem Tag träumte, da ich das Modell für Kate angefertigt hatte. Der smaragdgrüne Stoff, der aussah wie Wildleder, eignete sich bestens dazu.

»Toll sieht das aus!«, sagte mein Mann, als ich ihm das Ergebnis meiner Mühen am späten Abend vorführte. »Und das hast du heute so eben nebenbei gemacht?«

Noah hatte keine Ahnung vom Nähen. Dass er fand, ich sähe toll aus, war aber viel wichtiger. So etwas sagte er nämlich selten. Eigentlich nie.

Am Montag, dem 11. Oktober 2004, war Columbus Day. Viele unserer Freunde und Bekannten brauchten an dem Tag nicht zu arbeiten und nutzten das verlängerte Wochenende für einen Kurzurlaub. So hatten wir unsere Einweihungs- und Abschiedsparty auf den Freitagabend gelegt, um sie alle unter einen Hut zu bekommen.

»Um die Musik kümmere ich mich heute Nachmittag«, sagte mein Mann am Frühstückstisch. »Das tut den Boxen nicht gut, wenn die so lange im Wind stehen.«

Er war kaum aus dem Haus, als Kate kam.

»Ich will das nur eben abstellen«, keuchte sie und schleppte einen Riesenkarton ins Haus. »Wo ist Platz?«

»Was ist das denn?«

Kate fielen vor Anstrengung fast die Augen aus dem Kopf, und ich trat ihr hastig aus dem Weg, rief, sie solle den Karton ins Arbeitszimmer stellen.

»Partylichter sind da drin«, schnappte sie nach Luft, bevor sie einen zweiten Karton aus dem Auto holte. »Hat Scott von Freunden ausgeborgt.«

»Und was macht man damit?«

»Geh gar nicht dran, Lea! Da kümmert Scott sich drum!«

Es freute mich, das zu hören. Scott Crane schleppte zwar keine Kartons, kümmerte sich aber um etwas anderes; immerhin.

Noah kam um kurz vor ein Uhr nach Hause und machte sich sofort daran, einen abgetrennten Teil unserer Terrasse mit Teppichresten auszulegen. Dann schleppte er die schweren Boxen seiner Stereoanlage vom Wohnzimmer nach draußen.

»Scheiße!«

Die Kabel der Boxen waren nicht lang genug, und mein Mann hatte keine Lust, deshalb in den Heimwerkermarkt zu fahren. Da zog er es vor, die gesamte Stereoanlage aus dem Wohnzimmerschrank auszubauen und draußen aufzustellen.

»Nur reicht der Teppichboden nicht. Und irgendeinen Windschutz brauchen wir noch …«

Er fand in der Garage einen alten Sonnenschirm, doch war der zu groß.

»Scheiße!«, wiederholte sich mein Mann und aß ein paar der Partyfrikadellen, die ich gerade in eine Schüssel gefüllt hatte. Das wirkte sich offenbar positiv auf seine Denkfähigkeit aus.

»Jetzt weiß ich!«, rief er plötzlich und lief ins Wohnzimmer.

»Räumst du um?«, erkundigte ich mich entsetzt.

»Nur ein bisschen.«

Um vier sollten unsere ersten Gäste kommen. Inzwischen hatte mein Mann das Wohnzimmer erfolgreich umgeräumt, die Stereoanlage wieder hereingeholt, festgestellt, dass die Kabel jetzt ganz wunderbar reichten, nur hatte er wohl an einem zu sehr gezerrt, und deshalb funktionierte nur noch eine der Boxen.

»So eine Scheiße!«, hörte ich ihn fluchen und zog mich weiter um.

Endgültig bedient, holte er alles ins Wohnzimmer zurück und erklärte mir, wir müssten selbst singen, wenn wir unbedingt Musik wollten. Ich nahm ihn in die Arme, um ihn zu trösten, doch half das nur wenig.

»Ich hatte mir das so schön vorgestellt, Lea. Am Strand zu tanzen, weißt du?«

»Aber du tanzt doch gar nicht gern.«

»Ich lasse aber gern tanzen.«

Noah duschte sich, und ich ging zum soundsovielten Mal an diesem Nachmittag nach draußen, um zu prüfen, ob alles an seinem Platz stand, was jetzt schon an seinem Platz stehen durfte.

Das Telefon läutete. Ich nahm an, dass das jetzt der Erste war, der nach dem Weg fragte. Das war eine unangenehme Eigenschaft der Einheimischen. In Los Angeles schaute man nicht auf den Stadtplan, sondern rief an – vorzugsweise in letzter Minute, um dem Gastgeber auch nur ja richtig auf die Nerven zu gehen.

»Professor Finkelberg?«, fragte ich ungläubig nach.

Es wollte mir gar nicht in den Sinn, dass der mich anrief an diesem Freitagnachmittag; der war gar nicht eingeladen.

»Wie geht es Ihnen, Lea?«

»Sie wundern sich sicher, warum ich mich nicht mehr gemeldet habe«, plapperte ich los, »aber ich bin ja operiert worden. Und zwar –«

»Ich weiß, Lea. Deshalb rufe ich an.«

Mir wurde ganz sonderbar zumute, und ich hockte mich auf die äußerste Kante des Schreibtisches. Finkelberg erzählte mir, dass das Hospital zwei verschiedene Krankenakten mit zwei verschiedenen Sozialversicherungsnummern angelegt hatte, eine für Lea Reich und eine für Lea Lehman, und der endgültige Befund war nur in der Lehman-Akte abgelegt worden. Als das endlich jemandem auffiel, hatte man den Befund an David Weinhaupt weitergeleitet, der ihn Finkelberg am Nachmittag zugefaxt hatte.

»Ach ja?«, sagte ich.

»Diese Zyste an Ihrem rechten Eierstock war ja sehr klein, Lea, hatte aber mehrere Kammern, und das hatte ich Ihnen ja gleich gesagt, das haben wir nicht gern.«

Inmitten der mit Flüssigkeit gefüllten Kammern hatten die Pathologen einen winzigen Tumor gefunden, und die Flüssigkeit von zwei der insgesamt drei Kammern hatte ebenfalls Tumorzellen enthalten.

»Es ist ein Klarzellkarzinom, Lea.«

Danach sprach der Professor erst mal nicht weiter. Ich nahm an, dass er mir bewusst Zeit ließ, wohl, damit ich …

»Mit dieser Art von Tumor …«, fuhr Finkelberg da plötzlich fort und räusperte sich. »Klarzellkarzinome sind ausgesprochen aggressiv, Lea, und manchmal sind sie auch schwer zu behandeln. Das muss nicht sein, das kann aber sein. In jedem Fall müssen wir die Operation jetzt komplettieren, so schnell wie möglich. – Sind Sie noch dran?«

Ich war noch dran.

»Es tut mir sehr leid«, meinte Finkelberg. »Ich weiß, was es bedeutet, so schlechte Nachrichten zu bekommen, aber ich wollte nicht bis Dienstag damit warten, denn Sie und Ihr Mann brauchen ja auch ein bisschen … Können wir einen Termin machen, um alles Weitere zu besprechen?«

Ich schluckte. »Sicher.«

»Gleich Dienstagnachmittag?«

»Sicher«, wiederholte ich mich.

»Um siebzehn Uhr dreißig? Oder ist das noch zu früh für Ihren Mann?«

»Das ist in Ordnung.«

Es war das Einzige, was jetzt noch in Ordnung war.

Samantha hockte vor mir auf dem Boden und miaute mich an. Noah rief etwas von hinten, schon zum soundsovielten Mal.

»Ja«, rief ich zurück.

Dann nahm ich mein Kätzchen auf den Arm und presste meine Wange gegen sein Fell. Draußen schien die Sonne. Wir erwarteten mindestens dreißig Gäste, und ich …

»Du hörst nicht, dass es schellt!«, schimpfte Noah.

Hastig drehte ich mich um. Er stand im Türrahmen und zog sich die Hosen hoch.

»Ich habe dreimal gefragt, ob du das hörst, und du hast Ja gesagt.«

Irene und Jacob hatten schon gefürchtet, sich das falsche Datum notiert zu haben. Sie hatte als Gastgeschenk ihren Gemüseauflauf mitgebracht – wir litten ja auch noch nicht genug –, er trug über der Schulter eine Riesentasche mit CDs, alles Rap und Hip-Hop.

»Ich habe Stunden gebraucht, das so zusammenzustellen. Und jetzt geht die Anlage nicht?«

»Nun sei nicht sauer!«, bat Noah. »Es reicht, dass ich das bin.«

»Das lange Gesicht hat er schon ein paar Tage«, meinte Irene und vertraute mir an, dass es aus war zwischen Jacob und seiner Freundin Jennifer.

»Sie hat ihm den Laufpass gegeben für irgendeinen anderen Typen.«

»Ein Typ ist das nicht!«, bläffte Jacob. »Ein Idiot ist das, so ein richtiger Arsch!«

»Jake!«

Irene lächelte mich an, als müsse ich nicht nur ihrem Sohn das böse Wort verzeihen, sondern auch ihr, dass ihr Sohn so ein böses Wort überhaupt in den Mund nahm. Verständnislos sah ich sie an.

»Bist du okay?«, fragte sie daraufhin.

»Wieso?«

»Du siehst so aus, als stündest du neben dir. Willst du dich einen Moment hinsetzen?«

Dazu hatte ich weder Zeit noch Gelegenheit, denn eh wir uns versahen, ging es in unserem Haus zu wie in einer Bahnhofshalle. Ich musste mich um die Gäste kümmern und um das Essen; da blieb mir keine Zeit für eine Verschnaufpause – und erst recht nicht zum Nachdenken.

Das war gut. Es war gut, nicht an Krebs und Operation und Tod zu denken und einfach nur zu funktionieren, zu tun, wovon man an diesem Abend erwartete, dass ich es tat.

Einige unserer Freunde hatten wir seit Weihnachten nicht gesehen. Sie hielten uns das nacheinander vor und nahmen uns das Versprechen ab, nicht wieder so viel Zeit verstreichen zu lassen.

Kate kam mit Nasty Nasta, die es wieder mal darauf angelegt hatte, ihrem Spitznamen Ehre zu machen. Die Kleine schrie wie am Spieß und riss dabei an ihrem Kleidchen.

»Gar nicht Notiz nehmen!«, rief Kate in die Runde und zwang sich dabei zu einem breiten Lächeln. »Sie will nur das Kleid nicht anbehalten.«

Solche Nacktphasen machten angeblich alle Kinder durch, und in diesem Sinne stellte Kate ihr Töchterlein auf die Füße und sah dabei zu, wie Anastasia versuchte, sich mit ihrem Kleidchen zu ersticken.

»Das bleibt an!«, rief meine Freundin noch einmal, dann lenkte sie meine gesamte Aufmersamkeit auf den Mann, der gerade auf unsere Haustür zuschritt.

»Darf ich bekannt machen?«, gurrte sie aufgeregt. »Das ist Scott Crane, Lea. Scott, das ist meine Freundin Lea Reich.«

Scott war größer, als ich ihn mir vorgestellt hatte, größer und jünger; auf dem Bildschirm wirkte er wesentlich älter. Er überreichte mir einen gigantischen Rosenstrauß, und wir tauschten die handelsüblichen Nettigkeiten aus.

Noah wurde dazugerufen und ebenfalls vorgestellt.

»Doktor Lehman?«, vergewisserte sich Scott Crane. »Sie sind der Psychiater?«

Noah nickte und lächelte, beides äußerst vorsichtig, denn er wusste wohl nicht so recht, worauf sich die Frage bezog. Im nächsten Moment klärte sich das, denn Scott wollte wissen, ob die Gerüchte wahr seien.

»Welche Gerüchte?«

»Tun Sie nicht so! Ihr wisst schon, wann der nächste Mord passiert?«, wurde Scott deutlicher. »Das hat euch jemand verraten, der den Friseur persönlich kennt?«

Noah verzog keine Miene. »Wie kommt ihr Journalisten bloß auf solche Dinge?«

»O'Neill hat es mir gesteckt.«

»Na, dann sprechen Sie weiterhin mit O'Neill, der kommt heute Abend. Sie waren mit Kate in Rio?«

Scott war nicht gerade erfreut über den Themenwechsel, ging aber darauf ein.

»Rio ist immer toll«, wandte er sich mir zu, »während des Karnevals ist es mein absolutotaliges Reiseziel.«

»Ihr was?«

»Absolutotalig«, lachte Kate. »Hat er erfunden. Ist das nicht süß?«

»Schwer zu sagen«, meinte mein Mann. »Ob es süß –«

»In Rio zu leben wäre für mich nichts«, redete Scott weiter auf mich ein. »Urlaub machen ist eine Sache, aber leben will ich auf lange Sicht in Australien.«

Ja, irgendwann wollte er dorthin auswandern, allerdings erst, nachdem es ihm gelungen war, einer der ersten Weltraumtouristen zu werden.

»Damit liege ich dem Sender schon ewig in den Ohren, schon seit Jahren. Sobald das geht, sollen die mich schicken. Ich bringe denen eine Reportage, mit der wir jeden Preis gewinnen.«

Indianische Musik hatte es ihm angetan, und Sushi war sein Lieblingsessen.

Anastasia schrie hysterisch auf. Bei dem Versuch, sich des verhassten Kleidchens zu entledigen, war sie mit den Schultern zwischen Rock und Oberteil stecken geblieben. Vornübergebeugt, den Kopf verhüllt von den Stoffmassen, streckte sie uns ihr Hinterteil entgegen und stieß dabei die schrillsten Töne aus.

»Ach, Schätzelein«, meinte Kate und eilte ihrer Kleinen zu Hilfe.

»Mit so Kindern ist das immer ein Stress!«, stöhnte Scott und sah mich an, als müsse ich ihm beipflichten. »Bis man die groß hat, weiß man, was man getan hat.«

Inzwischen waren die Fratts gekommen. Die hatten nicht nur ihre vier Kinder mitgebracht, sondern gleich auch noch den Babysitter.

»Sonst haben wir ja gar nichts vom Fest«, lachte Amber.

Joel überreichte mir einen Korb. Er war gelbgrün, und der Henkel war mit Satinband umwickelt, das auf beiden Seiten in kunstvoll gebundenen Schleifen endete. Inmitten der farblich dazu passenden Holzwolle lagen eine Flasche Tequila, ein Salzstreuer und jede Menge Limonen.

»Das bringen wir mal gleich nach draußen!«, sagte mein Noah und nahm mir den Korb aus der Hand. »Oder besser noch: Das machen wir jetzt auf, Joel.«

»Verdient haben wir es«, lachte der. »Du ganz besonders. Ich meine … dass die verrückt waren, die Weiber, das wusste ja jeder. Aber so verrückt?«

»Hast du die neuen Nachbarn schon gesehen?«, wollte Amber von mir wissen. »Das ist nämlich eine Freundin von mir, wir sind schon zusammen zur Grundschule gegangen.«

Janina kam. Sie wirkte völlig verändert. Vielleicht bildeten wir uns das aber auch nur ein, weil da plötzlich dieser junge Mann an ihrer Seite war.

Brian trug eine dunkelblaue Hose und ein weißes Hemd. Er brachte mir eine Schachtel Godiva-Pralinen und bedankte sich für die Einladung, und er behauptete Noah gegenüber, sich sehr zu freuen, endlich Janinas Vater persönlich kennenzulernen.

»Träum ich den, oder ist der wahr?«, japste mein Mann, und dabei klang seine Stimme furchterfüllt.

»Der wird schon noch«, tröstete ich ihn.

»Und was, wenn nicht? Ist für Enthaltsamkeit, raucht nicht, trinkt nicht, nimmt keine Drogen? Wie soll ich so einem denn drohen?«

Das Buffet musste aufgestockt werden. Eine gute halbe Stunde verbrachte ich damit, Schüsseln und Platten von der Terrasse in die Küche zu tragen, nachzufüllen und dann alles wieder nach draußen zu schleppen. Alle paar Schritte bot man mir Hilfe an, doch half im Endeffekt nur mein Mann.

»Und jetzt setzt du dich und isst mal selbst was.«

Ich hatte keinen Appetit. Daraufhin lud er mir einen Teller voll und meinte, der Appetit komme beim Essen.

»Das weißt du doch, Lea.«

Pflichtschuldig hockte ich mich auf die Begrenzungsmauer, die unsere Terrasse vom Strand trennte, und nagte an einem Stück Weißbrot.

Das Kindermädchen der Fratts war ein Profi. Sie war zweiundzwanzig, hieß Rosa und hatte richtig gelernt, was sie tat. Deshalb folgte sogar Nasty Nasta ihren Anweisungen.

»Ist das nicht entzückend?«, freute sich Kate. »Die studiert jetzt mit den Kindern ein Stück ein, das sie uns nachher zeigen. Schau nur, wie die diese Kinder im Griff hat, Lea!«

Ich schaute mir im Moment andere Dinge an. Ich beobachtete Irene, die mit einem Weinglas in der Hand im Sand hockte, und dicht neben ihr saß Scott, so dicht, dass mir bei dem Anblick ganz mulmig wurde.

»Was sind das da für Kinder?«, meinte Kate. »Gehören die auch zu uns?«

Ich blickte zum Strand hinunter und sah einen etwa siebenjährigen Jungen und ein etwas älteres Mädchen. Sie schleppten Handtücher, die Kindermädchen Rosa ihnen abnahm und kunstvoll im Sand auslegte. Es stellte sich heraus, dass diese fremden Kinder zu den neuen Nachbarn gehörten.

Allmählich wurde es dunkel, und der Himmel über Malibu färbte sich rot. Scott verteilte die Partylichter, die Kate am Morgen angeliefert hatte. Es waren längliche blaue und grüne, batteriebetriebene Lampen. An die zweihundert tauchten den Strand vor unserem Haus in ein atemberaubendes Licht und dienten darüber hinaus den Kindern als Bühnenbeleuchtung für ihr Theaterstück.

Noah hatte sich ins Haus verzogen. Ich nahm an, dass er dem drohenden Kunstgenuss entgehen wollte, doch sah ich, dass er im Arbeitszimmer telefonierte. Ich trommelte vorsichtig mit den Fingernägeln gegen die Scheibe der Terrassentür, und er sah mich verwirrt an, legte den Hörer auf.

»Tim hat mich angefunkt. Ein paarmal.«

Das war wohl schon vor längerer Zeit passiert, doch hatte Noah erst jetzt zurückgerufen und niemanden erreicht.

»Vielleicht ist er unterwegs.«

»Hoffentlich«, seufzte mein Mann und sah ganz bedrückt aus.

Im nächsten Moment lächelte er, legte seinen Arm um meine Schultern und presste mich fest an sich. Ich erinnerte mich, mal irgendetwas über Klarzellkarzinome gelesen zu haben. Wenn ich mich recht entsann, hatte man mit diesem Eierstockkrebs noch weniger Lebenserwartung als mit allen anderen, aber vielleicht …

Wir zuckten beide zusammen, denn von einem Augenblick zum anderen donnerte laute Musik von der Terrasse.

»Hörst du das?«, fragte Noah mit tonloser Stimme.

Und ob ich es hörte! Tom Jones sang *It's not unusual* … und ein schreckliches Bild tat sich vor meinem geistigen Auge auf: Ich sah Mary, Helena und Olivia um das Lagerfeuer tanzen wie die Hexen auf dem Blocksberg.

Wir gingen nach draußen, um der Angelegenheit auf den Grund zu gehen.

»Das sind die Kinder«, sagte Noah.

Tatsächlich tanzten die Kinder am Strand, und die Musik kam aus einer großen schwarzen Boombox, die vor unserem Haus im Sand stand.

»Haben wir auf unserer Terrasse gefunden«, rief die neue Nachbarin mir zu.

Nacheinander liefen unsere Gäste zum Strand hinunter, und eh wir uns versahen, schob Scott seine Kate mit fast schon unzüchtigen Bewegungen zu *What's new, Pussycat?* durch den Sand.

Amber und Joel Fratt versuchten, die eindeutigen Beckenbewegungen nachzumachen, und ernteten dafür von ihren Nachkommen eine Mischung aus Beifall und Buhrufen.

Irene gesellte sich zu uns.

»Hier!«, sagte sie und reichte mir einige der Handtücher, die den Kindern gerade noch als Bühnenbild gedient hatten. »Dann könnt ihr euch auch da unten hinsetzen.«

Ich suchte uns ein geeignetes Plätzchen.

»Bist du wirklich in Ordnung, Lea?«

»Ja«, behauptete ich und fragte Irene, ob sie noch etwas trinken wolle.

»Ich habe genug für heute. Nicht, dass ich was tue, was mir am Ende leidtut.«

Scott tanzte inzwischen mit dem Kindermädchen. Rosas rundes Hinterteil hatte es ihm offenbar angetan, denn er konnte die Finger nicht davon lassen.

»Ja«, seufzte ich, »mit dem wird meine Freundin Kate noch Spaß kriegen.«

Noah stieß einen Laut aus, der mehr sagte als tausend Worte.

»Ich weiß«, kam ich ihm zuvor, »sie sucht sich immer solche Männer aus.«

»Das ist doch gar kein Mann, Lea. Das ist ein Penis mit ein bisschen Körper dran. So einen liebt man nicht. So einen kennt man höchstens.«

»Also, das geht ja nun nicht!«, rief Irene, die gerade noch gelacht hatte. »Da muss ich mal eingreifen.«

Im nächsten Moment lief sie auf ihre Tochter zu. Tom Jones sang inzwischen sein *Green, green grass of home*, und Janina und Brian klebten förmlich aneinander, während sie sich dabei kaum von der Stelle bewegten.

»Da werden die Kinder sich aber freuen, dass Mutter eingreift«, flüsterte Noah und küsste mich auf die Wange. »Tom Jones ist gar nicht so schlecht, Lea. Oder?«

Mittlerweile war es dunkel, nur die Partylichter spendeten ihr wunderbares blau-grünes Licht.

»Was ist?«, fragte mich mein Mann. »Möchtest du auch tanzen?«

Ich antwortete nicht, schmiegte mich nur an ihn. »Was ist wirklich wichtig, Noah?«

»Wie?«

»Was ist wirklich wichtig im Leben?«

Noah räusperte sich. »Du möchtest, dass ich dir das hier und jetzt beantworte?«

»Ja.«

»Gesundheit und Geld sind nicht so wichtig, wie immer behauptet wird«, meinte er nach einer Weile. »Wenn es ein Erdbeben gibt, kannst du mit beidem nicht viel anfangen.«

»Und wie ist es mit Liebe?«

»Liebe?«, wiederholte Noah. »Da glaube ich eher, dass innerer Frieden wichtig ist. Der Liebe wird zu viel Bedeutung beigemessen. Sie richtet oft mehr Schaden an als Gutes, und außerdem ist sie völlig kaputtdefiniert.«

Das stimmte leider. Die meisten Beziehungen beruhten nicht auf Liebe, sondern auf Abhängigkeiten und Defiziten der einzelnen Partner. Das wusste ich aus trüber Erfahrung. Ich hatte oft geliebt in meinem Leben, vielleicht sogar zu oft, und manchmal hatte ich es so verbissen getan, dass es an Selbstaufgabe grenzte. Nur …

»Habe ich auch gut genug geliebt?«

Noah sah mich an, als hätte ich nun endgültig den Verstand verloren. »Ist die Frage ernst gemeint?«

»Sicher. Niemand kann mir das besser beantworten als du. Habe ich gut genug geliebt, Noah?«

Mein Mann spitzte die Lippen. »Ich glaube nicht, dass man das bewerten kann, Lea.«

Da war ich anderer Ansicht. Einige der Menschen, die ich im Verlauf meines Lebens geliebt hatte, hatten mich zutiefst verletzt, am meisten, indem sie mich nicht wiederliebten oder zumindest nicht in der Form, in der ich es gern gehabt hätte.

»Also gibt es sehr wohl gute und schlechte Liebe«, belehrte ich meinen Mann.

»Meinst du? Was fühlst du denn, Lea, wenn du heute an diese Menschen zurückdenkst, die dich schlecht geliebt haben?«

»Heute? Heute fühle ich gar nichts mehr, wenn ich –«

Noah lächelte. Und er lächelte zu Recht, denn ich hatte mir die Antwort gerade selbst gegeben. Wer mich geliebt hatte, war im Nachhinein bedeutungslos. Die Menschen, die ich geliebt hatte, hatten mich zu dem gemacht, was ich heute war.

»Und ich liebe dich!«, sagte ich und sah Noah dabei tief in die Augen.

»Danke.«

»Mehr hast du dazu nicht zu sagen?«, beschwerte ich mich.

Er tat so, als müsse er nachdenken.

»Nein«, meinte er dann. »Oder willst du hören, dass du es auch ganz ordentlich machst?«

Ich lachte und schlang meine Arme um seinen Hals, blickte empor in den sternenklaren Himmel und hoffte, die richtigen Worte zu finden.

»Wir werden sterben, Noah.«

»Ich weiß.«

»Ich meine … wir werden beide sterben.«

»Mmh.«

»Hast du gar keine Angst?«

Er antwortete nicht, und ich sah ihn an, glitt mit den Fingerspitzen über seine Wangen. Er war der schönste Mann, den ich mir vorstellen konnte. Er war der liebste, klügste und empfindsamste Mensch, der mir je begegnet war.

»Ja, Lea«, sagte er da auf einmal und strich mir liebevoll das Haar aus dem Gesicht. »Wir werden sterben, denn das tun Menschen: Sie sterben. Irgendwann. Aber bestimmt nicht heute Nacht. Heute Nacht –«

Er hielt inne.

»Hörst du das?«

Ich hörte nur Musik, die alles andere übertönte.

Something is burning inside, sang Tom Jones, *something that can't be denied …*

Ich schluckte. In uns brannte auch etwas. Es brannte und würde bald vielleicht schon lodern und uns beide verbrennen.

Noah stand auf und streckte mir die Hände entgegen. »Komm!«

»Wohin?«

»Du wolltest doch tanzen.«

»Ich?«

Tom Jones sang von der Frau seiner Träume. Er fühlte, dass sie zusammengehörten.

Aus dem Augenwinkel sah ich Tim O'Neill. Er stand mitten auf unserer Terrasse und bedeutete Noah, zu ihm zu kommen. Mein Mann bekam das nicht mit. Die Augen fest geschlossen, hielt er mich eng umschlungen.

Love me tonight, sang Tom Jones, und ich spürte den weichen Sand unter meinen Füßen, fühlte die Arme meines Mannes. Ich würde ihn lieben, nicht nur in dieser Nacht, sondern bis zum Ende. Und bis dahin war noch Zeit. Unser Ende hatte ja gerade erst angefangen.

Die Geschichte von Lea und Noah ist noch lange nicht zu Ende. Ein weiterer Band ist bereits geschrieben und wird ebenfalls in der Reihe »Erfahrungen« erscheinen.

»Eindringlich, spannend und menschlich. Ein Ereignis.«

Geert Müller-Gerbes in BUNTE

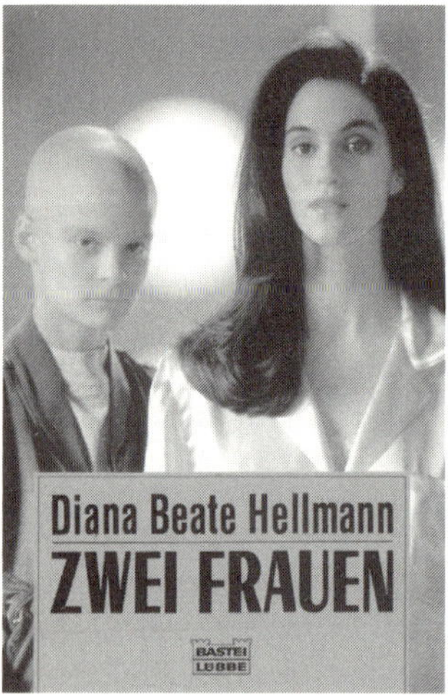

Diana Beate Hellmann
ZWEI FRAUEN
Roman
608 Seiten
ISBN 978-3-404-11478-8

Für die junge Balletttänzerin Eva Martin bricht die Welt zusammen, als sie die Diagnose erfährt: Krebs! In der Strahlenklinik muss sie das Zimmer mit einer jungen Frau teilen, die in allem ihr Gegenbild zu sein scheint: frech, selbstbewusst und ungebildet. Aber dann beginnt eine Freundschaft von ungewöhnlicher Tiefe …

Authentisch bis in die Details und mit atemberaubender psychologischer Spannung durchleuchtet dieser Roman alle Phasen einer Krebserkrankung und -therapie. Er enthält Einsichten über die Entstehung und den Umgang mit dieser Krankheit, die in dieser Schärfe nie zuvor artikuliert wurden …

Bastei Lübbe Taschenbuch

»Laras Geschichte macht Mut zum Leben.«

AACHENER NACHRICHTEN

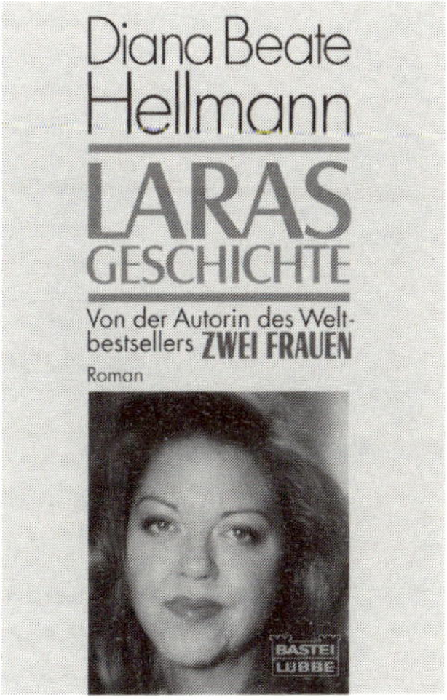

Diana Beate Hellmann
LARAS GESCHICHTE
Von der Autorin
des Weltbestsellers
»Zwei Frauen«
Roman
688 Seiten
ISBN 978-3-404-12522-7

Lara Laddock lebt im sonnigen Ligurien und besitzt alles, was eine junge Frau sich nur wünschen kann: Freiheit, Unabhängigkeit und künstlerisches Talent. Doch über ihr liegt der Schatten einer tückischen Krankheit, die sie als Kind wider alle Hoffnung überlebte. Und seitdem kommt sie mit ihrem Leben nicht mehr zurecht.

Eine Reihe von gescheiterten Beziehungen hat sie mutlos gemacht. Wie kann sie da glauben, dass es mit Michael, der durch Zufall in ihr Leben tritt, anders sein soll?

Bastei Lübbe Taschenbuch